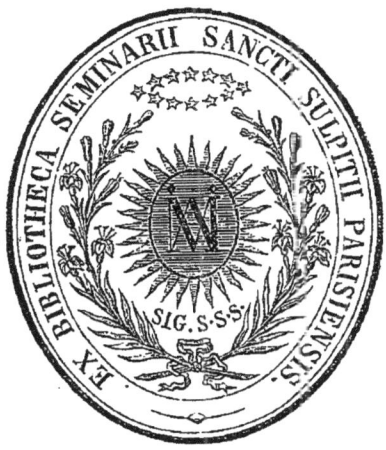

TRAITÉ ÉLÉMENTAIRE

DE

MATIÈRE MÉDICALE.

IMPRIMERIE DE LACHEVARDIERE FILS,

Successeur de CELLOT, rue du Colombier, nº 30.

TRAITÉ ÉLÉMENTAIRE

DE

MATIÈRE MÉDICALE,

PAR J. B. G. BARBIER,

Directeur de l'École secondaire de médecine d'Amiens, professeur de pathologie et de clinique internes dans cette école, médecin en chef de l'Hôtel-Dieu d'Amiens, professeur de botanique au Jardin des Plantes de la même ville, associé de l'Académie royale de médecine, correspondant de la Société de médecine de Paris, des Académies et Sociétés médicales d'Amiens, d'Arras, d'Évreux.

Scire votestates herbarum, usumque medendi.
ÆNEID.

SECONDE ÉDITION,
AVEC DES AUGMENTATIONS ET DES CHANGEMENTS.

TOME II.

PARIS,

MÉQUIGNON-MARVIS, LIBRAIRE-ÉDITEUR,
RUE DU JARDINET, N° 13.
AOUT 1824.

TRAITÉ ÉLÉMENTAIRE

DE

MATIÈRE MÉDICALE.

CLASSE DES MÉDICAMENTS EXCITANTS.

Suite des *substances végétales excitantes.*

Famille des asphodélées.

SCILLE. *Scillæ* seu *squillæ radix.* Bulbe du SCILLA
MARITIMA. L. Plante vivace qui croît dans les sables
au bord de la mer Méditerranée. On la trouve dans
la Normandie, la Bretagne, en Espagne, en Portugal,
dans la Sicile, la Syrie, etc. Sa racine est bulbeuse,
souvent du volume des deux poings; elle se compose
de tuniques épaisses, charnues, remplies d'un suc
visqueux. On rejette les tuniques extérieures, qui sont
minces, desséchées, sans odeur et sans saveur. On
rejette également celles du centre, qui sont blanches,
mucilagineuses, inertes, étiolées : on n'emploie que
les tuniques intermédiaires ou moyennes, dans lesquelles réside une puissante activité. On connaît, en
pharmacie, deux variétés de scille; l'une a les écailles
extérieures rougeâtres, *scilla radice rubrâ;* dans
l'autre elles ont une couleur blanchâtre, *scilla radice*

albâ. Ces différences ne paraissent influer ni sur leur composition chimique ni sur leurs propriétés ; cependant on n'emploie guère que la première variété. On nomme encore cette substance médicinale, *ognon de scille,* ou *squille, ognon marin.*

Cette racine conserve sa fraîcheur dans les magasins de drogueries, parcequ'elle recèle un principe de vie qui résiste aux causes qui tendent à dessécher sa substance. On voit même souvent, vers les mois de mars et d'avril, s'établir dans cette masse un mouvement de végétation, et quoique cette racine ne soit pas dans la terre, il en sort une hampe qui porte des fleurs : alors la bulbe s'est ramollie, elle a perdu son âcreté et ses vertus, la matière muqueuse est devenue dominante dans sa composition chimique.

La scille fraîche a une odeur subtile et irritante, une saveur âcre et fortement amère, qui dure long-temps ; appliquée sur la peau, elle produit une rubéfaction très marquée. La scille desséchée contient 0,70 parties de matières solubles dans l'eau, et 0,30 de matière fibreuse ; elle est devenue inodore ; elle a moins d'âcreté ; mais elle a conservé son amertume.

Nous devons à M. Vogel l'analyse chimique de la scille. (*Bulletin de pharmacie,* tome IV.) Ce chimiste en a retiré par expression un suc laiteux qui, soumis, dans une cornue, à la distillation, a fourni une eau dépourvue d'odeur et de saveur. Il trouva dans cette racine bulbeuse, 1° un principe âcre volatil, qui se décompose à la température de l'eau bouillante ; 2° une matière éminemment amère, qui approche de la gomme par sa viscosité et sa dissolubilité dans l'eau, mais qui en diffère parcequ'elle est déliquescente. M. Vogel la regarde comme un nouveau principe immédiat des végétaux, qu'il propose de nommer *scillitine*. 3° La scille contient aussi une grande proportion de tannin.

Ses recherches l'ont conduit à conclure que la scille desséchée se composait des matériaux suivants, et dans la proportion que nous allons indiquer :

Principe amer visqueux (la scillitine). . 35
Tannin. 24
Gomme. 6
Citrate de chaux. . . . . »
Matière sucrée. . . . . »
Fibre ligneuse. 30

On donne la scille en poudre et en pilules. On recommande que la poudre soit recente et qu'elle ait été conservée dans un bocal bien bouché. L'eau, le vinaigre, le vin, l'alcohol, dissolvent les matériaux actifs de cette racine et s'emparent de ses propriétés : aussi connaît-on en pharmacie plusieurs composés de cette substance qui jouissent d'une grande célébrité, les pilules, le vin, le miel, l'oxymel scillitiques, etc. Pour avoir le vin scillitique, on met infuser une once d'écailles de scille, sèches et concassées, dans une livre de vin d'Espagne. On ne doit pas oublier que la dessiccation dépouille cette matière médicinale d'une partie de son principe volatil. L'observation a démontré que la scille avait plus de force quand on l'employait dans un état de fraicheur; celle-ci doit être aussi plus stimulante que la scille sèche; l'action de la matière

amère ou de la scillitine devient au contraire dominante dans cette dernière. On donne la poudre de scille
à la dose de deux à douze grains, le vin scillitique à
celle d'une cuillerée. C'est ordinairement dans les boissons du malade que l'on fait prendre le miel et l'oxymel
scillitiques : ces composés entrent encore dans les juleps, les potions, etc.

On distingue deux ordres d'effets dans ceux que
produit la scille après son administration : 1° il en est
qui tiennent à son impression immédiate sur la surface
de l'estomac et des intestins; tels sont une sensation pénible dans la région épigastrique, la perte de
l'appétit, des nausées, des coliques, des vomissements [1], des déjections alvines, etc. Ces effets compli-
quent la médication de la scille, ils rendent méconnaissable son caractère excitant. 2° La scille cause d'autres
phénomènes qui paraissent dus à l'absorption de ses molécules, à leur pénétration dans les canaux circulatoires,
et dans lesquels on retrouve la puissance stimulante
propre aux agents de cette classe : tels sont l'activité
que cette substance imprime à la fonction sécrétoire
des reins et l'évacuation de liquide urinaire qui en est
la suite; on a même vu son usage occasioner de la
strangurie, rendre les urines sanguinolentes. C'est encore d'une cause stimulante que nous ferons dépendre
l'action emménagogue de la scille. Les services qu'elle
rend tous les jours à la thérapeutique, lorsque l'on veut

---

[1] Les préparations scillitiques donnent si souvent lieu
au vomissement, que des auteurs de matière médicale
rangent la scille parmi les substances émétiques.

augmenter et favoriser l'expectoration, s'expliquent
par l'impression excitante que font sur le tissu pulmonaire les molécules de cette substance, et par les con-
nexions que les nerfs établissent entre l'organe gastrique et les poumons. De fortes doses de scille provoquent des mouvements convulsifs qui dénotent bien
qu'elle porte alors une influence particulière sur le
cerveau et sur le prolongement rachidien (*Orfila*,
Toxicolog.) ; mais cette influence n'est pas appréciable
ble dans l'action qu'exerce la scille quand on se borne
à en prendre de petites quantités, quand on s'en sert
comme d'un moyen médicinal.

On prétend que la scille ralentit le pouls. Nous avons
des agents pharmacologiques qui produisent ordinairement cet effet ; on le remarque dans beaucoup de maladies. Ce phénomène séméiologique n'a point été encore observé avec assez de soin ; on y a attaché moins
d'intérêt qu'au phénomène opposé ou à l'accélération
des mouvements du cœur : le ralentissement, l'inégalité du pouls ne tiennent souvent qu'à une modification
de la puissance que les nerfs de la moelle épinière et
du système ganglionaire exercent sur le cœur [1].

C'était pour s'opposer à l'impression fâcheuse que

---

[1] Dans quelques lésions du cerveau, où il y a somnolence, coma, etc., le pouls est souvent d'une lenteur remarquable ; il y a en même temps inertie des intestins, constipation. Ces deux effets ne tiennent-ils pas à la même cause, à
un décroissement de l'action nerveuse sur le cœur et sur
les intestins? On est obligé d'avoir alors recours aux irritants pour tenir le ventre libre.

la scille fait sur les voies alimentaires ; c'était pour éviter les mouvements, les accidents qui en sont la suite,
et qui ne paraissent pas contribuer aux effets thérapeutiques de cette substance, que les pharmacologistes
ont cherché à modifier ses propriétés. Les uns, à l'aide
de la torréfaction ou de l'ébullition dans l'eau, altèrent
sa constitution chimique, diminuent la proportion de
ses matériaux médicinaux ; les autres cherchent, par
diverses additions, à affaiblir son action sur l'organe
gastrique. On varie les ingrédients que l'on mélange
avec la scille, selon l'indication que l'on veut remplir
avec elle ; on les choisit de nature à devenir les auxiliaires de cette substance dans l'effet organique que
l'on désire provoquer. Le gingembre, la gomme ammoniaque, la serpentaire de Virginie, la cannelle,
l'aunée, des sels neutres, etc., sont les matières que
l'on ajoute ordinairement à la poudre de scille. On
emploie ces mélanges sous la forme pulvérulente, ou
bien on les convertit en pilules. Ces matières préviennent les nausées, les vomissements, les coliques, etc.,
qui suivent si fréquemment l'administration de la scille ;
le vin d'Espagne procure le même avantage. Cullen se
servait d'un narcotique pour réprimer l'opération topique de cet ognon.

Il paraît prouvé que c'est la matière amère nommée par M. Vogel scillitine qui fait naître l'irritation
que l'on remarque dans les voies alimentaires après
l'emploi de la scille. M. Fouquier, professeur à la faculté
de médecine de Paris, a employé cette matière, et
il l'a vue produire des effets purgatifs et des effets
émétiques. Le principe volatil de la scille fraîche et le

tannin que cette bulbe contient n'ont aucune part à
ces évacuations, mais ce sont eux surtout qui provoquent les phénomènes organiques qui apparaissent dans
les autres appareils après l'usage des préparations scillitiques. La scillitine concourt-elle à les produire après
son absorption? Il est plus sûr que c'est son action
sur l'estomac qui empêche que l'on n'y aperçoive le
pouvoir des autres principes; sans elle, la scille donnerait plus d'activité à la digestion, au lieu d'en troubler l'exercice.

Il est peu de moyens thérapeutiques qui jouissent
d'une réputation plus brillante que celle de la scille
dans les infiltrations cellulaires, dans les bouffissures,
dans les diverses hydropisies. En donnant cette racine,
dans les affections que nous venons d'indiquer, on désire surtout obtenir une grande évacuation d'urine.
Mais cette substance n'agit pas alors uniquement sur
les reins; elle exerce sur tout le système animal un
pouvoir qu'il ne faut pas perdre de vue. Quand le liquide urinaire coule en abondance, on doit déjà à la
scille d'autres effets qui ont précédé cette évacuation.
Il a fallu qu'elle réveillât la vitalité des suçoirs absorbants, qu'elle déterminât la rentrée, dans le torrent
circulatoire, du liquide séreux qui était en stagnation
dans le tissu cellulaire de toutes les parties, ou qui se
trouvait épanché dans quelque cavité. Bergius reconnaît la puissance excitante de la scille, puisqu'il recommande de proscrire ce moyen diurétique, si l'hydropisie coexiste avec la phlogose d'un viscère, si le pouls
est dur et vif, etc.

Lorsque l'on veut, à l'aide des préparations scilli-

tiques, ranimer sur tous les points du corps la fonction
absorbante, et presser l'action sécrétoire des reins, il
faut administrer des quantités assez fortes de ces agents
pour rendre leur médication générale. On recommande
d'augmenter par degrés la dose de la scille, jusqu'à ce que
le malade éprouve des nausées : celles-ci ne paraissent
pas liées d'une manière nécessaire à l'effet diurétique ;
cependant elles sont de bon augure. Des praticiens regardent les nausées comme un indice que les urines vont
sortir avec abondance du corps. (*Van Swieten, Comment. in Aph.*) Il ne faut pas que l'impression irritante de la scille aille jusqu'à provoquer le vomissement : ce dernier, en ramenant au dehors la matière
médicinale, empêcherait ses effets ultérieurs d'avoir
lieu. On peut donner de quatre heures en quatre heures
une petite cuillerée de vin de scille, ou trois grains de
sa poudre, mêlée avec une autre substance, ou bien
deux pilules scillitiques, réitérées de la même manière.
On met entre chaque administration du médicament
des distances plus ou moins longues, selon que l'estomac se montre plus ou moins sensible à son action. On
ajoute une cuillerée à café d'oxymel scillitique à toutes
les tasses de boisson que prend le malade. Il arrive
souvent qu'après quelques jours de l'usage de ces
moyens un flux d'urine s'établit ; le corps du malade
éprouve une détumescence marquée, sa respiration
devient plus facile, il se sent singulièrement soulagé.
Mais il faut que les organes gastriques permettent d'y
introduire les préparations scillitiques. Trop souvent,
dans les ascites, on les trouve irrités ; la langue est
rouge, il y a de la soif, de l'ardeur dans la cavité abdo-

minale. Alors ces médicaments causent des coliques, des selles liquides, fatigantes; ils augmentent la soif, donnent lieu à un malaise extrême : leur usage est évidemment nuisible ; on est forcé de les abandonner.

Les médicaments tirés de la scille sont également renommés dans le traitement des maladies de l'appareil respiratoire. Ils conviennent pour favoriser l'expectoration, pour provoquer un dégorgement des vésicules bronchiques lorsqu'elles paraissent remplies de mucosités. On a recours à ces moyens à la fin des catarrhes, des péripneumonies, quand les accidents inflammatoires sont calmés, et que l'on n'a plus rien à redouter de la puissance excitante de la scille. On s'en sert avec succès dans l'asthme humide, dans les toux chroniques, etc. La scille stimule le tissu de l'organe pulmonaire ; elle combat son relâchement morbide : l'expulsion des crachats devient plus facile, et la congestion qui entretenait leur sécrétion se dissipe. Dans ces maladies, les préparations scillitiques s'emploient à petites doses fréquemment répétées. On se contente souvent d'ajouter l'oxymel scillitique à un julep ou à un lok. La scille agit-elle alors par l'absorption de ses molécules ? On penche pour la négative quand on réfléchit à la faible quantité de cette substance qui pénètre dans le corps. Son action incisive ou expectorante dépend-elle de l'impression sympathique que ressentent les poumons aussitôt qu'elle attaque les nerfs de l'estomac ? On est porté à le penser, quand on voit la promptitude avec laquelle ses effets paraissent après son administration. Ajoutons que des matières qui irritent l'organe gastrique, le kermès minéral, l'ipécacuanha, sont aussi de puissants expectorants.

La scille s'est montrée dans plusieurs occasions un vermifuge efficace.

Aïl. *Allii radix.* ALLIUM SATIVUM. L. Plante vivace que l'on cultive dans les jardins. On se sert de la racine, qui est composée de petites bulbes réunies par des membranes communes : on nomme ces bulbes des *gousses d'ail.* Elles ont une odeur forte, pénétrante, désagréable, et une saveur âcre. Elles contiennent, d'après l'analyse faite par M. Bouillon-Lagrange, de l'albumine végétale, une matière sucrée, un peu de fécule, du soufre, et surtout une huile volatile d'où dérivent les propriétés médicinales de cette substance. Lorsqu'on distille l'ail avec l'eau, on obtient une huile, d'abord jaune, plus légère que ce liquide, mais qui devient plus pesante à mesure que la distillation avance. Cette matière huileuse est d'une extrême âcreté ; elle attaque vivement la peau, et y détermine un effet vésicant. L'action du feu, sur les bulbes qui nous occupent, dissipe ou dénature en partie cette matière , comme on le remarque dans l'ail que l'on a fait cuire. La pharmacopée des États-Unis contient un sirop d'ail que l'on compose en mettant 12 onces de cette racine coupée en petits morceaux macérer dans 2 livres d'eau bouillante pendant 12 heures. On passe la liqueur, on y ajoute le double de sucre blanc en poids, et on fait le sirop.

L'ail a une vertu stimulante très prononcée. Si l'on en prend une petite quantité avec la nourriture, il ouvre l'appétit ; son action anime les forces digestives

et détermine l'élaboration des aliments les plus lourds
et les plus, indigestes. On en défend l'usage aux personnes qui ont l'estomac irritable, à celles qui sont
d'un tempérament sec et bilieux. Le principe volatil
de l'ail pénètre dans le sang ; on le retrouve dans la
transpiration cutanée, dans les urines, dans l'exhalation pulmonaire de ceux qui s'en servent : il est si diffusible qu'il se montre dans l'humeur des cautères
trois à quatre heures après l'ingestion de cette bulbe
(*Bennet*) [1]. L'ail se prend seul et coupé par petits
morceaux; on le réduit en pilules en l'écrasant avec
une poudre convenable.

On s'est servi avec succès de l'ail dans l'hydropisie ;
on cite des observations où cette substance a montré
une grande efficacité : c'est en produisant un effet diurétique qu'elle est devenue salutaire. On la conseille
pour favoriser l'expectoration dans les catarrhes chroniques, dans l'asthme humide; c'est surtout de l'impression stimulante qu'elle porte sur le tissu pulmonaire que procède dans ce cas son utilité. On a employé l'ail comme vermifuge : les principes volatils,
odorants, excitants, qu'il répand dans le canal alimentaire, paraissent tuer les vers qui s'y trouvent et en dé-

---

[1] On fait avaler de l'ail aux coqs quand on veut les
voir plus ardents aux combats : c'est même le secret
de les rendre vainqueurs. Pour donner de la vivacité, du
feu aux chevaux, on ajoute de l'ail à leur avoine. L'ail pris
en excès avive la sensibilité de la rétine, au point que l'on
a souvent besoin de se couvrir les yeux dans le jour.
(*Journ. de pharm.*, tom. 5, p. 409.)

terminer l'expulsion. Mais ce moyen ne peut convenir
à tout le monde; il doit nuire aux enfants qui ont l'estomac et les intestins irrités, plus sensibles; il peut même
déterminer la phlogose des tissus de ces organes [1].
Comme on fait ordinairement bouillir l'ail dans le lait,
il perd de son activité; le liquide onctueux et adoucissant qui reçoit ses principes devient de plus un correctif de sa qualité âcre. Parlerons-nous de la propriété
fébrifuge de l'ail? Bergius en faisait prendre une bulbe
le matin et une le soir; le malade augmentait tous les
jours jusqu'à ce qu'il fût arrivé à cinq. Des fièvres d'au-
tomne, même des fièvres quartes, ont été guéries par
ce remède. On a vanté l'ail comme un moyen préservatif. Est-ce en imprimant une excitation à tout le
système, en dirigeant les mouvements de la vie du
centre à la circonférence, que l'ail repousse la conta-
gion des fièvres de mauvais caractère, que son usage
conserve en santé ceux qui habitent des lieux marécageux?

Écrasé et appliqué à l'extérieur, l'ail est un puissant
épispastique. Il attaque avec autant de promptitude que
de violence le tissu cutané, il détermine une vésication
que suivent des ulcérations opiniâtres. Seul, ou mêlé
à la moutarde, il crée bientôt un centre de fluxion à

---

[1] Je viens d'être témoin de ce fait. On administra le soir
à un enfant, comme vermifuge, un lavement dans lequel on avait mis trois gousses d'ail. Le lendemain matin,
il avait le ventre tendu et sensible; il ne rendait rien
du bas. On sentait en entrant dans son appartement une
forte odeur d'ail. Le pouls était vif et plus fréquent.

l'aide duquel on opère un effet dérivatif ou révulsif:
il entre souvent dans la composition des sinapismes
(*voyez* MOUTARDE). J'ai pu, il y a peu de temps,
suivre les effets de l'application topique de l'ail sur un
homme à qui je portais le plus vif intérêt. Deux heures après que l'ail fut mis en contact avec les pieds,
l'air qui sortait de ses poumons était fortement imprégné de l'odeur de cette substance. Sa transpiration la
prit bientôt après ; son pouls devint plus vif, plus fréquent ; les yeux étaient comme irrités ; il n'y eut point
de céphalalgie. Il me parut que le système circulatoire
éprouvait fortement l'action des molécules de l'ail. Le
lendemain l'excitation artérielle était calmée, mais
l'air expiré avait encore une forte odeur alliacée. On
s'est quelquefois bien trouvé, dans les surdités fluxionnaires, de mettre dans l'oreille du coton imbibé de suc
d'ail : ce dernier irrite l'entrée du canal auditif, et soulage les parties plus profondes.

Nous ferons ici mention de plusieurs autres espèces
du genre ALLIUM : 1° l'ognon, ALLIUM CEPA, L., qui,
analysé par Fourcroy et M. Vauquelin, a fourni une
huile blanche, âcre, volatile, du sucre incristallisable,
du mucilage, une matière végéto-animale, du soufre
uni à l'huile, de l'acide phosphorique, etc. Dans l'é-
tat de crudité, l'ognon a une qualité médicinale : il est
plutôt alimentaire quand il est cuit, parcequ'il est
alors privé de l'huile volatile qui le rendait stimulant.
2° Le poireau, ALLIUM PORRUM, L., regardé par quelques auteurs comme un aliment médicamenteux ;
3° l'échalotte, ALLIUM ASCALONICUM, L. ; 4° la civette,
ALLIUM SCHŒNOPRASUM, L., etc.

L'asperge, ASPARAGUS OFFICINALIS, L., dont la racine a été employée comme remède diurétique, appartient à cette famille. MM. Vauquelin et Robiquet ont retiré des jeunes pousses de cette plante un produit particulier de la végétation, solide, incolore, d'une saveur fraîche et nauséabonde, excitant la sécrétion de la salive, qu'ils ont nommé *asparagine*. Est-ce ce principe qui communique aux urines l'odeur fétide qu'elles ont après l'ingestion des asperges? Murray dit, en parlant de la racine de cette plante : *Lotium pariter fœtentem reddit, sed antequam turiones emerserunt.* (Tom. 5, pag. 185. *Apparat. medicam.*)

La racine de fragon ou petit houx, RUSCUS ACULEATUS, L., qui a une saveur âcre et amère, que l'on donne en décoction comme diurétique, est encore de cette famille.

Famille naturelle des composées.

L'ordre des corymbifères offre un grand nombre de plantes aromatiques chargées de principes stimulants. Nous nous occuperons des espèces qui ont été admises dans nos matières médicales.

ABSINTHE. *Absinthii vulgaris summitates.* ARTEMISIA ABSINTHIUM, L. Plante vivace qui croît spontanément dans les lieux pierreux, montueux et incultes. On la cultive dans les jardins, où elle porte le nom de *grande absinthe.* Cette plante est renommée pour l'intensité de son amertume ; elle a une odeur aromatique.

Nous devons à M. H. Braconnot une analyse de l'absinthe. De 600 grammes de cette plante récente, il a retiré,

1° D'une matière animalisée extrêmement amère, peu soluble dans l'alcohol, se dissolvant facilement dans
l'eau froide. 18,0

2° De matière animalisée peu sapide. 8,0

3° De matière résiniforme extrêmement amère,
communiquant son amertume à l'eau froide;
l'eau bouillante la dissout, mais elle se trouble
par le refroidissement; elle est soluble dans
l'alcohol. 1,4

4° D'huile volatile épaisse et d'un vert foncé. . 0,9

5° De la matière résiniforme verte ou chloro-
phylle. 3,0

6° De fécule particulière. 1,0

7° D'albumine 7,5

8° D'un sel formé d'un acide particulier et de potasse. 5,5

9° Nitrate de potasse. 2,0

10° Fibre ligneuse. 65,0

11° D'eau 487,7

12° Sulfate et muriate de potasse. . . . . . .
_____
, 600,

Baumé avait retiré dix gros d'huile volatile de vingt-
cinq livres de cette plante.

Le vin et la teinture d'absinthe sont des composés
dont on fait un usage très fréquent. En distillant l'absinthe dans de l'eau ou dans de l'alcohol, on obtient
un produit qui possède l'arôme de cette plante, mais
la matière amère est restée dans la cucurbite. L'extrait aqueux et l'extrait alcoholique d'absinthe sont
très amers; lorsqu'on enlève au premier toutes les parties qui sont solubles dans l'alcohol, ce qui reste a peu

de saveur. On administre aussi l'absinthe en poudre.

La nature chimique de cette production annonce qu'elle doit avoir deux propriétés actives. Elle recèle une huile volatile qui agit sur les tissus vivants en les stimulant, et des principes amers dont l'impression sur les organes détermine un resserrement fibrillaire qui fortifie leur matériel. Dans les compositions pharmaceutiques que l'on retire de l'absinthe, on opère souvent le départ de ces matériaux différents; on obtient alors, isolée, la vertu tonique et la vertu excitante. L'eau distillée de cette plante n'a que la dernière; la première existe à peu près pure dans son extrait. L'infusion d'absinthe sera surtout stimulante; la force corrobante dominera dans la décoction, etc.

Les effets physiologiques que détermine l'usage de l'absinthe présentent un mélange de phénomènes dont les uns dérivent d'une impression tonique et les autres d'une impression stimulante; en même temps que cette plante fortifie le tissu d'un organe, elle accélère ses mouvements. Est-il rien de mieux connu en médecine que la faculté qu'a l'absinthe de donner plus d'énergie à l'estomac et d'augmenter son activité; tous les jours on la voit aiguiser l'appétit, faire manger davantage, imprimer aux forces digestives une nouvelle vigueur. Les gourmands trouvent dans la teinture ou crème d'absinthe un moyen sûr d'ajouter à leurs jouissances. Quand on veut que cette plante borne son action à l'appareil gastrique, on se contente d'en prendre de petites doses, comme dix à douze grains de sa poudre, deux cuillerées de son vin, une cuillerée à café de sa teinture, six grains de son extrait. Il ne faut pas oublier toutefois que ces agents stomachiques sont contraires aux personnes dont l'estomac est échauffé ou irrité. Ceux qui en font usage trop long-temps finissent même par éprouver des accidents. Les tuniques de l'estomac deviennent d'abord plus épaisses; elles paraissent dans un état d'hypertrophie; ensuite elles subissent un endurcissement, elles montrent une tendance à des dégénérescences squirrheuses. D'autres fois l'absinthe allume dans les tissus gastriques une phlogose latente, qui conduit plus rapidement aux lésions matérielles que nous venons d'indiquer. Pendant ce temps, la fonction digestive s'altère, et l'absinthe ne produit plus les bons effets qui avaient coutume de suivre son administration; elle n'excite plus l'appétit, elle ne remédie plus aux vices de la digestion, etc.

Quand on administre de plus grandes quantités des préparations de l'absinthe, elles causent de la soif, de la chaleur dans la région épigastrique; puis les principes actifs de ces composés pénètrent dans tout le système animal; la circulation du sang suit un rhythme plus rapide; le pouls devient plus fréquent, la transpiration cutanée plus forte; l'individu éprouve un sentiment profond d'ardeur, etc. La cause matérielle de ces effets se retrouve bientôt dans les humeurs excrétées. Le lait a une saveur amère lorsque l'animal qui le fournit a mangé de l'absinthe, etc.

Quelques personnes supposent dans l'absinthe un principe qui se porterait au cerveau, et qui parfois aurait assez de puissance pour causer un trouble momentané dans les facultés cérébrales, pour donner

lieu à des vertiges, à un tremblement des membres,
à une pesanteur de tête, à une sorte de désordre passager dans les idées. On a cru remarquer en Angleterre que la bière dans laquelle on mettait de l'absinthe au lieu de houblon produisait une ivresse plus
hâtive. Au moins l'action de ce principe ne se fait point
apercevoir dans les changements organiques que suscitent les composés pharmaceutiques de l'absinthe aux
doses auxquelles on les ordonne comme moyen thérapeutique. Ces composés ne font point ordinairement
naître des phénomènes nerveux.

L'absinthe est un stomachique qui jouit d'une grande
faveur, et auquel on s'adresse journellement pour ouvrir l'appétit, pour faciliter la chymification. Les médecins y ont recours pour remédier aux vices de la
digestion qui ont leur source dans l'inertie des forces
gastriques, dans la débilité matérielle ou vitale des
organes digestifs ; ils conseillent les composés que
l'on en forme, quand l'estomac et les intestins ont
leurs tuniques amincies, oligotrophiées, ramollies,
ou quand l'influence vivifiante que ces organes reçoivent des nerfs est affaiblie ou ralentie. Mais on ne doit
plus s'en servir quand la rougeur et la sécheresse des
lèvres et de la langue, la soif, une chaleur à l'épigastre, des coliques, le gonflement de l'abdomen,
décèlent une irritation ou une phlogose des premières
voies. L'absinthe doit également être proscrite lorsque
l'influence trop forte, trop puissante des nerfs sur
l'appareil digestif le maintient dans une susceptibilité
extrême, exagérée, et que cet excès de vitalité produit pendant l'acte de la digestion des accidents, de

la pesanteur, de la chaleur, de l'anxiété, de la soif, etc.,
que l'impression de cette plante ne ferait qu'augmenter.

On en recommande l'usage aux goutteux; mais il
faut toujours avoir égard à l'état de l'estomac et au
tempérament du malade. L'expérience a prouvé que
les personnes d'une constitution sèche, irritable ou
pléthorique devaient redouter l'influence stimulante
de cette plante. Le caractère de sa propriété active
annonce que l'on ne peut s'en servir qu'avec une grande
circonspection lorsque le pouls est vif, fréquent, la
température animale plus forte, lorsqu'il existe actuellement un état d'excitation, etc. Il suffit de réfléchir
que l'absinthe recèle une propriété tonique et une propriété excitante, pour concevoir qu'elle est capable
d'opérer la guérison des fièvres intermittentes. On
peut, selon la manière dont on administre cette plante,
arrêter brusquement le cours de la fièvre, ou la détruire peu à peu. MM. Pinel et Alibert ont souvent
éprouvé l'efficacité de ce fébrifuge.

L'absinthe passe pour un puissant emménagogue :
l'impression stimulante qu'elle porte sur tout le corps,
sur l'appareil circulatoire et sur l'utérus en particulier,
montre comment elle aide, elle détermine même la
formation de la congestion menstruelle. C'est surtout
dans la chlorose que cette plante devient un secours
salutaire. Des témoignages respectables confirment son
utilité dans le traitement de leucorrhées chroniques,
du scorbut, d'affections cachectiques, d'infiltrations
cellulaires: mais ce qu'il eût été important de faire
connaître, c'était les lésions organiques que l'absinthe a,
dans ces derniers cas, fait disparaître. Ajoutons qu'alors,

les médicaments tirés de l'absinthe n'agissent plus seuls; à leur influence tonique et stimulante vient s'associer celle d'un régime approprié, de l'exercice, d'un changement d'air, etc.

L'absinthe est un excellent vermifuge, que l'on ne peut toutefois employer quand les voies digestives sont prises ou menacées de phlogose. On applique cette plante à l'extérieur, lorsqu'on veut opérer sur un point du corps une impression fortifiante.

ABSINTHE PONTIQUE. *Absinthii pontici herba.* ARTEMISIA PONTICA. L. Plante vivace qui croît dans les lieux secs et pierreux des montagnes, et que l'on cultive dans les jardins. On la nomme aussi la *petite absinthe* ou *absinthe romaine.* Cette plante a une odeur plus agréable que celle qui précède, sa saveur est moins amère. Elle paraît moins riche en principes toniques que la grande absinthe ; mais quelques personnes la jugent plus aromatique, plus stimulante. On pourrait donc croire que l'absinthe pontique mérite la préférence quand on veut obtenir un effet excitant, et que c'est la grande absinthe qu'il faut employer quand on désire surtout opérer une corroboration des tissus vivants, une impression tonique. Au reste, on administre l'absinthe pontique de la même manière que la précédente.

ARMOISE. *Artemisiæ summitates.* ARTEMISIA VULGARIS. L. Plante vivace qui croît dans les lieux incultes et sur le bord des chemins. Elle est à peine aromatique, très peu amère ; ses qualités sensibles annoncent peu de développement dans ses propriétés médicinales. Comparée aux autres plantes au milieu des-

quelles nous la plaçons, l'armoise leur est singulièrement inférieure, par rapport à l'énergie de ses vertus. C'est bien une propriété excitante qu'elle possède :
c'est donc dans cette classe qu'elle doit se trouver ;
mais le thérapeutiste saura qu'il ne faut y avoir recours
que dans les cas où une très légère excitation peut
remplir son dessein.

M. Braconnot a trouvé dans l'armoise une matière
animalisée amère, de l'huile volatile. On en ordonne
l'infusion, comme tisane ordinaire, dans la rétention
des règles par inertie de la matrice, dans les affections
hystériques, hypocondriaques, etc. ; mais que peut-
elle faire contre les lésions qui fomentent les accidents
de ces dernières maladies ?

SÉMENTINE. BARBOTINE. SEMEN-CONTRA. *Cinæ semina, santonicum.* On connaît sous ces divers noms
les têtes de fleurs de l'ARTEMISIA JUDAICA et de l'A.
CONTRA. L. Arbustes qui viennent au Mogol, dans la
Perse, etc. On les trouve dans le commerce, sous
une forme pulvérulente ; on y distingue les écailles de
l'involucre, les réceptacles, des portions de pédicelles,
des petites fleurs encore réunies, des folioles, etc. On
recueille ces fleurs avant leur épanouissement. Il paraît
que c'est surtout celles de l'*artemisia judaica* que l'on
recherche.

Cette substance médicinale a une odeur très forte et
désagréable : sa saveur offre un mélange d'amertume
et d'âcreté. Elle a fourni à l'analyse chimique de l'huile
volatile, de la résine, une matière extractive. M. Bouillon-Lagrange a retiré de cette substance un demi-gros
d'huile volatile par livre. Cette huile est légèrement

citrine ; son odeur n'est pas désagréable ; elle approche
de celle de la menthe (*Journ. de Pharmac.*, tom. 7,
pag. 546.) On donne le *semen-contra* en poudre, en
pilules , rarement en infusion , parceque sous cette
forme pharmaceutique, elle révolte le goût et l'odorat. On en fait des dragées qui sont commodes pour
administrer cette matière médicinale aux enfants :
on l'introduit aussi dans le chocolat, dans du pain
d'épices, etc.

La sémentine exerce sur nos organes une action
stimulante : à petites doses, cette action se concentre
sur l'appareil gastrique, dont elle développe la vitalité :
tous les praticiens ont reconnu son effet stomachique.
Des quantités plus fortes étendent à tout le système
la puissance excitante de cette production. Bergius l'a
vue déterminer l'écoulement des règles sur une jeune
fille de dix ans, à qui il la faisait prendre comme vermifuge.

C'est principalement quand on veut opérer la destruction et l'expulsion des vers intestinaux, que l'on
a coutume de recourir à la sémentine : de là vient
son nom : *semen contra vermes.* Dans ce cas, un
praticien ne perd pas de vue l'impression immédiate
de cette substance ; il n'oublie pas que si elle agit sur
les vers qui existent dans le canal alimentaire, elle
attaquera en même temps le tissu de ce canal, qu'elle
excitera sa vitalité : il ne choisira donc pas cette substance, lorsqu'il remarquera de la sensibilité dans quelque point de l'abdomen, lorsque les intestins seront
irrités ou phlogosés. Au contraire, ce vermifuge se
montre doublement utile, lorsque l'appareil digestif est

actuellement dans un état d'atonie, que ses facultés sont dans l'inertie, parcequ'il ne reçoit plus des nerfs l'influence accoutumée, lorsque les tuniques de l'estomac et des intestins sont plus minces, plus délicates, ou ramollies, lorsqu'une sécrétion abondante de mucosités remplit les voies alimentaires, etc.

AURONE. *Abrotani herba.* ARTEMISIA ABROTANUM. L. Arbuste qui croît dans nos provinces méridionales, en Italie, dans l'Orient, et que l'on cultive dans les jardins. Les feuilles ont une odeur forte et une saveur amère. Cette plante exerce sur les organes une impression stimulante : c'est de cette impression que procèdent les propriétés stomachique, emménagogue, sudorifique, carminative, que les auteurs lui attribuent. On conseille l'aurone dans les affections soporeuses : l'influence stimulante que ressent l'appareil cérébral après son administration peut n'être pas inutile contre beaucoup de lésions qui causent la somnolence.

Nous citerons encore une espèce du même genre : l'estragon, ARTEMISIA DRACUNCULUS. L. Plante vivace, originaire de Sibérie. Ses feuilles ont une odeur agréable, une saveur piquante, sans amertume; aussi sont-elles employées dans nos cuisines comme assaisonnement. Si l'on étudie leur action sur nos organes, on reconnaît qu'elles ont une propriété stimulante.

TANAISIE. *Tanaceti herba, flores, semina.* TANACETUM VULGARE. L. Plante vivace que l'on trouve dans les terrains pierreux et près des murs. On se sert des sommités fleuries, des feuilles et des graines. Toutes ces parties exhalent une odeur très forte : elles se font en même temps remarquer par une amertume très intense, avec quelque chose d'âcre. Elles fournissent à l'analyse chimique une huile essentielle d'une légère couleur citrine, un principe extractif, de la résine. On la donne en poudre, et en infusion dans l'eau, dans le vin et dans l'alcohol.

La tanaisie a une vertu stimulante et tonique. L'influence de cette vertu s'aperçoit seulement sur le canal alimentaire quand on la donne à petites doses; elle s'étend à tout le corps quand on en fait prendre de plus grandes quantités. En suivant son action sur les divers organes du corps, on s'explique comment on a pu la trouver successivement stomachique, sudorifique, diurétique, emménagogue. Le contact immédiat de la tanaisie avec la surface intérieure des intestins a quelquefois causé des déjections alvines.

Des praticiens ont opposé avec succès la propriété active de la tanaisie à des fièvres intermittentes, néanmoins elle est rarement employée comme fébrifuge. C'est surtout contre les vers intestinaux qu'elle s'est fait une grande réputation. Cette plante paraît être pour ces animaux une production nuisible, une matière vénéneuse : la tanaisie peut aussi déterminer leur sortie par l'impression qu'elle exerce sur les intestins, par le développement instantané qu'elle fait éprouver à la vitalité de ces organes. On administre alors cette plante en poudre, en pilules, en infusion, en lavements. Au moment de recourir à cette substance dans les affections vermineuses, il est bon de se rappeler qu'elle va exciter vivement les voies intestinales, et de prévoir si cet effet immédiat ne peut pas avoir d'inconvénient.

MENTHE-COQ. *Balsamitœ herba, costus hortensis.*
TANACETUM BALSAMITA. L. Plante vivace des provinces
méridionales, que l'on cultive dans les jardins. Elle
porte aussi les noms de *grand baume,* de *coq des
jardins.* Elle exhale une odeur agréable. Elle laisse
sur le palais une saveur chaude, aromatique et un peu
amère. Elle possède une faculté stimulante que la thérapeutique peut mettre en jeu, avec confiance, toutes
les fois qu'il y a indication de stimuler un appareil
organique ou tout le système. Un usage raisonné de
cette plante la rendra stomachique, diaphorétique,
emménagogue, etc. On la conseille dans l'hystérie.

CAMOMILLE ROMAINE. *Chamomillœ romanœ flores.*
Chamœmelum nobile. Fleurs de l'ANTHEMIS NOBILIS. L.
Plante vivace qui se multiplie dans les pâturages sécs;
on en a obtenu une variété à fleurs doubles, *flore
pleno,* que l'on cultive dans plusieurs provinces. Ce
sont surtout les têtes de fleurs que l'on emploie en
médecine; on les récolte avec soin; on surveille également leur dessiccation; il faut qu'elles aient conservé
leur couleur et leur arôme. On doit rejeter celles qui
sont noires et fétides.

Les fleurs de camomille romaine exhalent une odeur
aromatique qui n'est point désagréable : mises dans la
bouche, elles donnent une saveur chaude et très amère.
L'analyse chimique a signalé dans ces fleurs une huile
volatile de couleur bleue, du camphre, un principe
résineux, du tannin. On administre ces fleurs en infusion dans l'eau, dans le vin, ou dans l'alcohol : on
en retire une eau distillée aromatique qui n'est point
amère, et un extrait amer qui est peu odorant.

Dans l'ensemble des effets immédiats que produit la camomille romaine, il est possible de distinguer ceux qui procèdent de sa propriété stimulante, de ceux qui tiennent à sa force tonique : l'accélération de la circulation, l'élévation de la température vitale, la perspiration cutanée plus abondante, la menstruation établie hors de son temps, etc., sont des produits de la propriété stimulante. Mais avec ces effets, on en remarque d'autres qui démontrent l'existence de la faculté tonique : les tissus vivants deviennent plus fermes, les mouvements des organes ont plus d'énergie, leur matériel paraît corroboré. L'usage de la camomille romaine donne souvent lieu à un sentiment de chaleur à l'épigastre, à des nausées, à des vomissements, à des coliques, à des déjections alvines. Il est clair que ces accidents tiennent à l'impression immédiate que cette production exerce sur la surface gastro-intestinale.

La vertu tonique et la vertu excitante sont également fortes, également puissantes dans la camomille romaine; aussi fournit-elle à la thérapeutique des secours très efficaces. L'infusion des fleurs qui nous occupent est un remède domestique que chacun emploie dans les débilités d'estomac, dans les défauts d'appétit, quand les digestions deviennent difficiles ou irrégulières; c'est un moyen que l'on oppose avec succès aux aigreurs, aux flatuosités, aux constipations passives, suite de l'inertie des gros intestins, à la diarrhée qui dépend du défaut d'élaboration de la matière alimentaire. Le caractère de la propriété active de la camomille indique assez qu'elle sera salutaire quand ces

accidents dépendront de l'oligotrophie des tuniques
gastriques et intestinales, du ramollissement de ces
mêmes tuniques, ou de l'affaiblissement de l'influence
nerveuse sur l'appareil digestif. Cette même raison
explique pourquoi les composés de cette plante sont
nuisibles lorsque les vices de la digestion ont pour
cause une phlogose des voies alimentaires, une hypertrophie des organes digestifs, ou une susceptibilité
morbide due à l'exaltation de l'influence des nerfs;
pourquoi ils sont inutiles quand il y a dégénération
des tissus, formation de squirrhe, de cancer, etc.

On cite la camomille romaine comme un remède
fébrifuge éprouvé par l'expérience. Nous ne suppose-
rons pas une vertu particulière dans cette plante, parcequ'elle suspend un accès de fièvre ou qu'elle diminue sa violence; c'est un produit que l'on peut obtenir de tous les agents toniques et stimulants, et qui
dépend de la manière dont on les administre. Faites
prendre deux gros ou une demi-once de camomille en
poudre dans les huit heures qui précèdent le moment
où vous attendez la fièvre, fréquemment elle n'aura
pas lieu. Donnez-en beaucoup moins, et continuez-en
l'usage tous les jours, si vous voulez peu à peu éteindre
cette fièvre périodique. Hoffmann, Cullen, ont constaté les avantages de ce fébrifuge; M. Budard, par
de nouvelles observations, a appelé l'attention des médecins sur ce médicament indigène. Des praticiens
conseillent de mêler une substance amère à la camomille romaine, pour modérer l'action de celle-ci sur
les voies alimentaires, et prévenir les vomissements,
les déjections alvines, qu'elle est sujette à occasioner

quand on en prend une forte dose. Cullen y ajoutait même un narcotique, pour se mettre à l'abri de ces accidents. Le vin médicinal de cette plante est un remède très recommandable dans les fièvres intermittentes.

Des médecins prescrivent l'infusion de camomille romaine dans les fièvres adynamiques et dans les fièvres ataxiques ; déjà des observateurs avaient vu qu'elle donnait au pouls plus de vivacité, et à la chaleur du corps plus d'âcreté. Aujourd'hui que l'on connaît mieux les lésions organiques qui produisent ces fièvres, on ne se sert plus de cette infusion stimulante. On assure qu'on a vu la camomille romaine combattre avec succès les accidents spasmodiques qui se multiplient dans l'hystérie. On connaît mal les diverses conditions morbides où se trouve le système nerveux dans les affections auxquelles on applique ce nom ; toutefois il paraît que fréquemment on calme les anomalies de son action, en l'excitant, en changeant son état présent.

Dans l'emploi thérapeutique de la camomille romaine, on ne doit pas perdre de vue que la propriété excitante est plus développée dans l'infusion de ses fleurs ; qu'au contraire, la propriété tonique domine dans leur décoction. De même, l'eau distillée de ces fleurs n'a que la première propriété ; l'extrait est privé de celle-ci, et ne conserve que la faculté tonique. Cette plante entre souvent dans la composition des bains médicinaux, des lavements, des fomentations, des cataplasmes ; elle donne à ces divers moyens thérapeutiques une vertu fortifiante, stimulante, etc.

Il est important de noter ici que, dans les ouvrages

de médecine, on entend aussi sous le nom de camomille les fleurs du MATRICARIA CHAMOMILLA, L., plante annuelle qui croît dans les jardins et les champs cultivés. Ces fleurs ont une odeur moins agréable que celle de la camomille romaine; mais elles sont amères comme ces dernières. Elles possèdent comme celles-ci une faculté excitante et une faculté tonique. Il paraît constant que les fleurs de ces deux corymbifères se sont montrées efficaces dans les mêmes maladies, qu'elles peuvent remplir les mêmes indications thérapeutiques. Il y a une telle confusion dans les auteurs anciens, au sujet de ces plantes, qu'il est difficile de décider à laquelle des deux il faut rapporter les guérisons que l'on attribue à la camomille, dans les observations pratiques où l'on célèbre ses vertus.

PYRÈTHRE. *Pyrethri radix.* Racine de l'ANTHEMIS PYRETHRUM, L., plante vivace qui croît dans le midi de la France, dans l'Arabie, dans la Syrie. Sa racine est charnue et fusiforme : on la trouve sèche dans le commerce. M. Desfontaines a remarqué que si on la manie quand elle est fraîche, on éprouve à la main une sensation de froid que remplace promptement une chaleur assez vive. M. Gauthier a retiré de l'analyse de cette production une matière huileuse d'une odeur nauséabonde, d'un goût âcre et brûlant; un principe colorant jaune, de l'inuline, de la gomme.

Lorsque l'on mâche cette racine, ses principes actifs irritent l'intérieur de la bouche et font couler une grande abondance de salive. On s'est servi de cette irritation buccale dans la paralysie de la langue, dans l'engorgement des amygdales, contre les douleurs des dents. La poudre de pyrèthre, aspirée par le nez, produit un effet sternutatoire ; appliquée sur la peau, elle laisse une impression rubéfiante. Les anciens se servaient de cette racine comme d'un condiment stomachique ; ils la mettaient macérer dans le vinaigre pendant qu'elle était fraîche ; cette préparation devait stimuler vivement l'appareil gastrique.

La camomille puante, ou maroute, ANTHEMIS CO-TULA, L., a une odeur très fétide, et paraît agir particulièrement sur le système nerveux. On assure qu'elle calme les spasmes, les mouvements convulsifs, les accidents de l'hystérie ; bien qu'elle ne détruise pas les lésions qui provoquent ces phénomènes morbides, elle peut les calmer momentanément.

MATRICAIRE. *Matricariæ*, seu *parthenii summitates*. MATRICARIA PARTHENIUM, L. Plante ordinairement bisannuelle qui habite des lieux incultes et pierreux ; elle a une odeur forte, peu agréable, une saveur très amère ; on en a retiré une huile essentielle, de couleur bleue. On donne cette plante en poudre ; on en fait des infusions, un vin médicinal, une eau distillée.

La matricaire a une vertu stimulante et tonique. La thérapeutique obtiendra avec elle tous les avantages qu'ont coutume de procurer les amers aromatiques : elle sera stomachique sur les personnes qui auront l'estomac affaibli, les digestions languissantes ; elle deviendra emménagogue, lorsque le défaut de menstruation tiendra à l'inertie de l'utérus, et qu'il suffira d'exciter la vie de cet organe pour décider la congestion sanguine qui doit amener les règles. Les auteurs vantent l'usage de la matricaire dans l'hystérie :

d'autres assurent qu'elle est efficace contre les fièvres
intermittentes, dans les affections vermineuses, etc.

Plusieurs autres plantes corymbifères ont été portées sur la liste des productions médicinales. Nous ci-
rons, 1° la mille-feuille, ACHILLEA MILLEFOLIUM, L.,
qui est très peu aromatique et faiblement acerbe, qui a
une activité très débile, et qui a cependant joui d'un
grand crédit dans la matière médicale. 2° La santoline,
SANTOLINA CHAMÆCYPARISSUS, L., qui a une odeur forte,
une saveur amère, et que l'on dit être stomachique,
vermifuge, etc. 3° L'aya-pana. Tiges et feuilles de
l'EUPATORIUM AYA-PANA. Ventenat. Cette plante a une
odeur agréable, une saveur un peu acerbe et balsamique. 4° Le génépi, ou absinthe des Alpes : on comprend sous ce titre plusieurs plantes aromatiques, qui
croissent dans les Alpes. Le génépi ou génipi vrai provient de l'ACHILLEA ATRATA, L.; et de l'ACHILLEA NANA,
Lamarck ; le génépi blanc de l'ARTEMISIA RUPESTRIS, L.;
et le génépi noir, de l'ARTEMISIA SPICATA, Wilden. Le
génépi blanc n'est pas amer. On conseille l'infusion de
ces plantes dans la pleurésie ; l'utilité de cette boisson
stimulante reste éventuelle ; pour qu'elle soit salutaire,
il faut que son administration détermine promptement
un effet sudorifique, qu'elle établisse une forte diaphorèse, parcequ'alors ce travail du système cutané
opère, à l'égard des poumons, une révulsion qui les
soulage. Si la sueur ne paraît pas, cette boisson porte
dans le corps des principes qui séjournent assez dans
la masse sanguine pour aiguillonner tous les tissus
vivants, pour exaspérer tous les accidents de la maladie.

Famille des laurinées.

CANNELLE. *Cinnamomi cortex.* Écorce du LAURUS
CINNAMOMUM, L. Cet arbre, appelé cannellier, est très
commun à Ceylan ; c'est une des richesses de cette
île : il se sème de lui-même, et s'y multiplie avec une
grande facilité. On en distingue plusieurs variétés. Le
commerce a tiré de Ceylan des masses considérables
de cannelle. Cet arbre existe à Java, à Sumatra, au
Malabar, aux îles Philippines ; on le cultive à Cayenne,
à la Guadeloupe, à la Jamaïque ; on le trouve aussi
au Brésil et dans d'autres endroits de l'Amérique méridionale.

Le cannellier est d'une moyenne grandeur, d'un
port élégant ; il est odorant dans toutes ses parties.
On trouve dans le commerce le fruit à peine développé du cannellier, qui passe pour sa fleur : il a les
mêmes qualités et les mêmes propriétés que la cannelle. Mais c'est surtout dans l'écorce du cannellier que l'arôme se montre le plus élaboré, le plus
parfait. L'âge a une grande influence sur les qualités
de cette écorce : il faut cinq années dans les lieux secs,
il en faut neuf et même plus dans les endroits humides
et ombragés, pour que la vie végétative ait formé les
sucs propres qui donnent tant de prix à cette production ; les écorces des jeunes arbres, celles des vieux,
celles du tronc, des branches, des rameaux, présentent des dissemblances dans leur composition chimique et dans leurs qualités sensibles. La nature du
sol, son exposition, ont sur le cannellier le pouvoir
que nous leur trouvons sur tous les végétaux. Les écorces

des individus qui habitent un point élevé, sec, exposé
à l'action directe des rayons solaires, qui ont leur
racine dans une terre sablonneuse, exhalent un parfum plus suave. Les cannelliers des lieux humides fournissent une écorce moins estimée, d'une odeur moins
exquise, d'un goût moins agréable.

La récolte de la cannelle se fait de cette manière.
On détache d'abord l'épiderme de l'écorce, puis on
pratique sur cette dernière des incisions longitudinales; on enlève ensuite ces lanières, que l'on fait
sécher promptement. Pendant cette dessiccation, les
fibres circulaires de l'écorce se courbent en dedans et
la contournent. L'arbre dépouillé périt; on coupe le
tronc; les racines poussent de nombreux rejets, dont
l'accroissement est très rapide, et qui peuvent offrir,
au bout de cinq années, une nouvelle récolte.

La cannelle que l'on nomme dans le commerce
cannelle de Ceylan est en écorce très minces, roulées plusieurs ensemble, et formant ainsi des tuyaux
alongés; sa substance est fibreuse et cassante, sa couleur rougeâtre, son arôme parfait; elle donne une saveur chaude, piquante, un peu sucrée. On fait moins
de cas de la cannelle qui est en écorces épaisses, isolées,
d'une couleur brune, d'une saveur plus pénétrante,
et d'une odeur qui rappelle celle de la punaise : on
nomme celle-ci *cannelle de la Chine;* elle contient une
plus forte proportion d'huile volatile que la première.
La *cannelle de Cayenne* est d'une couleur plus pâle
que celle de Ceylan; mais, lorsqu'elle est bien choisie,
elle en a l'odeur et le goût.

La cannelle, soumise avec de l'eau à la distillation,

fournit un liquide d'un blanc laiteux, qui, au bout de
quelques heures, s'éclaircit en laissant déposer des
gouttelettes d'huile volatile : cette eau est très odorante;
la décoction qui reste dans l'alambic a une couleur
fauve, une saveur astringente, peu d'odeur. L'alcohol, versé sur cette écorce, lui enlève un douzième de
son poids, et acquiert une couleur rougeâtre. M. Vauquelin, voulant reconnaître les différences qui existaient entre les cannelles de Ceylan et celles de la
Guiane, nous a dévoilé la composition chimique de
ces écorces. Il a trouvé dans cette substance, 1° une
huile volatile d'une grande âcreté, d'une activité singulière ; 2° une proportion considérable de tannin ;
5° une matière colorante de nature végéto - animale ;
4° un acide; 5° du mucilage. (*Journal de pharmacie,*
octobre 1817.) M. Planche en a extrait de la fécule.

On administre la cannelle en poudre : on peut réduire celle - ci en bols, en électuaire. L'eau, le vin,
l'alcohol se chargent de ses principes actifs. Par la
distillation on obtient une eau ou un alcoholat distillé,
selon que l'on met, dans l'alambic, de l'eau ou de
l'alcohol. En épaississant avec le sucre l'eau distillée, on forme le sirop de cannelle. L'analyse chimique
de cette écorce nous a montré, dans sa constitution
intime, des matériaux stimulants et des matériaux
toniques. Dans les diverses préparations que l'art pharmaceutique retire de cette substance, nous voyons
tantôt les uns et tantôt les autres dominer. Dans l'eau
distillée ou dans l'alcoholat de cannelle, nous ne trouverons que l'huile volatile; ces liquides n'auront que
la propriété excitante : la décoction de cannelle con-

tiendra beaucoup de tannin ; les matériaux volatils de cette écorce seront en partie évaporés ; cette composition aura une vertu tonique. Déjà, avant que la chimie eût dévoilé le tannin caché dans la cannelle, l'observation clinique avait constaté l'action astringente de cette substance. Enfin, dans l'infusion aqueuse, dans le vin et dans la teinture de cannelle, les principes stimulants et corroborants seront également abondants, et ces médicaments jouiront de la double vertu de fortifier le tissu des organes et d'imprimer plus d'activité à leurs mouvements.

Les effets immédiats que suscite la cannelle sont faciles à observer. Si on prend cette substance à petites doses, comme six, huit, douze grains de sa poudre, une demi-cuillerée à café de sa teinture, une cuillerée de son vin, de son eau distillée, de son sirop, elle fait sur la surface interne de l'estomac une impression bien marquée, et qui se décèle par le sentiment de chaleur que l'on éprouve à la région épigastrique ; en même temps les facultés digestives se développent, et l'élaboration de la nourriture devient plus facile et plus prompte. Si l'on continue quelques jours l'usage du médicament, il survient ordinairement une constipation qui procède de l'excès de corroboration que reçoivent les gros intestins. L'appareil gastrique n'est pas le seul endroit du corps qu'atteignent ces petites doses des préparations pharmaceutiques de la cannelle : il naît alors des effets sympathiques qu'il est important de remarquer. L'impression que ressentent les nerfs de l'estomac est perçue par le cerveau et par la moelle épinière ; l'excitation qu'éprouvent ces parties semble se répandre, par le moyen des plexus et des cordons nerveux, dans toutes les autres : l'individu médicamenté se trouve, d'une manière soudaine, refocillé, ranimé, fortifié.

Cette excitation générale est plus prononcée et surtout plus durable quand on administre des quantités plus élevées de cannelle : aux effets qui naissent de la sympathie de l'estomac avec toutes les parties du corps, se joignent ceux qui dépendent de l'absorption des molécules de l'huile volatile et des autres matériaux qui constituent cette substance. Tous les tissus vivants sentent l'aiguillon de ces molécules, tous les organes précipitent leurs mouvements ; la circulation est plus active ; une foule de phénomènes vient témoigner que la puissance du médicament s'est généralisée. Les auteurs ont dit que la cannelle était échauffante quand ils voyaient la température du corps s'élever ; cordiale, quand elle ranimait les forces vitales ; diaphorétique, quand elle poussait à la peau ; emménagogue, quand elle faisait couler les règles, etc.

La cannelle et les médicaments que l'on en tire ont été des remèdes efficaces contre la faiblesse d'estomac, contre l'inappétence, dans les digestions lentes et irrégulières ; on doit, dans ce cas, préférer la poudre de cette écorce, que l'on mêle souvent avec celle de quinquina, avec une préparation martiale, etc., parceque la propriété tonique de la cannelle convient alors autant que sa propriété excitante. C'est encore un effet stomachique que produit cette matière quand on la met comme assaisonnement dans nos aliments, ou quand ses principes actifs se trouvent dans les liqueurs de table. On s'est loué de l'emploi de la cannelle dans quelques vomissements; son action sur l'estomac les suspendait. Il faut supposer que ce viscère était sain, que le vomissement provenait de l'influence morbide des nerfs ganglionaires et spinaux, et que l'impression de la cannelle sur les nerfs de la surface gastrique a suffi pour changer le mode actuel de cette influence. Si le vomissement tenait à une lésion matérielle, la cannelle pourrait nuire; toujours elle ne causerait qu'une suspension momentanée de cet accident. La cannelle a réussi à arrêter des diarrhées qui tenaient à un vice de la chymification, à des digestions imparfaites par suite d'une débilité matérielle ou vitale de l'estomac et des intestins. Pour ménager la surface intestinale et réprimer un peu l'impression stimulante que cause cette écorce, on la met alors infuser dans de l'eau de riz ou de gomme, qui devient un correctif salutaire pour les matériaux chimiques de la cannelle.

Vers la fin des fièvres adynamiques et des fièvres ataxiques, on se sert de l'eau distillée de cannelle pour ranimer les forces vitales qui paraissent épuisées. L'alcoholat de cannelle, étendu dans un véhicule aqueux, remplira plus complètement cette indication; mais il faut que l'état des organes digestifs permette l'emploi de ces agents qui vont les attaquer avec force. Nous employons avec succès, dans ce cas, l'alcoholat de cannelle en frictions sur l'épigastre : par ce procédé nous n'offensons pas la cavité gastrique. Appliqué sur le centre des nerfs ganglionaires, ce composé rétablit soudain l'innervation qui paraissait interrompue; tous les organes recouvrent une vitalité qu'ils n'avaient plus ; le feu de la vie semble se rallumer dans tous les tissus.

L'eau distillée et le sirop de cannelle entrent fréquemment dans les potions, dans les juleps que l'on administre pour exciter l'énergie expulsive des poumons, pour faciliter l'expectoration dans les affections des voies respiratoires.

On a donné la cannelle dans les fièvres intermittentes ; rarement on a tenté d'arrêter les accès par la seule vertu de cette substance ; le plus souvent on la mêle au quinquina ou à d'autres amers : sa force particulière concourt à déterminer le mouvement organique d'où dépend le produit fébrifuge que l'on désire.

On ajoute à un grand nombre de composés médicinaux une petite proportion de cannelle ; on a l'intention de masquer l'odeur, la saveur des autres ingrédients, quelquefois d'en prévenir l'expulsion par le vomissement, lorsque le dégoût qu'ils inspirent est capable de provoquer cet effet. Toutefois la faculté stimulante et tonique de la cannelle ne doit pas être oubliée ; elle peut avoir part aux bons effets que l'on retire de l'usage prolongé de ces mélanges. On a vu cette écorce rendre quelques services dans le traitement du scorbut, des scrophules, des infiltrations cellulaires, des leucorrhées chroniques, etc.

On sait que la cannelle entre dans une foule de préparations pharmaceutiques, la thériaque, le diascordium, l'alcoholat de mélisse, etc.

Cassia lignea. *Cassiæ ligneæ cortex, cannellæ malabariæ cortex.* Écorce du Laurus cassia, L. Arbre

qui croît dans l'île de Java, à Sumatra, au Malabar,
à Ceylan. Nous ne ferons qu'une simple mention de
cette écorce, que l'on a encore nommée *casse en bois*,
xylo-cassia. Sa saveur est très faible; elle laisse dans la
bouche une viscosité remarquable : son odeur est légère. La débilité de ses qualités sensibles annonce que
l'on ne trouvera pas dans cette écorce cette énergie de
puissance que nous avons signalée dans la cannelle.
Le cassia lignea possède, comme cette dernière, une
vertu excitante; si ces deux forces médicinales ont le
même caractère, elles diffèrent par leur capacité, et le
cassia lignea ne fournira à la thérapeutique que des
agents inhabiles dont elle tirera peu d'avantages; aussi
l'usage de cette substance est-il à peu près abandonné :
on assure cependant qu'elle a été stomachique, expectorante. Elle entre dans un grand nombre d'anciennes formules.

SASSAFRAS. *Sassafras lignum, cortex*. LAURUS SAS-
SAFRAS. L. Cet arbre est très commun au Canada, à
la Virginie, dans les Florides, dans les zones tempé-
rées de l'Amérique septentrionale; on le trouve aussi
dans les forêts de Santa-Fé-de-Bogota ; il résiste à la
rigueur de nos hivers : on en a vu de beaux individus
en France. On emploie sa racine, que l'on nous apporte en morceaux volumineux, alongés, divisés d'un
côté en plusieurs branches; ces masses sont en partie
recouvertes d'une écorce épaisse, spongieuse, rugueuse, d'un rouge brun. Cette écorce est très odorante : son arôme approche de celui du fenouil; elle
a une saveur douceâtre, aromatique ; légèrement âcre.
Le corps ligneux est léger, d'une couleur jaunâtre ou

blanchâtre; l'odeur et la saveur sont moins prononcées dans le bois que dans l'écorce. L'écorce du tronc et des branches de cet arbre est beaucoup plus aromatique que celle de la racine; mais le bois de la racine l'est plus que le bois de la tige.

On retire du sassafras, par la distillation, une huile volatile très odorante, qui, d'abord incolore, devient jaunâtre avec le temps, et passe même au rouge; cette huile est plus pesante que l'eau. On donne ordinairement le sassafras en infusion : l'ébullition le priverait d'une grande partie de ses principes stimulants : on met une demi-once ou une once de cette substance, pour deux livres de véhicule; son eau distillée est aussi employée. On tire du sassafras un extrait qui a une saveur amarescente, un peu acerbe, et qui doit être peu excitant.

Les effets immédiats que le sassafras détermine dans l'économie animale attestent que les principes de cette substance font sur les tissus vivants une impression stimulante. Après son emploi, le cœur a des contractions plus fortes et plus rapides, le système artériel montre plus d'activité. Si l'on prend l'infusion de sassafras chaude, au lit ou dans une chambre échauffée, son action se portera principalement sur la peau : on verra s'établir une diaphorèse bien marquée; la sueur coulera en abondance : on sait que le sassafras est en pharmacie un des quatre bois sudorifiques.

On a vu la tisane de sassafras susciter une grande évacuation d'urine; c'était sur des hydropiques que s'obtenait ce produit. La propriété excitante de cette substance déterminait d'abord la résorption de la sérosité déposée dans les cavités du corps, puis elle décidait son expulsion par les reins.

On conseille l'extrait de sassafras comme un moyen tonique qui se montre salutaire dans la débilité matérielle ou seulement vitale des organes digestifs.

L'expérience semble avoir confirmé l'utilité du sassafras dans les affections rhumatismales et goutteuses. Le succès de son administration dans ces maladies tient à ce qu'il produise un effet sudorifique. Il est donc nécessaire que le médecin dirige l'influence du remède vers la peau, qu'il rende toutes les causes qui entourent le malade favorables à son dessein. Si l'on prend le sassafras à haute dose, et que la sueur ne s'établisse pas, les molécules excitantes de cette substance séjournent dans le torrent circulatoire, elles aiguillonnent tous les tissus, elles échauffent le corps, elles provoquent enfin une excitation comme fébrile, qui ne peut être profitable au malade. On doit examiner la disposition organique de ce dernier. C'est l'observation qui a enseigné que le sassafras ne convenait pas aux personnes pléthoriques, à celles qui sont d'un tempérament sec, bilieux. Ce que nous venons de dire apprend comment on doit employer l'infusion du sassafras dans les rhumes, dans les catarrhes, etc., pour qu'elle devienne utile.

On conseille un usage journalier de cette infusion dans les maladies cutanées. Cette boisson sert à animer la vitalité du système dermoïde, à changer son état morbide; c'est assez dire que ce remède doit être repoussé, si l'affection de la peau est avec chaleur, irritation, phlogose; s'il existe de la fièvre, etc. Le sassafras se trouve souvent au nombre des moyens que l'on emploie dans le traitement des maladies vénériennes : une influence stimulante devient un auxiliaire important des médicaments que l'on dirige contre la cause de ces maladies. Le sassafras ne peut rien contre cette cause ; mais en stimulant les fibres, en animant la circulation, il semble mettre en mouvement le principe syphilitique, et le rendre plus accessible à l'action des molécules mercurielles qui doivent l'anéantir. Les excitants conviennent surtout pour assurer l'efficacité du traitement, lorsque les malades sont affaiblis, que leurs organes ont peu d'activité.

LAURIER D'APOLLON. *Lauri folia, fructus.* LAURUS NOBILIS. L. Arbre qui croît naturellement en Italie, en Espagne, dans les îles de l'Archipel. On le cultive en pleine terre en France, même dans les provinces du nord ; mais il reste toujours de petite taille ; il souffre pendant l'hiver. On le désigne aussi sous les noms de *laurier commun,* de *laurier sauce,* de *laurier franc.*

Ses feuilles sont aromatiques ; elles ont un goût âcre et un peu amer ; elles répandent une odeur suave lorsqu'on les brûle. On les ajoute aux sauces comme condiment ; elles y laissent un parfum agréable. Ces feuilles exercent sur les organes vivants une impression stimulante ; les auteurs assurent qu'elles ont souvent produit un effet stomachique, un effet carminatif, un effet emménagogue ; elles donnent au cours du sang plus d'activité.

Les fruits du laurier, que l'on nomme improprement baies, sont amers et aromatiques ; on en retire, par la distillation, une huile volatile de couleur brunâtre,

qui a une grande puissance. Ces mêmes fruits fournissent, par l'expression et par ébullition dans l'eau,
une huile fixe, épaisse, verte, que l'on emploie à l'extérieur. L'huile de laurier du commerce n'est autre
chose que de l'axonge de porc dans laquelle on a mis
macérer les fruits de cet arbre.

Famille des myristicées.

MUSCADE. *Nux moschata, seu myristica.* Amande
du fruit du muscadier, MYRISTICA MOSCHATA, Thun-
berg; MYRISTICA AROMATICA, Swartz. Arbre indigène
des îles Moluques, et surtout des îles d'Amboine et de
Banda. On le cultive aux îles de France et de Bourbon, à la Guiane, etc. Le fruit du muscadier est une
espèce de drupe piriforme, marqué d'un sillon longi-
tudinal, de la grosseur d'un œuf de poule; il a d'abord
une couleur verte qui se change peu à peu en un gris
cendré. Au moment de sa maturité, le brou ou le parenchyme s'ouvre spontanément; alors on aperçoit une
membrane (arille), molasse, épaisse, laciniée, de couleur rouge, qui recouvre le noyau. C'est cette substance que l'on connaît sous le nom de *macis* : le noyau
contient une graine ou amande; c'est la muscade.

Cette graine est oblongue ou ovale, solide, d'une
couleur cendrée à l'extérieur, d'un brun veiné de grisâtre à l'intérieur; elle exhale une odeur qui se distingue et par sa suavité et par son énergie; mise dans la
bouche, elle la remplit aussitôt d'un sentiment de chaleur qui a quelque chose d'agréable : on trouve en
même temps à cette production une saveur grasse.

M. Bonastre (*Journ. de pharmac.*, juin, 1823)

s'est livré à quelques recherches analytiques sur la composition chimique de la muscade. Il estime que dans 5oo de muscade, il y a

De matière blanche insoluble (stéarine)..... 120
De matière butyreuse, colorée, soluble (élaïne). 58
D'huile volatile qui est blanche, plus légère que
   l'eau, d'une saveur âcre, chaude et piquante. . 5o
Acide...................... 4
Fécule...................... 12
Gomme naturelle ou formée........... 6
Résidu ligneux................. 270
Perte...................... 20

Ce que l'on connaît en pharmacie sous le nom d'huile épaisse ou de beurre de noix de muscade s'extrait de ces amandes, en les pilant dans un mortier de fer, en y ajoutant un peu d'eau bouillante lorsqu'elles sont en pâte, et en soumettant aussitôt ce mélange à la presse. Ce corps huileux est solide, d'une couleur jaune, marbrée, tirant sur le rouge; il conserve un peu de l'huile essentielle de la muscade, ce qui lui donne une odeur extrêmement suave. On administre la noix muscade en poudre; elle est un des ingrédients de beaucoup de compositions officinales.

Si l'on prend de quatre à six grains de muscade, on obtient une excitation de l'appareil gastrique, les forces digestives se développent, l'appétit est plus fort, l'élaboration des aliments plus prompte; cette substance produit toujours ces effets quand elle entre comme assaisonnement dans notre nourriture. Une dose plus élevée rend l'excitation plus étendue et plus marquée;

l'impression que ressentent les nerfs de l'estomac se propage par sympathie au cerveau et à toutes les parties : les forces du corps sont mises en jeu ; l'individu médicamenté se sent refociller, stimuler, etc. Pendant ce temps, les molécules de la noix muscade sont absorbées ; c'est sans doute à leur action sur tous les tissus qu'il faut attribuer l'activité que montrent la circulation et les autres fonctions de la vie après l'administration de cette substance à une dose élevée.

On obtient des phénomènes différents, et l'appareil cérébral paraît vivement attaqué, si l'on porte la dose de noix muscade beaucoup plus haut, si l'on prend depuis un demi-gros jusqu'à deux gros de sa poudre. C'est un véritable état pathologique qu'occasione alors la substance qui nous occupe : elle pervertit les fonctions de l'encéphale, fait naître des vertiges, le délire, de l'assoupissement, de la stupeur, de l'oppression, etc., comme l'attestent un grand nombre d'observations. Une personne avala, par mégarde, un peu plus de deux gros de muscade en poudre ; elle sentit d'abord une chaleur dans l'estomac ; une heure après elle tomba dans un assoupissement qui fut bientôt accompagné de stupeur et d'une insensibilité parfaite ; on la trouva dans sa chambre, tombée de sa chaise, et étendue sur le plancher ; elle sortait de temps en temps de cet état, et délirait beaucoup : ces accidents diminuèrent peu à peu ; six heures après, il ne lui restait qu'un mal de tête et un peu d'assoupissement, (*Cullen, Mat. méd.*, tom. 2, p. 216.)

La thérapeutique n'a point tiré parti des effets physiologiques que cause la noix muscade lorsqu'on l'administre à cette haute dose. Les avantages que procure cette substance, quand on n'en donne que de faibles quantités, dérivent toujours de son action exci.. tante. Dans les débilités d'estomac, dans les digestions difficiles ou irrégulières, dans quelques diarrhées, la noix muscade se montre un remède utile ; on ne peut voir dans son effet curatif que le produit direct de l'impression stimulante qu'elle exerce sur l'appareil digestif. On a vu aussi la muscade faire cesser des vomissements, des coliques ; l'influence qu'elle porte sur le cerveau, sur la moelle épinière et sur les plexus nerveux, a-t-elle contribué à ces résultats thérapeuti.. ques ? Est-ce en changeant le mode actuel d'influence des nerfs sur l'estomac et les intestins, que cette substance arrête ces accidents ?

Macis. *Macis.* Membrane épaisse, flexible, divisée en lanières, qui se trouve autour de la noix, dans le drupe du muscadier. Fraîche, cette membrane est d'un beau rouge ; elle devient jaunâtre en séchant. Elle offre, quand elle est entière, la forme d'un calice dont le bord serait inégalement, mais profondément divisé : on l'a appelée fort improprement *fleur de muscade.*

Le macis a une odeur extrêmement suave, une saveur chaude, piquante ; les principes aromatiques et savoureux de cette production paraissent singulièrement élaborés : c'est un aromate précieux. Le macis contient une huile volatile, d'où il tire tout son mérite, et une huile fixe que l'on sent en mâchant cette substance.

Le macis a une vertu fort stimulante : c'est elle que l'on voit en jeu sur l'organe gastrique ; quand les mets ou les liqueurs de table qui contiennent cette substance développent les forces digestives, aiguisent l'appétit, etc. Cette vertu sera, en thérapeutique, une propriété stomachique efficace. Elle s'étendra à toute l'économie animale, si l'on prend une dose assez élevée de macis pour que son impression sur les nerfs de la surface gastrique cause un ébranlement, une excitation de tout le système nerveux, ou pour que ses principes se répandent avec le sang dans tous les tissus vivants; alors elle élèvera la température du corps, elle donnera de la vivacité au pouls, etc.

Famille des myrtinées.

GIROFLE ou GÉROFLE. *Caryophylli aromatici fructus.* Fleur non épanouie du CARYOPHYLLUS AROMATICUS. L. Arbre indigène aux îles Moluques; il est de plus cultivé à l'île d'Amboine : il croît spontanément à la Nouvelle-Guinée. La culture du giroflier a été introduite aux îles de France et de Bourbon; cet arbre prospère à Cayenne, à la Martinique, à Saint-Domingue; il se plaît dans un sol gras et humide, et dans les endroits ombragés.

Le giroflier est d'une taille moyenne; ses rameaux se garnissent de fleurs en corymbe : ce sont ces fleurs, cueillies avant leur épanouissement, qui constituent les clous de girofle du commerce. On y distingue le calice en forme d'entonnoir, aminci d'un bout, et terminé de l'autre par quatre petites divisions concaves et ouvertes; on trouve au centre un petit bouton globuleux formé par les quatre pétales qui sont couchés les uns sur les autres, et qui recouvrent les étamines et le pistil. Lorsqu'on récolte les boutons de fleurs qui doivent devenir clous de girofle, ils ont une couleur rouge; on les met sécher à la fumée, puis au soleil : cette opération leur donne la couleur brune qu'on leur connaît. Les fleurs du giroflier qui restent sur l'arbre continuent de végéter, et laissent un fruit qui acquiert le volume d'une grosse aveline : c'est ce que les curieux appellent antofles, les mères ou les clous matrices du girofle.

Les clous de girofle doivent être bruns, pesants, gras, faciles à casser, garnis de leur bouton; ils exhalent une odeur forte et persistante, qui plaît généralement : la saveur qu'ils laissent lorsqu'on les mâche, est piquante et agréable; l'air que l'on expire alors prend, en traversant la bouche, une qualité aromatique, parceque la chaleur met en évaporation le parfum de cette substance. On mêle dans les cuisines les clous de girofle à la plupart des mets, des sauces; ils entrent dans la composition de beaucoup de liqueurs de table, d'eaux pour la toilette : leur saveur et leur arôme sont également recherchés.

M. Trommsdorff a soumis cette production à l'analyse chimique; 1000 parties lui ont fourni les matériaux suivants, et dans les proportions que nous allons indiquer :

Huile volatile.	180
Matière extractive peu soluble.	40
Tannin particulier	130
Gomme.	130
Résine particulière.	60
Fibre végétale.	280
Eau.	180
	1000

M. Planche y a trouvé du soufre.

On peut administrer le girofle en substance, en le pulvérisant avec du sucre, qui absorbe son huile volatile. L'eau, le vin, l'alcohol se chargent d'une partie de ses principes actifs, et deviennent des agents médicinaux très puissants : on en retire, par la distillation dans l'eau, un liquide qui a beaucoup d'activité. Le girofle sert à la confection de plusieurs alcoholats : on en sépare l'huile volatile, qui montre une grande énergie ; celle-ci agit sur les tissus vivants comme un agent caustique : on s'en sert dans la carie des dents pour détruire la texture du nerf, pour anéantir sa sensibilité.

Lorsque l'on administre cinq à six grains de poudre de girofle mêlée avec du sucre, quelques gouttes du vin ou de la teinture de cette substance, il est facile de voir que l'appareil gastrique ressent une excitation ; ses fonctions s'exécutent mieux ; sa vitalité est manifestement développée. Une quantité plus forte de ces agents médicinaux excite les nerfs de la surface gastrique, et par suite tout l'appareil nerveux, porte dans le sang des principes qui se répandent dans le corps, qui aiguillonnent tous les tissus, pressent les mouvements de tous les organes. La propriété fortement excitante des clous de girofle explique comment les auteurs ont trouvé dans cette substance naturelle les vertus échauffante, cordiale, emménagogue, stomachique. Il paraît que si l'on fait abus de cet aromate, si l'on en prend trop à la fois, comme dans les îles où on le met infuser dans les boissons usuelles, il porte à la tête, trouble les fonctions de l'organe cérébral, cause des vertiges, de la céphalalgie, de l'obscurcissement dans la vue, etc.

Si dans les effets immédiats que provoquent les clous de girofle, nous cherchions à reconnaître le produit particulier de chacun des matériaux chimiques qui les constituent, nous ne verrions toujours que des phéno- mènes physiologiques qu'il faudrait rapporter à l'opé- ration de l'huile volatile. Peut-on compter pour quel- que chose la petite portion de tannin et d'extractif que contient la dose de clous de girofle que l'on administre à un malade ?

La thérapeutique doit regarder cette production mé- dicinale comme un des moyens les plus propres à sti- muler les organes. Dans toutes les substances que nous appelons dans cette classe, la force excitante n'a pas la même portée ; dans le girofle, dans la cannelle, dans le macis, elle a la plus grande énergie possible ; avec elle, le médecin peut déterminer une excitation locale ou générale aussi forte, aussi vive qu'il le désire. Des auteurs assurent s'être servis avec succès de la poudre, du vin et de la teinture de clous de girofle dans les débilités de l'estomac, dans des dévoiements, dans des infiltrations cellulaires, dans des éruptions cutanées qui se faisaient avec peine, dans l'affaiblissement de la vue, de l'ouïe, dans l'impuissance, etc. ; ces résultats n'ont rien qui ne s'accorde avec la doctrine pharmaco- logique. Les clous de girofle possèdent une vertu ex- citante ; ils deviendront des remèdes efficaces dans toutes les affections morbides qui tiennent à l'atonie d'un appareil organique, qui doivent être améliorées ou guéries en réveillant, en augmentant la vitalité, l'action de cet appareil.

On applique les clous de girofle en épithème sur

l'épigastre dans quelques vomissements, dans des douleurs d'estomac, etc.

Famille des orchidées.

VANILLE. *Vanillæ siliqua*, vel *vanilla*. Fruit de
l'EPIDENDRUM VANILLA, La VANILLA AROMATICA, Willden. Plante sarmenteuse, parasite, qui croît au Pérou
et au Mexique, on la trouve aussi aux îles de Cuba,
à la Jamaïque, à Saint-Domingue; elle grimpe sur
les arbres, et implante dans leur écorce des racines
qui naissent des nœuds de sa tige; elle se plaît dans
les terrains humides. La vanille est une capsule en
forme de silique, de la grosseur d'une plume de cygne,
longue d'un demi-pied ou environ, un peu aplatie,
amincie aux deux extrémités. Cette capsule se compose de deux valves charnues, épaisses, entre lesquelles on trouve une pulpe molle, brunâtre, grasse,
remplie d'une multitude de petites graines ou semences noires et brillantes.

Au moment où l'on récolte ces fruits, on les expose aux rayons du soleil pour les faire sécher; on
se sert quelquefois d'une chaleur artificielle; on les
enveloppe ensuite dans une étoffe de laine. Les procédés suivis pour la dessiccation de ces capsules influent beaucoup sur leurs qualités sensibles. La vanille
du commerce est d'une couleur noire, brillante; elle
recèle un parfum exquis : c'est dans cette production
que les principes aromatiques présentent la plus grande
perfection possible; on ne connaît pas d'odeur plus
suave, plus délicieuse que celle de la vanille; elle
est en même temps douce et opiniâtre; une très

4.

petite quantité de substance exhale cette odeur long-
temps et avec une intensité remarquable. La saveur de
la vanille ne le cède en rien à son odeur : aussi est-
elle l'assaisonnement le plus délicat et le plus recherché : elle entre surtout dans la confection du chocolat,
des liqueurs de table, des sucreries, etc. Les arômes
supérieurs de la vanille, de la cannelle, du macis, de
la muscade, annoncent assez que ces productions proviennent des régions du globe où le soleil verse toute
l'année des torrents de calorique et de fluide lumi-
neux ; c'est là seulement que peuvent se former des
composés naturels aussi parfaits, aussi précieux.

La vanille contient une huile volatile et de l'acide
benzoïque : ce dernier se produit souvent à l'extérieur
des capsules, sous forme d'aiguilles brillantes et cris-
tallisées : on pourrait administrer la vanille écrasée
avec un peu de sucre. L'eau, le lait, le vin, l'alcohol,
sont des excipients propres à lui enlever ses principes
chimiques et ses vertus médicinales : M. Chaussier en
a composé un sirop.

La vanille agit sur les parties vivantes comme un
puissant stimulant. De petites doses de ce fruit,
comme quatre ou six grains de sa substance, une
demi-cuillerée à café de son infusion, de son vin ou
de sa teinture, excitent fortement l'estomac : l'influence de ces composés se manifeste bien dans l'exercice de la fonction digestive, qu'ils rendent ordinairement plus prompte et plus facile. Des irradiations
sympathiques étendent jusqu'au cerveau, jusqu'à la
moelle épinière, l'impression stimulante qu'elle fait
sur les nerfs de la surface gastrique : on se sent for-

tifier, réchauffer, vivifier d'une manière soudaine. Des quantités plus élevées de vanille portent dans le sang des principes qui répètent plus tard la même impression sur tous les tissus : les organes paraissent aiguillonnés, les actes de la vie suivent un rhythme plus actif. Cette substance est un puissant aphrodisiaque, parcequ'elle fait partager au système génital l'excitation générale ; elle devient emménagogue quand elle décide sur l'utérus la congestion menstruelle; diurétique quand elle augmente la faculté sécrétoire des reins, etc. On la dit échauffante lorsqu'on ne s'attache qu'à son action sur la circulation capillaire, lorsqu'on ne s'occupe que du développement qu'elle occasione dans la chaleur animale. C'est encore de la propriété excitante de la vanille, en exercice sur l'encéphale, que s'occupent ceux qui assurent que son usage fortifie la mémoire, qu'il donne aux facultés morales plus d'énergie.

Est-il nécessaire de dire que nous entendons ici parler des effets immédiats que suscite une dose médicinale de vanille? On obtient d'autres produits lorsque l'on abuse de cette substance, que l'on en prend pendant long-temps de grandes doses. Alors on épuise les forces, en les excitant trop fréquemment : on fatigue les organes gastriques surtout, en les aiguillonnant sans relâche, en exigeant d'eux un travail forcé : on finit même par amener un état pathologique de leur tissu, une hypertrophie, une induration, une tendance à quelques dégénérescences, etc. L'emploi désordonné des épices produit une foule d'accidents graves, des lésions organiques, la perversion des fonctions nutritives, le marasme, etc.

La thérapeutique trouve dans la vanille une substance excitante aussi agréable qu'efficace, qu'elle
peut mettre en usage avec confiance dans toutes les
affections qui reconnaissent pour cause l'inertie, la
faiblesse des tissus ou des appareils organiques. Cependant on se sert rarement de cette production comme
d'un moyen médicinal. On l'a conseillée dans la mélancolie, dans l'hypochondrie. L'extrême susceptibilité que présentent alors les organes digestifs, l'état
d'irritation où se trouvent en même temps l'encéphale,
la moelle épinière, les plexus nerveux, ne permettent
pas de croire que son administration puisse être favorable dans ces maladies. La vanille convient aux convalescents pour rétablir l'énergie de l'organe gastrique.

Disons pour terminer, que l'action de cette substance est nuisible lorsqu'elle s'exerce sur des tissus
ou des organes irrités ; que l'on doit en défendre l'usage
aux personnes qui ont le pouls vif, fréquent, dont la
sensibilité est exaltée ; à celles qui ont la poitrine délicate, qui sont sujettes aux hémorrhagies ; à celles
dont les voies alimentaires sont échauffées, etc.

Famille des urticées.

POIVRE. *Piper nigrum. P. album.* Fruits du PIPER
NIGRUM, L., plante ligneuse, sarmenteuse, qui habite
les Indes orientales. On la cultive à Sumatra, à Java,
à Malaca, et à l'île de France ; elle a été transportée
à Cayenne.

Le fruit du poivrier est une baie globuleuse, à une
loge et à une graine ; elle succède aux fleurs, qui sont
en chatons alongés et cylindriques. Ces baies rou-

gissent en mûrissant. Il y a un moment précis entre leur état de verdeur et leur complète maturité, qu'il faut saisir pour leur récolte. En séchant, ces fruits deviennent noirs et ridés; c'est le poivre noir; si l'on dépouille la graine de son tégument, on a le poivre blanc.

Le poivre noir a une saveur chaude, brûlante, une odeur aromatique particulière. Le poivre blanc a des qualités plus douces : on retire de l'un et de l'autre une huile essentielle. On donne le poivre, comme un moyen médicinal, en grains et en poudre; on fait avec celle-ci des pilules. Cette poudre entre dans la composition de la thériaque. L'eau, le vin, l'alcohol, se chargent des vertus de ce fruit. La décoction et les extraits aqueux ou alcoholiques de cette substance sont très amers.

M. Oerstaedt, de Copenhague, avait annoncé qu'il existait un alcali organique dans le poivre. M. Pelletier a voulu y trouver ce principe : il s'est assuré que cette production ne contenait pas de substance alcaline. Nous devons à ses recherches une analyse du poivre. Dans le même temps, M. Poutet, pharmacien à Marseille, analysait aussi ce fruit: il en a retiré les mêmes produits que M. Pelletier; d'après ce dernier, le poivre est composé :

1° D'une matière particulière, cristalline, incolore, presque sans saveur, insoluble dans l'eau froide, peu soluble dans l'eau bouillante, très soluble dans l'alcohol et moins dans l'éther. MM. Pelletier et Poutet donnent à cette matière le nom de *piperin*.

2° D'une huile concrète, peu volatile, dans laquelle réside l'âcreté du poivre;

3° D'une huile volatile, balsamique;

4° D'une matière gommeuse, colorée;

5° D'un principe extractif analogue à celui des lé-gumineuses;

6° D'acide malique et d'acide tartarique;

7° D'amidon;

8° De bassorine;

9° De ligneux;

10° De sels terreux et alcalins, en petites quantités.

L'eau distillée du poivre est plutôt balsamique que poivrée. (*Journ. de pharmacie*, tom. 7, p. 373.)

Le poivre a une très puissante activité : il attaque avec violence toutes les parties vivantes qui se trouvent en contact immédiat avec lui. Appliqué sur la peau, le poivre la rubéfie et l'enflamme. Sa force agissante n'est pas moins manifeste sur les membranes muqueuses : il les irrite et cause un sentiment insupportable de cuisson; il irait même jusqu'à y susciter une phlogose intense, si son action durait quelque temps. Lorsque les principes du poivre ont pénétré dans la masse sanguine et qu'ils abordent aux tissus organiques, l'impression irritante qu'ils font sur les fibres de ces derniers devient un aiguillon qui précipite leurs contractions, qui accélère, par suite, leurs mouvements naturels. L'excitation générale que le poivre détermine, quand on le prend à une haute dose, est très vive; elle dure assez long-temps : c'est un stimulant très actif et très opiniâtre. Van Swieten a vu une fièvre violente suivre l'ingestion d'une quantité trop considérable de poivre. Tous les observateurs s'accordent à dire que l'usage de cette substance agite le sang. On a cru remarquer qu'il augmentait la vie de l'appareil génital, qu'il portait à l'acte vénérien.

A petites doses, le poivre est un moyen médicinal que l'on a employé avec succès dans les faiblesses d'estomac, dans les digestions lentes et pénibles. Cette substance est pour tous les peuples un assaisonnement ; elle donne de la saveur aux matières alimentaires, et favorise leur conversion en chyle.

On a guéri des fièvres intermittentes avec le poivre : on en prend, avant l'accès, huit à neuf grains concassés, ou en poudre dans de l'alcohol affaibli. Ce remède a une action perturbatrice très violente : il cause une ardeur intérieure singulière et fait beaucoup suer : la secousse qu'il provoque dans tout le système devient un obstacle à la naissance du trouble fébrile. Quand cette puissante médication n'empêche pas le frisson d'avoir lieu, et la fièvre de se développer, on a observé que l'accès était beaucoup plus fort. Au reste, ce moyen fébrifuge est souvent pernicieux ; l'impression du poivre à haute dose sur la surface de l'estomac a donné lieu à des gastrites funestes. Des individus sont morts pendant l'action de ce remède, que, dans nos campagnes, on administre sans précaution et en forçant la proportion du poivre, dans l'espoir de rendre son effet curatif plus sûr. D'un autre côté, beaucoup de personnes ont pris ce remède sans éprouver d'accidents : c'est la condition actuelle de l'estomac qui explique ces différences de résultat. Si les tuniques de ce viscère sont saines, elles résisteront facilement à l'action du poivre ; si au contraire les tissus de l'estomac sont altérés par une phlo-

gose, s'il existe une gastrite, même légère, l'impression irritante du poivre décidera un mouvement plus
rapide dans le travail inflammatoire, occasionera une
dégénérescence aussi prompte que funeste. L'abus du
poivre peut être singulièrement nuisible : on peut alors
séparer les mauvais effets de son impression sur l'organe gastrique, de ceux qui procèdent de son influence
sur tous les tissus vivants.

Appliquée sur la luette, la poudre du poivre corrige
son relâchement, sa chute : son impression immédiate
décide une rétraction du tissu de cette partie vivante ;
elle la rétablit dans son état naturel.

Nous devons ici mentionner le poivre long, fruit du
PIPER LONGUM. L. C'est un chaton cylindrique, oblong,
que l'on a desséché avant la maturité du fruit. Il a des
qualités sensibles analogues à celles du poivre noir,
mais elles sont moins prononcées ; sa force excitante
est plus faible ; il est aussi un des ingrédients de la
thériaque.

CUBÈBES OU POIVRE A QUEUE. *Cubebæ, piper cauda-
tum.* Fruits du PIPER CUBEBA, L., arbre qui croît à Java.
Ces fruits ont la forme d'un pois ; ils sont plus gros
que le poivre noir, ils conservent leur pédoncule.
Ils donnent une saveur chaude avec une légère amertume.

M. Vauquelin a fait l'analyse chimique des cubèbes,
il en a retiré :

1° Une huile volatile presque concrète.

2° Une résine presque semblable à celle de copahu.

3° Une petite quantité d'une autre résine colorée.

4° Une matière gommeuse colorée.

5°. Un principe extractif analogue à celui qui se trouve dans les plantes légumineuses.

6°. Quelques substances salines.

L'analyse chimique et les qualités sensibles des cubèbes suffisaient pour décider que leur propriété a un caractère excitant. L'observation a confirmé cette annonce. A petites doses, les cubèbes éveillent les forces gastriques, augmentent l'appétit, favorisent l'acte de la digestion. A des doses élevées, comme deux, trois gros et plus à la fois de la poudre de ces fruits, les voies digestives sont vivement attaquées; leurs fonctions sont ordinairement troublées; il survient des envies de vomir, des coliques très vives, un sentiment d'ardeur dans l'abdomen, de la diarrhée. Ces symptômes cessent peu à peu lorsque l'on continue pendant quelques jours l'usage des cubèbes : ils ont plus d'intensité, et l'action de cette substance cause des lésions très graves de l'estomac et des intestins, si les tissus de ces organes sont actuellement dans un état de phlogose.

Lorsqu'on prend ces fruits à hautes doses, et qu'ils ne déterminent pas, aussitôt après leur ingestion, des évacuations alvines qui les entraînent hors du corps, leurs principes sont absorbés, et l'on voit paraître des phénomènes qui tiennent à l'action de ces principes sur tous les tissus : comme plus de vivacité dans le pouls, une chaleur brûlante à la paume des mains et à la plante des pieds, une rougeur particulière à la face, de la céphalalgie avec chaleur dans le cerveau, etc.; les urines sont augmentées, et elles ont un arôme remarquable.

S'il existe dans le corps que l'on médicamente un tissu ou un organe qui présente une condition morbide, qui soit le siége, par exemple, d'un travail inflammatoire, c'est surtout là que les principes des cubèbes sembleront se porter : on y apercevra un changement, une modification qui décèlera l'action que ces principes exercent sur ce point.

M. J. Crawfurd a fait connaître, en 1818, l'emploi avantageux que l'on faisait à Java des cubèbes dans le traitement de la gonorrhée. On donne à la fois au malade une cuillerée à café de la poudre de cette substance, et on répète chaque jour cinq à six fois cette dose. Le praticien que nous venons de citer assure qu'au bout de quarante-huit heures, souvent même plus tôt, les ardeurs d'urine disparaissent, l'écoulement devient muqueux, et la maladie ne tarde pas à se terminer complètement. (*Journ. univers. des sc. méd.* tom. 16. p. 247.)

M. le professeur Dupuytren à Paris, M. le professeur Delpech à Montpellier, ont employé cette substance dans la maladie que nous venons de citer, et ont obtenu des succès. (*Revue médicale*, tom. 8.) Il ne nous paraît pas étonnant que, données à des doses aussi élevées, les cubèbes aient une action forte, puissante, sur la membrane muqueuse de l'urèthre ; cette action doit changer le mode de vitalité morbide de cette membrane : or dans les phlogoses des membranes muqueuses, il suffit souvent de les irriter vivement pour éteindre leur état de maladie , pour les ramener à leur condition physiologique. On voit avec surprise , dans les observations que nous devons à M. Delpech, que les cubèbes ont été administrées à la dose de six gros et plus, même quand les testicules étaient gonflés, sensibles, et que, loin d'augmenter la fluxion de ces glandes, ce médicament semblait aider la résolution. Sans prétendre expliquer ces faits, nous rappellerons que les testicules reçoivent peu de sang, que peu des principes stimulants des cubèbes y abordent, que l'on peut concevoir par là pourquoi l'ingestion de ces fruits n'est pas suivie d'une exaspération dans le travail pathologique des testicules. De plus, les principes des cubèbes doivent exciter d'autres surfaces, d'autres organes; ces fruits ne peuvent-ils pas établir des révulsions salutaires?

On voit, dans les observations dont nous venons de nous occuper, que l'estomac et les intestins résistent à des attaques violentes, quand leurs tissus ne sont pas altérés par un état morbide, tant qu'ils conservent leur disposition naturelle.

CONTRAYERVA. *Contrayervæ radix.* Racines du DORSTENIA. CONTRAYERVA. L. On emploie aussi sous ce nom celles du D. DRAKENA, du D. HOUSTONI. L. Ces plantes sont vivaces, elles croissent au Pérou, dans les Antilles, au Mexique, etc.

Le contrayerva est une racine composée d'un tronc, long de deux pouces à peu près, noueux, tuberculé, et de fibres rameuses, solides, qui en partent. Ce tronc a des qualités sensibles et médicinales plus développées que les fibres. Il est brun à l'extérieur et blanchâtre en dedans. Son infusion aqueuse ne change pas par l'addition du proto-sulfate de fer. Sa décoc-

tion paraît mucilagineuse. Cette racine a une odeur
forte, sa poudre irrite l'intérieur des narines; elle
donne une saveur âcre, brûlante, avec un peu d'a-
mertume.

Le contrayerva a une propriété stimulante très prononcée; ses principes aiguillonnent le tissu des organes;
leur action sur le système circulatoire accélère visiblement le cours du sang; leur influence sur l'exhalation cutanée a fait placer cette substance au rang des
sudorifiques. Les praticiens l'ont vue fortifier l'estomac et favoriser la digestion. On a conseillé l'usage du
contrayerva dans les fièvres putrides ou adynamiques.
Sa réputation reposait sur des expériences chimiques :
on avait remarqué que les progrès de la décomposition
putride des matières animales s'arrêtaient, dès qu'on les
plongeait dans une décoction de cette racine. Si l'on
administrait le contrayerva dans le cours des fièvres,
c'était pour combattre l'altération septique que l'on
supposait exister dans le sang et dans les tissus organiques. J'aime l'aveu de ces observateurs qui déclarent
avoir aperçu que l'action stimulante ou échauffante de
cette substance médicinale exaspérait souvent les accidents morbides, en faisait naître de nouveaux, mais
qui n'ont jamais pu saisir les effets de cette vertu an-
tiseptique si prônée, qui n'ont jamais reconnu un changement, une amélioration qu'ils eussent dû rapporter
à son exercice.

Famille des drymyrrhizées.

GINGEMBRE. *Zingiberis radix*. Racine de l'AMOMUM
ZINGIBER, L., plante qui est commune aux Indes orien-

tales, à Madagascar, dans la Guinée, à l'île de Ceylan. On la trouve aussi en Amérique ; elle est cultivée avec succès aux Antilles. Sa racine est tubéreuse, noueuse, de la grosseur du doigt, blanche quand elle est récente ; en séchant elle prend une couleur cendrée.

M. Planche a retiré de cette racine une quantité considérable d'amidon aussi blanc et aussi pur que celui que l'on retire du froment. M. Morin, de Rouen, assure que cette racine est formée,

De résine soluble dans l'éther,

De sous-résine insoluble dans l'éther,

D'une huile volatile d'un bleu verdâtre,

D'une matière végéto-animale,

D'une matière analogue à l'osmazome,

D'acide acétique libre,

D'acétate de potasse,

D'amidon,

De gomme,

De ligneux,

De soufre,

De quelques sels minéraux,

De plusieurs oxides,

(*Journ. de pharm.*, juin 1823).

Le gingembre exhale une odeur forte qui lui est particulière ; sa poudre irrite vivement l'intérieur du nez, et provoque l'éternument. Elle a une saveur brûlante ; son action sur la surface buccale détermine un écoulement abondant de salive. Le gingembre fait une impression mordicante sur les organes digestifs : le développement qu'il décide dans les forces qui président à l'élaboration des matières alimentaires le rend un stomachique très efficace. Dans l'Inde, on ajoute cette substance à tous les mets, comme assaisonnement; elle sert à rehausser le goût des sauces, des bouillons, des salades. Quand on administre des quantités plus élevées de gingembre, il produit dans le corps animal une excitation générale. Son influence sur l'appareil génital est suivie de désirs vénériens. On a cru remarquer qu'il fortifiait les organes des sens, qu'il augmentait l'énergie des facultés morales. Les auteurs assurent que l'usage de cette matière médicinale rend la vue plus subtile, la mémoire plus étendue, etc.

On sentira facilement pourquoi on défend l'emploi journalier du gingembre aux personnes d'une constitution pléthorique, à celles qui ont la fibre sèche et irritable; on conçoit également pourquoi il est évidemment nuisible aux individus qui ont, comme on le dit, le sang bouillant, le pouls vif et fréquent, les nerfs mobiles, une extrême susceptibilité, etc. Cette défense ne s'étend pas à ceux qui sont d'un tempérament lymphatique, qui ont la fibre lâche, qui se montrent peu sensibles aux impressions irritantes. Le gingembre pourra même servir à combattre une disposition muqueuse, à stimuler un estomac paresseux, à corriger les flatuosités, etc. L'infusion de cette racine, prise avant le repas, devient, dans cette occasion, un remède efficace.

Le gingembre entre dans plusieurs compositions officinales; on l'unit surtout aux ingrédients purgatifs. On a remarqué qu'il augmentait la puissance médicinale de ces derniers: l'action excitante du gingembre réveille la vitalité de la surface intestinale, et les principes irritants des cathartiques ont plus de prise sur elle. Cette substance paraît prévenir les nausées que causent fréquemment les feuilles du séné, ou elle les rend moins fortes, moins prolongées.

CARDAMOME. *Cardamomum minus.* Fruit de l'AMO-MUM CARDAMOMUM, L., plante qui croît sur la côte de Malabar, à Java; son fruit est une capsule partagée en trois loges, dans lesquelles se trouvent des graines; celles-ci exhalent une odeur agréable; elles ont un goût piquant, un peu amer. Ces graines recèlent une propriété excitante; leur usage donne lieu aux effets qu'a coutume de susciter une impression stimulante sur les tissus vivants. On se sert très rarement de cette production; mais elle entre dans un grand nombre de compositions pharmaceutiques que conservent les anciens formulaires.

Ce que l'on nomme maniguette ou graine du paradis est la semence de l'AMOMUM GRANA-PARADISI, L.; elle a une odeur de camphre, une saveur âcre, poivrée, une action stimulante.

GALANGA. Racine du MARANTA GALANGA, L., plante vivace qui croît à Java, au Malabar, aux îles Moluques, etc. Selon M. Morin de Rouen, la racine de galanga est composée :

D'une matière résineuse,

D'une sous-résine,

D'une huile volatile blanchâtre très balsamique,

De matière animale (osmazome),

D'amidon,

D'acétate acide de potasse,

D'oxalate de chaux,

De matière colorante brune,

De soufre,

De ligneux.

(*Journ. de pharm.*, juin 1823.)

Cette racine est un aromate très stimulant; les Indiens l'ajoutent à tous leurs mets; elle aiguise l'appétit; elle favorise l'élaboration digestive des aliments.
Les qualités sensibles du galanga, sa composition chimique, sa manière d'agir sur les organes, prouvent
que l'emploi de cette substance a pu, comme le disent
les auteurs, provoquer la sueur, déterminer la congestion menstruelle, ranimer les forces, etc., en un
mot produire tous les phénomènes organiques que font
naître les aromatiques qui ont de l'âcreté. On pourra,
avec le galanga, remplir toutes les indications thérapeutiques qui réclament le secours d'un agent excitant.

CURCUMA. *Curcumæ longæ*, vel *rotundæ radix*.
Racine du CURCUMA LONGA, L., plante vivace des Indes
orientales dont la racine se compose de tubérosités arrondies ou alongées. Ces productions sont très riches
en couleur. MM. Vogel et Pelletier en ont retiré,
1° une matière colorante jaune qui présente beaucoup
d'analogie avec les résines; 2° une autre matière colorante brune, analogue à celle que l'on retire de plusieurs extraits; 3° une huile essentielle odorante et très
âcre; 4° une fécule amilacée; 5° un peu de gomme;
6° une petite quantité d'hydrochlorate de chaux. Le
curcuma porte aussi les noms de *terra merita*, de
safran des Indes.

Cette substance a une odeur forte, qui approche de
celle du gingembre, une saveur chaude et piquante;

sa poudre irrite la membrane olfactive et provoque l'éternument ; elle échauffe l'intérieur de la bouche et fait couler la salive avec abondance. Prise intérieurement, elle aiguillonne l'estomac, ouvre l'appétit, accélère l'exercice de la digestion ; on l'ajoute, dans l'Orient, comme assaisonnement à tous les mets. La propriété excitante du curcuma peut même s'étendre à tous les organes, précipiter le pouls, échauffer le corps, etc. La partie colorante de cette substance passe dans les urines, qu'elle teint en jaune. On se sert du curcuma pour colorer certaines préparations pharmaceutiques, pour donner aux liqueurs de table une nuance safranée ; il est employé dans la teinture.

ZÉDOAIRE. *Zedoariæ longæ, rotundæ radix.* La zédoaire que l'on nomme *ronde* est la racine du KÆMPFERIA ROTUNDA, L. La zédoaire que l'on nomme *longue*, est la racine de l'AMOMUM ZEDOARIA, Willden. Ces racines sont tubéreuses, épaisses, rugueuses, couvertes de fibres. M. Morin de Rouen en a retiré par l'analyse chimique,

Une matière résineuse,

Une huile volatile,

De l'osmazome,

Une matière végéto-animale,

De la gomme,

De l'amidon,

De l'acide acétique libre,

De l'acétate de potasse,

Du soufre,

Du ligneux,

(*Journal de pharm.*, juin 1825).

5.

Ces racines ont une légère odeur de gingembre, une saveur piquante, opiniâtre, un peu amère; elles possèdent une vertu stimulante : on s'en est servi avec succès comme d'un remède stomachique.

Famille des magnoliacées.

BADIANE, OU ANIS ÉTOILÉ. *Semen badian, anisum stellatum,* vel *sinense.* Fruits de l'ILLICIUM ANISATUM, L., arbre qui croît dans la Tartarie, la Chine, les îles Philippines; il est en grande vénération dans ces pays; on brûle, dans les temples, la poudre aromatique de son écorce; on en dépose les rameaux aux pieds des idoles, etc.

Le fruit de cet arbre est composé de sept à neuf capsules brunâtres, dures, réunies par un centre commun et disposées en étoile. Chaque capsule contient un noyau dont on retire, par expression, une huile fixe. Ces fruits donnent à la distillation une huile volatile très odorante, très pénétrante; les valves de la capsule en fournissent plus que les noyaux; cependant ces derniers en recèlent aussi. Ce fruit a un arôme très fort, qui tient de celui de l'anis et de celui du fenouil; sa saveur est chaude, piquante; les Japonais en tiennent habituellement dans leur bouche, pour communiquer à leur haleine une odeur agréable.

La badiane possède une propriété excitante. C'est l'exercice de cette dernière sur l'appareil digestif qui rend cette substance un stomachique si puissant : son infusion est recommandée contre les débilités de l'estomac, contre les digestions difficiles, etc. C'est parcequ'elle exerce sur tout le système une influence stimulante, qu'on la conseille pour relever les forces lorsqu'elles sont abattues. C'est son action, limitée à l'appareil cérébral, qu'ont en vue ceux qui disent qu'elle est propre à récréer les esprits. Quand cette substance a augmenté le cours des urines, c'est que sa faculté excitante avait développé l'action sécrétoire des reins, etc. On prescrit, comme un moyen hygiénique utile, l'usage journalier de l'infusion de badiane, dans les lieux humides, dans les temps de brouillards, quand il règne des affections catarrhales, des fièvres épidémiques. Ce fruit sert à la confection de plusieurs liqueurs de table très estimées.

Écorce de Winter, *Winteranus cortex*. Écorce du drymis Winteri, Forster, du Wintera aromatica, Murray, arbre qui croît dans les terres de Magellan. Le capitaine Winter fit connaître cette écorce en Angleterre en 1579; elle lui avait servi d'épice pendant la traversée. Cette écorce a encore été désignée sous le nom de *costus âcre*; elle est roulée, grisâtre, plus ou moins épaisse; elle est en morceaux ordinairement d'un pied de long. Sa saveur est âcre et brûlante; elle a une odeur résineuse qui devient très vive par la pulvérisation.

D'après les recherches de M. Henry, l'écorce du Winter se compose,

D'huile volatile,

De résine,

De tannin,

De matière colorante.

On y trouve aussi de l'acétate de potasse, du muriate de potasse, du sulfate de potasse, de l'oxalate de chaux, et de l'oxyde de fer.

Cette substance médicinale possède une propriété excitante qui la rend stomachique, sudorifique, nervine, etc. On s'en est servi avec succès pour se préserver du scorbut. On l'administre en poudre, en infusion : on peut aussi en composer un vin médicinal, une teinture.

Famille des hespéridées.

FEUILLES D'ORANGER. *Aurantii folia.* Feuilles du CITRUS AURANTIUM, L., arbre originaire des Indes, qui semble naturalisé dans les provinces méridionales de l'Europe. Il est également recherché pour l'élégance de sa forme, pour le parfum de ses fleurs, et pour la bonté de ses fruits. On sait que l'oranger est très sensible au froid, et qu'on ne peut le conserver pendant l'hiver, dans le nord de la France, qu'avec le secours de la serre.

Les feuilles de cet arbre sont recouvertes de glandules remplies d'une huile volatile que l'on peut obtenir par la distillation. Ces glandules deviennent visibles quand on place ces feuilles entre l'œil et un foyer de lumière. Une matière extractive et du tannin font partie de leur composition chimique. Elles exhalent une odeur aromatique qui augmente lorsqu'on les frotte ; elles ont une saveur chaude et amère. Les feuilles de l'oranger doivent être récoltées dans leur plus grand état de verdeur ; on rejettera celles qui sont altérées, qui ont vieilli sur l'arbre. De plus, on les fera sécher isolément et dans un lieu bien aéré. On ne saurait croire quelle différence il existe entre la boisson faite avec des feuilles d'oranger qui ont été soignées comme nous venons de le dire, et celle qui est préparée avec les feuilles d'oranger des herboristes.

On donne les feuilles d'oranger en poudre; on administre aussi leur infusion et leur décoction : on ne doit pas perdre de vue que la première recèle toute la partie aromatique de ces feuilles, tandis que cet arôme est peu sensible dans la décoction, où l'on trouve principalement les principes amers. La pharmacologie doit signaler, dans les productions qui nous occupent, une double propriété, une force excitante qui procède de leur huile volatile, une force tonique qui paraît émaner des autres matériaux. C'est à l'exercice de ces propriétés qu'il faut rapporter les avantages que l'on obtient de l'usage de ces feuilles dans les débilités de l'estomac, dans les digestions lentes ou irrégulières, etc. On se contente ordinairement dans cette circonstance de l'infusion de feuilles d'oranger, que l'on fait prendre seule avant le repas, ou avec le vin en mangeant. Ce médicament stimule l'organe gastrique, il augmente à la fois son énergie et son activité.

Les feuilles d'oranger sont journellement employées dans les maladies nerveuses. Quelques tasses d'infusion de feuilles d'oranger réussissent souvent à dissiper une pesanteur de tête avec obscurcissement des facultés intellectuelles, nonchalance, etc. C'est sans doute l'expérience de leur utilité qui les a rendues un remède populaire dans un grand nombre de lésions vitales, dans les spasmes hystériques, les convulsions générales ou locales, les oppressions, les toux convulsives, les palpitations de cœur, etc. Les organes où apparaissent ces accidents sont sains; c'est l'influence désordonnée, morbide du cerveau, très fréquemment du prolongement rachidien et des nerfs ganglionaires qui les provoque. Quand cette perversion de l'innervation tient à une cause légère, et qu'il suffit pour la détruire d'une excitation qui change la disposition actuelle, la condition présente de l'appareil cérébral, les feuilles d'oranger offrent un remède efficace. Mais si ces accidents sont produits par une irritation ou une phlogose qui ait son siége dans l'encéphale, dans la moelle épinière ou dans les enveloppes de ces organes, les feuilles d'oranger ne conviennent plus : leurs principes exaspèrent la lésion morbide de ces parties, et font naître souvent de nouveaux phénomènes nerveux, loin de calmer ceux qui existent. J'ai vu les feuilles d'oranger porter à la tête, causer une sorte d'ivresse, occasioner des symptômes bizarres, sur des femmes hystériques qui se plaignaient de sentir un travail dans le cerveau, d'éprouver des douleurs le long de la colonne vertébrale, qui venaient se rendre à l'épigastre ; un resserrement qui semblait répondre au diaphragme ; des picotemens diffus, vagues, dans la poitrine et dans le ventre, etc.

On s'est aussi servi des feuilles d'oranger contre l'épilepsie : on a cru avoir trouvé en elles un remède contre cette terrible maladie. Des succès éclatants ont paru justifier la confiance qu'elles avaient inspirée à plusieurs praticiens. Devons-nous chercher la raison de ces avantages thérapeutiques dans une vertu spécifique et occulte que ces productions recèleraient ? ou leur action tonique et excitante fournit-elle une explication suffisante de leur utilité dans l'épilepsie ? Tant que nous ignorerons quelle est la lésion encéphalique ou rachidienne qui provoque un accès épileptique, en quoi cette lésion consiste, quelle est sa nature, s'il se forme alors subitement une irritation cérébrale avec congestion sanguine, si c'est cette modification morbide qui pervertit l'influence des nerfs sur tous les organes, qui provoque des convulsions, qui suspend les perceptions et suscite des troubles divers dans les viscères de la poitrine et de l'abdomen, etc., nous ne pourrons expliquer le mécanisme de l'opération curative des médicaments que l'on vante contre l'épilepsie. Il faut admettre que la cause d'un accès de cette maladie s'établit tout-à-coup, et que cette cause disparaît pour se reproduire après un temps plus ou moins long. Dans un grand nombre d'épilepsies, il existe avec la lésion périodique qui cause l'accès, des lésions permanentes graves, des abcès dans le cerveau, des tubercules, etc., qui appellent les premières, qui occasionent leur renouvellement plus ou moins fréquent.

Ce qu'il y a de remarquable, c'est la quantité de feuilles d'oranger que l'on administre quand on dirige leur force agissante contre l'épilepsie et contre les convulsions, etc. Si l'on choisit la poudre, on en fait prendre chaque jour de deux gros à une once en bols ou en électuaire. Si l'on préfère la décoction, on met de trente à trente-six feuilles, et même davantage, bouillir dans une pinte et demie d'eau, pour réduire à une pinte, que le malade boit dans la journée. Le D. Velse, cité par Dehaen (*Rat. medend.*, pars sexta, cap. vij), employait cent vingt feuilles pour vingt onces d'eau : il ajoutait du vin rouge et du sucre à

cette forte décoction. On conçoit bien que, prises à
si grande dose, les feuilles d'oranger suscitent une médication générale. Leurs principes actifs pénètrent en
abondance dans l'économie animale ; tous les tissus
vivants sont soumis à leur puissance ; ils déterminent
une forte excitation de l'appareil cérébral ; ils mettent l'encéphale, le prolongement rachidien, dans une
condition nouvelle, dans une sorte de turgescence ?
Peut-être opèrent-ils une modification organique importante dans l'état des nerfs du système ganglionaire ?
Est-ce la nouvelle condition où se trouve alors tout
l'appareil cérébral qui arrête le cours de l'épilepsie,
qui s'oppose au développement de l'accès ?

Avant de soumettre un malade atteint d'épilepsie à
un traitement par les feuilles d'oranger, il est souvent
nécessaire d'y préparer son corps, de prévenir les
inconvénients que pourrait occasioner une excitation
inopinée de tous les tissus organiques. S'il est d'une
constitution sanguine, on fera précéder les saignées
convenables ; les bains peuvent aussi être nécessaires, etc.

N'oublions pas ici que l'on doit être très réservé dans
le traitement des affections nerveuses, convulsives, etc., lorsqu'il s'agit de décider qu'un médicament a été la cause de la cessation d'accidents morbides, ou seulement de leur amélioration. Il est dans
la nature de ces maladies d'éprouver des rémissions,
des intermittences, sans qu'on puisse dévoiler la cause
qui y donne lieu. Il faut donc se mettre sans cesse en
garde contre le penchant qui porte à attribuer à la
substance médicinale que l'on administre les amen-

dements qui surviennent pendant que l'on s'en sert.

FLEURS D'ORANGER. *Aurantii flores. Naphæ flores.*
Pétales des fleurs du CITRUS AURANTIUM. L. Ces pétales, dépouillés du calice et des autres parties de la
fleur, sont très odorants ; ils ont une légère amertume : le parfum qu'ils exhalent passe pour un des
plus délicieux que l'on connaisse. On en retire une
eau distillée qui a une saveur amère. On l'emploie fréquemment en médecine ; on la donne seule par cuillerées ; on l'ajoute aux boissons des malades ; elle est le
véhicule du plus grand nombre des potions, dans lesquelles elle entre avec le titre d'eau de naphe, *aqua
naphæ.* Elle sert aussi à aromatiser les confitures, les
sucreries. On compose, avec les fleurs d'oranger un
ratafia très estimé : on convertit en sirop l'eau distillée de ces fleurs.

Les fleurs d'oranger contiennent une huile volatile
que l'on obtient à l'aide de la distillation : cette huile
est très précieuse ; c'est elle que l'on nomme, en
pharmacie, *néroli.* M. Boulay a trouvé de plus dans
ces fleurs un principe jaune, amer, soluble dans
l'eau et dans l'alcohol, insoluble dans l'éther, une matière gommeuse, de l'albumine, de l'acétate de chaux,
de l'acide acétique en excès (*Bullet. de Pharmac.,*
tom. I). M. Planche y a reconnu la présence du
soufre.

L'eau distillée de fleurs d'oranger exerce sur les organes vivants une impression légèrement stimulante ;
mais quand on voit cette préparation, administrée par
cuillerées, calmer ou affaiblir visiblement des accidents
qui tiennent à la perversion de l'influence des nerfs sur

les principaux organes et que l'on nomme spasmodiques, faire cesser des oppressions, des vomissements,
des pneumatoses intestinales, des coliques, des palpitations de cœur, des mouvements convulsifs, etc. ;
quand on a l'expérience que les autres médicaments
excitants restent sans succès contre ces accidents,
peut-on attribuer seulement à l'impression stimulante
de l'eau distillée de fleurs d'oranger les effets thérapeutiques qu'elle procure dans ces occasions ? Cette
eau qui a de l'amertume, contiendrait-elle un principe
dont l'influence sur le cerveau, sur le prolongement
rachidien, sur les nerfs du système ganglionaire, deviendrait la cause des avantages qu'elle obtient dans le
traitement des névroses ? Souvent, dans les fièvres
ataxiques, on emploie l'eau de fleurs d'oranger, avant
de recourir à des moyens plus énergiques, pour dissiper les spasmes, les étouffements, un état d'anxiété,
une tension douloureuse du diaphragme, divers symptômes nerveux qui viennent compliquer la maladie,
augmenter le danger, etc.

ÉCORCE D'ORANGE. *Aurantiorum cortex.* Écorce
extérieure du fruit du CITRUS AURANTIUM, L. C'est la
partie jaune de ce fruit, dépouillée autant que possible
de la matière blanche et inerte qui se trouve au-dessous, que l'on emploie en médecine ; elle porte le
nom de *flavedo.* Cette écorce est inégale, rugueuse,
chargée de glandes qui sont remplies d'huile volatile ;
il suffit de presser cette écorce entre les doigts pour
en faire jaillir au loin ce liquide inflammable. On obtient l'huile volatile de l'écorce d'orange, en brisant
les cellules qui la contiennent et en recueillant ce qui

s'en écoule : on la retire aussi en distillant cette écorce dans l'eau.

L'écorce d'orange est très aromatique ; elle a une saveur chaude et piquante ; elle entre dans un grand nombre de compositions pharmaceutiques ; on en fait une infusion en versant dessus de l'eau bouillante : avec cette infusion, on compose le sirop d'écorce d'orange.

L'huile volatile que contiennent ces écorces leur donne une propriété stimulante. Les molécules de cette huile aiguillonnent les tissus vivants, accélèrent les mouvements organiques. Il ne faut pas perdre de vue l'exercice de cette force agissante quand on fait entrer ces écorces dans une composition pharmaceutique, lors même que l'on veut seulement aromatiser cette dernière.

ÉCORCE DE CITRON. *Citrorum cortex.* Écorce extérieure du fruit du CITRUS MEDICA, L. Ce que nous avons dit de l'écorce d'orange est applicable à celle-ci. L'huile volatile de l'écorce de citron se nomme aussi *huile de bergamote, de cédrat.* Si l'on applique cette écorce sur la peau par sa partie extérieure, elle produit un effet rubéfiant ; on met ce topique sur les tempes dans les douleurs de dents, etc.

Famille des méliacées.

CANNELLE BLANCHE. *Canella alba.* Écorce du WINTERANIA CANELLA, L., arbre qui croît dans l'Amérique méridionale et aux Antilles. Cette écorce est encore connue sous les noms de fausse écorce de Winter, *cortex Winteranus spurius,* et de faux *costus corticosus.*

On l'a souvent confondue avec l'écorce de Winter, dont nous avons parlé plus haut.

La cannelle blanche tire son nom de sa couleur ; ce sont de petites écorces roulées, d'un blanc jaunâtre au dehors, d'un blanc plus pur à l'intérieur. M. Henry s'était occupé de l'analyse chimique de la cannelle blanche. MM. Petroz et Robinet se sont livrés aux mêmes recherches : ils ont trouvé dans l'écorce qui nous occupe, 1° une matière amère, particulière, brune, peu soluble dans l'eau, soluble dans l'alcohol et dans l'éther ; 2° une matière sucrée particulière, qui se cristallise en aiguilles blanches, et offre quelque analogie avec la mannite ; 3° de la résine ; 4° une huile volatile, très âcre, même brûlante ; 5° de l'albumine ; 6° de la gomme ; 7° de l'amidon ; 8° quelques sels. M. Henry a de nouveau repris l'analyse de la cannelle blanche ; il a suivi les procédés de MM. Petroz et Robinet, et n'a pu extraire le principe sucré, cristallin, dont ils parlent. Ce chimiste en conclut que, sous le nom de cannelle blanche, on confond des écorces différentes, ou si ce sont les écorces des mêmes arbres, elles ont été récoltées sur des branches qui étaient plus ou moins âgées ; elles n'ont pas été prises dans la même saison, etc.

La cannelle blanche a une saveur amère et piquante, une odeur agréable qui approche de celle du girofle. Elle sert d'assaisonnement dans les Antilles. Elle a une force stimulante très prononcée ; ses principes aiguillonnent les tissus vivants, accélèrent les mouvements des appareils organiques. La cannelle blanche offre un remède qui obtiendra des succès dans tous les cas où les excitants seront indiqués.

Famille des valérianées.

VALÉRIANE SAUVAGE. *Valerianæ sylvestris radix.*
Racine du VALERIANA OFFICINALIS, L., plante vivace
qui croît spontanément dans les bois. L'influence du
sol et de l'exposition modifie singulièrement la nature
chimique et les qualités sensibles des racines de cette
plante : celles qui proviennent d'un terrain sec et élevé
ont plus d'odeur, contiennent plus de principes médicinaux que celles qui ont été recueillies dans des
lieux humides, ombragés, dans des terres grasses. Cette
plante se nomme aussi la *valériane des bois* ou la *petite
valériane.*

La valériane est du nombre de ces productions dont
il faut bien soigner la récolte, si l'on veut trouver en
elles toute l'efficacité qu'elles sont susceptibles d'acquérir. On ne doit prendre que les racines qui ont
deux ou trois ans d'existence ; on les arrachera toujours
au printemps avant l'évolution de la tige, ou en au-
tomne, quand leur sommet est couronné de feuilles : on
les desséchera promptement et dans un lieu bien ouvert.

Ces racines offrent un tronc garni de fibres, jaunâtre en dehors, blanchâtre en dedans. Elles exhalent
une odeur forte, désagréable, difficile à définir. Si l'on
reste quelque temps dans un lieu qui contient une
grande quantité de ces racines, au milieu d'un air
chargé de son arôme, on éprouve des étourdissements,
un désordre passager dans les facultés morales. Cet
arôme produit sur le chat un effet singulier : cet animal est attiré par la racine de valériane, et aussitôt
qu'il la sent, il se roule par terre ; il entre dans un
état d'agitation fort extraordinaire. L'influence que

cette production exerce sur le chat est pour nous d'un certain intérêt ; c'est sans doute de la même cause que procède la propriété qu'elle a d'agir sur l'encéphale de l'homme, et d'être un remède salutaire dans quelques névroses.

Nous devons à M. Trommsdorff, professeur de chimie à Erfurt, l'analyse de cette racine. (*Bullet. de pharm.*, tom. I.) Il a constaté que lorsqu'on la tirait de terre elle contenait environ 0,75 d'humidité. Douze livres de cette racine sèche, ou quarante-huit livres avec son eau de végétation, ont donné à la distillation deux onces d'une huile volatile très liquide, d'un blanc verdâtre, d'une odeur forte, pénétrante, camphrée : ces racines provenaient d'une contrée montagneuse. Les racines fraîches donnent, par expression, un suc trouble, d'une odeur forte, qui dépose une petite quantité de fécule. L'ébullition en sépare un peu d'albumine. Ce suc ne contient ni acide gallique, ni tannin, ni extractif ordinaire, mais un principe particulier dissoluble dans l'eau, inattaquable par l'éther et par l'alcohol. L'eau bouillante se charge d'une portion de ce principe particulier et de l'extrait gommeux ; l'alcohol enlève aux résidus une résine noire, d'une odeur de cuir.

De seize onces de racines desséchées, on a tiré :

Du principe particulier . .	2 onces.
De résine noire.	1 once.
De l'huile volatile. . . .	1 scrupule.
D'extrait gommeux , . .	1 once et demie.
De fécule.	2 gros.
De corps ligneux. . . .	11 onces 2 scrupules.

On administre la valériane en poudre ou en bols ;
la poudre de cette substance doit être gardée dans un
bocal bien bouché, et fréquemment renouvelée : cette
poudre contient une grande proportion du corps ligneux qui est inert, qui doit fatiguer les organes
digestifs. On donne aussi la racine de valériane en
décoction dans l'eau : une infusion ne suffirait pas pour
la dépouiller de ses principes médicinaux : elle ne cède
ces derniers à l'eau qu'au moyen d'une légère ébullition ; mais alors on perd une partie de l'huile volatile
de cette production. L'eau distillée de racines de valériane sauvage a une odeur très forte, offre un remède
dont l'activité ne peut être douteuse. On conserve,
dans les pharmacies, la teinture et l'extrait de cette
substance médicinale.

La racine de valériane agit comme sternutatoire
lorsque sa poudre est appliquée sur la membrane
olfactive. Elle a une saveur amère. Elle fait sur les tissus vivants une impression évidemment stimulante.
Prise par petites doses, cette racine donne toujours
plus d'activité aux fonctions digestives. Des doses élevées changent plus ou moins l'état actuel de l'estomac
et des intestins : on observe, après l'emploi de cette
substance, une chaleur, un gonflement abdominal, qui
quelquefois même gêne la respiration : le ventre devient très souvent moins libre. Tissot, Bergius, assurent
que la valériane sauvage ne trouble jamais le mouvement naturel du canal alimentaire, qu'elle n'occasione
ordinairement ni vomissements ni déjections alvines,
même quand on l'administre à une haute dose. M. Vaidy,
qui a employé cette substance contre les fièvres inter-

mittentes, et qui en a fait prendre jusqu'à six gros par
jour, a observé la même chose. Cependant il n'est pas
rare de voir la valériane sauvage, quand on en prend
de fortes quantités, déterminer des évacuations alvines. Ces variations dépendent sans doute de la disposition où se trouvent les organes digestifs, au moment
où l'on se sert de cette substance.

Tous les observateurs sont d'accord que cette racine
provoque les phénomènes qui caractérisent la médication excitante ; ils ont tous remarqué qu'elle déterminait une accélération du pouls, un développement de
la chaleur animale ; qu'elle excitait la sueur ; que d'autres fois elle augmentait la sécrétion des urines. En
même temps, on aperçoit d'autres effets qui émanent
de l'impression que reçoivent alors le cerveau, le prolongement rachidien, les enveloppes de ces organes,
et même les plexus et les cordons nerveux. Pendant
que le corps est sous l'influence de la valériane, l'individu médicamenté éprouve des douleurs fugitives sur
divers points de son être, de l'oppression, une sorte
de resserrement spasmodique vers la poitrine, vers le
cœur, des scintillations dans les yeux, des éblouissements fugaces, de l'agitation, des secousses musculaires,
des tiraillements dans les membres, des picotements et
souvent d'autres sensations que les malades ont peine
à exprimer, mais qui partent toujours de l'appareil cérébral, etc. Ces phénomènes ne sont pas constants :
ils ne se manifestent pas toujours, ni tous à la fois ; ils
prouvent cependant que la racine de valériane fait sur
le système nerveux une opération particulière bien digne de fixer notre attention. Un homme prend à l'Hô-

tel-Dieu quatre verres par jour d'une décoction faite avec six gros de racine de valériane sauvage. Quelques jours après, il éprouve un effet assez singulier : au moment où il s'endort, il se reveille en sursaut, il croit apercevoir une grande lumière, comme si le côté de la salle qu'il a en regard était en feu. D'autres malades ont ressenti quelque chose d'analogue : des jets de lumière semblent par moments s'échapper de leurs yeux, ils deviennent éblouis. Ces phénomènes ont plus ou moins d'intensité, selon la disposition actuelle des individus; j'ai remarqué qu'ils étaient très prononcés lorsqu'il existait sur quelque point de l'appareil cérébral une irritation, un travail de phlogose. Les principes de la valériane sauvage attaquent alors fortement les endroits malades, et leur impression donne lieu à des accidents nouveaux; en même temps on voit que ceux qui existaient prennent plus de force : la douleur s'exaspère, les vertiges, les réveils en sursaut, les scintillations dans les yeux, les engourdissements, les roideurs des membres, etc., deviennent plus fréquents.

La propriété excitante de cette racine expliquera sans peine les avantages que la thérapeutique retire de son administration dans les maladies où, en stimulant un organe ou un appareil organique dont l'action est languissante, dont la vitalité est affaiblie, on dissipe sa disposition morbide, on rétablit son état physiologique. Cette même propriété suffit-elle encore pour rendre raison des succès que cette production obtient dans le traitement des affections nerveuses, lorsque déjà ces dernières ont résisté à la puissance de plusieurs

6.

autres médicaments qui possèdent la vertu excitante
et dans lesquels cette vertu a une grande énergie.
Ne faut-il pas , pour concevoir alors l'utilité de la valériane, admettre qu'elle exerce une action particulière
sur l'appareil cérébral? ne faut-il pas se rappeler les
émanations qu'elle fournit, les effets nerveux que ces
dernières produisent lorsqu'on les respire , même l'é-
tat fort extraordinaire dans lequel elles mettent les
chats? Cette propriété , qui n'est pas seulement excitante, ne peut-elle pas devenir une puissance médicinale?

Donnée aux épileptiques , la racine de valériane
sauvage a diminué la violence des accès , elle en a
abrégé la durée , elle les a même suspendus tout-à-
fait. La dose à laquelle on administre cette substance ,
l'époque que l'on choisit pour soumettre le corps à son
action , ne peuvent ils pas décider l'un ou l'autre de
ces résultats? Si l'on fait prendre en trois ou quatre
prises, dans la journée, quatre gros de poudre de valériane , il n'est pas rare de voir les accès de cette maladie devenir moins intenses et moins longs. Mais ne par-
viendrait-on pas à prévenir les attaques de l'épilepsie, si
l'on connaissait les époques de leur développement, en
donnant plusieurs heures auparavant des quantités assez fortes et assez rapprochées de cette poudre , pour
qu'elle eût suscité une médication générale, et qu'elle
eût mis l'encéphale et la moelle rachidienne dans une
condition nouvelle et insolite au moment où l'on redoute la maladie? Il est fâcheux que nous ne connais-
sions pas les modifications qu'éprouvent alors ces centres de la vie. Dans les épilepsies qui ne sont pas
dépendantes d'une lésion organique , qui , dans l'in-

tervalle des accès, laissent le malade jouir de toutes ses facultés physiques et morales, il faut admettre qu'au moment des attaques seulement, le cerveau entre dans un état morbide : la valériane sauvage ne pourrait-elle pas empêcher cet effet? Quand il y a avec l'épilepsie une lésion permanente de l'appareil cérébral, et que cette lésion provoque la modification morbide qui donne lieu aux accès épileptiques, la valériane sauvage ne peut plus avoir le même succès.

L'expérience clinique démontre que, pour réussir dans le traitement de l'épilepsie et des autres maladies nerveuses, par la racine de valériane, il faut observer, dans son administration, plusieurs règles dont il convient de peser la valeur, d'examiner l'importance. 1° Cette substance n'est salutaire dans les maladies qui nous occupent qu'autant qu'on en porte la dose très haut, qu'on en consomme une forte quantité en peu de temps. On en fait prendre un gros toutes les heures ; le malade en avale une once, même une once et demie par jour ; on sent quelle abondance de matériaux actifs sont alors introduits dans le corps malade, quelle puissance ces matériaux exercent sur l'encéphale et sur ses dépendances. 2° Avant de recourir à la valériane sauvage, il faut disposer le corps du malade à recevoir l'impression de ce remède stimulant. Tissot recommande expressément cette préparation dans l'épilepsie. Il a vu une femme à qui deux des plus grands praticiens de l'Europe avaient ordonné la valériane et les feuilles d'oranger. Ces moyens lui firent un mal évident ; elle était pléthorique, elle avait souvent la fièvre, son sang offrait une disposition inflammatoire. Tissot se servit d'abord des saignées, des bains, des rafraîchissants, pour changer la complexion intime de cette malade : elle a pu prendre ensuite la valériane avec le plus grand succès. Comme cette racine est remplie de principes stimulants, il faut se mettre en garde contre les attaques de la partie excitante de sa composition chimique, sur les individus qui sont pleins de sang et de force, sur les corps qui offrent une prédisposition aux affections inflammatoires.

Des praticiens recommandables se servent de la valériane dans le traitement des fièvres ataxiques. La faculté stimulante de cette substance doit faire redouter son action, tant qu'il y a dans le cerveau ou le prolongement rachidien une irritation ou même un travail de phlogose, et qu'il existe un trouble fébrile. Mais quand la fièvre a cessé, et que des accidents, comme des douleurs, des pesanteurs de tête, des éblouissements, des étourdissements, surtout quand le corps change de position, la faiblesse de la vue, la surdité, l'impossibilité de lire ou de travailler long-temps, etc., annoncent que l'appareil cérébral reste dans une condition morbide, la valériane sauvage peut servir à le rétablir dans son état naturel, soit qu'elle amène des résolutions, des résorptions salutaires, soit qu'elle ranime l'action, l'énergie de l'encéphale et de ses dépendances. Il est bien entendu qu'il faut que l'état des voies digestives permette l'emploi de cette substance à l'intérieur. On fait prendre cette racine en décoction, on en donne un petit verre toutes les trois ou quatre heures.

La racine de valériane sauvage est regardée comme un remède dont l'efficacité ne peut être mise en doute dans les convulsions, dans la danse de St.-Guy, dans la catalepsie, etc. Le désordre de l'action musculaire qui caractérise ces maladies est produit par une irritation dont le siége est le cerveau, surtout le prolongement rachidien, ou leurs enveloppes. C'est de la même cause organique que procèdent certaines céphalées opiniâtres, des douleurs dans la colonne vertébrale qui viennent aboutir à l'épigastre ; des picotements qui changent de place, qui semblent tenir à une condition morbide des cordons nerveux ; qui s'étendent en un clin d'œil à la poitrine, à la cavité abdominale, qui se propagent parfois jusqu'aux extrémités des doigts des pieds (névrilémite), etc. Tant qu'il existe une irritation de l'encéphale, de la moelle rachidienne ou des cordons nerveux, si on administre la valériane sauvage, les principes excitants de cette racine vont l'animer davantage, l'étendre ; on voit après son usage tous les accidents augmenter. Mais si la lésion morbide a peu d'activité, l'influence stimulante de la valériane ne nuit plus : elle pourra, au contraire, amener des mutations salutaires, causer la résolution d'une congestion locale, la résorption d'une sérosité morbide; opérer un mouvement intérieur qui rendra à ces parties leur condition naturelle, qui corrigera les altérations qu'elles avaient souffertes ; porter sur d'autres points du corps une excitation qui sera révulsive et salutaire. C'est sans doute en produisant quelque effet analogue à ceux que nous venons de décrire, que la valériane sauvage a été utile dans la paralysie. Elle a dissipé des accès d'asthme, fait cesser les accidents si variés, si bizarres de l'hystérie; ne doit-on pas penser que ces accidents ont cessé parceque cette substance a changé le mode d'influence morbide de la moelle épinière et des nerfs du système ganglionaire, qui les entretenait.

Une dame éprouvait des étourdissements et des vomissements qui étaient déterminés par une affection de l'utérus. Elle prenait tous les jours, en trois ou quatre prises, un gros, même un gros et demi de poudre de valériane sauvage; cette substance causait, en arrivant dans son estomac, de la pesanteur, du malaise; mais peu de temps après, elle se trouvait très bien, et n'avait plus d'étourdissements. Quand elle tardait à prendre la valériane, elle éprouvait une sorte d'anxiété, les étourdissements revenaient; elle sentait, disait-elle, qu'elle avait besoin de prendre son remède.

Les auteurs attribuent bien d'autres succès à la racine de valériane: ils assurent que, dans les fièvres ataxiques comme dans les névroses, elle a souvent triomphé des symptômes les plus menaçants; qu'elle a suspendu des mouvements convulsifs, des soubresauts, le délire, etc. Nous ferons de nouveau cette remarque. Les maladies qui partent de l'encéphale offrent beaucoup de symptômes, sont accompagnées d'accidents nombreux; tant que l'appareil cérébral conserve son action, tant que la puissance qu'il exerce sur tout le corps reste libre; mais ces symptômes et ces accidents diminuent à mesure que les fonctions de cet appa-

reil s'anéantissent , à mesure que les liens qu'il entretient avec toutes nos parties se rompent. Or , il peut
arriver qu'un médicament excitant paraisse calmer
un spasme , une contraction morbide , faire cesser une
agitation morbide , une oppression ; rende le malade
plus tranquille , diminue le nombre des symptômes
qu'offre sa maladie , et qu'il n'ait cependant fait qu'augmenter l'embarras du cerveau , ou de la moelle épinière , qu'étendre la lésion morbide ; le mieux que l'on
croit alors obtenir est un effet trompeur , illusoire.

On a vanté la valériane comme un puissant fébrifuge. On a guéri un grand nombre de fièvres tierces ,
quotidiennes , double tierces , avec cette racine. Des
médecins mêlent habituellement une petite proportion
de sa poudre à celle du quinquina , comme s'ils espé·
raient par là assurer l'efficacité de cette dernière.

On trouve dans la valériane un moyen vermifuge
dont l'expérience clinique garantit la bonté. On la
donne seule ou on l'unit avec une des autres substances qui jouissent de la réputation de faire périr les
vers intestinaux , comme la fougère mâle , la semen-
tine , le mercure doux , etc.

La racine de grande valériane , *valerianæ majoris
radix* , VALERIANA PHU , L. , est aussi en faveur dans
quelques auteurs de médecine. Nous ajouterons la
valériane celtique ou le nard celtique , *spicæ celticæ
radix* , racine du VALERIANA CELTICA , L. , plante vivace qui habite les Alpes , les Pyrénées , les hautes
montagnes de la Suisse : on a vu l'usage de cette racine accélérer le cours du sang , échauffer le corps ,
faire couler les règles , la sueur , les urines.

Famille des aristoloches.

SERPENTAIRE DE VIRGINIE. *Serpentariæ virginianæ radix.* Racine de l'ARISTOLOCHIA SERPENTARIA, L., plante vivace de l'Amérique septentrionale, que l'on trouve dans la Virginie, dans les Carolines. Cette racine se compose d'une multitude de fibrilles alongées qui partent d'un tronc commun ; elle a une saveur amère, chaude et âcre ; une odeur forte, balsamique, camphrée.

On donne la serpentaire de Virginie en poudre. L'eau, le vin, l'alcohol se chargent de ses principes. M. Chevallier a analysé cette racine médicinale (*Journ. de Pharm.*, tom. VI, pag. 565.) ; il en a retiré :

1° Une huile volatile ayant la même odeur que la plante ;

2° Une matière jaune, amère, soluble dans l'eau et dans l'alcohol, causant une irritation à la gorge.

3° Une matière résineuse ;

4° Une matière gommeuse ;

5° De l'albumine ;

6° De l'amidon ;

7° Des acides malique et phosphorique combinés à la potasse ;

8° Une petite quantité de malate de chaux ;

9° Du phosphate de chaux ;

10° Du fer ;

11° De la silice ;

La serpentaire de Virginie fait sur les tissus vivants une impression stimulante ; elle anime les puissances circulatoires ; elle augmente la fonction exhalante de

la peau. On trouve dans cette substance un agent efficace contre les débilités de l'appareil gastrique. On
s'en est aussi servi pour guérir des fièvres intermittentes : des auteurs la regardent comme un fébrifuge
très puissant ; ils l'ajoutent au quinquina , quand ils ne
veulent pas opposer cette écorce seule à ces maladies
périodiques.

La racine médicinale qui nous occupe est souvent
au nombre des moyens que l'on emploie dans le traitement des fièvres adynamiques et ataxiques. Nous ne
parlerons pas de la vertu anti-septique dont on la disait
dépositaire ; nous ne répéterons pas que l'exercice de
cette vertu réprime le mouvement de décomposition
qui, dans les fièvres appelées putrides, s'empare des humeurs et des solides. Nous n'attacherons pas plus d'importance à la vertu alexitère qui jouait un si grand rôle
dans les fièvres malignes , puisqu'elle devait chasser
du corps les éléments , les miasmes vénéneux qui entretenaient la maladie. Mais nous appellerons l'attention des praticiens sur la propriété stimulante de la
serpentaire de Virginie ; nous leur montrerons cette
substance agissant sur la surface gastrique et intestinale : nous en suivrons les molécules dans toutes les
parties du corps ; nous leur offrirons tous les tissus
vivants soumis à leur influence immédiate. Ils recon-
naîtront que s'il existe de l'irritation dans les voies
digestives , l'impression stimulante de cette substance
sera toujours nuisible : portée sur des tissus qui offrent une modification morbide , elle pourrait même
amener des dégénérescences funestes. Ils verront en
même temps que les molécules de cette production qui

pénètrent dans le sang, qui se répandent dans tout le système, doivent faire beaucoup de mal, quand elles arrivent sur des points de l'encéphale et du prolongement rachidien qui sont phlogosés, quand elles pénètrent le tissu du cœur, et qu'elles traversent des canaux circulatoires qui ont une susceptibilité pathologique : bien d'autres appareils se trouveraient alors offensés par l'impression de ces principes âcres ou stimulants. Ils ne conseilleront donc pas la serpentaire de Virginie dans les premières périodes des fièvres adynamiques et ataxiques ; ils augmenteraient l'embarras, la condition morbide du cerveau, et exaspéreraient tous les accidents. Ils s'en serviront quelquefois à la fin de ces fièvres, pour combattre des produits morbides, des modifications organiques·, etc., que la maladie même a engendrés.

L'aristoloche ronde, racine de l'ARISTOLOCHIA ROTUNDA, L., et l'aristoloche longue, racine de l'ARISTOLOCHIA LONGA, L., plantes vivaces qui habitent les régions méridionales de l'Europe, entrent dans un grand nombre d'anciennes formules. Ces racines sont aujourd'hui peu usitées ; elles ont cependant des qualités sensibles et une puissance médicinale qui leur donnent le droit de rester parmi les substances végétales excitantes.

Famille des euphorbiacées.

CASCARILLE. *Cascarillæ cortex.* Écorce du CROTON CASCARILLA, L., arbuste de l'Amérique méridionale, qui se trouve aussi à la Jamaïque, à la Virginie, à Saint-Domingue, etc. ; il habite encore Eleuthera, une des

îles Lucayes , ce qui a fait donner par quelques auteurs
à cette écorce le titre de *cortex eleutheranus :* on la
nomme encore *chacrille, quinquina aromatique.* Cette
écorce est en petits fragm'ents roulés ou aplatis , couverts d'un épiderme blanchâtre ; leur face interne est
d'un brun rougeâtre : cette écorce a peu d'épaisseur ;
elle exhale une odeur agréable, à laquelle l'action du
feu donne plus d'intensité ; sa saveur est amère, et
laisse dans la bouche une âcreté qui dure long-temps.
On s'en sert pour aromatiser le tabac, mais on assure
qu'elle cause une sorte d'ivresse lorsqu'on en prend
beaucoup.

M. Trommsdorff a retiré de cette écorce une huile
volatile, de la resine, un principe amer, du mucilage.
On la donne en poudre, en bols, en infusion dans l'eau,
dans le vin, dans l'alcohol. On en fait un extrait. Le
codex contient l'eau distillée de cette production.

La cascarille a une vertu tonique et excitante ; prise
à petites doses, comme six à douze grains de sa poudre, deux cuillerées de son infusion, trente gouttes
de sa teinture, elle donne toujours plus d'énergie aux
facultés digestives : on peut l'administrer comme stomachique dans les faiblesses d'estomac, dans les digestions lentes et difficiles. A une dose assez élevée
pour que ses principes se fassent sentir à tous les tissus,
la cascarille témoigne sa puissance excitante par les
effets qu'elle produit dans l'exercice de toutes les fonctions. Le sang prend un cours plus rapide, le corps
s'échauffe. On a vu la cascarille établir une diaphorèse, décider un mouvement fluxionnaire vers les hémorrhoïdes, etc.

On conseille l'infusion aqueuse et le vin de cette
écorce dans les fièvres adynamiques, comme un moyen
propre à corroborer les tissus organiques, à réveiller
leur tonicité; mais si, dans ces maladies, la faiblesse
musculaire, l'atonie des viscères dépend de l'engorgement sanguin, de l'embarras de l'encéphale et du
prolongement rachidien, c'est contre cette cause morbide qu'il faut agir pour rendre aux forces leur libre
exercice; or, les principes de la cascarille sont-ils propres à la dissiper, à la combattre? Ajoutons qu'ordinairement l'état des voies digestives ne permet pas
l'administration de cette écorce à l'intérieur. On conseille la cascarille à la fin des dyssenteries : les avantages qu'on attribue à son emploi dans ces maladies
demandent confirmation : seulement on peut s'en servir pour changer la condition morbide de la surface
intestinale, et essayer par là de la rendre à son état
naturel. Dans les fièvres intermittentes, la cascarille
passe pour un remède dont l'expérience a constaté
l'efficacité : on administre un scrupule ou un demi-
gros à la fois de la poudre de cette écorce; on répète
cette dose d'heure en heure. Deux à quatre gros sont
nécessaires pour provoquer une médication générale
d'où puisse sortir un effet fébrifuge. La qualité fortement stimulante de la cascarille fait qu'on ne peut
s'en servir qu'avec réserve, lorsque les malades sont
d'une constitution sèche, pléthorique ou bilieuse, ou
lorsque les organes digestifs sont très irritables, disposés à la phlogose. Cette substance est un médicament
fébrifuge plus approprié aux complexions molles et
lymphatiques, parceque les fortes quantités que l'on

en fait prendre ne produisent point d'accidents sur les personnes que nous avons ici en vue. On unit souvent la cascarille, comme auxiliaire, au quinquina et aux autres matières toniques:

Famille des conifères.

GENIÈVRE. *Juniperi baccæ.* Fruits bacciformes du JUNIPERUS COMMUNIS, L., arbrisseau dioïque que l'on rencontre sur les collines sèches et arides. Il est ordinairement petit et difforme ; quelquefois il s'élève et prend le port d'un arbre. Le genévrier femelle porte des petites baies sphériques qui restent vertes la première année, et qui mûrissent la seconde ; alors elles deviennent noires. Elles contiennent une matière pulpeuse au-dessous de leur tégument.

Ces fruits fournissent une huile essentielle, très fluide et ambrée, lorsqu'on les distille dans l'eau. Ils paraissent contenir de plus un principe résineux et un principe extractif. Nous manquons d'une analyse chimique de ces productions, dont les qualités sensibles et la puissance active promettent des agents efficaces à la thérapeutique. On fait avec les baies de genièvre une infusion aqueuse, un vin médicinal, et une teinture alcoholique : on recommande de concasser ces baies avant de les jeter dans l'excipient que l'on veut charger de leurs propriétés. On en tire une eau distillée ; on en prépare dans les pharmacies un extrait aqueux qui porte le nom de *rob de genièvre ;* il a une saveur douceâtre et amère, mais il est peu aromatique. Si l'on pile, ces baies et qu'on les mette macérer dans l'eau à une douce température, il s'établit dans ce mélange une fermentation qui le convertit en une liqueur d'un goût vineux, et d'où l'on peut retirer de l'alcohol par la distillation. On nomme cette espèce de vin *genévrette.* On prépare un ratafia de baies de genièvre.

Ecrasé dans là bouche, le genièvre donne une sensation de chaleur; on perçoit à la fois un goût amer, résineux et sucré. Ce fruit exhale une odeur agréable. Ses principes exercent sur les tissus vivants une action stimulante; l'infusion, la teinture, le rob de ces baies, ne manquent jamais d'exciter les facultés digestives quand on en prend de petites doses. On a vu fréquemment ces agents ouvrir l'appétit, chasser des flatuosités, rétablir l'intégrité de la digestion. Des quantités plus fortes de ces médicaments échauffent le corps, provoquent l'exhalation cutanée. Le plus ordinairement elles excitent les organes sécréteurs de l'urine, et augmentent l'évacuation de cette humeur : on cite même des individus qui ont rendu des urines sanguinolentes après avoir pris beaucoup de ces fruits résineux, ou pour en avoir usé trop long-temps. Les principes chimiques des baies de genièvre sortent du sang, par les reins, et communiquent une odeur de violettes au liquide que ces organes fournissent.

On présente dans les matières médicales l'infusion aqueuse des baies de genièvre comme une boisson qui convient aux hydropiques. Si la faculté qu'a cette préparation de pousser aux urines promet quelque avantage, l'impression stimulante qu'elle porte sur tous les tissus doit être également salutaire dans ces maladies, et surtout dans les infiltrations cellulaires, dans les cachexies, qui ne sont pas associées à une phlegmasie

chronique, à une lésion organique. On s'est de plus
servi de l'infusion de ces baies, du vin et de la teinture
que l'on en forme, dans le traitement des fièvres intermittentes, des affections scorbutiques, etc. On conseille enfin l'infusion des baies de genièvre dans les
affections des organes urinaires; il faut que ces organes n'offrent plus ni irritation ni phlogose, pour que
cette infusion puisse convenir.

L'usage journalier de l'infusion des baies de genièvre est conseillé, comme un secours diététique,
aux habitants des pays humides et marécageux; on
donne cette boisson comme un préservatif, qui n'est
pas à dédaigner, lorsqu'il règne des fièvres ataxiques,
des fièvres intermittentes, etc. On recommande surtout le genièvre aux personnes qui ont une complexion
molle, qui sont prédisposées aux maladies par atonie,
par faiblesse.

Le bois du genévrier a été mis au nombre des sujets
de la pharmacologie. Ce bois répand, en brûlant, une
odeur agréable; on le réduit en poussière à l'aide d'une
râpe; on en compose alors des tisanes que l'on conseille dans les maladies vénériennes, dans les affections
rhumatismales chroniques. C'est surtout un effet sudorifique que l'on veut obtenir de ce moyen médicinal.
Les sommités des tiges du genévrier sont aussi employées; on en fait des infusions aqueuses auxquelles
on attribue les deux propriétés diaphorétique et diurétique.

SABINE. *Sabinæ folia.* Feuilles du JUNIPERUS SA-
BINA, L., arbrisseau dioïque qui croît spontanément
dans les lieux élevés de la Suisse, de l'Italie, et dans

les montagnes du Dauphiné et de la Provence. On en connaît deux variétés, une petite à feuilles de tamarisc, et une grande qui porte les feuilles du cyprès.

On administre les feuilles de sabine en poudre ou en infusion dans l'eau : elles recèlent une grande abondance d'huile volatile ; cette dernière est incolore ; on la donne quelquefois seule mêlée à une certaine proportion de sucre, ou bien on la met dans une potion. La dose est de quatre, huit, douze gouttes et beaucoup plus, selon le degré d'intensité que l'on veut donner à la médication.

Les feuilles de sabine ont une odeur très forte, désagréable, une saveur chaude et amère. Appliquée sur une surface saignante ou ulcérée, la poudre de ces feuilles produit une impression irritante, presque caustique. M. Orfila en a saupoudré une plaie faite à la partie interne de la cuisse d'un chien ; elle y a déterminé une inflammation considérable. On s'est servi de cette poudre pour changer brusquement l'état morbide de certains ulcères, et leur imprimer un autre mode de vitalité qui pût les conduire à la cicatrisation. On a eu recours à cette poudre pour ronger des excroissances vénériennes.

Cette violente activité que la sabine met en jeu sur le lieu de son application, se signale sur toutes les parties lorsqu'on l'administre à l'intérieur. D'abord son usage cause un sentiment de chaleur dans la région épigastrique, que suivent souvent le hoquet, des vomissements, des coliques, des déjections sanguinolentes. M. Orfila a trouvé, sur la surface intestinale des chiens qui avaient avalé la poudre de sabine, des taches rouges, une véritable phlogose. Bientôt cette substance suscite d'autres effets qui tiennent à la pénétration de ses principes dans la masse sanguine, et à leur impression sur les tissus organiques ; telles sont la vivacité, la fréquence du pouls, une vive commotion artérielle, une extrême activité des vaisseaux capillaires, des congestions sanguines qui se forment sur divers points du corps, etc. Souvent cette plante a provoqué le crachement de sang, elle a forcé les menstrues de paraître hors de leur temps. On donne la poudre de sabine à la dose de dix, quinze grains, jusqu'à un scrupule : il serait prudent de la mêler avec une substance mucilagineuse ou amylacée qui lui servirait de correctif.

C'est un véritable état pathologique que fait naître la sabine lorsqu'on en prend une plus forte dose. Elle a toujours provoqué une fièvre violente, accompagnée d'accidents graves, sur les femmes qui s'en sont servies avec le criminel dessein de se faire avorter. *Fodéré* (*Médec. légale*, tom. 2). Rarement ce moyen remplissait leur attente, mais toujours il produisait des lésions, des altérations organiques qui ne s'effaçaient plus.

Donnée aux chevaux, la sabine les rend plus vifs, leurs forces sont subitement mises en exercice par les principes stimulants de cette plante, et ces animaux paraissent, pour quelques instants, pleins de feu et d'ardeur.

On croyait que l'oliban ou encens mâle, gomme-résine que l'on trouve dans le commerce en larmes sèches, oblongues, jaunâtres, venait du JUNIPERUS LY-

CIA et du J. THURIFERA, L., arbres qui habitent l'Asie mineure et l'Arabie. Mais on élève des doutes sur l'origine de cette substance, qui a une saveur âcre et amère, une odeur agréable; on s'en sert rarement en médecine.

TÉRÉBENTHINE, *terebinthina*. Suc résineux que l'on extrait de plusieurs espèces d'arbres du genre PINUS, L. C'est du mélèze, PINUS LARIX, L., LARIX EUROPÆA, que provient la térébenthine la plus estimée, celle que l'on choisit pour administrer à l'intérieur. La térébenthine commune se tire, au-delà de Bordeaux, du PINUS SYLVESTRIS et du P. MARITIMA, L. On obtient ce suc résineux en pratiquant des incisions sur l'écorce de ces arbres, ou des entailles qui pénètrent dans le bois, ou enfin en perforant le tronc avec une tarière. On recueille une térébenthine bien pure sur le PINUS PICEA, L., ABIES TAXIFOLIA, dans les Vosges et les Alpes, en ouvrant avec une sorte de cornet de fer-blanc les vésicules qui se montrent sous son épiderme, et en ramassant le liquide qu'elles contiennent. On la désigne sous le nom de térébenthine de Strasbourg.

La térébenthine présente une résine unie à une huile volatile : il est facile d'en séparer cette dernière par la distillation ; il suffit même de laver la térébenthine dans l'eau pour lui enlever une partie de son huile. On administre cette substance résineuse en pilules ; on y mêle pour cela une poudre appropriée à l'effet que l'on veut produire. On peut aussi mettre la térébenthine en suspension dans l'eau, à l'aide du sucre et du jaune d'œuf. La dose que l'on doit employer se proportionne à l'étendue et à l'intensité que l'on veut donner à sa médication; quatre, six ou huit grains n'agissent que sur les voies alimentaires; vingt-quatre, trente-six grains de cette substance étendent à tout le système vivant son influence stimulante.

La térébenthine a une odeur forte et résineuse, une saveur chaude et piquante; mise en contact avec la peau pendant un certain temps, elle la rubéfie, elle la phlogose; lorsqu'on en avale, on éprouve à la gorge un sentiment de chaleur, et à la région de l'estomac un sentiment d'âcreté. Si la quantité de térébenthine est forte, son impression sur la surface gastrique et intestinale occasione souvent des vomissemens, des coliques, des déjections alvines; elle produit de l'anxiété, du malaise. Mais les principes actifs de la térébenthine ne tardent pas à être absorbés, à être importés dans la masse sanguine, et d'autres phénomènes viennent déceler leur action sur tous les tissus; comme la fréquence et la force du pouls, une chaleur générale, une perspiration abondante, des efforts hémorrhagiques, une grande démangeaison à la peau, une éruption de boutons fugaces, de rougeurs comme scarlatineuses, etc. Souvent l'appareil encéphalique éprouve une irritation, une sorte de turgescence; il y a céphalalgie, chaleur dans la tête, rougeur de la face, des vertiges, des saignemens de nez, etc.; d'autres fois, cette congestion a lieu sur les poumons, il survient de la toux, de l'ardeur dans les voies respiratoires, même un crachement de sang. La puissance stimulante de la térébenthine se porte-t-elle vers l'utérus? les règles paraissent. Si les reins reçoivent ses atteintes, on rend des urines rouges, même sanguinolentes. Fréquem-

ment l'usage de cette substance excite les organes génitaux, cause des érections fortes, répétées, avec des
désirs vénériens.

La présence des principes de la térébenthine dans
la masse sanguine ne peut être révoquée en doute. Les
personnes qui font usage de cette substance rendent
des crachats qui en ont l'odeur et la saveur. Ces principes ne sortent pas seulement par la surface pulmonaire ; on sait qu'ils se retrouvent aussi dans l'urine,
à laquelle ils donnent une odeur de violette : cette
modification des qualités sensibles de l'urine a lieu
même quand on ne fait qu'appliquer la térébenthine
sur la peau. On a vu l'usage intérieur de cette substance déterminer une phlogose légère de la membrane muqueuse du canal de l'urèthre. Un homme
qui prenait tous les jours un gros de térébenthine
éprouva bientôt une phlogose de la face interne de la
vessie ; mais cet organe n'était pas dans un état sain ;
c'est sa condition pathologique qui le rendit sans doute
si sensible à l'action de cette résine. Est-ce du contact
de l'urine chargée des matériaux de la substance résineuse avec cette membrane, ou de l'action des molécules excitantes qui pénètrent avec le sang dans le
tissu même de la vessie, que dépend cet effet ? Quoi
qu'il en soit, l'usage de la térébenthine est favorable à
la fin des gonorrhées, même dans les catarrhes chroniques de la vessie. En changeant brusquement le mode
actuel de vitalité des parties malades, on parvient
souvent à les rétablir dans leur état naturel : ordinairement l'écoulement muqueux se montre plus abondant dans les premiers jours de l'usage intérieur de la

térébenthine , mais bientôt après il diminue sensiblement et cesse tout-à-fait.

Cette substance résineuse a arrêté des diarrhées rebelles. Celles qui tiennent à une débilité , à un relâchement des organes digestifs , trouveront dans ce médicament un remède efficace. Les diarrhées qui sont le produit d'une phlogose antécédente , qui sont entretenues par des ulcérations superficielles de la membrane muqueuse intestinale , peuvent aussi céder à l'emploi de quelques doses seulement de térébenthine : la vive irritation que suscite le contact de cette substance avec les endroits malades est propre à décider leur cicatrisation. N'obtenons-nous pas ce résultat de l'application de la térébenthine sur quelques ulcérations de la peau ? On administre cette substance en lavement quand la diarrhée dépend d'une lésion des gros intestins ; on en prescrit un ou deux gros, jusqu'à une once, que l'on met en suspension dans un véhicule aqueux à l'aide du jaune d'œuf.

On conseille cette substance dans les catarrhes chroniques , dans les toux humides, lorsque le tissu pulmonaire est ramolli , qu'il est le siége d'une congestion passive habituelle , ou lorsqu'il y a œdème des poumons : on cherche alors à opérer le dégorgement de ces organes, en exerçant sur eux une influence stimulante , en favorisant l'expectoration. Quelquefois on rend l'air atmosphérique le véhicule des principes médicinaux de la térébenthine ; on en remplit des vases que l'on met dans l'appartement du malade : on peut même, par un léger degré de chaleur, augmenter l'évaporation. L'air pénètre dans les vésicules des bronches,

chargé de molécules balsamiques ou excitantes : il
porte sur les poumons une impression qui , dans ces
affections pathologiques , devient salutaire.

On assure que l'usage de cette résine est favorable
aux goutteux et à ceux qui sont tourmentés de rhumatismes chroniques.

La térébenthine cuite , *terebinthina cocta* , est une
préparation que l'on administre en pilules. L'observation clinique prouve qu'elle est beaucoup moins stimulante que la térébenthine ordinaire , et qu'on peut en
administrer jusqu'à un gros par jour sans provoquer
une excitation apparente du système circulatoire , de
l'organe cérébral , etc. La chimie démontre que la térébenthine se trouve alors dépouillée d'une grande
partie de son huile volatile : d'où l'on est autorisé à
conclure que c'est surtout de ce dernier principe que
cette substance tient la propriété fortement excitante
qu'elle manifeste après son administration. Pour avoir
la térébenthine cuite , on fait bouillir ce corps résineux dans l'eau ; il devient plus ferme et plus solide ;
c'est alors qu'on le réduit en pilules.

HUILE ESSENTIELLE OU VOLATILE DE TÉRÉBENTHINE.
*Essence de térébenthine. Oleum terebinthinæ. Spi-
ritus terebinthinæ.* Soumise à la distillation , la térébenthine se sépare en deux parties : le corps résineux
reste dans la cucurbite , prend le nom de *colophane ,*
et l'huile volatile passe dans le récipient ; celle-ci est
sans couleur , plus légère que l'eau , d'une odeur forte ,
pénétrante et désagréable. On doit , pour l'usage interne , choisir une huile soigneusement préparée. Elle
contient de l'acide succinique.

L'huile volatile de térébenthine ne s'administrait que par gouttes; on n'en faisait avaler que six, dix, ou douze à la fois; encore les associait-on à un corps sucré ou mucilagineux qui leur servait de correctif : on redoutait l'impression de ce liquide sur l'estomac et l'action de ses molécules sur les voies urinaires. Tout-à-coup on conseille comme un remède efficace l'emploi d'une, de deux, même de quatre onces à la fois de cette huile essentielle; on affirme qu'elle ne cause point d'accidents généraux, que ses effets stimulants sont presque nuls. (*Bibliothèq. britannique,* octobre et novembre 1815.) Cette annonce paraît merveilleuse; le raisonnement élève des doutes; on fait un appel à l'observation, et l'on découvre que l'huile de térébenthine, quand on en prend une forte dose, détermine très vite des évacuations alvines : les intestins ne peuvent souffrir le contact de cette liqueur; ils semblent se révolter contre son intolérable agression; et vingt minutes ou une heure après son ingestion, des selles répétées l'entraînent au dehors. Alors il devient clair que ses molécules n'ont pas eu le temps d'être absorbées, et que les phénomènes qui se manifestent dépendent tous de l'impression topique que ressentent les voies alimentaires, comme un sentiment de malaise à l'épigastre, des nausées, de fortes coliques, rarement des vomissements; il survient aussi quelques vertiges qui paraissent tenir à l'impression que ressentent alors les nerfs de la surface gastrique, et par continuité le cerveau. Ces symptômes se dissipent très vite, après que les évacuations alvines ont eu lieu, et on n'observe ni irritation des voies urinaires, ni chaleur à la peau.

Mais l'observation apprend en même temps qu'il s'établit une médication générale très prononcée, dès que les individus qui ont pris ces grandes doses d'huile de térébenthine sont plusieurs heures sans aller à la selle, parceque cette substance séjourne alors dans le canal intestinal, et que l'absorption s'en empare. On voit même que si les évacuations que suscite cette huile sont peu abondantes et ne se répètent qu'à de longs intervalles, il se manifeste encore des effets généraux : le pouls devient fréquent, serré ; l'individu médicamenté ressent une ardeur intérieure ; il éprouve des vertiges réitérés, de la céphalalgie, un léger délire, de la soif, un état d'anxiété extrême ; souvent de la strangurie, des urines ardentes, ou une abondante diaphorèse, etc. [1].

Une femme de 43 ans, qui avait déjà rendu plusieurs portions de ténia, prend, le 26 octobre 1823,

---

[1] Un homme prit le matin un gros d'huile de térébenthine : au bout de dix minutes, il commença à éprouver une chaleur insolite à l'estomac, qui fut suivie de douleurs de tête. Le pouls et la respiration devinrent très fréquents. Il rendit une grande quantité d'urine. Dans la nuit il éprouva encore des douleurs violentes, mais le lendemain tout avait disparu. Quatre jours après il prit un autre gros d'huile, les mêmes symptômes se reproduisirent : il en prit immédiatement une once et demie, et les douleurs loin d'augmenter se calmèrent. Il fut promptement purgé et ne ressentit aucun autre accident. (W. Moncy. *Revue médicale*, décembre 1822, pag. 411.) Cette observation confirme ce que nous avions avancé sur l'action physiologique et thérapeutique de l'huile volatile de térébenthine.

à neuf heures du matin, le mélange de deux onces
d'huile essentielle de térébenthine, et d'une once de
sirop de guimauve. Elle ressent peu de chose dans la
région de l'épigastre après l'ingestion de ce remède.
De dix à onze heures elle eut des coliques, dont une
fut très vive, mais elle n'alla point à la selle. Elle
prend de la soupe en cachette. Bientôt malaise extrême, rapports fétides, fréquents, pénibles, point de
nausées : elle peut cependant continuer ses occupations ordinaires. A quatre heures elle mange de nouveau de la soupe, elle y ajoute de la viande et boit de
la bière. Peu après, elle se plaint beaucoup, elle a des
nausées, une grande anxiété; elle croit qu'elle va
mourir. A sept heures, elle faisait des efforts fréquemment répétés pour vomir, elle rendait des matières
liquides dans lesquelles on distinguait de l'huile volatile de térébenthine; l'épigastre et le ventre étaient
tendus, comme remplis de gaz et très sensibles au
toucher; elle se plaignait surtout de douleurs dans les
lombes et de chaleur dans l'hypogastre. Elle n'urinait
pas et ne rendait rien du bas. Cette malade avait une
grande douleur dans la tête, tout son corps était devenu d'une sensibilité singulière, on ne pouvait la toucher sans lui faire mal; il semblait que tous les cordons nerveux, que toutes leurs divisions fussent dans
un état d'irritation, qu'il y eût une névrilémite générale. Le pouls était serré, peu développé; la peau
avait peu de chaleur. L'air qui sortait des poumons
était fortement imprégné de l'odeur de l'huile de térébenthine, les idées de la malade restaient bien
nettes.

Dans la nuit elle a rendu beaucoup de matières par
le bas, au moyen de deux lavements émollients qu'on
lui a donnés, et de fomentations émollientes qu'on lui
a appliquées sur le ventre. Elle était altérée et a bu de la
limonade. Le lendemain matin, le ventre n'était plus
gonflé, il était peu sensible. La malade se trouve bien,
elle est calme. La susceptibilité morbide de la peau et
des tissus musculaires n'existe plus, on peut les presser
sans lui faire mal. Elle a dormi plusieurs heures.

Le troisième jour cette malade dit être très bien,
elle demande à manger. La langue est blanchâtre et
humide. Les urines ne sont pas colorées, elles exhalent une forte odeur de violette. Il est remarquable
que c'est en traversant les reins que les molécules de
la térébenthine éprouvent un changement dans l'odeur
qui leur est propre. Les molécules qui sortent par la
surface pulmonaire, cutanée, etc., conservent leur
qualité aromatique.

Le quatrième jour, il se manifeste une irritation des
voies digestives; il y a chaleur et sécheresse de la
gorge, douleur dans l'épigastre, mauvais goût à la
bouche, un peu de sensibilité quand on presse le
ventre, qui n'est pas gonflé, des coliques de temps en
temps; la malade n'a rendu par le bas qu'un peu d'excréments qu'elle dit avoir été rayés de rouge; l'appareil
cérébral est dans un état d'intégrité, ainsi que les
appareils circulatoire et respiratoire.

Un régime doux et une boisson acidule ont, en quelques jours, rétabli les organes digestifs dans leur état
naturel.

On conseille une, deux onces et plus d'huile essen-

tielle de térébenthine à la fois, lorsque l'on a des preu-
ves de l'existence du ténia ou du ver solitaire chez
un malade. Au bout d'une ou de deux heures, souvent
plus tôt, ce dernier le rend, dit-on, tout entier, en
une pelote et mort. Dans cette opération thérapeutique, les effets généraux de l'huile de térébenthine
seraient inutiles ; leur absence est un bien. Que cette
substance, en arrivant en si grande abondance dans
le canal qui sert d'habitation au ténia, le fasse périr,
il n'y a là rien d'étonnant. Que l'impression de cette
huile sur le tissu de ce canal vivant provoque l'expulsion
prompte de tout ce qu'il contient, c'est un produit
qui pouvait être prévu. L'expérience apprend qu'il faut
donner dans ce cas l'huile de térébenthine pure et à
grande dose ; il est facile de trouver la raison de ce
précepte : d'une part, l'effet vermifuge de ce remède,
son action sur le ver est plus sûre ; d'autre part, son
agression sur les intestins produit promptement des
évacuations salutaires.

Les succès de cette huile volatile dans les névralgies
sont très remarquables ; il est peu de moyens thérapeutiques qui aient plus d'efficacité. M. le professeur
Récamier a adopté ce mode de traitement depuis long-
temps ; nous le voyons dans notre clinique opérer en
peu de jours la guérison de névralgies anciennes et rebelles. On donne l'huile volatile de térébenthine à la
dose d'un ou de deux gros mêlés à un sirop adoucissant
ou à un autre véhicule, en trois doses dans la journée.
Chaque administration cause une rubéfaction vive, mais
momentanée des voies alimentaires, que manifestent
une ardeur dans la gorge, dans l'estomac, dans les

intestins, quelques vomissements, des coliques, des selles liquides, etc. Elle établit bientôt une excitation diaphorétique de la surface cutanée, et assez souvent des sueurs considérables, prolongées, ont lieu. Que ces deux effets soient réunis ou isolés, il est toujours impossible de ne pas les considérer comme des opérations révulsives à l'égard des nerfs malades, et de ne pas leur attribuer le résultat curatif que l'on obtient de l'emploi de l'huile volatile de térébenthine dans les névralgies. Nous n'avons pas vu cette substance agiter l'appareil vasculaire, augmenter la fréquence du pouls : rarement elle trouble la condition physiologique du cerveau, elle fait naître des phénomènes nerveux : les urines ne causent point de cuisson en sortant ; cependant elles acquièrent une odeur d'iris de Florence. Dans les douleurs névralgiques, les applications topiques d'huile de térébenthine sont très favorables : cette substance cause des picotements avec une vive chaleur sur la peau : cette dernière devient très rouge, elle se couvre d'élevures brûlantes, etc. Ce travail révulsif débarrasse également les cordons nerveux affectés, et souvent nous le préférons à l'usage intérieur de l'huile qui nous occupe.

On conseille aussi l'huile essentielle de térébenthine contre l'épilepsie. On peut voir, dans le n° de la *Bibliothèque britannique* que nous avons cité, des observations qui tendent à établir l'efficacité de ce remède dans cette maladie.

On a préconisé le mélange de l'éther et de l'huile qui nous occupe, comme un secours sûr dans les coliques hépatiques. Voyez l'article *Ether.*

EAU DE GOUDRON. L'eau de goudron, *aqua picca*, se fait en mettant infuser deux livres de goudron [1] dans seize pintes d'eau de fontaine. On remue de temps en temps la matière résineuse dans ce liquide ; ce dernier prend une couleur fauve ; huit ou dix jours après, on le décante et on le conserve dans des bouteilles. Cette eau contient un peu d'huile volatile et d'acide acétique, elle a une saveur âcre, résineuse, légèrement acide, une odeur forte. On en donne une ou deux livres par jour, coupée avec le lait, une boisson émolliente, etc. ; son emploi excite ordinairement l'appétit ; elle a souvent réussi à rétablir l'exercice de la digestion ; quelquefois cette boisson a causé des nausées, des vomissements ou des déjections alvines. L'absorption de ses principes fait naître des effets stimulants, élève le pouls, augmente la perspiration cutanée, le cours des urines, etc. On conseille cette liqueur dans les maladies cutanées, dans les catarrhes chroniques : dirons-nous qu'on l'a offerte comme un remède propre à guérir les ulcérations des poumons, les ulcérations des voies urinaires ? On recommande son usage contre le scorbut, contre l'asthme, contre le rhumatisme chronique.

Les bourgeons ou les sommités des rameaux du pin et du sapin, *pini turiones*, *abietis turiones*, ont été aussi regardés comme des productions médicinales. Elles ont une odeur et une saveur résineuses, légère-

---

[1] Cette substance résineuse se retire du bois des pins à l'aide de la combustion. C'est une térébenthine altérée, colorée, chargée d'une portion d'huile empyreumatique.

ment aromatiques. On en fait une décoction aqueuse
qui est un peu amère, et que l'on conseille dans le
scorbut, dans les affections vénériennes, arthritiques, etc. Lorsqu'on en commence l'usage, elle porte
à la tête, et cause une pesanteur d'estomac (Clerc,
Hist. natur. de l'homm. mal. tom. II, p. 141).

Famille des térébinthacées.

Baume de Tolu. *Tolutanum balsamum :* suc que
les chimistes rangent parmi les baumes; il provient
du toluifera balsamum, L., arbre qui croît près de
la ville de Tolu, qui est à douze lieues de Carthagène
dans l'Amérique méridionale. On fait à l'écorce de
cet arbre des incisions qui fournissent ce suc balsamique; on nous l'apporte dans des bouteilles de terre
cuite ou dans des petits fruits de courge que l'on a
vidés et desséchés. On le nomme quelquefois le baume
de Carthagène.

Le baume de Tolu est mollasse surtout en été, en
hiver il est plus solide, à la longue il se durcit. Il
offre une couleur rouge dorée; il exhale une odeur
agréable qui rappelle celle du citron; il a une saveur
âcre et amère. Il se dissout dans l'alcohol; il est composé de résine, d'huile volatile, et d'acide benzoïque.
Tenu quelque temps dans l'eau chaude, il lui communique une partie de ses principes; cet excipient devient aromatique : c'est avec cette solution aqueuse
que l'on compose le sirop balsamique de Tolu. C'est
surtout de l'acide benzoïque que ce composé tient les
propriétés médicinales dont il jouit; on fait des tablettes avec ce baume et le sucre.

Le baume de Tolu agit sur les tissus organiques en les stimulant ; il anime d'abord la vitalité de l'appareil gastrique ; ses principes pénètrent bientôt dans tout le système, et s'il sont en quantité suffisante, la fréquence du pouls, une chaleur intérieure plus grande, une exhalation cutanée plus abondante, etc., révéleront leur impression sur les diverses parties du corps.

Les médecins ont recours à cette substance excitante pour combattre les accidents pathologiques qui procèdent de la débilité de certains organes, de l'affaiblissement de leurs mouvements. On a employé avec succès le sirop et les tablettes debaume de Tolu dans les catarrhes chroniques, à la fin des rhumes, lorsqu'il paraissait utile de réveiller l'énergie ou la vitalité des poumons, d'aider l'expectoration, etc. Il est inutile de dire que ces secours médicinaux doivent être proscrits dès qu'il se manifeste de la chaleur, de la douleur, de la sécheresse dans les voies respiratoires ; ils feraient beaucoup de mal si l'on s'en servait lorsqu'il existe des phlogoses, de la fièvre, etc.

BAUME ou mieux RÉSINE DE LA MECQUE ou DE JUDÉE. *Balsamum meccanense. Opobalsamum.* Résine qui découle de l'AMYRIS GILEADENSIS, L., et de l'A. OPOBALSAMUM, Forskal., arbres qui croissent en Arabie, près de la Mecque. Ce suc résineux est blanchâtre, il a une odeur agréable. M. Vauquelin pense qu'il se compose de plusieurs résines distinctes ; il est très rare en Europe.

RÉSINE ÉLÉMI. *Gummi elemi.* Cette résine se retire par incision de l'AMYRIS ELEMIFERA, L., arbuste qui habite le Canada et l'Amérique méridionale. On l'apporte en Europe en gâteaux arrondis et enveloppés dans des feuilles d'iris. Cette substance a une odeur forte, une saveur amère ; elle est rarement employée.

MASTIC. *Mastix, mastiche.* Résine retirée du PISTACIA LENTISCUS. L. Elle est en larmes transparentes, sèches, d'un blanc jaunâtre, elle devient odorante lorsqu'on la chauffe. L'arbre d'où provient cette substance croît dans le Levant, en Espagne, en Italie ; mais c'est dans l'île de Chio qu'il fournit le mastic. M. Desfontaines dit que cet arbre n'en fournit plus sur les côtes de Barbarie, où il est très commun. (*Traité des arbres et des arbriss.*)

La térébenthine de Chio, *terebinthina cypria, T. chia.*, provient du PISTACIA TEREBINTHUS, L., qui habite l'île de Chio et les autres îles de l'Archipel, et que l'on retrouve en Espagne, en Italie et dans la France méridionale.

Famille des légumineuses.

BAUME, ou mieux RÉSINE DE COPAHU. *Copaïvæ, copaïbæ balsamum. Bals. brasiliense.* Résine liquide que l'on extrait du COPAIFERA OFFICINALIS, L., arbre qui habite le Brésil et la Guiane : on incise son écorce ; on pratique même des plaies au tronc, et le suc propre qu'il contient sort au dehors. Telle est son abondance, que si la saison et le temps sont bien choisis, un seul individu peut en fournir douze livres en trois heures. Cette résine est d'un jaune clair, de la consistance d'une huile épaisse ; elle a une odeur forte et désagréable, une saveur âcre et amère.

Le baume de copahu contient une grande proportion

d'huile essentielle. Mille grammes de copahu soumis par M. Boullay, dans une cornue, à la ditillation, ont fourni d'abord vingt-six grammes d'une huile volatile blanche, d'une transparence parfaite, possédant au plus haut degré l'odeur de ce suc propre. Une plus forte chaleur a donné sept cents grammes d'une nouvelle huile, moins odorante que la première, de couleur verdâtre. Ce chimiste a trouvé pour résidu deux cent cinquante grammes d'une résine d'un rouge brun, solide, transparente, peu odorante, peu soluble dans l'alcohol, très soluble dans l'éther. Le baume de copahu est donc une combinaison naturelle d'une huile volatile et d'une résine ; il n'y existe aucune trace d'acide. (*Bullet. de pharm.*, tom. I, p. 286.) On fait prendre ce corps résineux intérieurement pur, ou bien on le mêle avec un sirop. Les malades prennent ce médicament avec une grande répugnance. Quand le temps est froid, il s'épaissit et s'avale encore plus difficilement ; on se trouve bien alors de plonger dans de l'eau chaude la bouteille qui contient cette substance, pour la liquéfier ; la déglutition en est plus facile, plus prompte. Il est bon de se servir d'eau bien chaude pour se nettoyer la bouche après. On peut aussi mettre le baume de copahu en suspension dans un véhicule aqueux, à l'aide d'un jaune d'œuf ou d'un mucilage : on en forme des pilules avec une poudre qui puisse être son auxiliaire dans l'effet immédiat que l'on veut produire. La solution alcoholique ou la teinture de baume de copahu est aussi employée.

La résine de copahu a une propriété stimulante. Quand on en donne quelques gouttes, elle anime seu-

8.

lement les forces gastriques, elle favorise plutôt qu'elle
ne trouble l'exercice des fonctions digestives ; mais sa
présence devient pénible pour les intestins, lorsqu'on
en avale une quantité plus élevée à la fois, comme deux,
trois gros, une demi-once et même davantage ; alors
elle détermine une irritation notable, principalement
sur les gros intestins. Cette irritation se manifeste par
des évacuations alvines qui ont lieu deux heures environ
après l'ingestion de cette substance, par de légères coliques, surtout par un ténesme assez prononcé, par la soif.
Ces évacuations entraînent la substance médicinale,
empêchent l'absorption de ses principes, rendent nuls
les effets ultérieurs du baume de copahu. Si la matière résineuse séjourne sur la surface intestinale,
les suçoirs absorbants qui recouvrent cette surface en
pompent au moins une partie, et l'importent dans la
masse sanguine ; alors le cours du sang est troublé, la
chaleur animale un peu augmentée, la sécrétion urinaire plus abondante, etc. Lorsque l'on prend pendant
quelques jours cette substance médicinale à haute dose,
elle finit fréquemment par décider une commotion artérielle ; la fièvre s'allume, elle s'accompagne de diverses hémorrhagies, de céphalalgie, de soif, d'ardeur
d'entrailles, d'éruptions à la peau, etc. ; l'individu
médicamenté éprouve une cuisson dans le canal de
l'urèthre au moment de l'éjection des urines : ces dernières sont fréquemment sanguinolentes. (*Hoppe,*
Cullen, Bergius.) C'est surtout par les reins que sortent les principes chimiques de ce baume qui ont été
portés dans le sang : aussi l'urine de ceux qui usent
de ce remède acquiert-elle une saveur amère, et

une odeur très remarquable de baume de copahu.

M. le docteur Ribes a vu un jeune homme qui prit en une fois une once de baume de copahu. Peu après, il eut des coliques et fut abondamment purgé : il éprouva pendant toute la journée du dégoût pour les aliments, mais bientôt l'appétit lui revint. Un officier d'état major, en prit en 1808, à Valladolid, deux onces en une dose, il eut plusieurs selles et fut délivré d'une gonorrhée. (*Revue médicale*, tom. IX, p. 10.) Les évacuations qui ont suivi de près l'ingestion de la substance médicinale, et qui l'ont entraînée hors des intestins, expliquent pourquoi il n'y a point eu de phénomènes d'excitation dans l'appareil circulatoire et dans tout le système : les suçoirs absorbants n'ont pu agir sur le baume de copahu, en saisir les molécules, les introduire dans la masse du sang.

Je consignerai ici deux observations. Un officier de cavalerie, âgé de trente-six ans, voulant arrêter promptement un écoulement gonorrhéique qui durait depuis long-temps, prit le matin et le soir une demi-once de baume de copahu. Chaque dose produisit deux ou trois selles avec de légères coliques. Ces évacuations commençaient une heure et demie environ après l'ingestion de cette substance ; elles étaient accompagnées d'une chaleur pénible au fondement. Le malade avait de l'appétit, mais il était tourmenté par la soif. Les urines avaient l'odeur du copahu. Il ne se manifesta aucun phénomème hors de l'appareil digestif : il n'y eut ni chaleur à la peau, ni fréquence ou vivacité du pouls, ni céphalalgie, étourdissements, etc. Il n'y eut qu'une bien faible absorption des principes de ce corps résineux, au moins l'action de ces molécules sur les tissus vivants ne se fit pas remarquer. Sept à huit heures après la quatrième dose, l'estomac parut s'offenser ; il survint des nausées, des vomissements, du dégoût, une répugnance invincible pour ce médicament. Le malade en cessa l'usage et tout se rétablit promptement dans l'état naturel. Deux jours après les urines exhalaient encore l'odeur du copahu.

Un homme prit pendant deux jours une demi-once de baume de copahu en deux doses, une le matin et l'autre le soir : le troisième jour, cette dose fut portée à six gros. Le premier jour, il se manifesta du trouble dans les intestins ; le deuxième et le troisième jour, il eut des évacuations intestinales abondantes avec irritation des voies digestives. Les urines avaient une odeur bien prononcée de baume de copahu. Le quatrième jour, bien qu'il eût cessé l'usage de cette substance, il avait le pouls vif, fréquent, la peau chaude, la figure animée, de la céphalalgie, de l'insomnie la nuit ; l'odeur des urines paraissait s'affaiblir ; il ressentait encore de l'ardeur dans les intestins, et allait souvent du bas. Le cinquième jour, tous les signes d'irritation ou d'échauffement étaient grandement modérés ; il avait dormi la nuit.

Faisons ici cette remarque au sujet de l'usage interne des substances résineuses : ce n'est pas après la première, même après plusieurs doses, que le pouls s'élève, que les battements du cœur deviennent plus forts, la chaleur animale plus développée. Il faut ordinairement plusieurs jours de l'usage de ces substances pour que l'appareil circulatoire s'irrite, et qu'il s'élève dans le corps médicamenté un mouvement fébrile.

La résine de copahu a été employée avec succès dans les catarrhes chroniques. Son usage journalier a évidemment contribué à faire reprendre à la membrane muqueuse des bronches son état naturel; on s'est aperçu que cette substance diminuait insensiblement l'abondance des crachats, qu'elle rendait l'expectoration plus facile. Son utilité, dans les maladies qui nous occupent, dérive de l'influence excitante qu'elle exerce sur l'organe pulmonaire : cette utilité suppose un état d'inertie, de relâchement, d'œdème du tissu pulmonaire, une congestion passive formée dans les poumons, etc., que corrige l'impression mordicante des molécules du copahu. Il devient en même temps évident que cette substance médicinale sera nuisible dès qu'il existera de l'irritation, de la phlogose dans les voies respiratoires.

La résine de copahu peut encore se rendre utile dans les toux humides, dans les affections chroniques des organes pulmonaires, par son action immédiate sur leur surface interne. On met cette substance dans une petite fiole avec de l'éther ou de l'alcohol : on échauffe le mélange avec la main, et on l'approche de de la bouche; à chaque inspiration, les effluves qui s'échappent du flacon pénètrent dans les poumons, et portent une impression stimulante sur ces organes. J'ai souvent vu des malades que ce moyen soulageait merveilleusement : ceux qui sont faibles, épuisés, qui n'ont plus la force d'expectorer, parviennent à l'aide de ce secours à réveiller l'énergie expultrice de leurs poumons, à rejeter sans peine des mucosités qui entretenaient une toux pénible, désolante pour le malade et pour les assistants, et qui était toujours insuffisante pour débarrasser les voies aériennes.

On a employé le baume de copahu dans des diarrhées anciennes, dans des dysenteries chroniques. La surface intestinale se trouvait dans une disposition morbide; on pouvait soupçonner qu'il y existait des ulcérations superficielles. L'impression immédiate de ce corps résineux provoque dans l'état actuel de cette surface un changement brusque, dont la nature tire souvent parti pour la rappeler à sa situation naturelle; alors on administre de fortes doses de cette substance; mais on n'en donne que deux, trois ou quatre prises, en jugeant chaque fois avec soin si son action devient favorable, si elle sera curative. Dans les catarrhes chroniques de la vessie, quand les urines sont glaireuses, ce baume peut aussi devenir un remède salutaire entre les mains d'un praticien attentif et prudent : une irritation sur la membrane muqueuse qui tapisse les voies urinaires peut servir à faire cesser son gonflement atonique, à tarir peu à peu la sécrétion pathologique qu'elle fournit...

On vante l'efficacité du baume de copahu dans le traitement de la gonorrhée; on a vu cette substance arrêter la maladie dès son début; on l'a vue réussir lorsque celle-ci était à sa fin. Ce sont toujours de fortes doses de cette substance que l'on administre : on va jusqu'à en donner une demi-once deux fois par jour. Cette substance agit alors de deux manières : ou elle établit une irritation vive, brusque, puissante sur

la surface intestinale ; cette irritation, annoncée par une
ardeur intestinale, des coliques et des selles avec ténesme, appelle celle qui occupe l'appareil génital,
opère par rapport à cette dernière un effet révulsif :
ou bien les molécules du baume de copahu sont absorbées ; elles changent l'action morbide de la partie
malade, elles opposent une excitation médicinale à
l'excitation pathologique de la membrane uréthrale.
Ce qui se passe alors dans le canal de l'urèthre rappelle ce que nous voyons arriver sur la conjonctive enflammée, lorsqu'on emploie un collyre irritant, ou
sur les ulcérations superficielles de la peau, qui disparaissent par des applications stimulantes. Il est bien
des cas où les effets thérapeutiques du baume de copahu
peuvent sortir à la fois de l'impression qu'il fait sur
la surface intestinale, et de celle que portent ses molécules sur les organes qui sont affectés. «J'ai quelquefois vu, dit Cullen, la térébenthine et le baume de
copahu produire une véritable inflammation de l'urèthre, au point d'occasioner une suppression d'urine ;
et la gonorrhée qui subsistait depuis quelque temps se
guérir complètement, lorsque les effets de l'inflammation avaient disparu. » (*Mat. méd.*, tom. II, p. 193
de la traduct.)

C'est par le même mécanisme que s'opèrent les guérisons que le baume de copahu procure, lorsqu'on
dirige son action stimulante contre la leucorrhée. On
se sert, par exemple, d'un opiat composé de parties
égales de ce baume et de sucre : on ajoute par once
de neuf à dix-huit grains de safran en poudre (*Biblioth.
méd.*, février 1812) ; on fait prendre au malade depuis

une demi-once jusqu'à deux onces de ce mélange; son usage donne lieu à une irritation des voies intesti-- nales; il produit un catarrhe momentané de la membrane muqueuse qui les recouvre; mais en même temps l'influence de ce remède est manifeste sur la membrane vaginale : elle devient irritée, son mode de sécrétion change; l'écoulement n'a plus la même nature; enfin il cesse peu à peu. N'oublions pas que ces méthodes curatives sont violentes, et qu'un prati· cien doit toujours examiner si les organes digestifs peuvent les supporter.

Qu'une femme atteinte d'hydropisie ait éprouvé une évacuation abondante d'urine et obtenu sa gué- rison en prenant le matin et le soir une cuillerée de baume de copahu, c'est un produit thérapeutique qu'explique bien l'exercice de la force stimulante de cette substance sur les suçoirs absorbants, d'une part, et sur les organes sécrétoires de l'urine, de l'autre.

BAUME DU PÉROU. *Balsamum peruvianum*. Baume que l'on extrait du MYROXYLUM PERUIFERUM, arbre qui croît au Pérou, au Brésil, au Mexique. Il exsude de son écorce une matière balsamique; mais celle-ci est très rare : elle est d'un blanc jaunâtre; liquide d'abord, elle s'épaissit en vieillissant; elle a une odeur suave, une saveur âcre et amère. Le baume du Pérou que nous recevons s'obtient par la décoction des écorces et du bois de cet arbre dans l'eau; après un temps d'ébullition convenable, on laisse la liqueur se refroi- dir; on trouve à sa surface une huile roussâtre; c'est elle qui devient le baume du Pérou du commerce; ce dernier est d'un rouge brun, d'une consistance siru-

peuse, d'une odeur suave, d'une saveur piquante,
désagréable. Cette substance médicinale a une propriété excitante : elle produit les mêmes effets immédiats que les substances balsamiques et résineuses dont
nous venons de parler : elle se montrerait utile dans les
mêmes circonstances pathologiques ; mais on se sert
peu de ce produit végétal.

Nous inscrirons au nombre des plantes de la famille
des légumineuses qui recèlent une faculté excitante,
le lotier odorant ou le faux baume du Pérou, MELILO-
TUS CÆRULEA, et le mélilot ordinaire, MELILOTUS OFFI-
CINALIS. L. L'acide benzoïque est abondant dans les
fleurs de cette plante. (Vogel, *Journ. de pharm.*, tom.
VI, pag. 308.)

Famille des ébénacées.

BENJOIN. *Benzoes gummi. Benzoinum. Assa dul-
cis*, matière balsamique que l'on obtient du STYRAX
BENZOIN. Dryander. Cet arbre croît à Sumatra, à Java,
il existe aussi dans l'Amérique méridionale, à Santa-
Fé-de-Bogota. On croit qu'on en retire de plusieurs
autres espèces de végétaux. On fait des incisions au
tronc et aux rameaux de ces arbres ; il en découle un
suc laiteux qui, peu à peu, s'épaissit à l'air. Un arbre
de six ans fournit environ trois livres de benjoin. On
trouve ce dernier dans le commerce, en masses assez
grosses ; il a une couleur d'un brun rougeâtre. On
nomme benjoin amygdaloïde les morceaux qui contiennent dans leur intérieur des larmes blanches, que
l'on à comparées à des amandes.

M. Bucholz s'est occupé de l'analyse chimique de

cette substance ; il a trouvé que vingt-cinq gros de
benjoin choisi se composaient de :

Résine.	20 gros	5o grains.
Acide benzoïque.	3	7
Substance analogue au baume du Pérou.		25
Principe particulier aromatique, soluble dans l'eau et dans l'alcohol.		8
Débris ligneux et impuretés. .		3o
	25	oo

On donne le benjoin en poudre ; on convertit en
sirop l'eau chargée de ses principes ; on en conserve
la teinture parmi les préparations officinales de nos
pharmacies. Lorsque l'on met quelques gouttes de
cette teinture dans l'eau, ce liquide devient aussitôt
blanc et laiteux ; c'est le cosmétique que l'on connaît
sous le nom de *lait virginal*.

Le benjoin agit sur les organes du goût et de l'odorat : il donne une saveur douceâtre et balsamique, une
odeur suave, surtout quand il est chauffé ; aussi cette
substance entre-t-elle dans la composition des pastilles
ou clous odorants que l'on brûle dans les apparte-
ments pour rendre aromatique l'air qui les remplit.
Le benjoin exerce sur nos organes une impression stimulante ; il titille les tissus vivants, il augmente leurs
mouvements. A la dose de six, huit, dix grains, il
anime les forces digestives ; on s'en est servi avec
succès pour combattre des faiblesses d'estomac, pour
donner à cet organe plus d'énergie. Si l'on administre

des doses plus fortes, comme un demi-gros et plus,
ses principes sont absorbés ; ils agissent sur tous les
appareils organiques, la circulation est accélérée, les
exhalations et les sécrétions deviennent plus abondantes, etc.

Les praticiens ont rarement recours à cette substance médicinale. On s'en est servi quelquefois dans
les catarrhes chroniques, dans l'asthme humide, pour
favoriser l'expectoration, pour imprimer en même
temps à l'appareil respiratoire une excitation salutaire.
Le docteur Schwilgué a plusieurs fois administré, à
l'approche d'accès de fièvre intermittente tierce, un
demi-gros de benjoin ; il a observé que ce remède mo-
difiait les accès et les faisait cesser à peu près comme
les toniques amers.

Jeté sur des charbons ardents, le benjoin produit
une vapeur épaisse remplie d'acide benzoïque : portée
par l'air dans les cellules bronchiques, cette vapeur
s'est montrée bienfaisante dans plusieurs affections
catarrhales qui étaient devenues chroniques. On a di-
rigé ces vapeurs sur les tumeurs indolentes ; leur action
stimulante a paru produire un bon effet. On fait souvent avec elles des frictions sèches : on recueille ces
vapeurs avec un morceau d'étoffe de laine, et on les
porte sur la partie que l'on veut frotter.

ACIDE BENZOÏQUE NON PURIFIÉ. *Fleurs de benjoin.*
Flores benzoes. Nous entendons parler ici de l'acide
benzoïque que l'on retire par la sublimation du produit végétal dont nous venons de parler. Cet acide
benzoïque retient toujours un peu d'huile volatile qui
lui donne de l'odeur. Il est très soluble dans l'eau

bouillante ; l'eau froide en dissout beaucoup moins : il a une grande affinité pour l'alcohol. On l'administre à l'intérieur en l'unissant à une proportion vingt à trente fois plus forte de sucre. On pourrait aussi se servir de la solution aqueuse ; c'est cette solution épaissie avec le sucre que présentent les sirops de baume de Tolu et de benjoin.

L'acide benzoïque a une puissance stimulante très prononcée : déjà elle se fait sentir dans les voies alimentaires lorsqu'on avale les composés pharmaceutiques dont il fait la base ; un picotement dans la bouche, dans la gorge, un sentiment de chaleur dans la région épigastrique, décèlent l'exercice actuel de sa force active. Une forte dose détermine une médication générale ; la circulation, les sécrétions, etc., sont évidemment influencées par ce médicament.

On emploie cette substance pour stimuler les organes pulmonaires dans tous les cas où leur atonie, leur débilité, rendent l'expectoration difficile. A la fin des péripneumonies, des catarrhes, dans les toux chroniques, ce moyen est très recommandable ; l'art de guérir en a souvent retiré d'importants services ; mais il faut que ce médicament ne rencontre pas dans la cavité respiratoire une irritation, une phlogose qu'il puisse aggraver : s'il augmente la toux, s'il supprime l'expectoration, s'il développe de la chaleur, etc., il est contraire, il faut y renoncer.

STORAX. *Storax vulgaris. Styrax solide.* Suc balsamique que fournit le STYRAX OFFICINALE, L., arbre qui croît dans nos provinces méridionales, dans l'Italie, dans l'Orient. Ce sont les individus de cette dernière contrée qui nous donnent cette substance. On distingue plusieurs sortes de storax, 1° celui en grains, qui paraît exsuder spontanement à travers les gerçures de l'écorce de l'arbre, et que l'on recueille aussitôt après sa sortie; il est pur, sous forme de larmes blanches; il est très rare; 2° le storax calamite est roux, friable, en grosse masse; 3° le storax rouge brun; la matière balsamique paraît mêlée à diverses impuretés dans cette espèce.

Le storax a une odeur suave, une saveur âcre, un peu amère. Il agit sur nos organes comme un agent excitant. On s'en sert rarement en thérapeutique.

On ne doit pas confondre le storax avec la substance que l'on nomme styrax liquide, huile de copalme, liquidambar. Celle-ci provient du LIQUIDAMBAR STYRACIFLUA, L., arbre de la Virginie, du Mexique, de la famille des amentacées. On se sert rarement en médecine de ce produit végétal, qui recèle toutefois une propriété excitante.

Famille des rutacées.

GAÏAC. *Guaiaci lignum. Lignum sanctum. Lignum vitæ.* Corps ligneux du GUAIACUM OFFICINALE, L., arbre de l'Amérique méridionale, que l'on trouve surtout au Brésil, à la Jamaïque, à Saint-Domingue. On apporte le bois de gaïac en morceaux de diverses grosseurs. Ce bois est serré, compact, pesant, dur, difficile à couper et à scier. On le râpe, et c'est cette poudre grossière que l'on connaît en pharmacie sous le nom de râpure de gaïac, *rasura,* vel *scobis ligni guaiaci.* Cette poudre, qui est jaune d'abord, devient

verte à la lumière. On attribue à l'écorce de cet arbre
des propriétés supérieures à celles du corps ligneux.

Le tronc du gaïac est d'un vert brun au centre, et
jaunâtre à la circonférence. Selon la manière dont la
coupe se trouve faite, les morceaux qui en proviennent
offrent une couleur différente. Le bois de gaïac est peu
odorant, il le devient davantage quand il est râpé. Le
frottement et la chaleur développent ses principes volatils et sa qualité aromatique ; il provoque l'éternue-
ment, lorsqu'on le râpe. Sa saveur est amère, légèrement âcre.

L'arbre qui nous fournit le gaïac se remplit, en
avançant en âge, d'un suc propre qui, quelquefois,
exsude spontanément de son écorce, mais dont on
rend la sortie plus abondante en pratiquant des incisions sur le tronc et sur les branches. Ce produit végétal se nomme résine de gaïac, *resina guaiaci ;* celle-
ci se compose d'une matière extractive, soluble dans
l'eau, et d'un principe résineux. Ce dernier diffère
des résines ordinaires en ce qu'il fournit de l'acide
oxalique lorsqu'on le traite par l'acide nitrique. On
emploie en médecine le produit extracto-résineux du
gaïac à la dose de douze, vingt grains, même un demi-
gros à la fois. On le donne en bols, en suspension dans
un véhicule aqueux, à l'aide du jaune d'œuf, ou en
solution dans l'alcohol.

C'est presque toujours en décoction dans l'eau que
l'on administre le bois de gaïac. L'ébullition est nécessaire pour que ce véhicule dissolve les principes
actifs de cette substance ; l'infusion ne paraît pas suffire
pour charger l'eau des vertus du gaïac. Le docteur

Schwilgué avait fait des expériences qui lui ont démontré que c'était des principes solubles dans l'eau que ce bois tirait sa faculté agissante : la solution aqueuse de l'extracto-résine a une saveur âcre; la partie résineuse que l'eau n'attaque pas est insipide ; cette dernière ne produit point d'effets excitants. (*Mat. méd.*, 3ᵉ édit., tom. I., pag. 479.) Ce qu'il est important pour nous d'observer dans la confection des décoctions de gaïac, dont se servaient les auteurs qui ont célébré les vertus de cette substance, c'est la durée qu'ils donnent à l'ébullition de l'ingrédient médicinal, et la proportion considérable qu'ils prescrivent de ce dernier par rapport au véhicule. On commence toujours par laisser cette substance macérer pendant environ douze heures dans l'eau, avant d'employer l'action du feu. Selon les formules on trouve de quatre à huit onces de gaïac râpé, pour quatre livres de véhicule que l'on fait réduire à deux. Nicol. Poll allait plus loin, il mettait jusqu'à une livre de gaïac bouillir dans six livres d'eau, que l'on ramenait à deux. Les malades prenaient une livre de cette tisane épaisse, sirupeuse, dans la matinée : ils introduisaient donc tous les jours dans leur corps les principes actifs que contiennent huit onces de gaïac, lorsqu'ils avaient recours à la tisane la plus forte. On fait aussi avec ce bois une teinture alcoholique que l'on connaît sous le nom d'*eau-de-vie de gaïac,* et que l'on fait prendre par cuillerées.

Les principes du gaïac exercent sur les tissus vivants une action stimulante ; ceux qui se mettent à l'usage de sa tisane remarquent qu'ils mangent davantage et qu'ils digèrent mieux. Cette action reste modérée tant

2.

que l'on se contente de prendre une légère décoction
de ce bois ; elle devient plus prononcée, elle se manifeste par des phénomènes très apparents, dès que l'on
emploie une décoction saturée des matériaux excitants
du gaïac, dès que l'on fait pénétrer dans le système
animal une grande abondance de ces matériaux. Ainsi
ceux qui boivent par jour une livre et plus d'une tisane
très chargée des principes du gaïac ne tardent pas à
ressentir tous les symptômes d'une excitation générale. Portés par le sang dans toutes les parties, ces
principes montent peu à peu les forces organiques à
un haut degré de développement : au bout de quelques
jours, il se déclare une commotion artérielle ; le pouls
devient plus vif, plus fréquent, la chaleur animale
plus développée ; on éprouve de l'agitation, de l'insomnie ; la vitalité augmente vers la peau ou vers les
reins ; des sueurs abondantes ou des évacuations d'u-
rine en sont le produit : on a remarqué que le liquide
urinaire montrait alors de l'âcreté. Ce mouvement de
l'appareil circulatoire provoque souvent un travail
hémorrhoïdal, diverses hémorrhagies, des céphalalgies
violentes, la salivation, etc., selon que la disposition
de celui qui soutient l'opération du médicament appelle
les mouvements fluxionnaires vers un point ou vers un
autre.

Il est quelques autres effets que produit encore le
gaïac, mais ceux-ci tiennent à l'impression que cette
substance porte sur les voies alimentaires : telles sont
l'irritation que l'individu médicamenté ressent dans la
gorge et dans l'estomac, les coliques qui suivent, et
enfin les déjections alvines qui ont lieu après. La résine

de gaïac surtout occasione ces effets ; si on prend à
la fois trente-six grains, surtout un gros ou un gros et
demi de sa poudre, on obtient ordinairement plusieurs
selles. (Pringle, *Obs. sur les mal. des armées;* Cullen, Desbois de Rochefort, *ouvrages cités.*) Ces évacuations sont évidemment le produit de l'action de cette
matière excitante sur la surface intestinale : dans la médication du gaïac, elles tiennent un rang subalterne ; elles
sont rarement de quelque utilité pour la thérapeutique.

On vante le gaïac dans les affections cutanées : sa
propriété excitante annonce qu'il ne peut être employé
dans les maladies de la peau lorsqu'il existe de l'irritation, de la chaleur sur cette surface, lorsque le pouls
est vif, et qu'il y a de la fièvre ; mais le gaïac fournira
des remèdes utiles dans les dartres, dans toutes les éruptions chroniques, lorsque l'on remarquera dans le système animal une détérioration profonde et sur la peau de
la mollesse, du relâchement, un défaut de vigueur, etc.:
l'influence des principes du gaïac sur la vie de l'organe
cutané, celle qu'il portera en même temps sur l'exercice
des fonctions nutritives, seront également salutaires.

Le gaïac est un moyen dont on recommande l'usage
aux personnes tourmentées de douleurs rhumatismales
ou arthritiques. On a remarqué que cette substance
ne convenait qu'aux malades qui étaient d'une complexion molle et lymphatique. Ordinairement c'est en
poussant à la peau, en déterminant une diaphorèse,
qu'elle se montre favorable. On se contente alors
d'employer une décoction légère de gaïac : on met
une once environ de la râpure de ce bois pour avoir
deux livres de tisane. On a aussi recours à la teinture

9.

de gaïac : on en donne trois cuillerées à café par jour. J'ai vu ce dernier remède, que l'on prenait dans un verre d'infusion de camomille romaine, exciter une forte sueur, déterminer une éruption cutanée ; ce travail de la peau enleva, par une action révulsive probablement, une douleur de sciatique très aiguë.

Personne n'ignore qu'avant de connaître l'efficacité du mercure dans les maladies syphilitiques, le gaïac était regardé comme le remède souverain de ces affections. Les médecins du seizième siècle se sont beaucoup occupés de cette production médicinale. Fracastor a cru en devoir célébrer les bienfaits dans le troisième livre de son poëme. Nous rappellerons encore que dans le traitement de ces maladies on emploie toujours une décoction de gaïac très chargée ; qu'en trente ou quarante jours on consomme quinze à vingt livres de ce bois. On conçoit qu'en portant dans le système animal une si grande quantité de principes médicinaux, on suscite toujours une excitation très profonde et même très opiniâtre. Lorsque l'on associe l'usage du gaïac à celui du mercure, la première substance devient en quelque manière auxiliaire de la dernière : il semble que dans les individus qui ont la fibre molle, chez qui les mouvements organiques paraissent affaiblis, l'action stimulante du gaïac favorise la faculté qu'ont les préparations mercurielles d'anéantir le principe syphilitique. Les malades qui ont subi plusieurs traitements, qui ont pris beaucoup de mercure, sans obtenir une entière guérison, trouvent souvent leur salut dans l'usage du gaïac. Ne peut-on pas croire que l'efficacité de ce dernier vient alors de ce que c'est un stimulant nouveau, dont l'habitude n'a point affaibli l'activité médicinale ?

Des praticiens recommandables croient que le gaïac seul a pu guérir des maladies vénériennes. Si une propriété excitante était capable de détruire la cause de ces maladies, le gaïac, à la dose à laquelle on s'en sert alors, devrait toujours réussir : mais le mercure n'a-t-il pas une action particulière sur le principe des affections syphilitiques ? Au fond, il y a de l'analogie entre la médication du gaïac et celle du mercure ; ces deux remèdes agissent lentement, mais d'une manière opiniâtre : ce n'est plus une excitation fugace qu'ils produisent comme, par exemple, celle des plantes labiées, des crucifères, etc.; c'est une excitation qui ne se développe qu'au bout de quelques jours, et qui dure longtemps. On conçoit pourquoi il faut des excitants tenaces, pénétrants, dans ces maladies, lorsqu'elles attaquent les ganglions lymphatiques, les os, etc., enfin des parties dont la vie est très obscure, et sur lesquelles tous les médicaments ont peu de prise, sur lesquelles ils ne peuvent opérer qu'une impression lente, qu'une modification tardive.

RUE. *Rutæ herba.* RUTA GRAVEOLENS, L. Sous-arbrisseau qui se trouve dans les lieux stériles des provinces méridionales, en Espagne, en Suisse. Toutes les parties de cette plante ont une odeur très fétide, très pénétrante, une saveur chaude, amarescente ; on en retire une petite quantité d'huile volatile qui a peu d'âcreté, dont la force active paraît moins développée que celle de la plante, qui exhale un arôme plus agréable et que l'on a donnée à la dose d'un gros et plus. On prépare avec la rue une eau distillée dans laquelle on ne retrouve pas la qualité âcre de cette plante : son extrait aqueux, au contraire, irrité l'intérieur de la bouche et de la gorge. M. Planche a reconnu la présence du soufre dans cette plante.

Après l'administration de la rue, on remarque deux sortes d'effets : 1° ceux qui dérivent de son impression locale. On ressent une ardeur dans les voies alimentaires pendant son action. M. Orfila a expérimenté qu'à une forte dose elle était capable d'enflammer l'estomac et les intestins : déjà Dioscoride avait remarqué qu'elle excitait de la démangeaison à la peau, lorsque l'on maniait pendant quelque temps cette plante fraîche. 2° On distingue aussi des effets qui découlent de l'absorption de ses principes : après l'emploi de la rue le pouls s'élève, le sang précipite son cours, il survient des hémorrhagies, les règles paraissent hors de leur temps, la sueur exhale une odeur fétide, etc.

La rue est rarement employée comme un agent médicinal. Boerhaave s'en est servi avec succès dans les névroses, dans les affections hystériques : on pensait qu'elle changeait l'état morbide du cerveau, du prolongement rachidien et des nerfs, par une influence spéciale sur cet appareil organique. Cullen croit aussi à l'existence d'une vertu antispasmodique dans cette plante.

C'est à cette famille qu'appartient 1° le dictame blanc ou la fraxinelle, DICTAMNUS ALBUS, L., dont la racine a joui d'un certain crédit dans nos matières médicales ; elle n'est plus employée de nos jours. 2° Le

ZANTHOXYLUM CLAVA-HERCULIS, L., et z. FRAXINEUM, dont l'usage extérieur et intérieur excite la salivation, qui en Amérique s'administre comme un remède diurétique et sudorifique, et que l'on a employé contre la paralysie.

Famille des joncées.

ROSEAU AROMATIQUE. *Calamus aromaticus. Calami vulgaris radix*, racine de l'ACORUS CALAMUS, L., plante vivace qui croît dans les lieux humides en Alsace et dans quelques autres provinces de la France, en Belgique, dans le Piémont ; elle se retrouve aussi au Japon, etc. C'est la racine de cette plante que réclame la matière médicale ; elle est odorante, d'une saveur piquante et amère ; elle échauffe l'intérieur de la bouche lorsqu'on la mâche. L'eau distillée de cette racine est aromatique ; elle contient une petite proportion de l'huile volatile qui existe dans cette production médicinale. On peut aussi administrer cette racine en poudre ou en infusion dans l'eau.

M. Trommsdorff a retiré de 64 onces de cette racine fraîche,

	onces.	gros.	grains.
D'une huile volatile plus légère que l'eau. . . .	»	»	15
D'inuline.	1	»	»
Matière extractive. . . .	»	9	»
Gomme.	3	4	»
Résine visqueuse. . . .	1	4	»
Matière ligneuse. . . .	13	6	»
Eau..	42	»	»

(*Annales de chimie*, tom. 81.)

La racine de calamus aromaticus a une faculté excitante bien constatée : elle s'est montrée un excellent stomachique. Quand on se représente l'état où se trouve l'appareil cérébral dans les fièvres adynamiques, quand on considère les phénomènes d'irritation qu'il fournit dans les fièvres ataxiques, quand on examine la disposition où sont alors les voies digestives, on a peine à concevoir que l'infusion de cette racine stimulante puisse être dans ces maladies aussi utile que l'annoncent les auteurs de matière médicale.

Produit végétal dont l'origine est inconnue.

MYRRHE, MYRRHA. *Myrrhæ rubræ gummi.* On n'est pas d'accord sur l'espèce d'arbre d'où provient ce suc gommo-résineux ; c'est de l'Arabie heureuse et de l'Abissinie qu'il nous arrive ; il est en petits morceaux de diverses formes, rougeâtres, demi-transparents ; leur cassure est brillante, et présente de petites stries blanchâtres. La myrrhe a une saveur amère et âcre, une odeur aromatique, agréable.

Cette substance se dissout en partie dans l'eau et en partie dans l'alcohol ; elle fournit à la distillation de l'huile volatile. Lorsque l'on met la myrrhe bouillir dans l'eau, cet excipient s'empare d'une petite proportion de résine, dont sans doute l'huile volatile décide la solution, comme l'explique M. J. Pelletier. D'après les recherches de ce chimiste, cinquante grains de myrrhe se composent de dix-sept de résine et de trente-trois de gomme. (*Bullet. de pharm.*, tom. IV.) Cette matière médicinale s'administre en poudre, en pilules, en électuaire. On a aussi recommandé la solution aqueuse et la solution alcoholique de cette substance ;

il est inutile de dire que, dans ces deux composés, la propriété de la myrrhe offrira une intensité bien dif-férente. Il est facile de prouver que cette propriété a un caractère stimulant. Six, huit, dix grains de myrrhe excitent l'appétit, développent les forces digestives, rendent l'élaboration des aliments plus prompte. Cartheu-ser vante la vertu stomachique de cette substance, quand les organes gastriques sont affaiblis ; il en recommande l'emploi à la fin des longues maladies et aux personnes âgées. A une dose plus élevée, la myrrhe sus-cite une excitation générale ; Cullen a vu un demi-gros ou deux scrupules de cette gomme-résine produire un sentiment de chaleur dans l'épigastre, accélérer le cours du sang, déterminer une irritation univer-selle, etc. Si son influence excitante se porte sur l'appareil utérin, elle occasione une congestion mens-truelle, elle fait paraître les règles ; tous les auteurs parlent de la vertu emménagogue de la myrrhe.

La thérapeutique a signalé ce produit végétal comme un remède utile dans les catarrhes chroniques, dans la rétention des menstrues avec chlorose, et dans quelques autres affections. Le praticien ne perdra jamais de vue la propriété stimulante de la myrrhe : elle lui révèle à la fois le bien qu'elle est susceptible d'opé-rer, et le mal qu'elle pourrait causer. Il devient évi-dent que cette substance ne sera plus médicinale dès qu'il y aura de l'irritation, de la phlogose ; qu'elle ne peut être un remède que pour les maladies qui ré-clament une influence stimulante : il est facile de même de sentir que les personnes pléthoriques, celles d'un tempérament bilieux, celles qui ont la fibre sèche

et irritable, doivent redouter l'emploi de cette pro
duction.

Nous terminerons ici l'examen des plantes ou des
produits végétaux qui ont une faculté excitante. Nous
aurions pu augmenter encore la liste déjà si nombreuse
des corps qui appartiennent à cette deuxième classe ;
il est tant de plantes dont les principes chimiques ont
la vertu de stimuler les tissus vivants ! mais nous avons
dû nous borner. Nous nous contenterons de citer les
productions suivantes ; elles nous paraissent mériter
moins d'attention que les précédentes, parceque leur
faculté est peu développée, et que les agents qu'elles
offrent à la thérapeutique sont débiles, doués d'une
faible efficacité. 1° Les fleurs de sureau, *flores sambuci*, fleurs du SAMBUCUS NIGRA, L. ; elles recèlent un
peu d'huile volatile ; on en tire une eau distillée qui a
peu de vertu. On conseille leur infusion pour favoriser
l'expectoration et pour pousser à la peau. On se sert
aussi dans la même intention du rob des fruits du sureau, *rob de baccis sambuci*. 2° Les fleurs de tilleul,
flores tiliæ, fleurs du TILIA EUROPÆA, L. ; elles ont
une odeur très marquée quand elles couvrent l'arbre
qui les portent, mais elles perdent cet arôme par la
dessiccation. L'eau que l'on obtient de ces fleurs par la
distillation est légèrement aromatique. On se sert de
l'infusion des fleurs du tilleul dans les affections spasmodiques ¹. 3° Les fleurs d'œillet rouge, *flores*

---

¹ M. Brossat, pharmacien à Bourgoin, obtint de la distillation de plus de 100 livres de fleurs de tilleul à peine
développées, 80 livres d'une eau chargée d'un principe

tunicæ, *flores caryophyllorum rubrorum*, pétales du DIANTHUS CARYOPHYLLUS, L. Ces pétales ont l'odeur et la saveur du girofle. On en fait un sirop qui entre dans les potions cordiales confortantes, etc. 4° L'eau distillée de roses, *aqua rosarum*, produit de la distillation des pétales du ROSA CENTIFOLIA ; cette eau entre comme excipient dans un grand nombre de potions. Elle a une odeur agréable ; elle est si peu excitante, qu'on peut la rendre l'excipient de matières mucilagineuses, amilacées, sans que celles-ci perdent leur vertu émolliente. 5° Le thé du Mexique, CHENOPODIUM AMBROSIOÏDES, L., que l'on donne en infusion dans l'eau, etc., etc.

B. *Substances animales excitantes.*

Musc, *Moschus orientalis*: substance sécrétée dans une bourse ou poche que porte le chevrotain, MOSCHUS MOSCHIFERUS, L., mammifère qui habite le Thibet, la Chine, la grande Tartarie, la Sibérie. Cette poche est un organe particulier au mâle ; elle se trouve située sous la peau du bas-ventre, en avant du prépuce ; elle

---

balsamique, analogue à celui des bourgeons de peuplier : cette eau fut recohobée sur 100 livres de fleurs encore moins développées, il en retira 40 livres d'un liquide chargé d'un arôme très pénétrant et suave, comme le baume du Pérou noir ; il surnageait des globules d'huile volatile d'un jaune doré. Cette eau placée à la cave était au mois de janvier suivant changée en une liqueur épaisse aromatique. M. Brossat éprouva, après en avoir beaucoup bu, une sorte d'ivresse joviale avec accablement, sommeil et une excitation toute particulière. (*Journ. de pharm.*, tom. VI, pag. 396.)

est creusée en dessous d'un sillon dans lequel la verge s'avance: la femelle en est dépourvue. Cet organe est de forme ovale; la membrane qui revêt son intérieur présente un grand nombre de replis irréguliers; il a un petit orifice en avant du prépuce. C'est dans cette cavité que s'amasse le musc. Cette sécrétion a beaucoup d'odeur dans les animaux qui habitent le Thibet et la Chine; dans le nord, elle perd une grande partie de sa qualité aromatique. Dans le temps du rut, elle se forme en plus grande abondance, et ses qualités sensibles sont plus développées. La poche dans laquelle elle se forme n'est remplie que dans les mâles adultes; elle est toujours vide dans les jeunes.

On préfère le musc qui nous arrive du Tunquin. On veut qu'il soit encore contenu dans la poche membraneuse qui a servi à le produire. Cette substance se présente sous forme de grumeaux; elle est onctueuse au toucher, d'une couleur rouge foncé; elle ressemble à des morceaux de sang caillés et desséchés. Il est très rare de trouver du musc pur dans le commerce; comme cette substance est d'un prix très élevé, elle tente la cupidité des marchands, et on la rencontre presque toujours falsifiée, mêlée à des graisses, à des résines, etc.; on n'a même pas craint d'annoncer comment on pouvait en fabriquer. C'est sans doute à ces altérations du produit médicinal qui nous occupe, qu'il faut attribuer le désaccord qui règne dans les opinions des praticiens sur ce secours thérapeutique. Si l'ingrédient que l'on administre sous le nom de musc n'a pas la composition chimique propre à cette substance, il ne suscitera pas les effets physiologiques

que celle-ci a coutume de faire naître : est-il étonnant ensuite que l'on n'obtienne pas de l'usage de ce musc falsi-
fié les avantages thérapeutiques que l'on en attendait?

On sait que le principe aromatique du musc est éminemment diffusible ; les émanations que fournit un
seul grain peuvent, pendant plusieurs années, remplir
l'air d'un vaste appartement, sans que le poids de ce
grain soit diminué d'une manière appréciable ; une
partie de musc peut communiquer son arôme à deux
mille parties d'une poudre inodore. Le musc est amer
et un peu âcre ; son odeur est très forte ; quand ses
principes sont dans l'air, qu'ils agissent sur la surface
olfactive et sur la surface bronchique, ils paraissent
offenser promptement le cerveau. L'impression que ces
principes exercent sur les épanouissements nerveux
qui recouvrent l'organe de l'odorat, se propage-t-elle
par continuité au centre encéphalique? Est-ce l'absorption qui a lieu dans les bronches, qu'il faut en accu-
ser ? Toujours observe-t-on que l'appareil cérébral
éprouve un changement d'état, une modification morbide ; il survient de la céphalalgie, des étourdissements, de la pesanteur de tête, des spasmes, des mouvements convulsifs, etc.

MM. Blondeau et Guibourt ont fait l'analyse du musc
tunquin ; ils l'ont trouvé composé des matériaux suivants :

1° D'eau ;

2° D'ammoniaque ;

3° De suif solide (stéarine) ;

4° De suif liquide (élaïne) ;

5° De cholestérine ;

6° D'huile acide combinée à l'ammoniaque ;

7° D'huile volatile ;

8° D'hydrochlorate d'ammoniaque, de potasse et de chaux ;

9° D'un acide indéterminé, en partie saturé par les mêmes bases ;

10° De gélatine ;

11° D'albumine ;

12° De fibrine ;

13° D'une matière très carbonée soluble dans l'eau ;

14° D'un sel calcaire soluble à acide combustible ;

15° De carbonate de chaux ;

16° De phosphate de chaux ;

17° De poils et de sable.

(Guibourt, *Hist. des drog. simpl.*)

L'eau et l'alcohol ne dissolvent qu'une partie des matériaux de cette substance, et lorsque l'on administre une infusion aqueuse ou une teinture de musc, on ne se sert pas de tous les principes actifs de cette matière médicinale : on en prépare aussi une teinture éthérée. Le plus souvent on ordonne le musc en bols ou en poudre ; on peut mettre sa substance en suspension dans un véhicule aqueux, à l'aide de la gomme et du sucre.

Le musc pris à la dose de un à quatre grains, anime la vie de l'appareil digestif : il se manifeste aussitôt des phénomènes sympathiques ; les forces semblent soudain augmentées dans tout le système animal. Si l'estomac est actuellement irrité, le contact du musc avec sa surface interne l'offense, le tourmente : on sent après l'ingestion

de cette substance, un vif sentiment de chaleur dans
l'épigastre. Lorsque l'on continue d'avaler d'heure en
heure des doses de quatre à six grains environ de
musc, et que l'on en use ainsi vingt-quatre grains, jusqu'à un gros et même plus par jour, les principes actifs
de cette substance pénètrent dans l'économie animale,
soumettent tous les tissus à leur influence, suscitent
une médication générale dans laquelle on reconnaît
les produits de la propriété excitante ; le sang circule
avec une grande impétuosité ; il survient des saignements de nez, des désirs vénériens, la perspiration cutanée est augmentée, etc. (Juncker, *Conspect. therap.*,
pag. 478; Wall, *Abrég. des Transact. philosoph.*,
tom. I.) Enfin l'odeur du musc se retrouve dans les
urines et dans les matières fécales : elle existe dans
la transpiration cutanée et dans la sueur des personnes
qui font usage de cette substance. Il est des malades
chez qui ces excrétions en sont tellement imprégnées,
que la main avec laquelle on leur tâte le pouls conserve long-temps l'odeur du musc. Lorsque l'on ouvre
les cadavres de personnes qui au moment de la mort
prenaient ce remède, on sait que les cavités pectorale
et abdominale sont remplies de son arôme ; que tous
les tissus en sont pénétrés ; que la substance cérébrale
même n'en est pas exempte. Les effets généraux dont
nous venons de parler n'ont pas toujours été observés
après l'emploi du musc à haute dose. Des médecins
avancent même que cette substance ne cause pas de
variation sensible dans le pouls ni dans la chaleur
animale; mais avaient-ils administré du vrai musc ?
Des malades en ont pris des quantités très fortes, sans

que leurs excrétions en aient contracté l'odeur. Ces
expériences ne sont-elles négatives que parceque le
médicament dont on s'est servi était d'une mauvaise
nature? Cette substance chère, souvent altérée, offrira
toujours à la thérapeutique des remèdes très incertains.
La nullité des effets physiologiques du musc, l'absence
de son arôme dans les excrétions, me semblent bien révéler sa détérioration.

C'est rarement pour ses effets excitants seulement
que l'on emploie le musc : nous avons une foule d'autres productions dans lesquelles la propriété stimulante
est plus développée, plus sûre, plus efficace. Mais on
a remarqué que le musc exerçait une impression particulière sur l'appareil cérébral. Des observateurs ont
vu cette substance produire le sommeil, jeter le tube
intestinal dans une sorte de stupeur. On sait que l'arôme
subtil, opiniâtre, puissant du musc, porte au cerveau ;
qu'il occasione des spasmes, des mouvements convulsifs, divers autres accidents aux personnes délicates et
très irritables. Ces produits prouvent suffisamment
que le musc agit d'une manière spéciale sur l'encéphale, sur le prolongement rachidien, sur le système
ganglionaire. Or cette agression qui se montre ici dé-
favorable, devient salutaire dans d'autres occasions.
C'est elle qui, changeant d'une manière soudaine le
mode de vitalité que ces centres de l'organisation animale prennent dans les névroses, fait tout-à-coup
cesser des lésions vitales des poumons, du cœur, du
canal digestif, des muscles soumis à la volonté, des
troubles morbides qui se manifestaient dans la poitrine
ou dans l'abdomen, mais qui avaient leur source dans

l'influence désordonnée que les nerfs portent aux viscères renfermés dans ces cavités. C'est en calmant la
perturbation de l'influence de l'appareil cérébral sur
tous les organes, que le musc semble mettre en exercice une vertu nouvelle que l'on a nommée antispasmodique ou nervine.

Le musc a été mis en usage dans les fièvres ataxiques
et dans le typhus, lorsqu'il existait du délire, des soubresauts des tendons, de l'oppression, des hoquets,
un pouls serré, contracté, des tremblements des membres, des mouvements convulsifs, une grande anxiété,
des aberrations de la faculté sensitive, etc.; tous symptômes qui partent du cerveau et de la moelle épinière,
qui annoncent que ces centres de vitalité sont dans une
condition morbide, que leurs rapports avec toutes les
parties du corps sont désordonnés : le musc a paru calmer ces accidents, ramener l'influence nerveuse à une
mesure plus conforme aux lois de l'organisme animal,
et par là rendre la maladie bénigne. Les irritations, les
phlogoses que l'on trouve après les fièvres ataxiques
sur les méninges, sur l'encéphale et sur le prolongement rachidien, nous font redouter l'impression des
principes stimulants du musc sur ces parties. Nous
craignons également le contact de cette substance avec
les voies digestives qui sont alors dans une condition
morbide. Ne voit-on pas les malades qui ont toute leur
connaissance refuser de continuer l'usage des potions
et des juleps musqués, parceque chaque cuillerée cause
une chaleur douloureuse, une anxiété insupportable
dans l'épigastre. Les malades dont les perceptions sont
troublées ou nulles, reçoivent ces médicaments et ne

2.
10

les accusent pas ; mais peut-on rester en sécurité sur les suites de leur administration? Le musc n'a-t-il pas souvent causé de l'agitation, une augmentation de tous les phénomènes de l'ataxie, signes certains de l'exaspération que cette substance imprime à toutes les lésions morbides? On a quelquefois vu le musc provoquer une réaction qui devenait salutaire, mais un pareil résultat est très incertain : on connaît mal les conditions dans lesquelles doit se trouver le malade, pour que le musc puisse l'amener.

On a trouvé dans le musc un remède efficace contre le hoquet, contre des palpitations de cœur, contre le spasme de l'œsophage, contre des convulsions, etc. Ces affections peuvent avoir leur cause dans une lésion des organes où on les aperçoit, et alors le musc peut peu de choses contre cette cause pathologique. Ces affections peuvent aussi être le produit sympathique de l'état morbide de la moelle épinière ; le musc change cet état et arrête les accidents en ramenant l'influence de cette partie de l'encéphale à une mesure physiologique. On trouve (dans la *Bibliothèque médicale*, tom. LIX), des observations de péripneumonies et de pleurésies avec délire, dans lesquelles le musc, donné à la dose de quatre à cinq grains, de deux ou de quatre heures en quatre heures, vers la fin de la maladie et après plusieurs saignées, a produit un sommeil agréable, une douce diaphorèse, et une cessation soudaine des accidents les plus graves.

Dans les observations apportées à l'appui de l'efficacité du musc, dans le volume de l'*Abrégé des Transact. philosoph.* que nous avons cité plus haut, on voit cette substance provoquer le sommeil, décider une abondante sueur, etc. ; ces effets peuvent tenir à ce que le sang se porte à la tête, qu'il y forme une congestion. La modification, le changement qu'éprouve alors l'appareil cérébral, explique la cessation des accidents morbides et les nouveaux phénomènes que l'on observe. Ces derniers peuvent aussi dépendre d'une autre cause, de ce que les lésions pathologiques diminuent; alors le malade éprouve du relâche; son état de douleur, d'anxiété, cesse; le sommeil et la sueur seront une suite directe de cette amélioration.

On conseille le musc dans l'épilepsie : on cite des observations qui lui sont favorables; mais les causes de cette affreuse maladie sont si variées, qu'un même remède ne peut toujours servir à les combattre. Il y a dans l'épilepsie des lésions qui se renouvellent périodiquement ; ce sont elles qui provoquent les accès. Il peut de plus y avoir une lésion permanente de l'encéphale ou du prolongement rachidien, qui alimente en quelque manière l'épilepsie, qui provoque les modifications cérébrales ou rachidiennes, d'où procèdent les accès. Le musc peut-il être opposé à toutes ces causes? Tissot recommande de ne pas l'employer lorsque le malade est d'une constitution pléthorique, lorsque le sang se porte avec force vers la tête. Il faut, avant de commencer l'usage de ce médicament, désemplir les vaisseaux, se mettre à l'abri des accidents que peuvent provoquer, dans un corps plein de sang et d'énergie, les principes stimulants de cette substance. On a enfin proposé l'emploi du musc dans l'hydrophobie.

CASTORÉUM. *Castoreum.* Substance qui se sécrète

dans deux poches piriformes, glanduleuses, situées au-dessous de la peau de l'abdomen, près du prépuce du castor, CASTOR FIBER, L. Cet animal vit en société et habite le bord des fleuves; il est renommé par son industrie, qui éclate surtout dans la construction de sa demeure. L'humeur sécrétée par les organes que nous venons d'indiquer est liquide, d'une couleur jaunâtre, de consistance sirupeuse. Cette matière nous vient avec les poches qui l'ont formée : alors elle est solide, mais elle a perdu, en se desséchant, une partie de son odeur et de son activité. On nous apporte le castoréum de la Sibérie et de l'Amérique septentrionale. Les poches se tiennent deux par deux; le lien qui les unit paraît être leur conduit excréteur.

Les chimistes se sont occupés de la composition chimique de ce produit animal. Tout récemment, Bonn a fait l'analyse de celui que fournit un castor pris sur les bords de l'Yssel; il a trouvé dans cette substance un treizième d'huile éthérée, un quart de cholestérine avec un peu de résine, un quart de chaux, un sixième de substances salines, de fer. M. Laugier a retiré de l'acide benzoïque du castoréum de Canada.

On donne cette substance en poudre et en pilules; on la fait aussi prendre en suspension dans un véhicule aqueux. On en prépare une teinture alcoholique et une teinture éthérée; les excipients de ces compositions ne prennent qu'une partie des principes du castoréum : car si l'on met cette substance macérer dans l'eau et dans l'alcohol, et que l'on procède ensuite à l'évaporation des liquides, l'extrait que l'eau laisse est plus sec, moins odorant, moins sapide que l'extrait alcoholique; ce dernier est gras, visqueux, plus actif.

Le castoréum a une odeur forte et désagréable; il donne une saveur âcre et amère. L'observation découvre dans cette matière animale une force active qui a un caractère stimulant; l'expérience clinique y trouve aussi autre chose, le pouvoir d'agir sur l'appareil cérébral, de modifier son état actuel. On se sert du castoréum pour combattre des accidents spasmodiques, pour rétablir l'action du système nerveux, lorsqu'elle est pervertie.

La propriété excitante du castoréum n'est pas très prononcée; elle se manifeste cependant par des phénomènes sensibles. Lorsque l'on prend de cinq à dix grains de cette substance, on ressent une douce chaleur dans l'estomac; des doses plus élevées multiplient les effets excitants du castoréum et les rendent plus faciles à apercevoir. Thouvenel, qui s'est beaucoup occupé de cette matière médicamenteuse, a toujours vu que le pouls devenait fréquent, qu'il offrait plus de développement, dès que l'on administrait depuis un demi-gros jusqu'à deux gros de castoréum en substance. Deux gros d'extrait obtenu par l'évaporation de la teinture éthérée ont, sur lui-même, réveillé les forces, augmenté la chaleur du centre épigastrique, ajouté au nombre et à l'intensité des battements du pouls. Notons ici, comme une remarque qui n'est pas sans intérêt, puisqu'elle prouve que les principes du castoréum passent dans le sang, que les excrétions sont imprégnées de l'odeur de cette substance pendant qu'on en fait usage. Que penser des expériences du

D. Alexandre d'Edimbourg, qui assure que le castoréum , même à la dose de deux gros, ne produit aucune
variation sensible dans l'exercice de la circulation et
dans l'état actuel de la chaleur animale ?

On administre rarement le castoréum pour exciter
les organes digestifs, le cœur, les poumons, etc. ; mais
on a fréquemment recours en thérapéutique à cette
substance pour modifier l'état actuel du cerveau et du
prolongement rachidien. C'est l'action qu'il exerce
sur ces parties qui produit les pesanteurs de tête, les
soulèvements d'estomac, les resserrements passagers
de poitrine, etc. , que l'on éprouve souvent après
l'administration de cette substance. Cette action se
manifeste encore sur les individus actuellement tourmentés de spasmes, de névroses, parceque c'est elle
qui les dissipe, et que leur cessation la met en évidence : fréquemment on voit le castoréum devenir
le remède de convulsions, de palpitations de cœur, de
hoquets convulsifs, d'oppressions causées par l'état de
contraction fixe du diaphragme, de coliques qui
annoncent un jeu anomal des fibres musculaires du
canal intestinal, etc. Quand ces accidents tiennent
à une perversion de l'influence nerveuse sur les organes où ils apparaissent, les succès du castoréum ne
peuvent se concevoir que par la modification qu'il
opère dans la condition présente du cerveau, de la
moelle alongée, et même du nerf grand sympathique,
par le changement d'état qu'il fait éprouver à ces parties, etc.

On conseille le castoréum contre les accidents spasmodiques que produisent l'hystérie, l'hypochondrie.

Mais si ces accidents sont produits par une irritation ou une phlogose des méninges spinales et des plexus nerveux, le castoréum peut-il être favorable ? C'est cependant ce qui a lieu dans les affections que l'on nomme en pathologie affections hystériques, hypocondriaques, vapeurs, etc. Nous ajouterons même qu'avec la lésion de l'appareil cérébral il y en a souvent d'autres; une irritation ou au moins une extrême susceptibilité des organes digestifs surtout. On s'est aussi servi du castoréum pour exciter l'écoulement des règles : s'il produit quelquefois cet effet par sa puissance excitante, il peut, dans d'autres occasions, amener l'éruption des menstrues en combattant un état de spasme de l'utérus qui les retenait.

L'emploi de cette substance a quelquefois été suivi d'un sommeil profond, ce qui avait porté quelques observateurs à admettre dans le castoréum une vertu narcotique. Cullen dit n'avoir jamais reconnu cette vertu : il remarque que l'effet hypnotique n'a lieu que dans le cas où la matière médicinale qui nous occupe dissipe des affections qui interrompaient le repos, qui ont fatigué les malades. Ce phénomène se rapporterait alors aux produits thérapeutiques, et non point aux effets immédiats ou physiologiques de ce médicament. Il pourrait aussi dépendre d'une congestion sanguine de l'encéphale, que déterminerait l'action du castoréum.

AMBRE GRIS. *Ambra cinerea. Ambra grisea.* Substance que l'on trouve sur les eaux de la mer, près des côtes de l'Inde, de l'Afrique et du Brésil; elle est d'un gris cendré, rayée de jaune brunâtre et de blanc; il paraît que c'est une concrétion qui, dans quelques états morbifiques, se forme dans les intestins des cachalots, PHYSETER, L., de la famille des cétacés, et principalement dans leur cœcum. (*Cuvier, Règne animal*, tom. I, pag. 285.)

Soumis à l'analyse chimique par M. Bouillon-Lagrange, l'ambre gris a fourni :

Adipocire 52, 7
Résine. 30, 8
Acide benzoïque. 1,11
Charbon. 5, 4

MM. Pelletier et Caventou ont constaté que le principe cristallisable de l'ambre gris n'est pas de l'adipocire, mais une matière particulière, analogue à la cholestérine des calculs biliaires humains, qu'ils ont nommée *ambréine*. (*Journ. de pharmac.*, tom. VI, pag. 49.)

Bucholz regarde l'ambre gris comme une substance particulière qui tient le milieu entre la cire et la résine. L'eau n'a pas d'action sur ce produit ; il est au contraire très soluble dans l'alcohol et dans l'éther. Le *Codex* contient les formules de la teinture alcoholique et de la teinture éthérée de l'ambre gris.

L'ambre gris est presque insipide, d'une odeur agréable ; il a une vertu stimulante très prononcée. Boswel a vu trente grains de cette matière susciter une médication générale avec des phénomènes très sensibles, comme accélération, vivacité du pouls, un sentiment intérieur de force qui se manifestait principalement dans les membres, une aptitude plus marquée dans les organes de l'ouïe et de la vue, plus d'activité dans les facultés morales, disposition à la gaieté, des désirs vénériens.

On s'est servi, dans l'exercice de la médecine, de l'ambre gris pour relever les forces vitales qui étaient abattues; on l'a employé avec succès dans les névroses, dans les convulsions, etc. : quoi qu'il en soit, c'est une substance médicinale à laquelle on a rarement recours aujourd'hui. L'ambre gris est surtout employé par les parfumeurs : il entre dans la plupart des alcohols d'agrément, des eaux spiritueuses pour la toilette : il a le mérite de rendre plus suave, plus flatteur, j'ai presque dit d'aviver l'arôme des autres ingrédients.

C. *Substances minérales excitantes.*

SOUFRE SUBLIMÉ, OU FLEURS DE SOUFRE. *Sulphur sublimatum. Flores sulphuris.* Le soufre natif est chargé d'une grande quantité d'impuretés; en le mettant sur un feu doux, on obtient le soufre pur par la sublimation; on lave ce dernier dans de l'eau bouillante pour le dépouiller d'une portion d'acide qui s'est formé pendant cette opération; on le réduit en poudre très fine quand on veut s'en servir.

Le soufre précipité, ou le magistère de soufre, *sulphur præcipitatum, magisterium sulphuris*, s'obtient en versant de l'acide acéteux dans une dissolution de sulfure de potasse, de soude ou de chaux; le soufre se dépose au fond du vase; on le recueille, on le lave bien, et on le conserve pour l'usage.

Le soufre s'administre en poudre, en pilules, en électuaire. Il est insoluble dans l'eau et dans l'alcohol, il se dissout dans les huiles volatiles et dans les huiles fixes.

Cette substance minérale n'a ni saveur ni odeur bien déterminée, cependant elle exerce sur les tissus vivants une impression excitante. Appliqué sur la peau, lorsqu'elle est dans son état naturel, le soufre ne paraît pas avoir de prise sur elle ; mais en contact avec une surface ulcérée, on s'aperçoit évidemment qu'il l'irrite, qu'il y augmente le travail inflammatoire. Il a une action manifeste sur les endroits recouverts de dartres, de croûtes, de teigne, d'éruptions variées ; il anime leur vitalité, il change leur disposition actuelle. Il est reconnu que c'est en excitant les tissus malades que le soufre guérit les affections cutanées, et non point en répercutant l'irritation morbide, en la déplaçant.

Pris à l'intérieur, le soufre fait naître deux ordres d'effets qu'il convient de distinguer. Les uns se rapportent à son action sur les voies alimentaires, et les autres à son influence sur tous les systèmes organiques. Lorsque l'on ne donne que quatre à six grains de soufre, il semble exciter les facultés digestives ; au moins il ne les trouble pas : mais si la dose de soufre est plus élevée, comme dix-huit grains, un demi-gros, un gros et plus, alors il fait éprouver une sensation désagréable à la région épigastrique, il détermine des évacuations alvines, le plus ordinairement sans coliques. Le soufre donne en même temps lieu à des rapports nidoreux ; il fait rendre une grande quantité de vents qui ont une odeur insupportable : les matières qui sortent par l'anus sont également d'une fétidité remarquable. Quand l'usage du soufre est suivi d'évacuations alvines, il ne cause pas d'effets généraux, il n'augmente pas la chaleur du corps, parceque sa substance est évacuée par les selles, et que ses molécules n'ont point été saisies par les suçoirs absorbants.

Si l'on administre le soufre par prises d'environ douze grains, que l'on mette plusieurs heures d'intervalle entre chacune d'elles, qu'en un mot le mode d'emploi de ce médicament favorise l'absorption de ses molécules, son action générale devient ordinairement apparente. Cette substance décide une augmentation réelle de la chaleur animale; elle rend le pouls plus fréquent, elle augmente la perspiration cutanée, etc.; puis on retrouve les molécules sulfureuses dans les humeurs excrétées du corps, où par suite sans doute des combinaisons qu'elles contractent avec la partie alcaline de ces humeurs, elles communiquent à ces dernières une odeur d'hydrogène sulfuré. Le liquide exhalé sur la surface pulmonaire, celui que la fonction perspiratoire pousse hors de la peau, l'urine, le lait, deviennent fétides pendant l'usage du soufre : il est aussi bien connu que les objets d'or ou d'argent que l'on porte sur soi se couvrent d'une couleur noire.

La force excitante du soufre devient encore plus évidente après quelque temps de l'emploi de cette substance. Si, pendant dix à douze jours environ, on prend journellement trois ou quatre doses de soufre, une excitation de tout le système animal, vive, forte, prolongée, se développe; une commotion artérielle amène diverses hémorrhagies, le crachement de sang, etc.; il y a de l'agitation la nuit, de l'insomnie, de la soif, le pouls a beaucoup de vivacité, etc. On est fréquemment obligé, pendant le traitement des affec-

tions psoriques, dartreuses, etc., de suspendre ce
moyen médicinal, et de calmer le trouble fébrile qu'il
a occasioné, par des bains, des émollients, même la
saignée. Ce sont les accidents produits par l'influence
excitante que le soufre porte sur tout le système qui
ont appris que l'on ne devait pas ordonner cette substance aux personnes pléthoriques, à celles qui sont sujettes à éprouver des congestions sanguines, des
hémorrhagies, etc. Est-ce à cause de l'excitation que
laisse le soufre dans l'économie animale, qu'il était
passé en habitude dans nos campagnes de se faire
saigner lorsque l'on avait fini le traitement de la gale ?

Le soufre a été employé avec succès dans les catarrhes chroniques, dans les toux humides. On en
donne alors des petites doses, comme trois, quatre,
six grains, que l'on répète plusieurs fois dans la journée : on choisit fréquemment les tablettes de soufre
dans lesquelles cette substance est associée à une
grande proportion de sucre. C'est sans doute de l'influence stimulante que les molécules sulfureuses exercent sur le tissu pulmonaire que procèdent les avanta
ges que l'on obtient alors. On regarde le soufre comme
un moyen dont l'usage est profitable aux personnes
tourmentées de douleurs rhumatismales ou goutteuses :
est-ce son action sur l'appareil dermoïde, est-ce l'activité plus grande qu'il donne à la fonction perspiratoire, qui le rend un secours utile dans ces affections ?
On lui attribue aussi une propriété vermifuge.

Mais c'est principalement dans le traitement des
maladies de la surface cutanée que la thérapeutique se
loue des facultés de cette substance. On recommande

alors, avec un égal intérêt, et son usage intérieur et son application sur le lieu où la maladie a son siége. On fait prendre tous les jours au malade deux ou trois doses de soufre de quatre ou six grains chacune; on recouvre les parties du système cutané où existe la maladie avec de la graisse ou du cérat chargé de cette matière minérale. On obtient ordinairement une amélioration prompte. La faculté excitante du soufre est évidemment la cause des succès qu'il procure dans ces affections. Les molécules de celui que l'on administre à l'intérieur réveillent, animent la vitalité de la peau, changent son état actuel; l'impression de celui qui est appliqué en topique sur le lieu malade agit dans le même sens; il excite directement le travail morbide, il lui imprime momentanément plus d'énergie, plus d'activité. Cette excitation devient comme un mouvement critique qui termine la maladie et fait reprendre à la peau ses qualités naturelles. Toutefois, dans l'emploi thérapeutique de cette substance, le praticien ne perdra jamais de vue le caractère stimulant de sa propriété médicinale ; elle ne convient plus dès qu'elle irrite le tissu du cœur et des vaisseaux sanguins, qu'elle échauffe le sang, qu'elle détermine un état fébrile, qu'elle cause une agitation prolongée, etc. Les personnes sensibles, irritables, ne peuvent souvent supporter son usage. Celles qui ont une complexion pléthorique doivent être saignées, préparées par des bains tièdes, la diète, si l'on veut que le traitement puisse être continué quelque temps.

Le soufre n'en restera pas moins un secours héroïque dans les affections dartreuses, dans la teigne, dans la gale, etc. Il y aurait de l'ingratitude à ne pas signaler ici l'importance des travaux de M. le professeur Alibert sur ces maladies. Quels services il a rendus à l'humanité en perfectionnant le traitement de ces affections si cruelles et si rebelles !

Lorsque les affections psoriques sont entretenues par des insectes, le soufre agit sur la cause même de la maladie, il opère la destruction de ces animaux parasites : alors ce n'est plus de la vertu active ou excitante de cette substance que procèdent les avantages thérapeutiques qui suivent son emploi.

On peut aussi soumettre le corps à l'action des vapeurs du soufre. Pour cela, on place le malade dans une espèce de boîte qui laisse la tête libre ; on dirige dans son intérieur du soufre que l'on a volatilisé à l'aide de la chaleur. Dans cette opération, on peut distinguer l'impression que reçoit la surface cutanée, impression qui anime sa vitalité, son énergie, ses fonctions, et l'excitation que ressent tout le système animal. M. Galès a obtenu des succès de ce moyen thérapeutique ; on s'en sert avec avantage dans les affections psoriques, dartreuses, dans les douleurs rhumatismales ou névralgiques.

ACIDE NITRIQUE. ESPRIT DE NITRE. EAU-FORTE. *Acidum nitricum. Spiritus nitri.* Liquide incolore, odorant, d'une saveur acide, âcre, corrosive, que l'on retire du nitrate de potasse. L'acide nitrique que l'on destine à un usage médical, dont on veut faire un agent thérapeutique, doit être très pur.

Dans son état de concentration, cet acide jouit d'une violente activité. Aussitôt qu'il se trouve en contact avec un tissu vivant, il pénètre la matière organique de ce dernier et se combine avec elle : ce tissu perd sa texture naturelle, et sa vitalité s'éteint. Ce caustique si puissant colore en jaune les parties du corps sur lesquelles il agit; lorsqu'on avale même une petite dose de ce liquide, il phlogose en un instant l'estomac et les intestins, et cause la mort au milieu de symptômes effrayants. (Tartra, *Traité de l'empoisonn. par l'acid. nitriq.*) Mais si l'on étend l'acide nitrique dans une grande proportion de véhicule, alors sa force corrosive se trouve affaiblie, amoindrie; elle est devenue méconnaissable. Cette activité, tout à l'heure si funeste pour toutes les parties organisées et vivantes, s'est comme transformée en une propriété agissante de la même nature que celle dont jouissent les substances naturelles excitantes. C'est une faculté douce, modérée, que la thérapeutique sait rendre salutaire ou médicinale.

On administre à l'intérieur l'acide nitrique à la dose d'un gros pour une pinte d'eau ou d'une infusion aromatique; on peut élever cette dose jusqu'à deux gros. Quand les voies digestives sont très sensibles, cette boisson occasione une chaleur pénible à l'estomac : son action sur les intestins cause parfois des coliques. Le plus souvent, l'usage de cette boisson est suivi d'effets qui décèlent bien le caractère stimulant de sa force agissante; on remarque qu'elle éveille l'appétit, qu'elle accélère le travail de la digestion, qu'elle cause la constipation; elle donne une blancheur particulière à la langue et à la bouche. Quand on a employé une dose de ce composé médicinal assez forte pour que ses principes puissent être sentis par tous les tissus vivants, on aperçoit des phénomènes généraux : une excitation se manifeste dans tout le système animal ; le pouls devient plus vif, plus fréquent, la transpiration plus forte, ou les urines coulent en plus grande abondance. Ce mouvement interne, lorsqu'il se répète journellement, semble modifier la nutrition du sang : après quelques semaines de l'emploi de l'acide nitrique, ce liquide, tiré d'une veine, se couvre d'une couenne comme dans les maladies inflammatoires. On a vu l'usage de cet acide échauffer la poitrine, déterminer une toux opiniâtre, et provoquer un crachement de sang qui s'arrêtait dès que l'on cessait l'usage de ce remède, et qui reprenait dès que l'on y revenait.

On s'est servi de cette boisson stimulante dans le traitement des affections syphilitiques, du scorbut, des hydropisies. L'excitation que fait naître ce moyen médicinal a quelque chose de particulier; elle vient lentement, elle intéresse les tissus les plus profonds, les moins vivants : aussi paraît-elle convenable dans les affections pathologiques qui ont leur siége dans les vaisseaux lymphatiques et dans leurs ganglions, dans les os, dans le tissu cellulaire, etc. : toutefois les essais qui ont eu pour objet de constater l'utilité de l'acide nitrique dans les maladies syphilitiques ne lui ont pas été favorables. Si la boisson chargée de cet acide s'est montrée utile dans le traitement de ces maladies, nous savons que les autres excitants ont fait souvent la même chose. Il ne paraît pas que l'acide nitrique ait la propriété de détruire le principe syphilitique.

On nomme esprit de nitre dulcifié, acide nitrique

alcoholisé, *spiritus nitri dulcificatus*, *acidum nitri-cum alcoholisatum*, le mélange de deux tiers d'alco-hol avec un tiers d'acide nitrique. Il se forme un peu d'éther par l'effet de l'union de ces deux corps. On administre ce composé comme un moyen diurétique et antispasmodique. On en donne à la fois de huit à vingt gouttes dans une cuillerée d'un véhicule conve-nable.

AMMONIAQUE LIQUIDE. *Alcali volatil fluor. Esprit de sel ammoniac.* AMMONIA LIQUIDA. *Spiritus salis ammoniaci. Alcali volatile causticum.* L'ammonia-que n'existe pas dans la nature à l'état libre, elle est toujours combinée avec d'autres corps. C'est de l'hy-drochlorate ou muriate d'ammoniaque (sel ammoniac) qu'on la retire : à l'aide de la chaux vive, on provoque sa séparation de l'acide hydrochlorique ou muriatique; elle se présente alors sous forme de gaz. On est par venu à décomposer ce dernier et à démontrer qu'il était le produit de l'union intime de trois parties de gaz hydrogène et d'une partie de gaz azote.

Le gaz ammoniac a une affinité extrême avec l'eau, ce liquide en absorbe un tiers de son poids. C'est cette dissolution aqueuse que nous trouvons dans les phar-macies, où elle prend le nom d'ammoniaque liquide. Ce composé est incolore, il a une saveur très causti-que, son odeur est vive, pénétrante, insupportable; les émanations qui s'en élèvent vont irriter les conjonc-tives, elles font couler les larmes. Si une inspiration en fait pénétrer dans les voies aériennes, elles échauffent la gorge et provoquent la toux.

La propriété qu'a l'ammoniaque liquide de déter-

miner une vive irritation de la surface pituitaire, par
les effluves qui s'échappent des flacons où on la con
serve, sert merveilleusement dans les syncopes, dans
les asphyxies, dans les épuisements, etc. L'action irritante, mordicante, que ces effluves portent sur cette
surface devient pour le principe vital un aiguillon
qui le réveille. L'agression qu'éprouvent alors les nerfs
olfactifs est en un clin d'œil transmise au cerveau et
à la moelle épinière; l'influence nécessaire que les organes essentiels à la vie reçoivent de ces centres de
vitalité, était suspendue, le cours des principes que
les nerfs répandent dans tout le système était interrompu; tout se rétablit au même instant, et les fonctions physiques et morales reprennent leur exercice.
Le corps paraissait inanimé, il ne restait du feu de la
vie qu'une seule étincelle, l'ammoniaque l'a rallumé.

Nous devons rappeler ici que M. le professeur Pinel
s'est servi de l'ébranlement que l'ammoniaque respi-
rée par le nez imprimé au système nerveux pour s'opposer au développement des accès d'épilepsie. Aussitôt que l'on en sent les approches, on doit flairer à
plusieurs reprises un flacon rempli de ce liquide.

L'effet que produit sur la peau l'application de l'ammoniaque est très remarquable : cette substance alcaline attaque, détruit en un instant la texture de l'épiderme; elle pénètre plus profondément, elle appelle
le sang dans le réseau capillaire qui recouvre le derme,
et donne lieu à une rubéfaction ou à une vésication.
On peut obtenir ce phénomène en mettant sur la partie
du corps où l'on désire le provoquer un linge trempé
dans cette liqueur. Le plus souvent on unit l'ammo-

niaque à une huile fixé, celle d'amandes douces,
d'olive, etc.; on a alors un savon volatil dont on se
sert fréquemment pour établir une irritation pharmacologique qui devient révulsive ou dérivative à l'égard
d'une irritation morbide, d'une phlogose, d'un spasme
qui se trouve fixé sur un organe voisin ou éloigné. On
applique ce topique, après les saignées convenables;
sur le cou dans les angines, dans le croup; sur la poitrine dans les pleurésies; on l'étend sur l'abdomen
dans la péritonite, etc. On en frotte les parties qui
sont le siége de douleurs rhumatismales ou névralgiques. Dans tous ces cas, on cherche à déplacer le travail morbifique, à l'attirer sur la peau, où il sera sans
aucun danger, pendant que l'on débarrasse un organe
où ce même travail gênait l'exercice de fonctions nécessaires à l'existence, causait de vives douleurs, pouvait occasioner des dégénérations, des désorganisations funestes.

Cette sorte de topique irritant se distingue par la
promptitude de son action; à peine est-il en contact
avec la peau, qu'il fait sur elle une impression brûlante. Nous devons faire remarquer que l'extrême volatilité de l'ammoniaque nuit à l'absorption de ses principes, et que son application sur la peau ne suscite
pas ordinairement, comme les vésicatoires et les autres épispastiques, des phénomènes généraux, une
commotion artérielle, une excitation de tous les tissus, etc. On s'est aussi servi avec quelque avantage
du liniment volatil pour faire des frictions sur les membres, sur l'abdomen, dans l'hydropisie: on y ajoute
alors pour un tiers un alcoholat distillé. Ce moyen

thérapeutique réveille l'énergie de la surface cutanée ;
il peut aussi ranimer l'activité des suçoirs absorbants.

Prise à l'intérieur dans un état de concentration,
l'ammoniaque liquide cause sur la surface gastro-intestinale une lésion analogue à celle que nous venons
d'examiner sur la peau ; en peu d'instants elle allume
une phlogose violente dans les voies alimentaires. Des
expériences faites sur des animaux ont prouvé que
cette substance déterminait des gastrites funestes. Le
docteur Nysten a vu un médecin, à qui on fit respirer
sans précaution et même avaler de l'ammoniaque liquide pendant un accès d'épilepsie, périr des suites d'une
inflammation très aiguë de la membrane muqueuse du
larynx et des bronches ; il existait aussi des points en-
flammés dans l'estomac et sur les intestins grêles.

Mais lorsque l'ammoniaque est étendue dans une
grande proportion de liquide, comme quatre à huit
gouttes dans une cuillerée d'une infusion ou d'une décoction sucrée, ou bien de trente à quarante gouttes
dans une potion de six onces, dont on prend une cuillerée d'heure en heure, alors cette substance n'est plus
un composé vénéneux. Elle agit à la manière d'un
moyen médicinal : elle n'appartient plus à la toxico-
logie ; elle vient se placer parmi les agents de la pharmacologie. Ce n'est plus une force corrosive que possède l'ammoniaque ; cette force s'est transformée en
une propriété stimulante ; et au lieu de produire une
lésion, une altération des tissus organiques, elle fait
sur eux une impression mordicante qui se borne à
exalter leurs propriétés vitales, à précipiter leurs mouvements, à accélérer leur action naturelle.

L'usage interne de l'ammoniaque liquide à une dose qui soit médicinale, est toujours suivi d'effets qui mettent en évidence le caractère excitant de sa force agissante. D'abord cette substance cause un sentiment de chaleur à la région épigastrique ; les communications sympathiques de l'estomac avec le cerveau, avec le prolongement rachidien, et avec tous les appareils organiques, sans doute la pénétration des principes de l'ammoniaque dans le sang, leur diffusion dans tous les tissus, donnent bientôt naissance à d'autres produits. Le pouls est plus vif, plus accéléré, la chaleur animale plus développée, la perspiration cutanée plus abondante, etc. Il est connu que l'on obtient facilement une abondante sueur quand on prend l'ammoniaque dans un véhicule aqueux ; il suffit que le malade se tienne chaudement, ou au moins que le froid extérieur ne nuise pas à l'excitation que cette substance porte sur le système dermoïde. L'ammoniaque paraît stimuler fortement l'encéphale et la moelle épinière, accroître les forces du système musculaire ; on éprouve le besoin de remuer pendant l'action de ce corps volatil sur le système animal.

On a vu l'usage de l'ammoniaque décider une évacuation copieuse d'urine ; mais cet effet s'observait sur des hydropiques. La vertu stimulante de ce moyen médicinal avait ranimé d'abord la vitalité des suçoirs absorbants, avait occasioné l'inhalation du liquide épanché dans les cavités séreuses ou dans les mailles du tissu cellulaire ; puis, par son influence sur les reins, elle avait déterminé l'expulsion de ce liquide par les voies urinaires.

On recommande l'ammoniaque lorsqu'il se manifeste des signes de faiblesse, lorsque les mouvements
morbides deviennent languissants. On vante principalement son efficacité quand on désire soutenir une
éruption cutanée, la rappeler dès qu'elle menace de
disparaître, lui imprimer plus d'activité dès qu'elle
montre de l'inertie. On administre des doses rapprochées d'ammoniaque, parceque son action est passagère, peu durable : par là, on parvient à ranimer le
ton de la peau, à réveiller, à exciter sa vitalité. Dans
les affections rhumatismales chroniques, on a eu recours à ce moyen pour provoquer une diaphorèse
abondante et soutenue, phénomène physiologique qui,
dans ces maladies, s'est fréquemment montré salutaire. La thérapeutique a aussi voulu mettre à profit
l'impression stimulante que cette substance porte sur
l'appareil cérébral : elle a opposé à quelques paralysies
la secousse vive qu'une forte dose d'ammoniaque imprime à cet appareil, et par suite aux tissus musculaires.

M. Bernard de Jussieu s'en est servi heureusement
pour prévenir et pour combattre les accidents qui suivent la morsure de la vipère. M. Peyrilhe l'avait crue
un remède sûr contre la maladie vénérienne. Si l'ammoniaque n'a pas la propriété de détruire la cause de
cette maladie, sa faculté stimulante a pu fréquemment
se montrer utile dans le traitement de ces affections.

Sous-carbonate d'ammoniaque. Alcali volatil
concret. *Sub-carbonas ammoniæ. Sal alcali volatile.* On obtient ce sel en exposant sur le feu, dans un
appareil convenable, un mélange d'hydrochlorate ou

muriate d'ammoniaque et de carbonate de chaux. Il s'effectue alors une double décomposition, et l'acide carbonique du dernier sel s'unit à la base du premier. Ce sel est blanc; il se vaporise peu à peu à l'air libre; il est très soluble dans l'eau froide, l'eau chaude le volatilise; on l'administre quelquefois en bols, en le mêlant à une poudre aromatique et à un excipient; mais le plus ordinairement on le donne dissous dans un véhicule aqueux, sucré et froid. La dose est de six à huit grains, que l'on peut répéter plusieurs fois dans la journée. Peyrilhe en faisait prendre jusqu'à un demi-gros par jour aux personnes qu'il traitait avec ce moyen de la maladie vénérienne.

Cette substance saline fait, sur les organes du goût et de l'odorat, une impression semblable à celle de l'ammoniaque liquide; seulement cette impression est moins forte. Le carbonate d'ammoniaque, porté dans les voies digestives, produit les mêmes désordres, les mêmes ravages que l'ammoniaque liquide. C'est aussi une matière vénéneuse caustique qui enflamme les organes digestifs. Pour en tirer un effet qui soit médicinal et dont la thérapeutique puisse se servir, il faut l'étendre dans une grande proportion de véhicule: alors il ne lui reste plus qu'une activité modérée, qu'une propriété stimulante qui rendra ce sel salutaire dans tous les cas où nous avons conseillé l'ammoniaque liquide. M. Rechou a essayé avec succès l'emploi de cette substance dans le croup. Il fait dissoudre une partie de carbonate d'ammoniaque dans vingt-quatre parties de sirop de guimauve, et il en fait prendre une cuillerée de temps en temps.

Il proscrit l'usage de toutes les matières qui contiennent un acide pendant l'administration de ce sel ; il s'en sert aussi pour rubéfier les parties latérales et antérieures du cou ; car tout danger cesserait si l'on pouvait attirer à la peau le travail morbide qui, dans cette maladie, occupe le larynx et la trachée-artère. (*Recueil périod. de la Soc. de méd.*, tom. XXII.)

L'esprit volatil de corne de cerf, *spiritûs volatilis cornu cervi*, est un sous-carbonate d'ammoniaque liquide, coloré par un peu d'huile animale ou empyreumatique. La dose est de dix à vingt gouttes à la fois, prises dans un véhicule convenable. Le sel volatil de corne de cerf, *sal volatile cornu cervi*, est le même composé dans un état concret. L'alcoholat aromatique ammoniacal du *Codex*, que l'on connaissait sous le nom d'esprit volatil aromatique huileux de Sylvius, est une préparation dans laquelle on trouve l'alcohol chargé d'ammoniaque et des principes aromatiques de la cannelle, des clous de gérofle, de la vanille, des écorces d'orange et de citron ; on en donne depuis six jusqu'à trente gouttes.

Hydrochlorate ou muriate d'ammoniaque. Sel ammoniac. *Hydrochloras vel murias ammoniæ. Sal ammoniacum.* Ce sel est solide, blanc, compressible, difficile à pulvériser, inaltérable à l'air, très soluble dans l'eau ; l'action du feu le volatilise. Il se trouve dans l'urine humaine et dans la fiente de quelques animaux. Il est abondant dans celle des chameaux ; on l'en retire en Egypte : ces excréments sèchent au soleil, on les brûle dans des cheminées ; on recueille la suie qui se trouve dans la partie inférieure de ces conduits, et c'est de cette dernière matière que l'on extrait ce sel. Baumé avait trouvé le moyen de le fabriquer : son procédé, trop dispendieux, a été perfectionné dans ces derniers temps.

Le muriate d'ammoniaque s'administre en médecine de diverses manières. On le donne en pilules ou en électuaire, en l'unissant à des poudres végétales, à des extraits, etc. La dose est de six à huit grains au plus par prise, que l'on peut réitérer jusqu'à cinq à six fois par jour. Stoll en faisait prendre, dans les vingt-quatre heures, deux et même trois gros dissous dans six onces de véhicule.

Cette matière saline fait sur la langue une impression piquante, âcre et urineuse. Elle irrite l'endroit de la peau sur lequel on l'applique, et y fait souvent naître des boutons qui se changent en croûtes. Dans des expériences faites sur des chiens, on a vu son contact avec le tissu cellulaire des membres, ou son introduction dans les voies digestives, causer un désordre général, des phénomènes nerveux, des mouvements convulsifs, la mort. L'ouverture des cadavres présenta une inflammation sur quelques points des voies digestives. Les molécules de cette substance saline exercent une action funeste sur le cerveau, lorsqu'elles sont absorbées en trop grande quantité.

L'observation clinique démontre que l'hydrochlorate d'ammoniaque, à petites doses, fait sur les tissus organiques une impression excitante. On a remarqué qu'il augmentait l'action exhalante de la peau : on lui a reconnu une propriété sudorifique. Quand on en prend à la fois une dose un peu élevée, son contact avec la surface gastrique produit un malaise, souvent même le vomissement.

Cette matière saline est présentée, dans les ouvrages de pharmacologie, comme un moyen que la thérapeutique peut employer avec avantage dans le traitement des affections cutanées, rhumatismales, des leuco-phlegmaties commençantes, etc. Des praticiens recommandables l'associent à la poudre de quinquina, lorsqu'ils ont à traiter une fièvre intermittente qui dure depuis long-temps. On s'en sert en gargarisme pour dissiper un gonflement atonique des amygdales, ou pour combattre le relâchement du voile du palais et de la luette.

ACÉTATE D'AMMONIAQUE LIQUIDE. *Esprit de Mindé-rérus.* ACETAS AMMONIÆ LIQUIDUS. *Spiritus Mindereri.* Sel neutre étendu d'eau, que l'on forme en versant sur du carbonate d'ammoniaque concret de l'acide acétique, jusqu'à ce que la saturation de la base soit complète. Ce liquide ne contient, d'après les expériences de M. Vauquelin, qu'à peu près un dixième de matière saline. Mais il ne faut pas oublier que si l'on veut, à l'aide de l'évaporation du véhicule, faire prendre à cette matière une forme solide et concrète, on en perd une partie qui paraît se décomposer par l'action de la chaleur. On conseille de ne préparer l'acétate d'ammoniaque qu'au moment même où on a besoin de s'en servir : ses vertus changent toujours avec le temps.

Ce composé salin a une odeur nauséabonde, une saveur âcre et piquante. Il exerce sur les tissus vivants une impression stimulante, mais cette dernière est

toujours modérée. Quand on se rappelle que l'alcali
volatil fait partie constituante de ce composé chimique,
on s'étonne de la douceur de son action : on reconnaît que l'acide acéteux a modifié, affaibli la puissance
de l'ammoniaque en se combinant avec elle. Tous les
observateurs s'accordent toutefois sur ce point, que
l'acétate d'ammoniaque augmente la vitalité de la peau,
que son usage excite la fonction exhalante de cette
surface.

On s'est servi avec succès de cette liqueur saline
dans les affections rhumatismales. Étendue dans une
boisson légèrement aromatique, elle sert à déterminer
une diaphorèse utile ; on en met trente à quarante
gouttes dans chaque verre de tisane que prend le malade. On a aussi conseillé son emploi dans la goutte,
dans la paralysie, etc. Quelques praticiens s'en servaient dans le traitement des fièvres adynamiques et
des fièvres ataxiques. M. Massuyer, professeur à la faculté de médecine de Strasbourg, a, dans ces derniers
temps, appelé de nouveau l'attention des médecins
sur ce remède, en le présentant comme un secours
d'une efficacité précieuse dans la fièvre d'hôpital. Il
faisait prendre jusqu'à trois onces d'acétate d'ammoniaque par jour, mêlé à du sirop simple. Il a remarqué que, sur les malades qui usaient de ce composé,
on ne voyait jamais de mucosités visqueuses et noires
se former sur les dents, de croûtes brunes et sèches
recouvrir la langue ; cette dernière restait humide
tant que l'on mettait ce médicament en usage : il assure
qu'il maintient de plus la souplesse et la fonction
perspiratoire de la peau, qu'il favorise la sécrétion na-

turelle des membranes muqueuses. (*Observ. faites à l'hôpital milit. de Strasbourg,* 1811.) D'un autre côté, M. Sizaire-Violet, médecin militaire, a trouvé dans ce remède une vertu stimulante qui l'a souvent forcé à en suspendre l'administration ; il augmentait la douleur de tête, le battement des temporales et des carotides, il excitait le délire, produisait quelquefois des hémorrhagies violentes, de la dysurie, etc. A la dose d'une ou de deux onces, il provoquait sur les individus irritables des mouvements convulsifs, de l'agitation, etc. (*Bibliothèq. médic.*, tom. 46, pag. 306.) Ne pourrait-on pas trouver dans la différence qu'offrait la constitution chimique du remède que ces deux praticiens employaient, sous le nom d'esprit de Mindérérus, la raison des différences qu'ils observaient dans ses effets ? Le premier se servait-il d'une composition qui avait peu de vertus ? Celle dont se servait le second possédait-elle une grande force stimulante ?

EAUX MINÉRALES SULFUREUSES, EAUX HÉPATIQUES, *Aquæ hydro-sulphuratæ, Aquæ hepaticæ.* Ces eaux contiennent du gaz hydro-sulfuré, des hydro-sulfates sulfurés de potasse et de chaux ; plusieurs sulfates et hydrochlorates alcalins et terreux. L'addition des acides dans ces eaux en précipite du soufre ; elles en déposent aussi par le contact de l'air: elles colorent l'argent en noir, etc. Les sources de Bagnères, de Baréges, de Cauterets, d'Aix-la-Chapelle, de Bonnes, d'Enghien, etc., fournissent des eaux minérales sulfureuses : on en prépare maintenant d'artificielles dans les pharmacies.

Ces eaux ont une extrême fétidité, une saveur nau-

séabonde, repoussante. On en prend le matin, depuis
une livre jusqu'à quatre, par verres que l'on répète de
temps en temps. On peut aussi en boire aux repas.

Ces eaux ne contiennent qu'une très petite proportion de matières salines ; il faut se rappeler que l'on
en prend journellement de grandes quantités, et que
l'on en fait usage pendant long-temps, pour concevoir
la raison de leur efficacité médicinale. C'est une impression lente que ces eaux opèrent ; il faut calculer
celle de tous les jours pour bien juger son étendue et
son pouvoir sur un corps actuellement malade, dans
lequel il y a des lésions à effacer, des modifications
morbides à détruire.

Dans les maladies où les voies digestives sont affectées, l'usage de ces eaux réussit, pendant que les médicaments excitants ne seraient pas supportés par la
surface gastro-intestinale, parceque la grande abondance du véhicule dans lequel existent les principes
médicinaux des eaux minérales, en est le correctif,
empêche ces principes d'offenser les tissus gastriques
et intestinaux, favorise en même temps leur absorption, assure en un mot l'exercice de leur opération
thérapeutique.

Ces eaux ont une propriété excitante dont les effets
ont été bien constatés par Bordeu. (*Recherch. sur les
malad. chroniq.*) D'abord elles réveillent la vitalité
de l'organe gastrique, elles augmentent l'appétit ; leur
impression sur les voies alimentaires donne quelquefois
lieu, au commencement de leur usage, à un désordre
passager dans les mouvements naturels des intestins,
et des déjections alvines sont le produit de cette per-

turbation; d'autres fois elles occasionent un résultat opposé, elles constipent.

Les principés actifs que recèlent ces eaux médicinales pénètrent dans le torrent circulatoire, se répandent dans tout le système, agissent sur tous les tissus. C'est alors que l'on voit naître d'autres phénomènes; le pouls prend de l'activité, de la fréquence, toutes les fonctions s'exécutent avec une vivacité nouvelle, on ressent une sorte d'ardeur interne, il y a de l'insomnie, une agitation que Bordeu compare à celle que produit le café : quelquefois ces eaux portent au cerveau et causent une sorte d'ivresse momentanée; toujours elles finissent par amener une sueur abondante ou un écoulement considérable d'urine.

Après quelque temps de l'emploi de ces eaux, comme deux semaines, souvent plus, il s'établit dans le corps soumis à leur puissance une petite fièvre, une commotion artérielle qui dure plusieurs jours. Le médecin doit observer avec soin ce grand mouvement, il peut devenir un moyen bien efficace de guérison; mais aussi il peut faire beaucoup de mal. S'il existe une phlogose, ce mouvement l'animera davantage, si un travail morbide occupe quelque viscère, opère la dégénération de tissus organiques, il en hâtera les progrès : on doit alors s'empresser de modérer ou d'arrêter l'effet des eaux minérales, à l'aide des adoucissants et en cessant d'en faire prendre aux malades; toujours il faut diriger l'opération de ce remède, et s'assurer qu'elle tend à devenir médicinale. Ce trouble fébrile que suscite un emploi prolongé des eaux minérales sulfureuses est de la nature des fièvres inflammatoires. Du sang tiré de la veine pendant ce temps serait probablement couenneux : Bordeu en a vu qui ressemblait entièrement au sang des pleurétiques.

Les eaux minérales sulfureuses présentent des agents très puissants dans le traitement des affections cutanées, des éruptions chroniques, des dartres, etc. Elles animent la vitalité de la peau, elles la rendent d'un meilleur aspect, plus ferme, plus lisse ; elles lui donnent enfin une nouvelle manière d'être, qui ne permet plus au travail morbide qui la recouvre de subsister. Souvent elles impriment momentanément à ce travail une plus grande activité qui devient comme critique.

Ces eaux conviennent dans les anciens catarrhes, dans les toux humides ; en stimulant doucement et d'une manière continue les organes pulmonaires, elles parviennent fréquemment à les rappeler à leur état naturel. S'il existe de la phlogose dans ces organes, ce remède est pernicieux : on a remarqué qu'alors les eaux sulfureuses augmentaient la toux, l'oppression, qu'elles finissaient même, si l'on ne se hâtait de recourir à des moyens adoucissants, par provoquer des accidents funestes, par jeter le malade dans la consomption ; la phthisie se déclarait, etc.

On regarde les eaux sulfureuses comme des auxiliaires importants pour les remèdes que l'on emploie contre les maladies vénériennes qui ont amené un état de détérioration de tout le système, contre les affections scrophuleuses, contre les engorgements des glandes lymphatiques, etc. Leur action stimulante concourt à rappeler toutes les fonctions à un mode d'exercice plus régulier, à dissiper le relâchement, l'atonie

de tous les tissus organiques. Les malades sont pâles,
leur figure présente même une légère bouffissure ; une
sérosité lymphatique séjourne dans les mailles du tissu
cellulaire et gonfle toutes les parties : au bout de quelques jours de l'usage des eaux sulfureuses, les fibres
des organes éprouvent un resserrement ; la sérosité
qui les écartait rentre dans le torrent circulatoire ;
c'est alors que le corps malade semble éprouver un
amaigrissement qui a été noté par Bordeu dans les observations qu'il nous a laissées sur les vertus de ces eaux.

On a conseillé avec succès les eaux sulfureuses à
ceux qui étaient tourmentés de douleurs rhumatismales, à ceux qui portaient d'anciens ulcères. L'usage
simultané de ces eaux, en bains, en douches, en
boisson, a quelquefois opéré des effets merveilleux sur
des militaires qui, par suite de blessures graves, de
plaies d'armes à feu, etc., étaient privés de l'usage
d'un ou de plusieurs membres. Il existait une roideur
dans les articulations, il y avait de la gêne dans le jeu
des muscles, ces individus ne pouvaient marcher ni
agir librement. Le mouvement fébrile que provoquent
ces eaux stimulantes décide-t il dans ces parties des absorptions salutaires, qui enlèvent des adhérences, qui
font disparaître des brides, etc. ; enfin provoque-t-il un
travail occulte que dirige le principe conservateur de
notre machine, et à l'aide duquel il rétablit l'action des
organes locomoteurs? Toujours est-il vrai que l'on a
des exemples fréquents d'améliorations vraiment remarquables obtenues de l'emploi de ces eaux sulfureuses dans les maladies dont nous venons de parler.

Les succès que ces eaux ont obtenus dans les paralysies tenaient à ce qu'elles décidaient l'absorption de liquides qui étaient amassés dans la cavité encéphalique ou dans la cavité vertébrale, à ce que par là elles rendaient à l'influence nerveuse le libre exercice qu'elle avait perdu sur les muscles.

L'excitation générale que produit un usage prolongé des eaux sulfureuses les rend contraires aux personnes d'une complexion pléthorique, à celles qui ont une prédisposition aux maladies inflammatoires, aux hémorrhagies actives, au crachement de sang; on doit les proscrire lorsqu'il se manifeste une turgescence sanguine, que la physionomie s'anime, qu'il survient de la céphalalgie, etc. : elles ont décidé des attaques d'apoplexie, la rupture d'un anévrysme, etc.

SECTION III. *De la médication excitante.*

Occupons-nous maintenant de rassembler tous les effets physiologiques que les médicaments excitants ont coutume de provoquer dans le corps soumis à leur influence : en formant un ensemble des mouvements, des mutations organiques que suscitent ces agents, nous apprécierons bien le mode de médication qui les caractérise. Pour cela nous devons parcourir les divers appareils organiques du corps, et signaler les changements que chacun d'eux éprouve après l'administration d'un excitant.

Est-il nécessaire de rappeler que les médicaments qui nous occupent, lorsqu'on les prend à petites doses, n'agissent d'une manière visible que sur l'organe qui les reçoit? La substance médicinale, en arrivant sur la

surface de ce dernier stimule son tissu, développe sa
vitalité; et les nerfs qui aboutissent sur cette surface
propagent cette excitation au cerveau et à la moelle
épinière. L'opération de ces faibles quantités de matière
médicamenteuse restera bornée à ces effets. Quand les
molécules de cette matière seront séparées, quand elles
seront disséminées dans la masse sanguine, elles ne se
trouveront nulle part assez abondantes pour que leur
présence se décèle par quelque chose d'apparent; il n'y
aura d'appréciable que les mutations locales que le
médicament aura déterminées au moment de son administration et pendant que ses molécules étaient réunies sur le lieu de son application.

Les médicaments excitants deviennent des agents
plus puissants, plus importants, lorsque l'on en donne
de fortes doses. D'innombrables molécules d'huile volatile, de résine, d'acide benzoïque, de camphre, etc.,
détachées de leur substance, s'insinuent dans les vaisseaux sanguins, se répandent dans tout le système, et
bientôt les fibres de tous les organes sentent leur aiguillon. C'est alors que les appareils organiques précipitent leur action; l'état où nous les voyons prouve
qu'ils sont stimulés par une cause étrangère à l'organisation; on reconnaît, dans la rapidité de leurs mouvements, l'effet de l'impression répétée que font sur leur
tissu les principes dont nous venons de parler. Le cours
du sang est accéléré, le pouls se montre plus vif et
plus fréquent, la chaleur animale se développe; il apparaît enfin dans le corps médicamenté une commotion
pyrectique qui donne fréquemment lieu à des mouvements comme fluxionnaires vers la peau, vers l'utérus

ou vers les reins, qui est suivie d'une diaphorèse, de
l'écoulement des menstrues ou d'une abondante sécrétion d'urine.

Appareil digestif.

État physiologique. Les médicaments excitants agissent de deux manières sur l'appareil digestif : 1° au
moment de leur administration, ils se mettent en
contact immédiat avec l'estomac et les intestins ; ils
font sur ces parties une impression stimulante qui
éveille, anime aussitôt leur vitalité. Le foie, le pancréas, prennent part à cette excitation locale, ainsi
que le cerveau et la moelle épinière, qu'une sympathie étroite unit à l'organe gastrique. 2° Quand les
principes médicinaux ont été portés dans le torrent
circulatoire ; qu'ils pénètrent avec le sang dans tous
les tissus, ils reviennent faire sentir à l'estomac, aux
intestins, etc., leur influence ; ces principes aiguillonnent de nouveau les tuniques de ces organes, et tendent encore à imprimer une nouvelle activité à la fonction digestive.

Ces médicaments ont une influence bien évidente,
bien puissante sur les organes qui exécutent la digestion. Chaque fois que l'on administre un de ces médicaments à l'intérieur, l'estomac paraît vivement
stimulé ; il s'opère un développement subit de la
vitalité dans le centre épigastrique ; un sentiment
profond de chaleur, que l'individu médicamenté rapporte à l'estomac, décèle l'opération occulte qui se
passe alors dans ce viscère. L'expérience prouve qu'a-
près l'ingestion d'une substance excitante, la membrane muqueuse gastrique devient plus rouge, plus

chaude , plus sensible. La tunique musculeuse de
l'estomac se tend, se contracte, la capacité de ce
viscère diminue. La tunique péritonéale n'éprouve
pas de modification appréciable. Ce mouvement organique a une grande influence sur les fonctions
de l'estomac. Ce viscère est-il vide, la personne qui
prend un excitant se trouve-t-elle à jeun? le sentiment de la faim se fera bientôt sentir; il deviendra
pressant; il obligera à prendre promptement de la
nourriture. Si c'est en mangeant que l'on emploie
l'agent stimulant, s'il est mêlé aux matières alimentaires ; d'abord, il avivera l'organe du goût, il fera
mieux percevoir la saveur des mets; puis son action
sur l'organe gastrique rendra l'appétit plus exigeant,
fera manger davantage, accélérera en même temps
l'exercice de la chymification. Enfin , lorsque l'on
avale un médicament excitant après avoir mangé, on
imprime à l'organe gastrique une impulsion qui presse
ses mouvements; l'élaboration des aliments s'exécute avec une promptitude inaccoutumée, et le besoin
de faire un nouveau repas renaît plus tôt.

A son arrivée dans l'intérieur des intestins , la substance excitante produit les mêmes changements organiques que dans l'estomac. Son contact avec leur surface intérieure stimule la membrane muqueuse intestinale, avive sa sensibilité, élève sa température, lui
fait acquérir une couleur plus rouge : dans le même
temps , les fibres musculaires qui entrent dans la composition de ces organes se resserrent: l'intestin devient
plus étroit, mais il est plus ferme, plus solide. Cet
état organique favorise l'exercice des fonctions que

remplit cette partie de l'appareil digestif; la formation du chyle est plus prompte, plus parfaite, son
absorption plus active ; la proportion des matières
fécales avec la masse de nourriture que l'on a prise,
est moins forte : il y a souvent constipation. S'il se
dégage des flatuosités, elles sont poussées au dehors
avec violence. On a attribué à beaucoup de substances
excitantes une propriété carminative.

Le foie est fortement stimulé par les molécules des
médicaments de cette classe qui pénètrent dans la
masse sanguine. Tant qu'il conserve son état physiologique, l'impression qu'il ressent donne seulement
plus d'activité à sa fonction sécrétoire, mais elle ne détermine pas de phénomènes perceptibles, de variations
que l'observateur puisse constater. Nous n'avons pas
de moyens de reconnaître si les médicaments excitants
opèrent quelque changement dans l'état actuel du pancréas et de la rate.

Les effets physiologiques que les excitants produisent dans les organes digestifs sont toutefois subor-
donnés à la manière dont on les emploie. De petites
quantités à la fois causent une impression modérée; la
vitalité de l'estomac augmente, et l'exercice de la chymification devient plus prompt et plus facile. Le canal
alimentaire tout entier participe à cette excitation ; son
action organique a plus de force et d'énergie : tous les
principes susceptibles de se convertir en chyle sont
extraits de la nourriture que l'on prend. C'est là le
produit que nous obtenons journellement de l'emploi
des substances aromatiques, des épices qui servent à
assaisonner nos aliments, etc., comme le poivre, la

cannelle, le girofle, la muscade, la vanille, la sauge,
le thym, la sarriette, la moutarde, l'ail, le cresson de
fontaine, le persil, le cerfeuil, etc.

De fortes doses d'une matière excitante suscitent
des phénomènes opposés. D'abord, au moment de son
ingestion, cette matière laisse dans la gorge un sentiment de chaleur, d'âcreté, qui semble se continuer
le long de l'œsophage, et descendre jusque dans l'estomac ; son usage cause de la soif. Au lieu de favoriser
l'exercice de la digestion, cette impression la trouble ;
il semble que l'organe gastrique entre dans un état de
contraction fixe qui suspend ses mouvements naturels, qui rend son action laborieuse ; il survient quelquefois des vomissements. Bientôt la matière médicinale arrive dans les intestins ; elle attaque leur surface
interne avec une force qui les offense. Leur action
naturelle est troublée, leur mouvement péristaltique
est accéléré, des déjections alvines plus ou moins
abondantes surviennent.

Ces nouveaux produits ne sont pas constants. Il
n'y a ordinairement que les premières prises de la substance excitante qui provoquent des évacuations alvines ; les organes digestifs s'habituent promptement au
contact du médicament, et son administration n'occasione plus de selles. C'est ce que nous voyons arriver lorsque nous conseillons l'usage de la térébenthine,
du copahu, de l'assa fœtida, de la gomme ammoniaque, etc. Il est néanmoins des substances douées d'une
propriété excitante, comme la scille, qui paraissent
irriter toujours l'estomac et les intestins ; leur manière
d'agir sur ces organes trouble leur action, l'impression

qu'elles y portent n'est jamais favorable à l'exercice de la digestion.

Les excitants finissent par altérer la texture des organes digestifs ; ils allument dans leur tissu des phlogoses lentes qui amènent des endurcissements, des désorganisations matérielles, lorsque, sous le titre de stomachiques, on en continue trop long-temps l'usage, ou que l'on en prend journellement des doses immodérées, etc. On sait que ceux qui abusent des épices, deviennent sujets à diverses maladies des organes de la digestion ; le contact réitéré et trop prolongé de ces agents excitants produit des altérations organiques souvent incurables.

États pathologiques. Les lésions morbides de l'estomac peuvent occuper sa tunique muqueuse, sa tunique musculeuse, ou sa tunique péritonéale. Il est peu de lésions morbides plus communes que l'irritation de la membrane muqueuse de ce viscère : alors la cavité gastrique est plus rouge, plus lisse dans une ou plusieurs parties de son étendue ; la température vitale est plus grande, la sensibilité plus vive dans les endroits irrités. Les phénomènes séméiotiques qui manifestent cette lésion sont, les lèvres et la langue rouges et sèches, l'épigastre tendu, douloureux, une chaleur intérieure, la soif, le dégoût. Dans cette disposition de l'organe gastrique, les médicaments excitants provoquent des effets bien prononcés : leurs molécules font une impression profonde sur sa membrane muqueuse ; les rougeurs qu'il renferme deviennent plus vives, elles s'étendent davantage ; la chaleur morbide augmente sur ces surfaces malades ; les vaisseaux capillaires qui les recouvrent se livrent à des oscillations plus rapides ; les malades éprouvent dans la région épigastrique un sentiment d'ardeur qu'ils comparent à celui de la brûlure ; ils sont dévorés par la soif ; ils repoussent tous les agents excitants, ils ne veulent pas en continuer l'emploi : dans le même temps le médecin observe que la langue devient plus sèche, ainsi que les lèvres.

Si l'organe gastrique est le siège d'un travail phlegmasique, si ses tissus musculaire et muqueux sont gonflés, turgescents, l'opération des médicaments excitants donne lieu aux mêmes effets, mais ils sont plus prononcés. L'épigastre se tend davantage après l'ingestion de ces agents ; la sensibilité est exquise sur ce point de l'abdomen ; quelquefois l'estomac ne peut souffrir l'impression aiguillonnante des substances excitantes, leur usage donne lieu à des vomissements qui, vu l'état où se trouvent alors les tuniques de cet organe, sont excessivement pénibles, douloureux. Si l'on insiste sur l'usage de ces substances, et qu'elles ne soient point rejetées par le vomissement, la phlogose fait des progrès rapides ; les autres appareils organiques se prennent, le pouls devient plus vif, plus fréquent ; il survient de l'accablement, une anxiété extrême, du délire, etc. Nous ferons remarquer, relativement à l'irritation comme à la phlegmasie de l'estomac, que ces lésions n'occupent pas tout ce viscère ; qu'elles sont toujours bornées à une ou plusieurs parties de son étendue. Il est facile de concevoir qu'il est des points plus exposés que les autres à l'agression des matières que l'on introduit dans la cavité gastrique ; de là vient sans doute que le même agent excitant produit tantôt plus tantôt moins d'effet, selon que l'endroit malade reçoit la substance médicamenteuse ou qu'il échappe à son action.

S'il se faisait actuellement une exhalation sanguine sur la surface gastrique, le contact d'une substance excitante pourrait décider un resserrement des ouvertures vasculaires et arrêter cette hémorrhagie ; mais il arrive souvent que l'opération de la substance excitante donne lieu au développement d'une phlogose.

Lorsque l'estomac a éprouvé un amincissement de sa tunique musculeuse, que cette tunique a perdu son épaisseur, sa solidité, et qu'en raison de cette faiblesse matérielle, l'acte de la chymification est languissant, les excitants produisent des effets bien sensibles. Ils animent l'appétit qui était presque éteint, ils font manger un peu plus : la chymification était lente, tardive ; ils la rendent moins difficile. Leur action sur l'estomac peut même amener un autre mode de réparation nutritive dans ses tissus, par là rétablir à la longue ce viscère dans sa condition naturelle. Ordinairement l'estomac est en même temps rétréci ; il n'a plus sa capacité naturelle. D'autres fois il a une irritabilité extrême, une susceptibilité excessive, alors il y a une lésion vitale avec la lésion matérielle. Les excitants ne produisent plus les effets heureux dont nous venons de parler, quand ces complications existent.

L'organe gastrique peut se présenter dans un état opposé. Sa tunique musculeuse est épaisse, plus volumineuse, dans une véritable hypertrophie. L'appétit est très exigeant, surtout si l'estomac a en même temps

une grande capacité; la chymification s'opère habituellement avec une promptitude, avec une facilité
remarquables, et la faim renaît bientôt après. Un médicament excitant, en développant la vitalité d'un
organe si fort, si robuste, peut exagérer son action,
et par là troubler l'exercice de sa fonction. On voit
alors les excitants causer un gonflement pénible après
les repas, une sorte de tension des tuniques gastriques : cet état ne se dissipe que par l'usage de l'eau
sucrée ou d'une autre boisson délayante, émolliente,
qui enlève en quelque sorte à l'estomac son excès
de vitalité, qui abat ce développement de ton, de
vigueur.

Quand la membrane muqueuse ou la tunique musculeuse de l'estomac, ou ces deux parties à la fois,
ont éprouvé un ramollissement morbide, l'exercice de
la chymification est ordinairement difficile, lent, im-
parfait; il y a après les repas gonflement de l'épigastre,
des rapports, du malaise, etc. L'action des médicaments excitants anime la vitalité défaillante de ce viscère, lui donne momentanément plus d'énergie : si ses
fonctions s'exécutent un peu mieux, on le doit à cette
impulsion. En faisant un usage journalier de ces médicaments, leur impression ne pourrait-elle pas rendre la nutrition plus régulière dans les tissus gastriques,
et corriger leur modification morbide ?

Si quelque point de l'estomac offre un épaississement de sa tunique musculeuse, qui est en même temps
blanche, solide, qui tend à devenir squirrheuse; les médicaments excitants produisent des effets variés, selon
l'état où se trouve l'ensemble de ce viscère, selon que la

modification morbide des tissus gastriques existe autour
du cardia, sur la petite ou la grande courbure, ou
qu'elle occupe la région du pylore. Si cette dégénérescence est associée à un travail inflammatoire, s'il y
a dans l'épigastre de la chaleur, de la douleur, les
agents pharmacologiques dont nous nous occupons,
donneront lieu à une exaspération des accidents, ils
occasioneront un grand état de malaise. Lorsque cet
épaississement des tuniques gastriques est isolé, qu'il
est exempt de phlogose, que le reste de l'estomac est
sain, il arrive souvent qu'une dose d'un composé excitant cause les effets ordinaires de ce genre de médicament; qu'il éveille l'appétit, qu'il fait manger un
peu, qu'il diminue les aigreurs, les vomituritions, etc.
On trouve dans les auteurs, qu'un usage journalier,
prolongé des excitants, a ramené des estomacs dont
les parois étaient engorgés, qui se trouvaient pris
d'obstruction, à leur condition naturelle : si ces agents
ont produit ce salutaire effet, c'était sans doute en éta-
blissant dans les parties malades un autre mode d'absorption et de nutrition, qui peu à peu renouvelait leur
substance.

Sur un estomac qui est le siége d'un squirrhe, d'un
cancer, qui est déformé par la production de quelque
tissu morbide, les effets des médicaments excitants
s'éloigneront d'autant plus de ce qu'ils ont coutume
d'être, que ce viscère s'éloignera lui-même de son état
physiologique. Lorsque le cancer commence, qu'il a
a encore peu d'étendue, et qu'une grande portion
de l'estomac a conservé sa disposition normale; il
est ordinaire de voir les excitants animer l'appétit,

même rendre la chymification plus régulière et plus prompte, et causer par là un mieux de quelques jours. On ne doit attendre qu'un soulagement passager de l'emploi de ces médicaments, quand on les administre, dans les cancers d'estomac, pour combattre la sécrétion morbide de sucs acides que fournissent les endroits malades de ce viscère, ou pour diminuer des vomituritions fatigantes, ou pour faire cesser des contractions anomales qui surviennent par accès dans les fibres musculeuses de l'organe gastrique, et qui donnent le sentiment d'une corde qui serre ou d'un instrument qui déchire, etc. Les substances excitantes causent de la douleur et du malaise, lorsqu'il existe une grande chaleur dans l'épigastre, des picotements, etc., que je crois dus à des rougeurs, à des éruptions qui par moments se développent autour des tissus dégénérés.

Les ulcérations qui occupent l'intérieur de l'estomac sont toujours irritées après l'administration d'un médicament excitant, lorsqu'elles sont situées de manière à recevoir la substance médicamenteuse; mais cet effet est peu marqué si l'ulcération est isolée, si elle n'est pas sur un fond phlogosé, rouge, d'une sensibilité exaltée. Quand cette lésion morbide est au milieu d'un foyer inflammatoire, le contact des substances excitantes provoque de nombreux accidents, le sentiment d'une ardeur intolérable dans l'estomac, des tiraillements, des battements, une anxiété profonde, etc.

Après l'estomac, nous devons examiner les intestins; les lésions pathologiques dont ils peuvent être le siège changent aussi les effets qui ont coutume de suivre l'action des médicaments excitants sur eux.

Si ces organes ont leur surface intérieure irritée, si des zones, des portions de leur membrane muqueuse sont rouges, gonflées, plus chaudes, plus sensibles, on verra le contact des substances excitantes donner aussitôt plus d'intensité aux accidents qui naissent de cette lésion. Après l'administration de ces substances, l'ardeur que le malade éprouve dans la cavité abdominale sera plus vive, les coliques se répéteront plus souvent et seront plus violentes; il se manifestera des gonflements instantanés du ventre avec des pneumatoses, les déjections alvines, liquides et fétides, que rend le malade, deviendront plus fréquentes. Si l'irritation occupe les gros intestins, on sent quelques heures après l'ingestion des substances excitantes, du mouvement, de la chaleur, des tiraillements dans la région du cœcum et dans le trajet du colon. Lorsqu'il y a chaleur au fondement et ténesme, ces accidents se prononcent davantage.

Le corps même des intestins peut être pris d'un travail inflammatoire; alors la tunique musculeuse de ces organes est gonflée, rouge, gorgée de sang [1]; il y a suspension du mouvement péristaltique dans les endroits qui sont ainsi affectés; les matières ex-

[1] En tirant sur le cadavre une portion d'intestin en sens contraire, on reconnaît facilement la tunique qui a été ramollie par un travail inflammatoire. Lorsqu'il y a eu entérite, c'est la tunique musculeuse qui se déchire d'abord, ce n'est plus la tunique péritonéale: lorsque celle-ci a été atteinte, elle ne résiste pas; il ne reste que la tunique muqueuse dont la rupture est difficile.

crémentitielles y séjournent, s'y accumulent; si une grande partie du canal alimentaire est prise de cette fluxion inflammatoire, la masse intestinale paraît plus volumineuse: cependant le ventre est peu sensible à la pression, tant que la tunique péritonéale reste saine; mais lorsque l'on saute ou que l'on marche, on sent une douleur causée par la répercussion du mouvement dans l'abdomen. Cet état des intestins n'est pas toujours accompagné de fièvre, ne fait pas toujours des provocations sympathiques au cœur, au cerveau, etc.; il est bien des personnes qui se livrent à leurs occupations ordinaires avec des portions du canal intestinal dans un état d'entérite. Toutefois les médicaments excitants ne peuvent qu'aggraver cette situation pathologique. L'impression de leurs molécules sur les tissus intestinaux augmente le malaise, l'anxiété, la chaleur abdominale, les coliques sourdes, etc.; elle ne cause que rarement des évacuations par le bas. Dès que le péritoine intestinal se prend, se phlogose, une pression sur le ventre, assez forte pour l'atteindre, cause de la douleur; on peut observer que sa sensibilité est plus vive après l'administration des excitants.

S'il se fait sur la surface interne des intestins une exhalation sanguine, l'impression des substances excitantes opère le resserrement des extrémités vasculaires et arrête souvent l'écoulement du sang. Mais l'effort hémorrhagique peut être par là transformé en un travail phlegmasique.

Lorsque, par suite d'une absorption trop active ou d'une nutrition insuffisante, la tunique musculeuse des intestins est devenue plus mince, et qu'elle a perdu sa force matérielle, les médicaments excitants produisent comme effet, une vigueur momentanée de ces organes. L'administration à petites doses de ces agents prévient les accidents qui ont coutume de survenir au moment de la digestion intestinale, comme des gonflements du ventre, des coliques, des déjections alvines répétées qui entraînent la matière alimentaire, une constipation habituelle si les gros intestins surtout sont oligotrophiés, etc. Un usage prolongé de ces agents peut réparer peu à peu l'oligotrophie du canal alimentaire.

La tunique musculeuse des intestins peut passer à un état contraire, devenir par une activité très grande de l'assimilation, plus épaisse, plus solide, plus forte. Alors les actes de la digestion intestinale s'opèrent avec une énergie insolite, les évacuations alvines sont peu abondantes et bien formées; tous les principes susceptibles de se convertir en matériaux nutritifs sont extraits de la nourriture que l'on prend. Ces évacuations se font avec régularité, les gros intestins les expulsent toujours en temps opportun. L'usage d'un agent excitant, à petites doses, ne peut provoquer de variation bien sensible dans les mouvements de ces organes, dans l'exercice de leurs fonctions. Le développement qu'il suscitera dans la force matérielle des intestins ne sera pas aperçu. Si la dose du médicament excitant était plus élevée, et si la force matérielle des intestins était portée jusqu'à l'hypertrophie, son impression pourrait exagérer la vitalité de ces organes, causer un désordre dans leur action naturelle.

Une autre lésion que nous devons noter, c'est le ramollissement ou le gonflement gélatineux des tissus

intestinaux. On trouve dans ce cas les intestins plus
gros ; leur état anatomique est changé ; ils paraissent
formés d'une matière blanche, jaunâtre, homogène.
On ne distingue plus de fibres musculaires dans leur
composition ; la membrane muqueuse est mollasse, ses
replis sont plus apparents. Alors l'action naturelle des
intestins est troublée, l'usage momentané d'un médicament excitant éveille leur vitalité, quand cette dégénérescence ne fait que commencer ; il rend moins
long, moins pénible l'exercice de la digestion. L'impression journalière des excitants sur les tissus intestinaux ne pourrait-t-elle pas, en changeant leur mode
morbide d'assimilation, réparer peu à peu l'altération
matérielle qu'ils ont subie ?

Un endurcissement squirrheux, cancéreux, peut
atteindre le corps des intestins ; il peut s'y développer des tissus morbides. Ces dégénérescences cau-
seront des changements notables dans l'action des
médicaments excitants. Leur impression sur les parties saines sera suivie des effets ordinaires de leur
administration ; mais lorsqu'ils aborderont sur les
tissus malades, ils provoqueront des mouvements, des
phénomènes insolites. Si la partie altérée est envi-
ronnée d'un travail inflammatoire, d'une zone où la
chaleur et la sensibilité soient plus vives, l'opération des
excitants donnera lieu à des phénomènes bien sensibles,
une douleur plus pénible, une chaleur plus vive, etc.
Si la tumeur squirrheuse, cancéreuse, etc., est in-
dolente, la puissance des médicaments excitants sera
moins manifeste.

Les ulcérations intestinales apportent de grandes

variations dans les effets organiques que provoquent
ordinairement les médicaments de cette classe. Ces
variations sont subordonnées au nombre, au siége de
ces ulcérations, et aux autres circonstances qui les
accompagnent. On conçoit toujours qu'une substance
résineuse, balsamique, etc., que l'on administre, ne
peut arriver sur les points ulcérés sans y déterminer
une vive irritation : c'est alors que l'on observe une
chaleur abdominale plus forte, un gonflement des intestins avec pneumatoses, des coliques répétées; que
les déjections alvines deviennent plus fréquentes, surtout si les gros intestins sont affectés, etc. Lorsqu'une
phlogose occupe les tissus qui entourent les ulcérations, que ces tissus sont rouges, gonflés, plus sensibles; l'impression des substances excitantes donne lieu
à des phénomènes très prononcés. Ils le sont moins
quand les ulcérations sont rares, isolées et exemptes
d'inflammation. Souvent, dans ce dernier cas, le contact d'un corps stimulant, en changeant le mode actuel
de vitalité de la surface ulcérée, décide sa cicatrisation.

Nous devons maintenant noter les lésions vitales que
l'estomac et les intestins peuvent aussi éprouver.
Quand l'influence nerveuse de la moelle épinière ou
des plexus ganglionaires sur ces organes est affaiblie,
diminuée, on dit qu'il y a asthénie, atonie, inertie de
l'estomac et des intestins; il en résulte une langueur
remarquable dans tous les actes de la digestion, une
constipation que les purgatifs ont peine à vaincre :
les excitants donnent plus d'activité à ces organes,
en stimulant les nerfs gastriques, en développant leur

vie, et par la continuité des cordons nerveux, celle
de l'encéphale, des plexus et du prolongement rachidien. Si la puissance nerveuse agit avec trop de
force sur les organes digestifs, ils ont une extrême
irritabilité ; on dit alors qu'ils sont dans un état de
sthénie, d'échauffement, d'éréthisme ; ils ne peuvent
souffrir le contact des agents excitants, sans entrer
dans une sorte de tension, comme d'érection vitale ;
l'administration de ces agents rend encore la digestion
plus pénible ; l'exercice de cette fonction cause de la
pesanteur, de l'anxiété, de la soif, des pneumatoses
intestinales, la coloration de la figure, etc. Lorsque
l'influence des nerfs sur l'estomac et les intestins est
désordonnée, elle provoque des spasmes, des névroses, des vomissements, des hoquets, des crampes
d'estomac, des coliques, des évacuations alvines, etc.;
et ce qui prouve le caractère nerveux de ces accidents, c'est que souvent le malade n'a pas de dégoût
pour la nourriture ; qu'il conserve de l'appétit, et que
d'autre part il se plaint de douleurs dans le dos, dans les
lombes, à la tête, qu'il existe quelques phénomènes nerveux. Fréquemment les excitants réussissent, par une
opération perturbatrice, à calmer ce désordre et à rétablir la mesure naturelle de l'influence des nerfs. Les nausées, les vomissements des femmes dans les premiers
temps de la grossesse ont bien une cause spasmodique ;
c'est le trouble que la fluxion utérine occasione dans
les plexus gastriques qui les suscite : j'ai souvent vu
l'emploi d'une substance excitante ou tonique, du
quinquina, etc., les modérer, les faire cesser.

Les divers états pathologiques dans lesquels le foie

peut se trouver changeront aussi les effets que l'impression des médicaments excitants devraient produire. Si ce viscère est dans un état d'irritation, les molécules de ces médicaments aggraveront cette condition morbide, leur action augmentera le dégoût, l'amertume de la bouche, elle décidera une sécrétion exubérante de bile, ou troublera son cours et causera une jaunisse. Si le tissu du foie est enflammé dans un point, ces mêmes agents animeront le travail inflammatoire, ils hâteront ses progrès, ils donneront plus d'intensité à tous les symptômes que cette maladie fait naître.

Lorsque le foie est dans un état d'hypertrophie, l'usage des excitants provoque l'action de cet organe plus fort, plus volumineux; dont la vie est prépondérante au milieu de l'appareil digestif: leur administration donne alors lieu à quelques phénomènes, une plus grande abondance de bile, une teinte jaune de la peau, un appétit plus violent, des rapports amers, etc. L'oligotrophie du foie occasione d'autres résultats; alors l'emploi d'un excitant ne produira rien de perceptible du côté de cet organe, qui ne joue plus qu'un rôle secondaire dans l'abdomen. A la suite d'une inflammation qui a occupé un point du foie, il se fait souvent une absorption morbide qui détruit une partie de ce viscère, qui le rend difforme, excavé, etc. : dans ces atrophies partielles, les excitants ne suscitent rien de remarquable.

Les médicaments de cette classe ont sans doute un pouvoir digne d'attention sur le foie, lorsque son tissu est ramolli, qu'il tend à changer de nature, à devenir jaune, graisseux. Leurs molécules ne peuvent-elles

pas , en pénétrant dans ce viscère , donner à ses fibres,
un autre mode de vitalité ; à l'exercice de l'absorption
et de la nutrition dans son tissu , une autre mesure ; et
arriver, par un nouveau produit de ces deux fonctions ;
à modifier l'état présent du foie, à rétablir sa disposition primitive. Les auteurs prétendent que les excitants ont fréquemment dissipé des engorgements de l'organe hépatique. Des portions de sa substance étaient
gonflées , endurcies ; il s'y était formé des tissus morbides : les agents qui nous occupent sont parvenus
à détruire ces affections , à restituer au foie ses qualités physiologiques. Si cette opération thérapeutique a eu lieu , c'est encore l'absorption et la nutrition
qui l'ont effectuée : la première enlevait les matériaux
du produit morbide ; la seconde y substituait les principes que réclame la constitution normale de l'organe.

Le foie éprouve aussi des lésions vitales. L'influence
qu'il reçoit des nerfs peut affaiblir, augmenter, pervertir sa fonction. Ne voit-on pas tous les jours une colère concentrée , une passion de l'âme décider une sécrétion surabondante de la bile, ou suspendre son cours,
et faire naître en peu de temps une jaunisse. Le tissu de
l'organe n'a alors subi aucune modification matérielle,
mais une impulsion nerveuse a pressé, exagéré sa vitalité naturelle. Les médicaments excitants ne resteront pas sans pouvoir sur les lésions vitales du foie :
l'impression de leurs molécules sur les nerfs de ce viscère remontera son énergie , si elle est baissée , la dé-
veloppera trop , si déjà elle se trouve très forte ; elle
pourrait même la vicier et occasioner des accidents
pathologiques.

Nous ne parlerons pas de l'action des médicaments excitants sur le pancréas, sur la rate, lorsque ces organes sont dans un état pathologique. Nous ne nous arrêterons au péritoine, que pour observer que sa portion abdominale comme sa portion intestinale sont très sensibles à l'impression des molécules des médicaments de cette classe, lorsqu'elles sont actuellement enflammées.

Appareil circulatoire.

Etat physiologique. Les médicaments excitants agissent fortement sur le cœur. Après l'emploi d'une des substances médicinales dont nous nous occupons ici, le sang que les artères coronaires portent dans cet organe est rempli de molécules qui stimulent son tissu, animent sa vitalité, pressent ses mouvements. Aussi, voit-on alors les contractions du cœur se renouveler plus fréquemment : dans un temps donné, on en compte un plus grand nombre ; on remarque en même temps que ces contractions se font avec une énergie qu'elles n'avaient pas ; elles impriment une plus grande force à la colonne de sang qui parcourt les canaux artériels. Ces derniers eux-mêmes paraissent sentir les principes stimulants que recèle le liquide qui coule dans leur intérieur ; ils offrent sous le doigt une tension, une fermeté qui pourrait servir de preuve à l'influence des excitants sur les tuniques des artères. Toujours est-il bien reconnu que l'usage des médicaments de cette classe rend le pouls à la fois plus fréquent, plus vif et plus fort. La fréquence du pouls est un symptôme si apparent, si ordinaire pendant l'action de ces agents sur le système animal, que tous les auteurs en parlent; tous l'ont observée.

L'action des médicaments excitants est plus prononcée sur les vaisseaux capillaires que sur les artères; l'usage de ces agents développe toujours les propriétés vitales des premiers, leurs contractions deviennent plus rapides, le sang pénètre les innombrables divisions que présentent ces canaux déliés avec une force qui ne lui est pas habituelle, il les parcourt avec une vitesse que peut seule expliquer l'impression aiguillonnante des molécules excitantes sur les tuniques de ces vaisseaux; enfin le sang s'insinue alors dans des réseaux qui restent vides dans l'état ordinaire. Ne voit-on pas les médicaments stimulants occasioner, provoquer des congestions sanguines sur divers points du corps? sur la peau, ces congestions établissent une diaphorèse, fournissent un produit sudorifique; sur l'utérus, elles déterminent l'orgasme menstruel, elles amènent l'éruption des règles; sur les reins, elles donnent lieu à une abondante sécrétion d'urine, etc. Les auteurs de matière médicale ont reconnu dans presque toutes les substances médicinales excitantes une propriété diaphorétique, une propriété emménagogue, et une propriété diurétique. La puissance des excitants sur le cours du sang est si étendue, que fréquemment elle décide des évacuations pathologiques, des hémorrhagies par le nez, l'hémoptysie, un travail hémorrhoïdal. C'est parceque ces agents agitent le sang, aiguillonnent le cœur et les vaisseaux circulatoires, c'est parcequ'ils déterminent une commotion artérielle, que l'on en défend l'usage aux personnes d'un

tempérament sanguin ; d'une constitution pléthorique,
à ceux qui ont une prédisposition aux hémorrhagies,
à l'apoplexie sanguine et aux hémorrhoïdes, etc.

L'observation nous apprend toutefois, que certaines
substances excitantes, les corps résineux, gommo-
résineux, le soufre, etc., n'ébranlent pas l'appareil
circulatoire par une première impression. Il faut en
prolonger l'usage pendant plusieurs jours pour apercevoir leur action sur cet appareil. C'est peu à peu
que ces médicaments provoquent le cœur et les canaux
artériels ; mais lorsqu'ils parviennent à communiquer à
ces organes une impulsion, elle est très apparente, elle
dure assez long-temps ; ils finissent même par susciter
dans le corps une commotion pyrectique, une véritable
fièvre, battements plus forts du cœur, pouls vif, fréquent, température animale plus élevée, coloration
de la figure plus foncée, agitation, insomnie, inquiétude, céphalalgie, etc.

Il est bien connu que l'action des médicaments excitants donne lieu à un dégagement plus considérable
de calorique : on voit toujours la température animale
s'élever dans le corps soumis à l'influence de ces agents.
N'est-ce pas à la rapidité de la circulation capillaire
que nous devons attribuer cet effet ? Nous trouvons ici
la raison de la propriété échauffante ou thermantique
que les auteurs attribuent aux substances médicinales
qui sont réunies dans cette classe.

Le sentiment d'ardeur générale, d'irritation intérieure que l'on éprouve après l'ingestion d'un médicament excitant doit sans doute être rapporté à la présence des molécules médicamenteuses dans le fluide

sanguin, à leur propagation sur tous les points du
système animal. C'est l'impression répétée, presque
continue, que ces molécules font sur tous les tissus
vivants en y abordant, qui cause ce sentiment; il
donne comme la conscience intime de la marche se-
crète de ces molécules et de leur action sur l'universa-
lité de la machine animale; cette ardeur dure tant que
les principes stimulants restent dans le sang : elle cesse
peu à peu, à mesure que la nature les expulse par les
issues sécrétoires et exhalantes du corps.

États pathologiques. De tous les genres de lésions
morbides que peut éprouver l'appareil circulatoire, le
plus fréquent et le moins remarqué est celui qu'il offre
dans les fièvres, dans les phlegmasies fébriles. Alors
les cavités du cœur, l'intérieur du péricarde, des canaux artériels, sont dans un état d'irritation : ces surfaces sont plus rouges, plus sensibles, et leur température est plus élevée. Si l'on explore la région du cœur,
on y sent des battements très forts et très étendus; le
malade y rapporte souvent le sentiment d'une ardeur,
d'une anxiété : le pouls est vif, fréquent; les capillaires
cutanés, plus épanouis, plus gonflés, plus vivants. Dans
cette disposition de l'appareil circulatoire, qu'un médicament excitant remplisse le sang de ses molécules,
on conçoit quels effets celles-ci produiront, quel trouble ces aiguillons porteront dans les contractions du
cœur, dans les mouvements des canaux artériels, et
des vaisseaux capillaires. Lorsque la lésion dont nous
venons de parler existe, l'administration d'un médicament excitant est toujours suivie d'un redoublement
de la fièvre, d'une exaspération dans les symptômes,

à l'époque où ses principes pénètrent dans le fluide sanguin.

Si le tissu des organes qui composent l'appareil circulatoire était enflammé, s'il existait une cardite, une péricardite, une artérite, les molécules des médicaments excitants auraient encore beaucoup plus de prise sur les fibres des organes qui nous occupent. L'emploi de ces agents imprimerait au travail phlegmasique une activité désolante, aux accidents de ces affections une intensité violente.

Le cœur peut, par une nutrition trop forte, trop active, acquérir un volume considérable, ses parois peuvent devenir plus épaisses, plus denses; alors cet organe a un excès de vigueur qui se manifeste dans la mesure de ses contractions et des pulsations artérielles; chaque mouvement du cœur soulève, ébranle tout le corps. Les médicaments excitants impriment à cette masse une excitation qui ajoute encore à sa force, et qui alors occasione des accidents. Si c'est le ventricule gauche ou aortique qui est plus développé, plus fort, les étourdissements, les éblouissements, les bruissements dans les oreilles deviennent plus fréquents et plus violents; le sommeil est troublé, il y a des réveils en sursaut, une congestion cérébrale toujours imminente, pendant que le corps est sous la puissance de l'agent excitant. Si l'augmentation de volume comprend le ventricule droit ou pulmonaire, on observe de l'oppression, cette toux sèche, saccadée, que produit la réplétion du tissu pulmonaire, etc.

Lorsque par suite d'une nutrition insuffisante ou par l'effet d'une absorption trop active, ce qui a souvent lieu après les irritations, les phlogoses du cœur ; ce viscère a perdu ses dimensions naturelles, qu'il est réduit à un volume beaucoup plus petit, que ses parois sont amincies, les substances excitantes produisent un changement marqué dans la force et l'étendue des contractions du cœur, et des pulsations artérielles. Une dose d'un médicament qui recèle la vertu stimulante, relève le pouls, rend momentanément les battements du cœur plus sensibles. Un usage prolongé de ce même agent ne pourrait-il pas corriger la complexion détériorée de cet organe ?

Le cœur subit souvent un ramollissement de son tissu, ses fibres semblent avoir perdu leur cohérence ; cet organe se déchire avec une étonnante facilité, on le trouve dans les cadavres affaissé sur lui-même. Les personnes qui ont cette altération morbide doivent redouter les lipothymies ; elles y succombent souvent : il semble que l'exercice de la circulation une fois interrompu ne puisse se rétablir chez elles, comme chez les individus qui ont le cœur dans un état naturel. L'action des médicaments excitants, sur les personnes qui offrent cette disposition morbide, fait reprendre pendant quelques moments au pouls plus de force. L'emploi prolongé de ces agents ne pourrait-il pas souvent combattre cette détérioration ? L'abord de leurs molécules dans le tissu du cœur n'est-il pas propre à imprimer plus d'activité à sa fonction réparatrice ?

Le cœur est soumis, pour ses mouvements, à l'influence nerveuse. Lorsqu'elle est affaiblie, ses contractions deviennent faibles, languissantes : alors l'usage d'un médicament excitant ranime la vitalité de ce viscère ; on sent au pouls que la colonne de sang qui suit les canaux artériels a reçu une impulsion plus forte. Si la puissance des nerfs sur l'organe central de la circulation est augmentée ; si elle est devenue trop forte, exagérée, alors les battements du cœur ont une étendue, une véhémence singulière, le pouls plus vif, plus fréquent présente une force, une dureté extraordinaires : à ses mouvements, on croirait que cet organe est dans un état pathologique, qu'il existe de l'hypertrophie dans les parois de ses ventricules. Les médicaments excitants ne pourraient qu'ajouter à cet état morbide par leur impression sur les nerfs cardiaques, et sur le prolongement rachidien. Lorsqu'il y a perversion de l'influence des nerfs sur le cœur, qu'il en résulte des palpitations, des secousses, des frémissements dans la région qu'occupe ce viscère, des soulèvements des gros vaisseaux, les médicaments de cette classe ne sont pas aussi nuisibles qu'on pourrait le penser. On a vu l'assa fœtida, les feuilles d'oranger, l'eau distillée de ses fleurs, la valériane sauvage, etc., réprimer le déréglement qu'éprouve l'action nerveuse sur le cœur ; après leur administration, les contractions de cet organe revenaient à leur mesure naturelle. C'est une lésion de cette nature, une lésion vitale du cœur, que l'on observe lorsqu'un saisissement, un grand événement, une nouvelle inattendue, une passion de l'âme violente trouble et précipite les mouvements de cet organe, par suite de l'exaltation que cette cause morale a d'abord imprimée à la vie cérébrale et rachidienne.

Appareil respiratoire.

Etat physiologique. Les médicaments excitants ne sont pas sans influence sur l'appareil respiratoire. Tous les jours la thérapeutique a recours aux agents qui nous occupent pour favoriser l'expectoration, lorsqu'un état d'atonie, de faiblesse la rend difficile ou pénible. Les principes stimulants que le sang porte dans le tissu des poumons, réveillent, animent la force expultrice de ces organes ; et les mucosités qui se trouvent engagées dans les divisions des bronches sont chassées au dehors avec une facilité remarquable. Nous ne rappelons ici ce fait que pour en tirer une conséquence plus importante : il prouve que les médicaments excitants stimulent le tissu des poumons, qu'ils augmentent leur vitalité ; mais, dans le temps où ces organes sont plus vivants, l'exercice de leur fonction chimique ne devient-il pas plus actif ? La respiration n'est-elle pas, comme les autres actes de la vie, subordonnée à la disposition actuelle de l'appareil organique qui l'exécute ? Les phénomènes chimiques de la respiration conserveront-ils le même rhythme, alors que les principes des substances excitantes auront développé la vitalité des organes pulmonaires ? La circulation, les sécrétions, etc. , prennent une nouvelle activité ; seule, la fonction respiratoire resterait-elle immuable au milieu de l'excitation générale du corps ?

Il est constant que les mouvements mécaniques de la respiration s'exécutent plus vite pendant qu'un agent excitant tient le système animal sous sa puissance : dans un temps donné, il se fait un plus grand nom-

bre d'inspirations et d'expirations ; une proportion
plus forte d'oxygène pénètre dans les vésicules bronchiques, puisque l'air atmosphérique y séjourne moins
long-temps , s'y renouvelle plus fréquemment. Cependant l'organe pulmonaire est devenu plus vivant, sans
doute il imprime une activité inaccoutumée aux phénomènes chimiques de la respiration ; le sang, dont
le cours est accéléré dans les canaux circulatoires, revient se présenter plus souvent au contact de l'air dans
les vésicules bronchiques ; sa conversion en sang artériel s'opère d'une manière plus complète et en quelque sorte plus parfaite. Toute la masse sanguine se
trouve bientôt oxygénée, animée, vivifiante, au delà
du degré qui lui est ordinaire : si l'on tire du sang
d'une veine, il est d'un rouge plus vif que de coutume , il a quelque chose d'artériel.

Cette influence si remarquable des médicaments
excitants sur la nature du sang, commence dès que
ces agents sont parvenus à susciter une commotion
artérielle, une excitation générale ; mais elle cesse ou
s'éteint, aussitôt que le calme s'est rétabli dans l'économie animale. Cette coïncidence nécessaire de l'accélération de tous les mouvements organiques avec
la coloration plus vive du fluide sanguin devient importante à noter, lorsque l'on veut estimer si une température chaude, l'air d'une étuve par exemple, augmente la consommation de l'oxygène dans l'acte de
la respiration. On sent qu'il ne suffira pas de placer
un animal sous la cloche destinée aux expériences ,
mais qu'il faudra que le corps de cet animal reste préalablement exposé à l'action de la chaleur, jusqu'à ce

que tout son être en ait senti l'aiguillon ; c'est seulement quand le cours du sang est actuellement plus rapide, le pouls plus fréquent, que les phénomènes chimiques prennent plus d'énergie ; c'est alors seulement qu'il convient de mettre les poumons en rapport avec l'air que l'on veut éprouver.

États pathologiques. Dans les fièvres, dans un grand nombre de phlegmasies, la surface interne des poumons a, comme la peau, un mode morbide de température, l'air qui en revient est brûlant, les inspirations sont plus fréquentes. Si dans cette circonstance on introduit des médicaments excitants dans les voies digestives, et que leurs molécules se portent en abondance dans le tissu pulmonaire, elles augmentent, elles exaspèrent cette irritation.

Dans la phlogose des canaux et des cellules bronchiques (la bronchite, le catarrhe pulmonaire), les excitants provoquent une toux sèche, fatigante, occasionent de l'oppression. Lorsque le travail phlegmasique diminue, ces mêmes agents déterminent ordinairement une abondante et salutaire expectoration. Quand une portion plus ou moins étendue du tissu pulmonaire est engorgée ou pneumonisée, l'abord des molécules excitantes sur l'endroit malade ne paraît propre qu'à y animer davantage le travail pathologique, qu'à étendre la lésion des poumons, qu'à la rendre plus profonde ; c'est aussi ce que l'observation démontre. Peu d'instants après que l'on a pris un composé excitant, dans la péripneumonie, la toux, la gêne de la respiration, la douleur, la difficulté de l'expectoration augmentent. Cependant on a vu ces agents amener des résultats plus heureux. Il est des cas où ils guérissent par les sueurs copieuses qu'ils produisent ; nous citerons surtout ceux où on les rend les auxiliaires de la saignée. Que dans une péripneumonie on désemplisse les gros vaisseaux par des émissions sanguines, on décide aussitôt une absorption plus active dans tous les tissus, le sang des parenchymes reflue dans les canaux principaux du système animal : on a cru remarquer que l'usage d'une substance excitante favorisait la résolution que cette plus grande activité de l'absorption tend à opérer dans le tissu pulmonaire.

Dès que la plèvre est enflammée (pleurésie), l'usage des excitants donne à la douleur plus de vivacité, irrite la toux, rend la percussion sur l'endroit affecté plus insupportable, etc. Nous ne parlerons pas des phénomènes que les molécules excitantes produiront alors sur les autres appareils organiques que la phlogose de la plèvre comme celle des poumons entraîne toujours dans une condition morbide. Après que l'inflammation de la plèvre est calmée, on peut s'aider de ces agents pour décider la résorption des fausses membranes qui se sont formées pendant la maladie, pour dissiper la sérosité qui s'est accumulée dans les cavités pulmonaires, etc.

Parlerons-nous des effets que produiront les médicaments excitants, lorsqu'il se fera dans les cellules bronchiques une exhalation sanguine (hémoptysie), avec chaleur dans la poitrine, toux, irritation, etc. On sent trop que ces effets seront une exaspération soudaine de tous les accidents qui accompagnent cet état morbide.

Si le tissu pulmonaire est actuellement dans un état
de ramollissement ; si cette condition morbide entretient une congestion sanguine qui donne lieu à une
sécrétion exubérante de mucosités dans les cellules
bronchiques (beaucoup de catarrhes chroniques, de
toux humides), les médicaments excitants ont des effets
aussi sensibles qu'avantageux. L'impression de leurs
molécules sur le tissu pulmonaire réveille l'énergie de
ce dernier, facilite l'expectoration qui ne se fait qu'avec
peine, détermine un dégorgement salutaire des voies
aériennes. L'usage prolongé des excitants peut même
opérer une heureuse modification dans l'état morbide
des poumons, et les ramener à leur disposition normale. Le lierre terrestre, l'hyssope, les préparations
de la scille, la gomme ammoniaque, l'acide benzoïque,
le soufre, etc., ont souvent dans ce cas montré une
grande efficacité.

Doit-on admettre un volume, une force matérielle
des poumons qui représenterait leur hypertrophie ?
Serait-on autorisé à avancer que ces organes perdent par une nutrition languissante leur densité
matérielle, qu'ils tombent dans un état d'oligotrophie ? Les poumons éprouvent souvent, après un travail inflammatoire, une atrophie partielle de leur
tissu.

Quand le tissu pulmonaire est endurci, rempli de
tubercules, percé de cavernes, les molécules des substances excitantes échauffent la poitrine, provoquent
une toux qui fatigue le malade, causent plus de gêne
dans les mouvements des organes respiratoires.

Nous devons maintenant faire arriver les lésions

vitales de la respiration. Les muscles qui exécutent
les phénomènes mécaniques de cette fonction, le diaphragme qui y prend une si grande part, peuvent recevoir des nerfs une influence plus faible, plus forte,
ou désordonnée et irrégulière. Les nerfs agissent aussi
sur le tissu des poumons, et si leur influence perd son
rhythme normal, elle met ces organes dans une condition morbide.

Dès que l'action des nerfs encéphaliques, rachidiens
et ganglionaires s'affaiblit, il y a difficulté, lenteur de
la fonction respiratoire, par l'asthénie des muscles
inspirateurs et peut-être par l'inertie des poumons :
les phénomènes chimiques subissent-ils alors quelque
variation ? Les excitants réveilleront l'énergie des organes respiratoires par l'impression de leurs molécules
sur le tissu de ces organes, et par l'influence que
ces agents exercent sur les plexus nerveux, sur la
moelle spinale et sur le cerveau. Bien des accès
d'étouffement, d'asthme, avec une tension pénible
dans la région du diaphragme qui correspond à des
douleurs dans la tête, entre les épaules, dans les
bras, les quintes de coqueluche, des toux convulsives, etc., sont dus à une irritation des plexus nerveux
et du prolongement rachidien. C'est la lésion de ces
dernières parties qui provoque une contraction fixe du
diaphragme et des muscles qui exécutent les inspirations, qui produit un resserrement spasmodique des
cellules bronchiques, etc. Les médicaments excitants
sembleraient devoir toujours exaspérer cette lésion,
et rendre plus graves les accidents qui en dépendent.
Souvent on les voit se conduire ainsi, mais d'autres

fois leur administration amène du calme, rend à la
fonction respiratoire son intégrité.

Appareil cérébral.

Etat physiologique. Les médicaments excitants attaquent fortement l'appareil cérébral. 1° L'impression
qu'ils font sur les nerfs de la surface qui les reçoit
se propage par la continuité de ces cordons à l'encéphale et au prolongement rachidien, embrasse ainsi
d'une manière soudaine tout le système nerveux. 2° Les
principes actifs de ces médicaments pénètrent après
leur absorption le tissu du cerveau, du cervelet, de la
moelle épinière, des méninges, même le tissu des
nerfs ; ils soumettent toutes ces parties à leur aiguillon.
Aussi, après l'administration d'un médicament excitant, voit-on la vitalité des divers centres anatomiques
que présente l'appareil cérébral se développer : l'influence nerveuse se montre aussitôt plus forte, plus
puissante sur tous les tissus vivants, sur tous les organes ; on croirait que les principes de vie découlent
avec surabondance de l'encéphale et du prolongement
rachidien ; on observe un mode d'excitation qui est
tout nerveux, qui tient à l'activité subite qu'a prise
l'appareil cérébral, et que font concevoir ses rapports
avec tout le reste de l'économie animale.

  - L'observation prouve que les organes des sens deviennent plus sensibles à l'impression des agents extérieurs, après l'emploi d'un médicament stimulant :
les yeux prennent plus de vivacité, la vue est meilleure, l'ouïe plus subtile, le goût plus fin, etc. ; ce
produit est bien facile à saisir sur les convalescents

dont une longue maladie a ruiné les forces, sur les personnes qui sont d'une faible complexion. Il est également reconnu que pendant l'opération de ces agents la sensibilité générale augmente, les impressions physiques et morales ont plus de prise, il semble qu'elles pénètrent davantage. Tous les jours un excitant fait disparaître une pesanteur de tête, un engourdissement général, une nonchalance, etc.; cet état dépendait de l'inertie du cerveau; on le voit se dissiper aussitôt qu'une action stimulante vient animer cet organe, réveiller sa vitalité: quelques tasses d'infusion de sauge, de mélisse, de serpolet, etc., suffisent ordinairement pour obtenir ce résultat.

Le pouvoir des médicaments excitants sur l'appareil cérébral devient plus manifeste, il produit des effets plus marqués, quand on en prend une dose très élevée: alors on voit naître des vertiges, un délire passager, une altération dans les perceptions, etc., qui décèlent bien l'influence qu'exercent ces agents sur le cerveau. Les auteurs croient indiquer suffisamment ce produit des médicaments excitants en disant qu'ils portent à la tête, qu'ils causent une sorte d'ivresse passagère, etc.; la muscade, la vanille, le gérofle, l'huile de térébenthine, l'assa fœtida, la valériane sauvage, le musc, etc., etc., provoquent toujours une modification momentanée des facultés sensitives et intellectuelles, lorsque l'on en donne en peu de temps une quantité plus forte que celle dont on se sert habituellement.

Les facultés de l'âme reçoivent comme les facultés physiques un accroissement notable pendant l'opéra

14.

tion des médicaments excitants sur le corps. Leur
usage semble donner plus de développement à l'intelligence, rendre l'imagination plus riche, plus féconde,
plus brillante, les idées plus abondantes, plus nettes,
plus exaltées. Cette excitation du moral de l'homme
est souvent un obstacle au sommeil, il cause l'insomnie. Beaucoup de malades ont des nuits agitées, ils ne
peuvent dormir si on leur fait prendre dans la soirée
une boisson ou une autre préparation qui ait une faculté stimulante.

Les médicaments excitants passent pour avoir la
vertu d'augmenter la mémoire. Il est difficile de croire
que cette faculté de l'âme puisse être accrue d'une manière absolue par l'action de ces agents ; mais il est également incontestable que leur usage semble souvent
la rendre plus heureuse, plus fidèle. On se rappelle
mieux des vers, des récits, on retrouve plus vite des
anecdotes, quand le cerveau est sous la puissance d'un
excitant. Les anciens avaient des remèdes pour conserver la mémoire, pour la développer dans les personnes qui se plaignaient de son infidélité, pour la rappeler même lorsqu'on en avait perdu la jouissance.

Les médicaments excitants influent sur le développement des passions. Les anciens croyaient porter à
la joie d'une manière sûre, ceux à qui ils faisaient
prendre ces médicaments, qu'ils décoraient du titre
d'exhilarants ou létificants. Les poudres, les eaux aromatiques, les électuaires, etc., qu'ils donnent comme
propres à dissiper la mélancolie, à récréer, à réjouir
les esprits, sont en général formés d'ingrédients excitants. Sans doute il ne faut pas mettre une confiance

absolue dans la puissance de ces moyens sur les facultés de l'âme, mais on ne peut non plus nier que leur
usage ne suscite fréquemment des inspirations de bonheur, des sensations douces, même délicieuses, en
stimulant le cerveau, en exaltant momentanément la
sensibilité, et surtout en donnant la conscience intime
d'un grand fonds de vigueur.

Etats pathologiques. L'arachnoïde encéphalique
éprouve souvent, dans sa partie cranienne, comme
dans sa partie cérébrale, un état d'irritation, même
de phlogose, qui se décèle par une douleur, une chaleur, un sentiment de tension, de tiraillement; la
douleur augmente lorsque l'on secoue ou que l'on per-
cute le crâne, que l'on marche, que l'on saute, en un
mot, que l'on détermine le frottement d'une surface
de cette membrane sur l'autre. Souvent lorsque le
malade change de position et qu'il appuie sa tête sur
l'oreiller, la douleur lui semble descendre de ce côté.
Y a-t-il alors un liquide exhalé qui, libre dans l'arachnoïde, tombe vers la partie la plus basse? Cet état
morbide de l'arachnoïde excite des accidents dans divers autres appareils organiques; il produit souvent
des nausées, des vomissements, des oppressions mo-
mentanées, la courbature, etc. Cette phlogose peut
être locale (migraine), ou générale (céphalalgie, arachnoïdite). Si elle est forte et étendue, elle occasione
une douleur violente avec chaleur dans la tête, du
délire, des visions, du bruit dans les oreilles, un état
d'accablement, d'agitation, etc. On concevra facilement que ces conditions de l'arachnoïde cérébrale
apporteront de grandes modifications dans les effets

ordinaires des médicaments excitants : leurs principes attaqueront avec force le tissu d'une membrane dont un état de phlogose développe la sensibilité; ils animeront d'une manière fâcheuse, inquiétante, le travail phlegmasique dont l'arachnoïde est actuellement le siége : mais quand ce travail est diminué, surtout quand il a cessé entièrement, l'administration d'un excitant n'offre plus d'inconvénient. Il y a plus', c'est que si l'affection de l'arachnoïde a occasioné une exhalation surabondante, et qu'une sérosité morbide reste épanchée à la surface du cerveau, ou accumulée dans ses cavités, une action stimulante est propre à décider sa résorption, à rendre à cet appareil sa condition physiologique. C'est dans cette occasion, c'est lorsque les médicaments excitants parviennent à détruire une cause pathologique, qu'on les voit rétablir l'exercice de la vision, de l'audition, etc., qui étaient affaiblies ou viciées; restituer à la mémoire, à l'imagination, aux facultés de l'âme leur énergie qu'elles avaient perdue; dissiper dans les convalescents une morosité sombre qui les tourmente: opérer d'autres résultats aussi avantageux.

L'arachnoïde cérébrale peut offrir d'autres altérations pathologiques; elle peut devenir plus épaisse, opaque, se couvrir d'exsudations puriformes, etc. Les excitants ne resteront pas sans pouvoir sur cette membrane malade; mais il est difficile de décider les effets particuliers que chacun des états morbides qu'elle subit peut ajouter à ceux que ces agents ont coutume de produire.

Les méninges spinales éprouvent souvent une irri-

tation ou une phlogose (myélo-méningite). Le travail
morbide peut être fixé sur la gaîne que fournit la
dure-mère, et sur l'arachnoïde. Le plus souvent c'est
la membrane arachnoïdale qui est prise. Il n'est pas
rare toutefois de voir la gaîne vertébrale ou mé-
ningienne, rouge, gonflée, couverte d'injections vasculaires, de végétations, ou comme imbibée de sang
et paraissant être le siége principal de l'affection pathologique. La phlogose de ces enveloppes rachidiennes est le plus souvent locale (myélo-méningite
locale); elle cause une douleur profonde dans le point
de la colonne vertébrale qu'elle occupe, et elle provoque des mouvements désordonnés dans les organes
qui tirent de ce point leurs nerfs ou les principes de
leur activité. Si cette lésion des méninges spinales
est au cou, il y a sentiment de strangulation, difficulté pour avaler; si cette lésion occupe la partie supérieure du dos, elle donne lieu à de l'oppression, à
une toux sèche, à des douleurs dans les épaules et
dans les bras; plus bas, elle provoque des battements
tumultueux du cœur, des tensions pénibles du diaphragme, des rapports, des pesanteurs après les repas,
des tiraillements, des crampes d'estomac, des vomissements sans inappétence, sans répugnance pour la
nourriture, des coliques, des pneumatoses, etc. Lorsqu'elle est dans la région lombaire, les douleurs se
manifestent dans le bassin, dans les extrémités inférieures, avec des tiraillements très pénibles, des secousses convulsives, et une grande faiblesse de ces
parties. Les phlogoses locales de l'arachnoïde spinale
ont une mobilité bien remarquable : elles se déplacent

fréquemment; les accidents qu'elles déterminent varient, changent de nature, chaque fois qu'elles changent de siége, qu'elles attaquent une autre région de la colonne vertébrale. Que de maladies occupent dans les nosographies des places séparées, sont désignées par des noms différents, sont regardées comme des êtres pathologiques bien distincts, qu'il faudra rapporter à une lésion identique de la moelle vertébrale ou de ses enveloppes.

Lorsque l'arachnoïde spinale est phlogosée dans toute son étendue (myélo-méningite générale), les accidents se multiplient dans tous les appareils organiques. S'il survient de la fièvre, elle prend un caractère ataxique que manifestent des secousses convulsives dans les membres, des soubresauts de tendons, des tremblements, la perversion de la sensibilité, une foule d'autres phénomènes, etc. On voit plus souvent la phlogose des autres parties, de la surface gastrique, de la plèvre, des poumons, etc., provoquer le prolongement rachidien par la continuité des cordons nerveux, lui communiquer le travail phlegmasique : alors encore la maladie revêt la forme ataxique; elle présente de nombreux symptômes nerveux; elle devient promptement funeste, si la phlogose prend de l'étendue et de l'intensité.

Il est facile de prévoir ce qu'opèreront les médicaments excitants, lorsqu'ils rencontreront l'arachnoïde spinale rouge, gonflée, d'une sensibilité plus vive, d'une température plus élevée, en un mot, dans un état de phlogose. Il est incontestable que les molécules de ces agents irriteront davantage les points de cette

membrane qui sont affectés , lorsqu'elles y aborderont.
Cependant l'observation prouve que les substances
que nous réunissons dans cette classe ont souvent fait
cesser d'une manière prompte des accidents que l'on
nommait spasmodiques , et qui étaient produits par la
phlogose d'un point , d'une zone de l'arachnoïde spinale. Faut-il attribuer ce résultat thérapeutique à l'impression seulement que ressentent alors les nerfs gastriques, et à la modification sympathique qu'en éprouve le
prolongement rachidien ? ou bien faut-il chercher
dans une augmentation de la transpiration cutanée,
ou dans une excitation de la surface gastrique, une
cause révulsive qui débarrasse l'enveloppe rachidienne?
Quelque opinion que l'on embrasse, on reconnaîtra
que très souvent les excitants, que l'on décore alors du
titre d'antispasmodiques , ne réussissent pas ; que dans
beaucoup de cas leur administration est évidemment
nuisible ; que, lorsque la phlogose de l'arachnoïde spinale a une grande étendue , qu'elle montre une certaine violence ; les médicaments excitants sont d'un
emploi dangereux, qu'ils peuvent donner à la maladie
plus d'intensité et un fâcheux caractère.

L'arachnoïde spinale peut offrir d'autres sortes de
lésions ; mais elles ont été trop peu étudiées encore
pour prétendre à déterminer les changements que leur
présence peut apporter dans les effets des excitants.

Le cerveau peut subir bien des modifications morbides, et tout changement dans sa condition fera varier
les effets ordinaires des médicaments excitants. Si cet
organe est actuellement sous le poids d'une congestion
sanguine ; si son tissu , comprimé par suite de l'engor-

gement de ses vaisseaux, n'exerce plus sur tous les organes son influence accoutumée ; si l'exercice de l'innervation est interrompu, non seulement il ne sentira plus l'impression des médicaments stimulants, ou au moins il ne manifestera point ce qu'il éprouve, mais de plus, l'état d'atonie qui règne alors dans tout le système animal empêchera que l'aiguillon des molécules excitantes ne produise son effet ordinaire. C'est lorsque l'engorgement encéphalique dont nous venons de parler se forme qu'arrive l'adynamie : on sait qu'elle fait décroître la sensibilité générale, qu'elle affaiblit les effets des excitants.

Lorsqu'un point du cerveau est pris d'inflammation, les molécules des médicaments excitants, en abordant sur l'endroit malade, animeront davantage le travail phlegmasique. Dans la céphalite, il faut non seulement avoir égard à l'étendue de la lésion et à son siège, il faut aussi suivre ses progrès. Lorsqu'elle débute, elle suscite de nombreux phénomènes, qui varient toutefois selon la partie du cerveau qui est affectée : douleur sourde, profonde, mouvements convulsifs, contracture d'un membre, aberration dans l'exercice d'un ou de plusieurs sens, air étonné, hébété ; chaleur dans la tête avec refroidissement du corps ; divers symptômes apparaissent aussi dans les appareils circulatoire, respiratoire, digestif, etc. Dans cette circonstance, les médicaments excitants ont une puissance bien étendue ; ils donnent une nouvelle intensité à tous les accidents, à tout l'appareil morbide. Mais il peut s'établir, souvent d'une manière assez brusque, un engorgement cérébral qui fera prendre tout-à-coup à la maladie un autre aspect. Le sang s'est porté avec force à la tête, les parties saines de l'encéphale ont éprouvé une intumescence, une compression, qui a fait baisser toutes les facultés ; il y a stupeur, somnolence, pâleur extrême, puis aphonie, état apoplectique, paralysie, en un mot l'anéantissement du sentiment et du mouvement. Alors les médicaments excitants paraissent sans pouvoir ; leur administration ne provoque aucun phénomène ; l'agression de leurs principes sur le tissu cérébral, comme sur les autres tissus, reste occulte.

Un épanchement de sang dans le cerveau, qui est borné à un seul point, qui par sa présence a décidé un travail inflammatoire dans la substance cérébrale qui l'environne, donne à l'action des médicaments excitants sur l'encéphale une expression plus grande ; les accidents cérébraux qui existent prennent plus d'intensité, et il survient quelque phénomène nouveau après leur administration. Si cet épanchement est plus considérable, ou s'il cause la perte du sentiment et du mouvement, un état apoplectique, les médicaments excitants semblent sans force ; leur opération ne produit rien d'apparent.

S'il existe dans la substance d'un hémisphère un foyer plein de pus, un point dans un état d'endurcissement ou de ramollissement, une masse tuberculeuse, une ulcération locale, etc., l'action des médicaments excitants produit ordinairement quelques phénomènes insolites qui naissent de l'impression de leurs molécules sur les endroits malades ; l'aberration d'un sens, une stupeur momentanée, un mouvement convulsif, la

perte d'une faculté, même un accès épileptiforme, etc.
Que l'on observe avec un soin scrupuleux tout ce qui
se passe dans l'appareil cérébral et dans les autres
appareils après l'administration d'un agent excitant,
on trouvera ordinairement des effets qui appartien-
dront à la condition morbide du cerveau, qui en seront
comme l'expression provoquée par l'agression des principes médicamenteux.

Nous nous demanderons si les phénomènes cérébraux qu'ont coutume de provoquer les médicaments
excitants ne sont pas plus visibles, plus prononcés,
lorsque la substance cérébrale est ferme, solide, bien
nourrie, etc. ; que chaque hémisphère du cerveau a
le volume qu'il doit avoir. Nous nous demanderons,
si au contraire ces effets cérébraux ne deviennent pas
moins apparents, moins bien dessinés, lorsque ce viscère est mou, humide, qu'il a moins de consistance,
que sa masse paraît diminuée, qu'il est dans un état
d'oligotrophie.

Nous ne parlerons pas des affections que le cervelet
peut éprouver, et des changements que ses diverses
modifications morbides peuvent apporter dans les
effets ordinaires, accoutumés, des médicaments excitants.

Le prolongement rachidien peut subir, comme le
cerveau, des altérations pathologiques qui le rendront
diversement sensible aux attaques des médicaments
excitants, et qui feront varier les effets de ces derniers.
Mais les maladies de la moelle épinière sont encore
trop peu connues pour que nous puissions déterminer
ce que chaque lésion de cette partie occasionera de diffé-

rence dans l'ensemble des effets que les excitants produisent.

La phlogose du prolongement rachidien (myélite) ne paraît dans le point qu'elle occupe que par la chaleur, par la gêne que le malade y ressent; mais c'est dans les cavités pectorale ou abdominale qu'elle se manifeste; c'est sur les organes qui y sont contenus qu'elle se signale; c'est par le trouble qu'elle provoque dans leurs mouvements, dans leur action, qu'elle révèle son existence. Selon la région que la phlogose occupe, les accidents changent, parceque ces derniers apparaissent toujours dans les organes qui correspondent par leurs nerfs avec le lieu de la moelle épinière dont un état pathologique s'est emparé. Nous avons déjà dit que souvent alors on traite ces derniers organes, qui ne pèchent que par leur vitalité, et que l'on méconnaît la lésion du prolongement rachidien, d'où provient tout le mal. Les médicaments excitants administrés dans cette circonstance irriteraient la phlogose de la moelle épinière; leurs molécules, lorsqu'elles arriveraient dans le lieu affecté, imprimeraient une exaspération soudaine aux symptômes qui en sont un produit.

Le prolongement rachidien est sujet à d'autres altérations pathologiques. Il peut arriver une compression de son tissu par l'effet d'une surabondance de sang dans ses vaisseaux : les organes qui tirent des points comprimés le principe de leurs mouvements tombent dans une asthénie plus ou moins prononcée. Les excitants produisent alors des effets peu sensibles, peu apparents. Il y a, dans beaucoup de cas, une exhala-

tion morbide dans la gaîne vertébrale; il en résulte
une accumulation de sérosité dans cette cavité. La
présence de ce liquide modifie sans doute l'influence
vivifiante de la moelle épinière. La difficulté de se
tenir debout, le tremblement des membres, leur faiblesse, la démarche chancelante, la courbure du
corps, une demi-paralysie, etc., en sont fréquemment
les signes [1]. Les médicaments excitants ne peuvent-ils
pas déterminer la résorption de cette sérosité, dissiper les accidents dont nous venons de parler ?

La substance de la moelle épinière offre bien d'autres modifications d'une nature pathologique. Cette
substance peut éprouver dans les divers points de
son étendue un endurcissement de son tissu, un ramollissement, diverses dégénérescences. Heureux celui
qui parviendra à faire connaître toutes les lésions
dont cette partie est susceptible, et qui donnera les
signes par lesquels chacune d'elles peut être distin-

---

[1] On trouve de l'eau dans la gaîne vertébrale, après les
maladies les plus dissemblables; toutefois il n'en existe
pas dans l'état naturel. Il n'y en a jamais dans le canal
vertébral des animaux que l'on tue dans nos boucheries,
et, ce qui est aussi remarquable, leur péricarde n'en contient qu'une infiniment petite quantité. Le liquide dont
ces cavités séreuses sont plus ou moins remplies sur les
cadavres que nous ouvrons dans nos amphithéâtres, est
le produit d'un travail morbide. Ce liquide prouve qu'il
est bien peu de cas où la moelle rachidienne et le cœur
ne reçoivent avant la mort des provocations sympathiques,
ne finissent par prendre part à l'affection pathologique.

guée ! son nom vivra dans les fastes de la pathologie.

Les cordons et les plexus nerveux du système ganglionaire ont sans doute des modes d'affection morbide
qui donnent lieu à bien des accidents ; leurs lésions
jouent indubitablement un grand rôle dans les fièvres
ataxiques, les hypochondries, les hystéries, etc., ils
sont alors dans un état d'irritation (plecto-neurite) ;
mais ce sujet intéressant attend de nouvelles recherches. Nous ne pouvons assigner les différences que
peuvent offrir les effets des médicaments excitants,
lorsque ces derniers rencontrent les plexus ganglionaires dans une condition morbide.

Les nerfs céphaliques et spinaux éprouvent eux-
mêmes dans leurs enveloppes et dans leur substance,
les divers genres d'altérations pathologiques dont le
cerveau et le prolongement rachidien sont susceptibles. L'enveloppe des cordons nerveux peut se phlogoser (névrilémite), ainsi que leur substance (neurite). Alors la pression des tissus que traverse le nerf,
ou dans lesquels il se perd, cause une vive douleur,
cependant on n'y remarque ni gonflement ni rougeur.
Une branche seulement de nerfs avec ses ramifications peut être atteinte de phlogose (névrilémite locale). La douleur pénètre comme par jets ces cordons
nerveux, elle les parcourt jusque dans leur terminaison : sur les membres, elle gagne les extrémités
des doigts ; on ne peut contracter aucun des muscles
qui reçoivent ces nerfs sans beaucoup souffrir. Dans
quelques cas, l'ensemble des cordons nerveux du système animal paraît pris (névrilémite générale) ; il y a
une exaltation remarquable de la sensibilité dans tous les

tissus ; en quelque endroit que l'on presse le corps, on
produit une secousse, on fait pousser des cris ; la peau
est éminemment sensible, on ne peut supporter un
vésicatoire, ou ne peut souffrir aucune agression, l'action seule de l'air en sortant du lit fait frissonner, fait
trembloter tout le corps. On rencontre cette névropa-
thie dans le début des fièvres ataxiques, des scarlatines,
dans un grand nombre des maladies aiguës qui attaquent les personnes qui ont une grande susceptibilité.
Elle existe à un degré plus modéré dans les affections qui
portent en pathologie le nom d'hystérie, d'hypochondrie, etc. Alors les médicaments excitants irritent au
lieu de stimuler ; leurs molécules exagèrent la sensibilité
de tous les tissus en y abordant ; toutes les impressions
deviennent des douleurs ; ces agents causent une agitation extrême, de l'insomnie, etc. ; on ne peut en
supporter l'emploi.

Appareil musculaire.

Etat physiologique. Les médicaments excitants exercent sur la myotilité un pouvoir qui émane de deux
sources. 1° En élevant la vitalité du cerveau, ils élèvent celle des muscles, parcequ'ils augmentent la
somme de principes vivifiants que ces organes reçoivent du premier. 2° Les molécules des substances excitantes, en pénétrant le tissu musculaire, développent
ses forces contractiles ; cet effet rend plus libres, plus
faciles les actes de la locomotion. Aussi, après l'usage
des médicaments qui nous occupent, on se trouve
agile, léger ; on est plus remuant ; on sent le besoin
d'user la vigueur qui s'est tout-à-coup produite dans

les muscles des membres. On sait quelle différence il existe entre les individus qui boivent de l'eau, qui vivent de farineux, d'aliments fades, et ceux qui prennent habituellement des mets épicés, qui font usage à tous leurs repas d'une liqueur stimulante. Quel contraste offre la lenteur, la pesanteur des premiers, comparée à la prestesse, à la vivacité des derniers !

Etats pathologiques. Dans les maladies, le tissu musculaire ne reste pas intact : il éprouve diverses modifications morbides. Son mode de vitalité n'est plus le même ; sa couleur, sa densité, etc., offrent des variations notables.

Dans les fièvres, dans les phlegmasies, les muscles des membres et du tronc sont ordinairement douloureux quand on les presse : le tissu musculaire n'a-t-il pas alors une sensibilité morbide qui le rend plus attaquable par les molécules des médicaments excitants ? N'est-ce pas l'impression de ces molécules sur les fibres musculaires qui, après l'ingestion des médicaments qui nous occupent, augmentent le sentiment de courbature, les inquiétudes, l'agitation fébrile, etc. ? Toutefois, il est impossible ici de séparer le produit de l'action des principes stimulants sur les muscles, du produit de l'action qu'ils exercent en même temps sur le cerveau et sur la moelle épinière et de la force qu'ils donnent à l'innervation. Dans les inflammations des tissus musculaires, on saisit mieux l'opération directe des excitants sur ces organes. Après leur administration, on voit tous les phénomènes du travail inflammatoire augmenter; la rougeur, la douleur, la tension, deviennent plus prononcées sur le point affecté : il semble que l'agent médicinal dont on s'est servi ait concentré sa puissance sur le lieu malade.

Quand les muscles ont perdu leur consistance, que leur tissu est ramolli, les excitants produisent, comme effets immédiats, un développement de la vitalité, du ton de ces organes : le mouvement qui se passe alors dans leur intimité peut y rétablir l'exercice de la nutrition, lui imprimer une activité plus grande, restituer par là au tissu musculaire sa condition primordiale. Après des fatigues excessives, une diète prolongée, une longue maladie, les muscles paraissent amoindris, comme consumés : un usage journalier des excitants concourt d'une manière efficace à leur restauration.

Nous ne parlerons ici des lésions vitales des muscles que pour dire qu'elles n'ont jamais été méconnues. On a bien vu que les tremblements des membres, les convulsions, les contractions permanentes, les paralysies, étaient produites par une lésion de l'appareil cérébral, et non par une lésion du tissu musculaire, et que c'était sur le premier qu'il fallait diriger les remèdes.

Appareil urinaire.

État physiologique. La force que les médicaments excitants donnent aux mouvements artériels, tend à éveiller l'activité naturelle des organes sécréteurs et exhalants; mais l'impression aiguillonnante que font, sur le tissu même de ces organes, les molécules médicamenteuses, dont le sang qui les pénètre est rempli, a une influence plus directe encore sur leur opération vitale. L'observation de tous les jours prouve, de fait, que les agents excitants, lorsqu'on en prend une dose suffisante, provoquent un développement de la vitalité de tous les organes préposés à la confection des excrétions, et que chacun d'eux fournit une quantité plus forte, de l'humeur qu'il est chargé de composer. Des expériences statiques ont démontré qu'après l'usage d'une substance stimulante, on perd plus que de coutume, on devient plus léger à la balance, le poids du corps diminue.

Les médicaments excitants agissent d'une manière notable sur les reins ; la vie de ces organes éprouve un développement, la sécrétion de l'urine est plus active. Alors ces médicaments sont appelés *diurétiques*. Le sang est souvent poussé avec tant de force dans les reins, qu'il pénètre, en quelque sorte, trop profondément ; des particules sanguines passent jusque dans les conduits excréteurs de l'urine, et ce liquide devient rouge, sanguinolent. On retrouve ordinairement dans l'urine la couleur, l'odeur du médicament que l'on a employé. Les médicaments excitants ne restent pas sans action sur les uretères, sur la vessie et sur le canal de l'urèthre : ils excitent, et même irritent parfois ces diverses parties. Après l'usage de ces agents, les urines produisent souvent de la chaleur et un sentiment de cuisson en traversant le canal de l'urèthre ; ce qui provient sans doute à la fois de la sensibilité plus grande qu'offre alors l'intérieur de ce canal, et de la qualité plus âcre, mordicante de l'urine, qui recèle les principes, les molécules du médicament que l'on a pris.

Etats pathologiques. Dans les fièvres, dans les phlegmasies, les reins s'irritent souvent. On peut supposer que le tissu de ces organes devient alors plus

15.

rouge , plus sensible; cet état morbide suspend leur
action sécrétoire : les malades ressentent, dans la région que ces organes occupent , une tension sourde qui
décèle la disposition où ils se trouvent. Si, dans cette
circonstance, un médicament excitant est administré,
et que ses molécules soient prises par les bouches absorbantes , les urines deviennent encore plus rares ;
elles ont une couleur rouge plus foncée. On voit que
l'irritation des reins est augmentée.

Les reins peuvent éprouver une sorte d'inertie vitale : leur action sécrétoire est languissante, comme
engourdie. Dans ce cas les excitants ont souvent une
action bien évidente sur ces organes; les molécules de
ces médicaments stimulent leur tissu , raniment leur
activité. Après l'administration des excitants , on voit
le cours des urines se rétablir : cette excrétion est d'autant plus abondante , qu'il y a dans le corps une plus
grande quantité de sérosité propre à la confection de
l'urine. On en rend beaucoup si l'on a beaucoup bu ,
ou si le malade est dans un état de leucophlegmatie,
si son système cellulaire contient une surabondance
de sucs aqueux. Alors le médicament que l'on a employé provoque un grand effet diurétique.

Lorsque l'intérieur de la cavité vésicale est pris de
phlogose , l'usage des excitants aggrave son état morbide , si leurs molécules pénètrent dans la masse sanguine. Ceci s'applique aussi au canal de l'urèthre; lorsque les substances résineuses , le copahu, la térébenthine, n'irritent point ce conduit, c'est qu'elles produisent des évacuations alvines, c'est que les molécules de
ces substances n'ont point été prises par l'absorption.

L'appareil rénal offre encore d'autres modifications morbides qui changeront les effets ordinaires des médicaments excitants, qui leur feront produire des phénomènes insolites ; mais de nouvelles observations sont nécessaires pour éclaircir ce sujet comme il convient qu'il le soit.

Appareil génital.

Etat physiologique. Les médicaments excitants ont une action évidente sur les organes de la génération. Dans l'homme, ils stimulent les parties génitales, rendent plus active la sécrétion de l'humeur spermatique : on les dit *spermatopés.* Dans la femme, ils éveillent également les désirs vénériens ; mais leur influence sur l'organe utérin a un résultat qui lui est particulier : en développant la vitalité de l'utérus, ils le disposent à recevoir la fluxion menstruelle. Aussi les médicaments excitants hâtent-ils l'éruption des menstrues chez les jeunes filles qui ne sont pas encore réglées : leur usage prolongé avance l'époque de cet écoulement périodique dans les femmes ; ces agents peuvent même faire paraître les menstrues hors de leur temps ; c'est cet effet qui a mérité aux médicaments de cette classe le titre d'*emménagogues.*

L'organe utérin a, dans l'économie de la femme, une importance qui n'est pas la même pour chacune d'elles. Il en est qui ont cet organe très développé, chez qui l'utérus montre une vie prédominante : alors les excitants agissent sur lui d'une manière assez manifeste. D'autres femmes semblent posséder un utérus plus petit, moins vivant, par suite moins sensible à l'impression des molécules excitantes.

Etats pathologiques. Lorsque les organes de la génération sont dans une condition morbide, l'usage des excitants donne d'autres produits ; par exemple , loin de
favoriser l'écoulement menstruel , ces agents le suspendent , dès que le système utérin a trop de tension
et de chaleur , dès qu'il est dans un état d'irritation.
Alors l'éruption des règles se fait avec des douleurs
vives , et l'usage d'un excitant pourrait les empêcher
tout-à-fait d'avoir lieu. Ce sont les bains , les boissons
émollientes qui recèlent , dans cette occurrence , la
vertu emménagogue.

Système cutané.

Etat physiologique. Quand les principes des médicaments excitants sont absorbés , la peau sent toujours leur action. Cette surface montre plus d'énergie ; elle a manifestement une plus grande somme de
vitalité ; sa fonction exhalante prend un mode plus accéléré , et la transpiration insensible est plus abondante. C'est alors que les médicaments excitants passent pour être des agents *diaphorétiques.* Souvent
même les médicaments qui nous occupent semblent
porter principalement leur impression stimulante sur
le système dermoïde. Après leur administration , la
peau paraît vivement stimulée ; les vaisseaux capillaires qui recouvrent le derme s'épanouissent , se remplissent de sang : dans l'état naturel , ce réseau vasculaire, qui entoure le corps entier de l'homme, est vide
et dans une sorte d'inertie ; tout-à-coup il devient
gonflé , plus sensible, plus vivant ; il entre dans un
véritable orgasme : alors l'exhalation cutanée est sur-

abondante; la peau se couvre d'un liquide qui se renouvelle sans cesse, elle est inondée de sueur. Quand les
médicaments excitants font naître ce phénomène, on
dit qu'ils sont *sudorifiques*.

Etats pathologiques. La surface cutanée, vue dans
un état de phlogose, fait prendre à l'action des médicaments excitants une autre expression : leur usage
augmente la tension, l'ardeur, les picotements que le
malade ressent sur cette surface. Les endroits où la
phlogose a son siége deviennent plus rouges, éprouvent du gonflement quand les molécules excitantes y
abordent.

Le phénomène organique que l'on nomme diaphorèse a souvent un caractère morbide ; on le rencontre
dans un grand nombre d'affections différentes : si le
thérapeutiste le compte souvent au nombre des mouvements salutaires, il n'est pas rare non plus qu'il soit
un véritable accident. L'évacuation qui a lieu alors
par la peau est trop forte ; elle se répète trop souvent ;
elle épuise les forces du malade ; elle nuit à la réparation nutritive, parcequ'elle enlève hors du corps des
matériaux que l'assimilation devrait employer. On dit
que ces sueurs sont passives, qu'elles tiennent à la débilité des vaisseaux exhalants de la peau. Je ne pense
pas que cette explication soit bien fondée, parcequ'il
y a toujours quelque chose d'actif dans l'opération qui
prépare la diaphorèse, dans la congestion sanguine
qui, sur la surface cutanée, précède ou accompagne
la sueur. Quoi qu'il en soit, administrés dans cette
circonstance, les excitants donnent à la peau un autre
mode de vitalité, changent la disposition qu'elle

avait à entrer dans l'état de turgescence qui amène
la diaphorèse. Les auteurs vantent l'utilité des substances que nous réunissons dans cette classe , contre
les sueurs exubérantes, affaiblissantes, etc.

. Dans beaucoup de maladies, le système dermoïde
perd ses qualités naturelles. La peau est pâle , molle ,
mal nourrie , comme flétrie , couverte de saletés. Il
y a évidemment un défaut d'énergie vitale , un défaut de réparation nutritive dans cette enveloppe du
corps. La transpiration est diminuée, des croûtes, des
éruptions, sans travail inflammatoire bien sensible, s'é-
tablissent sur divers endroits de son étendue ; elles s'y
étendent , s'y multiplient. Alors les excitants ont une
action bien visible sur la surface cutanée ; leurs molécules réveillent sa vitalité, lui rendent son coloris , sa
fermeté , son brillant, établissent un meilleur exercice
de l'assimilation dans son tissu. Après quelque temps
de l'emploi de ces agents , on aperçoit que l'état physique de la peau n'est plus le même.

Glandes mammaires.

On a donné à quelques substances excitantes le
nom de médicaments *galactopés ,* parceque , administrées à des nourrices , elles paraissaient agir sur les
mamelles, donner plus d'activité à leur faculté sécrétoire , et rendre le lait plus abondant. Cet effet émane
de l'impression que les molécules excitantes vont porter sur les glandes mammaires, et surtout de ce que le
médicament d'où ces molécules proviennent a d'abord
stimulé l'appareil gastrique , qu'il a augmenté l'appétit, qu'il a rendu la digestion facile, régulière, et la pro-

portion du chyle plus forte. D'un autre côté, on conseille encore des substances excitantes quand on a l'intention de diminuer la sécrétion du lait : on en donne alors des doses plus élevées ; on veut augmenter l'action de la peau , des reins , etc. , rendre toutes les excrétions plus abondantes, et détourner , par ce moyen , des organes mammaires les matériaux qui auraient servi à former du lait.

Nous venons de voir qu'un médicament excitant , lorsqu'il donne lieu à une évacuation sanguine ou humorale notable, prend, en matière médicale, un titre particulier. Alors, les auteurs ne s'occupent plus que de sa propriété évacuante ; ils négligent tous les autres effets qu'il fait naître en même temps. On se conduit comme si toute la puissance du médicament se concentrait sur un appareil sécréteur ou exhalant, se bornait à déterminer l'écoulement de sang ou d'humeur qui apparaît alors. Cependant il est bien constant que ce phénomène , quelque intérêt qu'on y attache, n'offre qu'une partie des effets auxquels donne lieu l'exercice de la force agissante du médicament. Ses molécules se sont répandues dans tous les tissus ; elles ont attaqué tous les organes ; on aperçoit partout le produit de la faculté excitante dont elles sont douées ; il faut donc porter son attention sur l'économie entière pour saisir tous les changements , tous les mouvements qui procèdent de leur action. Si sur un point leur pouvoir se manifeste mieux, est-ce une raison pour négliger ce qu'elles opèrent sur tous les autres ?

N'oublions pas ici de rappeler un fait important. Quand on administre des médicaments excitants , on retrouve leurs molécules dans les humeurs excrétées. Après avoir pénétré dans le sang, aiguillonné tous les tissus dans lesquels elles abordaient avec ce fluide, elles sont expulsées par les issues sécrétoires et exhalantes ; elles communiquent aux humeurs qui en découlent des qualités sensibles particulières, une couleur, une odeur, une saveur, qui décèlent leur présence. Les labiées, les ombellifères, les crucifères, les alliacées, les laurinées, etc., font contracter une odeur bien remarquable à l'humeur de la perspiration cutanée, à l'urine, à l'exhalation pulmonaire, au lait, etc., etc.

Nutrition.

Etat physiologique. Nous ne pouvons constater directement les modifications qu'un médicament excitant peut occasioner dans l'acte de la nutrition, parceque l'exercice de cette fonction se dérobe entièrement à tous nos moyens d'investigation. Mais il est une manière d'apprécier l'influence que les agents de cette classe exercent sur l'action assimilatrice, c'est d'étudier avec soin tous les changements qui surviennent dans les parties liquides et solides du corps, lorsque l'on fait un usage journalier de ces agents.

Il est constant que, sur la plupart des individus, l'emploi des excitants favorise l'incorporation au sang et aux tissus organiques des matériaux nourriciers que les aliments laissent dans le corps. Nous avons vu plus haut que ces agents rendent la digestion plus facile, qu'ils font manger davantage, qu'ils concourent à rendre plus abondante la proportion du chyle, et à lui donner en même temps une bonne nature. Représentons-nous ici l'effet des principes stimulants du médicament, lorsqu'ils abordent en même temps que les molécules nourricières dans le fluide sanguin ou dans l'intérieur des organes; nous reconnaîtrons que les premiers déterminent partout un développement de la vitalité, et que ce produit décide, assure l'assimilation des éléments réparateurs : la nutrition suit alors, sur tous les points de la machine animale, un rhythme plus actif, dont l'influence stimulante du médicament est la cause. La masse du sang gonfle et occupe plus d'espace ; le pouls est plus plein, la figure plus colorée ; le corps prend une complexion pléthorique, acquiert une prédisposition prononcée aux maladies inflammatoires, aux hémorrhagies. En même temps le tissu des organes est mieux restauré, leur matériel augmente : ces organes paraissent plus denses, plus robustes. Ces signes ne décèlent-ils pas l'énergie nouvelle, insolite, qu'a pris l'exercice de la nutrition? Leur apparition pendant l'usage des médicaments excitants ne met-elle pas en évidence le pouvoir qu'ils exercent sur la fonction qui nous occupe?

Les médecins hygiénistes recommandent les excitants aux individus qui mènent une vie sédentaire, à ceux qui ont un tissu cellulaire trop développé, à ceux qui sont disposés à acquérir trop d'embonpoint. Ils conseillent un usage journalier de ces agents aux habitants des pays marécageux, quand l'air reste longtemps humide, dans les hivers pluvieux, etc.

Etats pathologiques. Il est des dispositions pathologiques qui rendent plus saillante, plus perceptible, l'activité que les médicaments excitants impriment à la nutrition des fluides comme à celle des solides. Nous citerons une constitution détériorée, un état de faiblesse acquise par suite de longues maladies. Les personnes que nous avons ici en vue sont pâles, bouffies ; leurs organes semblent frappés d'inertie ; toutes les fonctions s'exécutent avec lenteur. L'usage habituel d'un médicament excitant opère, si quelque lésion organique ne s'y oppose, une mutation profonde et salutaire dans l'état actuel de ces individus. Les matériaux nourriciers parcouraient inutilement tous les points de leur corps ; la vie, partout affaiblie et languissante, les laissait sans emploi : l'agent stimulant change cet état de choses : l'impression de ses molécules anime les propriétés vitales, donne plus d'énergie à la vie des fluides comme à celle des solides, et l'assimilation reprend de l'activité. C'est alors que l'on aperçoit, dans l'économie animale, des signes qui décèlent une heureuse restauration du matériel de toutes les parties vivantes ; peu à peu le sang acquiert une meilleure complexion, les tissus organiques deviennent plus solides ; tout se régénère.

D'un autre côté, sur les personnes qu'un état morbide rend très sensibles aux impressions stimulantes, sur les individus qui ont actuellement le pouls vif, fréquent, qui sont attaqués de fièvres, de phlegmasies, etc., etc., l'emploi des médicaments qui nous occupent paraît contraire à l'exercice de la fonction assimilatrice ; ces agents accélèrent encore le cours du sang ; ils précipitent les mouvements des organes. Cette disposition physiologique contrarie l'incorporation des molécules chyleuses : poussées avec trop de violence ou de vitesse, ces dernières semblent ne point rester assez de temps en contact avec le même point du corps pour s'identifier avec lui; elles parviennent d'ailleurs trop rapidement aux issues exhalantes ou sécrétoires qui les versent au dehors. De plus, cette activité, cette agitation des organes occasione, chez ces individus, une déperdition très considérable de leur substance. Doit-on, d'après cela, s'étonner que les excitants augmentent leur maigreur, les conduisent insensiblement dans le marasme?

Absorption.

Etat physiologique. Il nous est impossible de saisir les variations qu'éprouve l'absorption, après l'administration d'un médicament excitant, et pendant qu'il soumet le système animal à son influence. Mais si l'on continue pendant quelque temps l'emploi de cet agent, on aperçoit dans les tissus vivants des modifications qui prouvent que la fonction absorbante a plus d'énergie, montre plus d'activité.

On sait que les personnes qui prennent journellement beaucoup de substances excitantes restent maigres, leur tissu cellulaire est toujours peu développé, elles ont une complexion sèche. On a vu l'abus des épices conduire au marâsme. Galien a dit, et les observateurs ont répété, que l'usage d'un excitant s'opposait à la formation de la graisse. Ne paraît-il pas résulter de ces faits, que l'inhalation augmente sur tous les points de l'économie vivante, pendant l'action des médicaments de cette classe. Aucune sérosité, aucune particule inutile ne peut alors séjourner dans les tissus

qui composent nos organes ; l'avidité des suçoirs absorbants les recueille aussitôt qu'elles deviennent libres ;
les cellules du tissu adipeux ne peuvent rien conserver ;
la substance organique est partout menacée, partout
attaquée ; un amaigrissement notable en est la suite.
Le produit de toutes ces absorptions est versé dans le
torrent circulatoire, puis expulsé avec la matière des
excrétions, qui sont alors plus abondantes.

Etats pathologiques. L'amaigrissement qui suit
l'usage des excitants, et qui dépend de l'activité insolite que prend alors l'absorption, est surtout marqué
sur les individus qui sont dans un état de bouffissure
universelle, sur les convalescents dont une longue
maladie a épuisé les forces, et dont les tissus organiques offrent une intumescence qui tient au relâchement
de leurs fibres, à l'inertie de l'absorption intersticielle :
il est facile, dans ces conditions morbides, d'apercevoir
le pouvoir des médicaments excitants sur la fonction qui
nous occupe. Les suçoirs absorbants reprennent de
l'activité, ils saisissent sur tous les points du corps les
liquides qui opéraient un gonflement atonique du matériel de tous les organes : en même temps, ces derniers éprouvent un resserrement intestin qui diminue
leur volume ; mais, en perdant de leur grosseur, ils acquièrent plus de force, plus d'énergie vitale ; ils exécutent mieux les fonctions qui leur sont confiées.

La réputation dont jouissent les médicaments excitants pour le traitement des hydropisies, repose principalement sur la faculté qu'ont ces agents de réveiller
l'absorption, d'imprimer à son exercice une plus grande
activité. Les succès signalés que les préparations scilli-

tiques, le raifort sauvage, le nitrate de potasse, etc.,
obtiennent tous les jours, quand on les administre
dans des infiltrations cellulaires, dans les œdèmes, etc.,
ne tiennent pas seulement à leur influence sur la sécrétion urinaire ou à leur propriété diurétique : ces succès
dépendent d'abord du pouvoir qu'ont ces médicaments
de ranimer la fonction absorbante, de forcer les organes qui l'exécutent à reprendre une humidité pathologique que leur inertie laissait s'accumuler dans
une partie ou sur tous les points du corps. Le liquide
absorbé passe dans la masse sanguine, où il donne
momentanément lieu à une véritable pléthore aqueuse :
celle-ci nécessite une prompte sécrétion d'urine qui
devient comme la crise naturelle de cette nouvelle
espèce de pléthore : on rend des urines abondantes,
quoique l'on prenne peu de boisson, parceque l'humidité qui était contenue dans le tissu cellulaire en fournit la matière.

Nous rappellerons ici que les changements qui s'opèrent dans la texture de nos parties, le gonflement ou
l'induration des tissus, leur diminution de volume, la
plus grande consistance des organes, leur ramollissement, etc., sont des opérations morbides qui sont
effectuées par une altération de la nutrition et de l'absorption. Une perversion dans l'exercice de ces deux
fonctions sur un point du corps cause, selon le caractère même de cette perversion, une des modifications
pathologiques que nous avons indiquées plus haut. En
changeant dans la partie malade le mode de nutrition
et d'absorption, on arrête les progrès de la dégénération, on suspend l'acte de la formation des tissus acci-

dentels. En donnant à ces deux fonctions une mesure ou un mode convenable, on peut même détruire le mal qu'elles ont fait, et rétablir la condition physiologique de l'organe qui avait subi une altération matérielle. On assure qu'un usage prolongé des substances gommo-résineuses, balsamiques, des matières alcalines, etc., a souvent procuré ces heureux résultats.

Considérations générales.

Les phénomènes que nous venons de signaler dans l'exercice des fonctions de la vie nous démontrent assez la complication, l'étendue, l'importance de la médication que nous nommons excitante. Ce mode de médication, étudié sur une personne saine, nous présente l'économie animale dans une condition nouvelle et fort agitée; alors les digestions, plus promptes, plus parfaites, fournissent une plus grande proportion de molécules réparatrices; la circulation a plus de rapidité, le sang aborde avec un certain degré de violence dans le matériel des organes, les canaux artériels les ébranlent plus fortement à chaque pulsation; la respiration donne un caractère plus animé, plus vivifiant, au sang que ces canaux répandent dans toutes les parties: la chaleur vitale se développe; les sécrétions et les exhalations sont plus abondantes; la vie cérébrale plus forte rend l'influence des nerfs sur toutes les parties plus puissante; les facultés morales offrent une exaltation marquée; tous les mouvements organiques suivent un rhythme plus rapide, etc., etc.

Il est également reconnu que, si l'on prend les agents excitants à trop hautes doses ou pendant trop long-

temps, ces mêmes effets organiques devenus trop intenses et maintenus dans une sorte de permanence
amènent des résultats nouveaux. Les fonctions digestives perdent leur intégrité, la circulation du sang précipitée ne représente plus cette marche mesurée d'un
liquide qui portait à tous les tissus le mouvement et la
vie ; le cours désordonné qu'il a adopté propage le
trouble sur tous les points du système animal : l'encéphale perd sa condition naturelle, entre dans une disposition insolite ; les sécrétions et les exhalations épui-
sent le corps, enlèvent jusqu'aux principes réparateurs ; l'acte de l'assimilation ne s'exécute plus, une
maigreur progressive s'établit, etc. Ce n'est plus cette
excitation modérée qui réveillait l'énergie des organes,
qui animait leurs mouvements, et assurait la perfection de tous les actes de la vie assimilatrice : c'est une
agression violente, perturbatrice, qui désordonne tout
dans l'économie animale, et qui offre les caractères
d'un trouble pathologique pendant lequel la nutrition
doit être pervertie. On accuse l'usage immodéré des
excitants d'avoir produit des phlegmasies latentes, des
marasmes, des hémorrhagies passives, des dissolutions
scorbutiques du sang, des hydropisies, etc., etc. Les
recueils d'observations contiennent des faits remarquables qui attestent les effets pernicieux de l'abus du
café, des épices, des agents excitants en général.

Si l'excès des substances excitantes est toujours
nuisible, un emploi plus sobre, plus raisonné de ces
mêmes substances, est ordinairement salutaire. La
plupart des individus reçoivent avec plaisir une douce
excitation qui anime la vitalité des appareils organi-

ques, et favorise l'exercice des fonctions qui leur sont
confiées. Aussi l'homme a-t-il un penchant naturel
à rechercher tout ce qui peut stimuler ses organes :
nous ajoutons à tous nos aliments des matières excitantes, sous les noms d'épices ou d'assaisonnements ;
les boissons que nous préférons sont celles qui recèlent la même vertu. Les principes qui s'introduisent
alors dans le corps avec notre nourriture mettent en
jeu la force des organes, nous donnent la conscience
d'une plus grande vigueur. A cette première cause
du bien-être que l'usage de ces agents nous fait éprouver, nous en joindrons une autre : les principes
stimulants exaltent la sensibilité, ils multiplient nos
sensations, nos perceptions, en même temps ils les
rendent plus vives ; ces effets, qui nous supposent en
quelque manière plus vivants, qui nous tiennent en
rapport plus intime avec ce qui nous entoure, nous
plaisent singulièrement, ils placent l'homme dans l'état
où il éprouve le plus de jouissances, etc.

SECTION IV. *Du mélange des médicaments excitants avec les médicaments toniques.*

Dans chaque classe de médicaments, nous accorde-
rons quelques instants à l'examen de l'union pharmaceutique des substances de cette classe avec celles des
classes précédentes dont nous connaîtrons déjà l'action
physiologique et les effets thérapeutiques. Nous devons commencer ici à considérer ce que produit le
mélange d'un médicament tonique avec un médicament excitant.

D'abord le rapprochement des matériaux chimiques de ces deux sortes d'agents ne donnera lieu à aucun mouvement intestin, à aucune décomposition. Le contact du tannin, de l'acide gallique, de la matière amère, n'apportera aucune altération dans la nature intime de l'huile volatile, de la résine, du camphre, etc. La propriété agissante, qui est inhérente à chacun de ces principes médicinaux, se conservera intacte. Après l'administration des composés pharmaceutiques qui seront formés avec des ingrédients toniques et des ingrédients excitants, leurs propriétés se mettront en jeu sans obstacle ; leur exercice sur nos organes sera simultané; les changements qu'ils provoqueront dans les tissus vivants ne se contrarieront pas; les principes excitants stimuleront les organes, accéléreront leurs mouvements; les principes toniques en rapprocheront les fibres, en fortifieront le matériel.

La nature nous fournit des productions végétales dans lesquelles nous trouvons une réunion de matériaux toniques et de matériaux excitants : ces productions suscitent le double effet physiologique que nous venons de signaler. Tels sont le chamédrys, l'absinthe, la camomille romaine, la cascarille, etc. Un grand nombre de compositions officinales, dans lesquelles nous ne trouvons que des substances excitantes et des substances toniques, sont des imitations de la nature. Nous citerons le vin et le sirop antiscorbutique, qui ont une célébrité si étendue, dont la thérapeutique se sert si souvent: les principes de la fumeterre, de la ménianthe ou de la gentiane, sont alliés, dans ces com

posés, à ceux du raifort sauvage, du cochléaria, de la
semence de moutarde, etc. C'est à la double propriété
qu'ils ont de corroborer le tissu des organes, et d'augmenter leur activité, qu'ils doivent leurs succès. La
formule que donne M. Parmentier me paraît inférieure
aux autres, en ce qu'elle ne contient que des ingrédients stimulants : le raifort sauvage, l'écorce d'orange,
le cochléaria. *Code pharmaceutique.*

Il est clair que, dans les préparations pharmaceutiques que nous avons ici en vue, on verra la vertu excitante et la vertu tonique devenir tour à tour dominante, selon que l'on augmentera la proportion des
ingrédients qui recèlent l'une ou l'autre de ces vertus.
Ainsi deux tiers de substances amères et un tiers de
substances aromatiques et stimulantes donneront un
composé dans lequel la force tonique aura une prépondérance remarquable. Il en serait autrement si les
dernières étaient plus abondantes ou plus puissantes
que les premières. Dans la médication complexe que
ces mélanges pharmaceutiques susciteront, on verra
l'excitation des organes ou leur corroboration devenir
plus intense, selon que ce sera les substances toniques
ou les substances excitantes qui domineront dans la
constitution chimique du médicament que l'on em-
ploiera. Il faudrait toutefois avoir égard à l'énergie relative de la force médicinale de chacun des compo-
sants, et ne point s'en rapporter au volume qu'ils présentent, ou au poids de chacun d'eux.

SECTION V. *De l'emploi thérapeutique des médi-caments excitants.*

Une chose qui frappe l'observateur dans l'histoire de la thérapeutique, c'est l'usage fréquent que l'on a fait dans tous les temps des substances qui agissent sur les organes vivants en les stimulant. On voit sans cesse les praticiens invoquer le secours de ces sub-stances, et les administrer sous les dénominations les plus diversifiées. Il faut que les effets physiologiques que suscite la propriété excitante soient d'une grande ressource pour la nature opprimée ; il faut qu'un ai-guillon médicamenteux qui met en jeu les forces de la vie, qui donne plus d'activité aux appareils organi-ques, soit un puissant instrument de guérison.

Nous avons vu combien sont nombreuses les pro-ductions dans lesquelles existe la propriété excitante ; il est possible de les séparer en plusieurs groupes. On distinguerait, 1° les plantes labiées, quelques ombel-lifères, qui ont une action douce, dont le mode de mé-dication pourrait être offert en pharmacologie comme le type de celle que nous nommons excitante ; 2° les âcres, les plantes crucifères, les alliacées, qui sont des excitants plus vifs, plus pénétrants, plus passagers : on aurait soin de mettre à part la scille, qui irrite les voies digestives ; 3° les aromatiques amers, l'absinthe, la camomille romaine, le chamédrys, etc., qui recèlent une force tonique avec leur force stimulante ; 4° les épices, la cannelle, le gérofle, le poivre, le gingem-bre, etc., qui font une impression tenace, opiniâtre, durable sur les tissus vivants, dont le pouvoir se manifeste bien sur l'appareil digestif; 5° les balsamiques, les gommo-résineux, le benjoin, le baume de tolu, la gomme ammoniaque, la myrrhe, etc., qui développent les puissances circulatoires, portent le sang vers la matrice, excitent les organes pulmonaires, etc.; 6° les résineux qui stimulent les reins, communiquent à l'urine une odeur particulière, et donnent lieu à une excitation plus tardive des vaisseaux artériels : ce n'est qu'après plusieurs jours de leur emploi qu'ils parviennent à agiter le sang. Nous y joindrons le soufre, et quelques autres substances minérales dont les effets ne se manifestent que lentement, mais qui provoquent alors une commotion artérielle, une secousse fébrile bien sensible. 7° Les excitants, qui exercent une action spéciale sur le cerveau, qui ont la vertu de changer son mode actuel de vitalité, et qui deviennent des agents précieux, quand l'influence nerveuse a pris un cours pathologique : la valériane sauvage, l'assa fœtida, la fleur d'oranger, le musc, etc.

Si la diversité que présente la nature chimique des productions dans lesquelles nous trouvons la faculté d'aiguillonner les tissus vivants, fait concevoir pourquoi l'art de guérir retire tant d'avantages différents de leur emploi, on découvre encore mieux la raison de ce fait, en examinant le nombre, la variété, l'importance des changements physiologiques que le médecin peut déterminer avec eux : c'est alors qu'ils semblent justifier la faveur dont ils jouissent dans tous les pays.

On pourrait dire que le thérapeutiste a l'art de dé-

composer l'opération immédiate des médicaments ex
citants , et de faire servir les diverses parties des effets
organiques qu'ils produisent, à combattre des accidents pathologiques particuliers , à remplir des indications distinctes. 1° Il a recours à l'impression stimulante que ces agents laissent sur le lieu de leur
application , lorsqu'il les donne à petites doses dans les
faiblesses d'estomac, dans les digestions lentes ou irrégulières , ou quand il en recouvre les extrémités œdé-
mateuses , des ganglions lymphatiques tuméfiés , quand
il les applique en épithèmes sur diverses régions, etc.
2° C'est aussi aux agents stimulants qu'il s'adresse
pour augmenter les forces de la vie quand elles sont
languissantes, pour rétablir l'activité des mouvements
organiques , pour animer l'énergie du principe qui
veille à notre conservation. 3° En insistant pendant
quelque temps sur leur emploi , il parvient à provoquer
un ébranlement général, à allumer une fièvre artificielle assez légère pour n'être pas fâcheuse , assez forte
cependant pour devenir médicinale , pour décider une
mutation salutaire dans le corps malade. 4° En ordon-
nant à un malade un médicament excitant, c'est souvent un seul des appareils organiques de son corps que
le médecin a l'intention de stimuler. Dans les spasmes,
dans les convulsions , c'est sur le cerveau, c'est sur
la moelle rachidienne qu'il veut agir, pour rompre
l'influence vicieuse et désordonnée que ces foyers de
vitalité exercent sur les parties où se montrent les
accidents morbides. Dans l'œdème , dans les hydropisies , c'est l'absorption que l'on voudrait rétablir,
ce sont les organes qui exécutent cette fonction que

l'on voudrait stimuler. Quand le pouls est faible,
quand la circulation du sang languit, on a surtout en
vue le cœur, les artères, en conseillant des substances
remplies de principes stimulants. A la fin des catarrhes
chroniques, des péripneumonies, quand l'expectoration est difficile, c'est sur les organes pulmonaires que
l'on voudrait diriger la puissance agissante des agents
qui nous occupent, etc. 5° L'action diaphorétique de
ces mêmes agents est seule un grand moyen de guérison : l'exaltation des propriétés vitales de la peau,
l'afflux du sang dans le réseau capillaire qui la recouvre, le travail vital dont elle devient le siège, opèrent
une puissante dérivation ou révulsion à l'égard des
organes malades ; une diaphorèse a procuré la cessation de spasmes, de coliques, de crampes d'estomac, etc., a fait avorter des phlogoses imminentes, a
calmé des douleurs névrilémites, rhumatismales, etc.
6° Les médicaments excitants accroissent la faculté
sécrétoire des reins, font rendre des urines abondantes : la thérapeutique attache souvent beaucoup
d'importance à cette opération vitale. 7° Les excitants
peuvent décider la congestion menstruelle chez les
femmes, et amener l'éruption des règles, dont la rétention ou la suppression était une source d'accidents
morbides. 8° Enfin, avec les agents de cette classe, le
médecin peut soutenir des efforts salutaires, des évacuations critiques ; il est vrai que, selon le point du
corps où aboutissent ces efforts, par où s'opèrent ces
évacuations, il donne au médicament excitant dont
il se sert les noms de diaphorétique, d'emménagogue,
d'incisif, d'expectorant, etc. ; mais il est clair que,

pour être désigné par un autre titre, ce médicament
ne change pas sa nature chimique, et que c'est toujours la même propriété qu'il possède et qu'il met
en jeu.

Avant d'administrer un excitant, le praticien doit,
d'abord, 1° faire un choix parmi les substances qui ont
la vertu de stimuler les tissus vivants, ordonner celle
que l'expérience montre comme la plus propre à remplir
l'indication qui se présente ; 2° en donner une dose qui
soit capable de susciter le mouvement physiologique
que l'on veut opérer dans le corps malade, et qui puisse
lui donner le degré d'intensité qui le rendra curatif ;
3° examiner la situation des voies alimentaires ; associer à la matière excitante un corps gommeux, amylacé,
gélatineux, etc., qui lui serve de correctif, si la surface gastro-intestinale est irritée ; porter ailleurs les
secours thérapeutiques, changer le plan de traitement,
si cette surface présentait un état de phlogose ; prendre les précautions convenables pour que la matière
médicinale séjourne dans le canal alimentaire, lorsque le succès dépend de l'absorption de ses principes
actifs ; 4° prévoir enfin les suites de l'impression excitante que les molécules de l'agent dont on va se servir
porteront sur l'appareil circulatoire ; juger quels peuvent être les résultats de la commotion artérielle qu'elles
vont susciter, de l'agitation du sang, de la secousse
fébrile, etc., que fera naître l'usage prolongé de ce
médicament.

Déroulons maintenant le tableau des affections pathologiques ; notons celles qui réclament le secours
des agents de cette deuxième classe ; tâchons même

de découvrir comment ces agents se rendent utiles,
quelle est la partie de leurs effets physiologiques ou
immédiats qui devient salutaire.

Maladies de l'appareil digestif.

Les médicaments excitants ont rendu des services
incontestables dans un grand nombre d'affections de
l'appareil digestif. C'est l'utilité fréquente, incontestable de l'absinthe, de la camomille romaine, de l'angélique, du raifort sauvage, de la sauge, de la menthe,
de la cannelle, de la vanille, etc., dans ces affections,
qui a valu aux substances que nous venons de citer le
titre de *stomachiques*.

Mais on n'accorde plus aujourd'hui à ces substances
la possession d'une vertu spéciale contre les maladies de l'estomac et des intestins. On recherche les
lésions qui peuvent troubler l'ordre des fonctions que
ces organes remplissent, on étudie la nature de ces
lésions, leur étendue, leur gravité, et l'on veut expliquer comment, après l'administration d'une substance de cette classe, la vertu dont elle est dépositaire
devient salutaire. Il est facile de reconnaître que, s'il
est des lésions qu'une propriété excitante peut dissiper,
il en est d'autres qui résisteraient à son opération,
que son exercice ne ferait même qu'aggraver.

Il est évident que les substances médicinales qui
appartiennent à cette classe seront utiles quand il y
aura une faiblesse matérielle, une oligotrophie de la tunique musculeuse de l'estomac et des intestins : il suffira de les prendre alors à petites doses ; leur impression
immédiate donnera plus d'activité à la nutrition dans

les tissus gastriques et intestinaux, elle pourra peu à peu les rétablir dans leur condition naturelle. Dans ce cas les parois intestinales, amincies, délicates, se laissent distendre par des gaz : l'action des excitants décide leur expulsion (carminatifs) ; elle fait également cesser la constipation qui tourmente le malade. Les médicaments excitants promettent aussi des succès lorsque l'estomac et les intestins auront éprouvé cette modification morbide qui consiste en un ramollissement comme gélatineux de leurs tuniques musculaire et muqueuse. Si ces agents parviennent à donner un autre caractère à l'assimilation dans ces organes, ils pourront corriger cette altération pathologique.

On a conseillé l'usage de la térébenthine, et d'autres substances qui ont une vertu excitante, contre les ulcérations de la surface gastro-intestinale. Lorsque les ulcérations sont isolées, récentes, superficielles, qu'elles ne reposent pas sur des tissus pénétrés d'une phlogose très vive, ces substances sont avantageuses ; leur action sur les points ulcérés change leur état actuel, oppose une irritation nouvelle à celle qui y existe, et ce travail perturbateur amène souvent une cicatrisation Tel n'est plus le produit des substances médicinales qui nous occupent, lorsque les ulcérations sont anciennes, profondes, accompagnées de végétations, du gonflement, de l'endurcissement des tissus qui les avoisinent ; ou bien quand la phlogose est étendue, qu'elle est dans toute sa force, qu'elle n'est pas bornée, et qu'elle s'étend encore dans le canal alimentaire. Alors les médicaments excitants augmentent les lésions auxquelles on les oppose, au lieu de les com-

battre ; ils rendent les déjections alvines plus fréquentes,
les ardeurs abdominales plus vives, les coliques plus
fortes, ils causent des pneumatoses, etc.

Les médicaments excitants ne peuvent plus être conseillés dès qu'une partie du canal digestif est le siége
d'une phlegmasie (gastrite, entérite, gastro-entérite).
On sent trop quel mal ferait le contact de ces médicaments avec les endroits malades : ils étendraient la
lésion, ils donneraient plus d'intensité au foyer inflammatoire. Si cette affection avait provoqué les autres
appareils organiques, si le cœur et les vaisseaux, le
cerveau et ses dépendances, les poumons, la peau,
étaient dans une condition morbide, si en un mot il
y avait fièvre, les excitants nuiraient encore davantage
au malade qui les emploierait, puisque leurs molécules trouveraient la susceptibilité de tous les tissus
exaltée, que partout leur aiguillon serait plus vivement
senti ; aussi ces agents provoquent-ils alors une exaspération fâcheuse dans les symptômes de la maladie.

Quand il y a une exhalation sanguine sur la surface
gastro-intestinale, que le sang est rejeté, par le haut
ou par le bas, l'emploi des médicaments excitants
demande des réflexions. La sortie du sang peut être
associée à une phlogose des voies digestives ; cette phlogose peut même avoir entraîné les principaux appareils
organiques dans une condition morbide, avoir allumé
la fièvre (dyssenterie): alors on a également à redouter l'impression des excitants sur l'estomac et les intestins, et celle de leurs molécules sur le cœur, les
poumons, l'encéphale, la peau, etc. Une évacuation
de sang par le haut et par le bas peut déceler aussi

des dégénérations de quelques uns des viscères de l'abdomen, des ulcérations, des végétations, des endurcissements dans les intestins, d'autres lésions qui ne sont pas de nature à céder à l'opération des agents qui nous occupent (hématémèse, mélæna).

Les médicaments excitants seront nuisibles quand il y aura polytrophie ou un développement trop grand de la tunique musculeuse gastrique et intestinale, quand, par suite d'une nutrition trop forte, trop active, l'estomac et les intestins auront leurs parois trop épaisses, trop robustes, sans que la qualité naturelle de leurs tissus ait subi aucune altération. Les médicaments qui nous occupent ne promettent que des avantages passagers, momentanés, même douteux, quand un ou plusieurs points des tissus gastriques et intestinaux sont endurcis, qu'ils ont passé à l'état squirrheux, cancéreux, ou quand il s'y est développé des tissus morbides qui les ont déformés, qui les ont rendus inhabiles à remplir leurs fonctions naturelles. On sait que la marche des dégénérations de l'estomac s'arrête pendant des semaines, même des mois. Le travail morbide semble suspendu; les aigreurs, les ardeurs, les élancements, les picotements, les vomituritions, etc., deviennent très rares. Si alors on emploie quelque médicament, on est porté à lui attribuer la cessation des accidents. Tout-à-coup, la maladie se réveille, les accidents reviennent plus formidables, etc. On rencontre fréquemment des personnes qui ont un cancer sur un point de l'organe gastrique, et qui ont fait pendant long-temps un usage journalier des substances excitantes les plus actives, contre ce que

l'on nommait des maux d'estomac. Il n'est pas douteux que ces remèdes prétendus n'aient hâté la marche
de la maladie désorganisatrice dont nous parlons, que
souvent même ils n'aient provoqué son développement.

Nous devons maintenant aborder les lésions vitales
dont l'estomac et les intestins sont susceptibles. Ces
lésions dépendent d'un changement dans l'ordre ou
dans l'étendue de la puissance que les nerfs exercent
sur ces organes. Cette puissance éprouve-t-elle un
décroissement; l'encéphale, le prolongement rachidien, les plexus nerveux cessent-ils de vivifier l'appareil digestif avec leur énergie accoutumée, aussitôt la vie stomacale et intestinale devient languissante; il y a moins d'appétit, sans dégoût toutefois
pour la nourriture; la chymification devient languissante, elle est imparfaite; il y a des déjections alvines
plus abondantes qui entraînent une partie de la nourriture, ou un état de constipation qu'entretient l'inertie des gros intestins, en un mot l'exercice de la fonction digestive est manifestement plus lent, moins régulier, moins facile. Les expériences des physiologistes ne
nous ont-elles pas appris que la section des nerfs
pneumo-gastriques, que l'ablation d'une portion des
hémisphères du cerveau, que la destruction de la
partie inférieure de la moelle épinière, qu'en un mot
tout ce qui pouvait restreindre la puissance nerveuse,
anéantissait ou au moins affaiblissait beaucoup les
forces digestives. (*De l'influence du système nerv.
sur la digest. stomacale*, par MM. Breschet, Ewards
et Vavasseur, *Archiv. génér. de méd.*, tom. II.) Les
médicaments excitants sont très convenables dans les

vices de la fonction digestive, qui procèdent d'une diminution de l'innervation sur l'appareil digestif. Leur impression directe sur les nerfs de la surface gastro intestinale est propre à réveiller l'action vivifiante de ces nerfs : cette impression se transmettra d'ailleurs par la continuité des cordons nerveux aux principaux centres de la vitalité. Ajoutez que les molécules de ces médicaments tendront encore à rétablir, à augmenter l'influence nerveuse, lorsqu'ils stimuleront l'encéphale, le prolongement rachidien, les plexus nerveux.

Si au contraire la puissance nerveuse avait un excès d'intensité, si les principes vivifiants que les nerfs portent à l'estomac et aux intestins étaient trop abondants, et qu'ils donnassent à ces organes une irritabilité excessive, une trop grande susceptibilité, les excitants deviendraient nuisibles, les malades ne pourraient en supporter l'usage ; alors, loin de remédier au trouble que cette disposition de l'estomac et des intestins produit dans la fonction digestive, ils l'augmenteraient. Il n'est pas rare de rencontrer cette lésion vitale de l'estomac et des intestins associée à une lésion matérielle de ces mêmes organes. Dans l'hypochondrie, dans la mélancolie, dans l'hystérie, l'innervation trop puissante donne aux viscères que nous venons de nommer une susceptibilité excessive, un mode morbide de vitalité : en même temps leurs tuniques sont amincies, mal restaurées, oligotrophiées ; leur capacité est diminuée ; tout le système digestif est plus petit, plus délicat.

Souvent l'influence des nerfs sur l'appareil digestif est déréglée : cet appareil ne reçoit de l'encéphale, du

prolongement rachidien, des plexus nerveux, que des
impulsions désordonnées qui provoquent des douleurs
ou crampes d'estomac, des nausées, des vomissements, des coliques, des pneumatoses, etc. On a vu
l'action immédiate des médicaments excitants sur les
nerfs de la surface gastro-intestinale changer d'une manière soudaine cet ordre de choses, rendre à la puissance des nerfs sa régularité, faire cesser les accidents
que causait sa perversion.

On a opposé les médicaments excitants à beaucoup
de maladies du foie; il serait important de déterminer
quelles sont les lésions que leur opération doit combattre avec succès. Ces agents conviennent quand, par
suite d'une absorption trop active, ou d'une nutrition
languissante, cet organe a perdu de son volume, qu'il
est devenu trop petit, qu'il ne remplit plus qu'impar-
faitement son office dans l'exercice de la digestion. On
les croit efficaces lorsque quelque point du tissu hépatique éprouve un endurcissement, ou quand le foie
tend vers la dégénérescence graisseuse : les excitants
changent le mode actuel d'absorption et d'assimilation
dans ce viscère ; ils peuvent peu à peu rétablir la condition naturelle de son tissu. Les médicaments de cette
classe sont au moins inutiles quand il existe dans le foie
des tubercules, des masses encéphaloïdes, etc. Leurs
molécules seraient évidemment nuisibles, s'il existait
dans l'organe hépatique un foyer inflammatoire (hépatite), si sa tunique propre était irritée ou phlogosée,
ce qui a souvent lieu.

Le foie éprouve aussi des lésions vitales qu'il est
important de noter. Si l'influence des nerfs sur ce vis-

cère est diminuée, son action vitale tombe dans une sorte d'inertie; la bile se sécrète en moindre quantité; elle n'a plus les qualités, qui lui sont naturelles. Les médicaments excitants conviennent pour réveiller la vie hépatique : c'est sans doute dans les cas dont nous parlons, que les auteurs ont vu l'emploi de ces médicaments faire couler la bile, lui donner plus d'énergie. Une influence nerveuse plus forte sur le foie provoque cet organe, décide la sécrétion d'une grande abondance de bile ; il est bien des dégoûts, des rapports amers, des vomissements bilieux, qui n'ont pas d'autre cause ; l'usage des excitants augmenterait encore l'exagération de vitalité que montre le foie. D'autres fois, l'action des nerfs qui vivifient cet organe est déréglée; le cours de l'humeur bilieuse est interverti; il y a tension, gêne dans l'hypochondre droit; une jaunisse se manifeste d'une manière soudaine : ou bien il survient un débordement de bile, etc. La colère, la peur, une passion de l'âme produit cette impulsion déréglée des nerfs sur le foie, que les médicaments excitants ne paraissent pas propres à réprimer.

Nous ne pouvons décider les effets que les excitants doivent produire sur la rate, sur le pancréas, lorsque ces organes sont dans une condition pathologique. Les affections du péritoine réclament rarement l'emploi des médicaments excitants. Si une phlogose vive, aiguë, occupe la partie abdominale de cette membrane séreuse, le ventre est tendu, très sensible (péritonite) ; la sensibilité est moins grande, quand le péritoine intestinal est affecté : dans ces deux cas on repoussera avec soin des agents dont les agressions ne

pourraient que donner au travail pathologique qui nous
occupe, une plus grande violence, une intensité pernicieuse. La phlogose du péritoine amène souvent une exhalation morbide, une accumulation de sérosité dans
la cavité abdominale (ascite). Alors les auteurs conseillent des substances excitantes, les préparations scillitiques, etc., pour exciter le cours des urines, pour évacuer par les reins le liquide que contient le péritoine.
Mais si la cause de l'exhalation dont ce liquide est le
produit subsiste toujours, si cette membrane péritonéale continue à être le siége d'un travail morbide, dans
quelque point de son étendue, on ne peut se promettre
aucun succès de l'usage des médicaments excitants.
Leurs molécules iront offenser, irriter encore le lieu
malade. Après leur administration, le malaise augmentera ainsi que les douleurs, le pouls deviendra plus
vif, la peau plus sèche, les urines plus rares, plus
rouges, plus chargées, etc.

On ne doit pas voir avec trop d'indifférence les
sachets, les épithèmes que l'on compose avec des
plantes aromatiques, avec des substances excitantes,
et que l'on porte appliqués sur les diverses régions
de l'abdomen, pour fortifier les organes qui se trouvent au-dessous, pour animer leur vitalité, pour donner plus d'activité aux fonctions qu'ils remplissent.
Ces topiques étendent leur puissance jusqu'aux parties intérieures du corps, ils font sur elles une impression réelle. Des expériences récentes ont démontré
que les matières qui étaient maintenues en contact
avec une surface pénétraient profondément dans les
tissus contigus et sous-jacents.

Maladies de l'appareil circulatoire.

On repoussera avec soin les médicaments excitants, dans les maladies où l'on reconnaîtrait que le péricarde ou le cœur sont pris d'une irritation ou d'une phlogose ; on les repoussera également lorsqu'il y aura hypertrophie d'un ou des deux ventricules du cœur : l'action de ces médicaments augmenterait les accidents de cet état pathologique, et pourrait accélérer ses progrès. Mais les agents qui nous occupent promettent avantage, lorsque l'organe central de la circulation tend à s'atrophier, lorsqu'il perd de jour en jour de son volume ; l'impression de leurs molécules sur son tissu est propre à y ranimer l'action nutritive. Dans les ramollissements des parois des ventricules, les médicaments excitants ne peuvent-ils pas changer leur condition actuelle, les restaurer, en donnant à l'assimilation, dans ces parties, un autre rhythme. Il faut alors que l'emploi de ces médicaments soit journalier.

Nous savons que le cœur éprouve des lésions vitales. Le cerveau, le prolongement rachidien, les plexus nerveux, le vivifient, règlent l'ordre et la force de ses mouvements. Si leur puissance subit un décroissement, les battements du cœur, les pulsations artérielles deviennent plus faibles et plus lentes : l'administration des médicaments excitants, en ranimant la vitalité de l'appareil cérébral, rend à l'innervation son cours, et à la circulation son intégrité. Si les organes qui exécutent cette fonction reçoivent une trop forte somme de principes de vie, que leur énergie soit élevée trop haut, les excitants ne sont plus convenables. On les a vus suspendre, faire cesser des accidents qui décelaient une perversion de l'influence des nerfs sur le cœur, des palpitations, des battements avec intermittence, des secousses de cet organe.

Dans les phlogoses des canaux vasculaires (angiolite, artérite, phlébite), les médicaments excitants sont également nuisibles. Les principes stimulants qu'ils introduiraient dans ces canaux, et qui circuleraient avec le sang dans leur intérieur, les provoqueraient, les irriteraient, rendraient le pouls plus vif encore, la peau plus aride, etc. D'autres lésions des vaisseaux sanguins réclament-elles l'usage des médicaments excitants?

Peut-on concevoir des affections des vaisseaux capillaires, indépendantes des tissus organiques dont ils font partie? Quand il y a, dans un organe ou sur une surface, hémorrhagie, écoulement de sang, ces vaisseaux seraient-ils seuls dans un état morbide? Ont-ils plus d'activité dans les hémorrhagies actives? ont-ils perdu leur vitalité dans les hémorrhagies passives? ces dernières seraient-elles le produit d'un décroissement subit de l'influence nerveuse sur les petits vaisseaux qui laissent échapper le sang? la sortie de ce fluide procéderait-elle du relâchement, de l'atonie dans laquelle tombent alors leurs extrémités? En un mot, les hémorrhagies passives sont-elles des lésions vitales? Les hémorrhagies actives, à cause de la fluxion qui les accompagne, seraient des lésions matérielles.

C'est ici que nous devrions exposer quelles sont les modifications morbides du sang que les médicaments excitants peuvent corriger; mais les affections de ce fluide sont trop mal déterminées encore pour s'occuper des moyens de les combattre.

Maladies de l'appareil respiratoire.

Les médicaments excitants sont contre-indiqués lorsqu'il y a une irritation ou une phlogose vive, aiguë, de la membrane muqueuse bronchiale (bronchite , catarrhe pulmonaire) , que la toux est sèche, l'expectoration nulle : mais l'expérience de tous les jours prouve que ces mêmes remèdes sont utiles quand l'inflammation décroît, qu'elle n'a plus sa vigueur première , qu'une expectoration libre , facile s'est établie. Alors l'infusion de lierre terrestre , d'hyssope , l'oxymel scillitique , le sirop de baume de tolu , les potions avec la gomme ammoniaque, les tablettes de soufre, de baume de tolu , etc., rendent des services incontestables , et justifient les éloges que les praticiens leur ont donnés. On peut encore agir directement sur la partie malade , en chargeant l'air de particules balsamiques, résineuses.

On ne peut faire entrer les médicaments excitants dans le traitement de l'inflammation du parenchyme des poumons (péripneumonie) qu'à la fin de la maladie, pour soutenir l'expectoration, la rendre plus facile. Si ces agents se sont parfois montrés favorables dans le début d'une fluxion de poitrine, c'est qu'ils provoquaient une sueur abondante, une diaphorèse salutaire , révulsive. La propriété dont ils jouiraient de favoriser l'action thérapeutique des saignées, d'aider la résolution du tissu pulmonaire par l'impression stimulante de leurs molécules, demande à être confirmée par de nombreuses observations.

Dans l'inflammation de la plèvre (pleurésie), les médicaments excitants sont toujours à redouter : leur opération ne présente rien qui promette de devenir une cause de soulagement, d'utilité. L'usage des médicaments excitants est d'autant plus dangereux alors, que la phlogose de la plèvre, comme celle des poumons, fait des provocations aux principaux appareils organiques, et que, dans ces maladies, le cœur, les vaisseaux sanguins, le cerveau, la peau, tous les tissus, sont dans une condition morbide que ces médicaments doivent aggraver. Mais quand la maladie a diminué, qu'il ne reste qu'une accumulation de sérosité dans la plèvre (hydro-thorax), ou des fausses membranes, leur usage paraît plus rationnel : on demande alors qu'ils décident l'absorption de ces produits pathologiques, et qu'ils en opèrent l'expulsion par la peau, par les reins, par toutes les issues excrétoires. L'expérience n'est pas favorable à ces moyens ; souvent ils provoquent une toux fatigante, ils rallument les foyers de phlogose qui ne sont pas entièrement éteints ; on est obligé d'en discontinuer l'emploi.

Les médicaments excitants procurent quelque soulagement dans le traitement de l'œdème et de l'emphysème des poumons.

Il est des lésions vitales des organes pulmonaires contre lesquelles l'observation recommande aux praticiens l'usage des substances excitantes ; c'est lorsqu'une perversion de l'influence nerveuse sur ces organes cause des accès de toux spasmodique, de la dyspnée, etc. Ces substances agissent d'abord sur les

nerfs de la surface gastrique ; cette impression se transmet aussitôt et au cerveau et au prolongement rachidien : il en résulte un changement subit dans l'état
actuel de ces centres de la vitalité, et, par suite, un
changement dans l'ordre de l'influence qu'ils exercent
sur toutes les parties. Ce dernier effet a pu opérer le
calme que l'on a observé dans les affections vitales des
organes pulmonaires, après l'administration d'un médicament de cette classe. Nous ajouterons qu'il est
quelques substances excitantes qui méritent, dans ce
cas, la préférence, comme l'assa-fœtida, la fleur d'oranger, la valériane sauvage, etc.

Maladies de l'appareil cérébral.

L'arachnoïde encéphalique est fort sujette à s'enflammer. Le travail morbide peut occuper l'arachnoïde cranienne ou l'arachnoïde cérébrale. La phlogose
peut être bornée à un point de cette membrane (migraine, clou hystérique) ; elle peut attaquer cette
enveloppe dans une grande étendue (céphalalgie,
arachnoïdite plus ou moins aiguë). Cette phlogose
n'offre point partout la même intensité ; elle a comme
des centres où le travail phlegmasique est plus violent,
où la membrane est plus rouge, plus chaude, plus
sensible, où la douleur se montre plus vive. Ces centres se déplacent fréquemment, et parcourent les diverses régions de la tête. Cette phlogose augmente et
baisse en peu de temps, la douleur qui l'accompagne éprouve les mêmes variations. L'inflammation de
l'arachnoïde encéphalique repousse tous les médicaments excitants : leur impression immédiate sur les

nerfs de la surface gastrique se propage aussitôt au cerveau ; leurs molécules pénètrent avec le sang dans le tissu même de l'arachnoïde ; voilà des raisons qui doivent faire redouter leur emploi. Cependant on voit souvent l'administration d'un excitant dissiper une céphalalgie, une migraine ; ces effets salutaires n'ont ordinairement lieu que quand la lésion de l'arachnoïde est très légère, superficielle ; que le médicament porte à la peau, que son action excitante appelle ailleurs la fluxion qui existe dans la tête.

Un travail de phlogose fixé sur l'arachnoïde encéphalique peut ne durer que quelques heures et cesser entièrement : alors il ne laisse après lui aucun produit morbide. Si la phlogose est plus vive, et qu'elle dure plus long-temps, elle donnera lieu à une exhalation séreuse qui remplira les ventricules (hydrocéphale), ou qui couvrira la surface cérébrale ; elle peut même déterminer la sécrétion de gaz que l'on trouve en petites bulles dans les replis de l'arachnoïde et de la pie-mère. Lorsque la sérosité est accumulée à la surface du cerveau ou dans les ventricules de ce viscère, et que la phlogose est calmée, les médicaments qui nous occupent peuvent en favoriser, en décider même la résorption, et ramener l'arachnoïde à sa condition naturelle. Divers accidents qui succèdent à la phlogose de cette membrane, comme des céphalées, de la somnolence, de l'accablement, de l'hébétude, des vertiges, la faiblesse des membres ; celle des organes des sens, une inaptitude aux travaux intellectuels, etc., etc., cèdent souvent, par les motifs que nous venons d'indiquer, à l'emploi prolongé des médicaments de cette classe. Les

auteurs vantent l'infusion de mélisse, de sauge, de
serpolet, de romarin, la valériane sauvage, etc., contre les accidents dont nous venons de parler, et dont
ils ont fait des entités pathologiques.

L'arachnoïde encéphalique peut éprouver d'autres
lésions; mais devons-nous en parler à l'occasion des
médicaments excitants? Nous allons nous occuper de
l'arachnoïde spinale.

Disons d'abord qu'il est bien étonnant que la moelle
rachidienne, qui forme une partie si essentielle du système animal, qui anime les principaux viscères, qui
recèle un foyer de vitalité si important, ait été à
ce point négligée en pathologie, que l'on ne trouve
point, dans les cadres nosographiques, la série des
maladies qui doivent être le produit des diverses lésions dont elle est susceptible, ainsi que ses enveloppes, qui ne peuvent guère éprouver d'altération
qu'elles ne troublent aussitôt l'action naturelle de la
moelle spinale. Cependant un changement matériel,
même bien faible, produit des accidents nombreux,
jette le trouble dans l'exercice de toutes les fonctions,
lorsqu'il est fixé sur ces parties du système animal.
L'étude des lésions de la moelle et des méninges rachidiennes doit amener un grand changement en pathologie; il faudra rapporter à ces lésions la plupart des
affections que l'on confond sous les titres assez vagues
de maladies spasmodiques, hystériques, hypochondriaques, vaporeuses, de maladies de nerfs, etc., etc.
Entrons ici dans quelques détails pour faire comprendre
ce que nous voulons dire.

La lésion la plus commune de la moelle épinière est

sans contredit la phlogose de ses méninges (arachnoïdite spinale, myélo-méningite). Cette phlogose peut
être sur la dure-mère spinale ou sur l'arachnoïde que
cette enveloppe renferme. Elle peut n'occuper qu'un
point, une zone, ou affecter une grande partie de son
étendue. Cette phlogose peut se déplacer, et parcourir
tout le prolongement rachidien. On sent assez combien
bien cette affection offrira de diversités, combien sa
physionomie se montrera changeante, mobile, diverse, puisqu'elle provoquera successivement les principaux viscères de l'économie animale, qu'elle portera
le trouble dans toutes les parties. Cette phlogose se développe et se calme avec la même vitesse; elle semble
s'éteindre, et reprend bientôt sa première intensité;
on lui croirait souvent une marche périodique. Les
applications de sangsues, les ventouses sur la colonne
vertébrale, ont beaucoup de succès contre ces affections, etc.

La phlogose des méninges rachidiennes se manifeste ordinairement par une douleur qui se rapporte à
la colonne vertébrale, et qui sans doute correspond à
l'endroit qui se trouve phlogosé. Cette douleur n'augmente pas dans les mouvements du tronc, ni par la
pression, à moins que les nerfs qui se distribuent dans
les muscles sur lesquels on appuie, ne soient eux-
mêmes dans une condition morbide. La douleur vertébrale est liée à d'autres douleurs que le malade ressent dans la tête, dans la poitrine, dans le bas-ventre,
dans les membres : mais ces dernières douleurs n'ont
point un siége fixe, elles paraissent comme diffuses;
elles s'étendent dans les divisions des nerfs.

Myélo-méningite locale. La phlogose d'une zone,
d'un endroit seulement des enveloppes rachidiennes,
peut se développer sur les divers points des régions cer-
vicale, dorsale et lombaire. Comme cette phlogose
change l'état actuel, modifie la vitalité de la portion de
moelle épinière qu'elle entoure, et que, par suite, elle
altère le mode d'influence des nerfs du grand sympathique qui communiquent avec elle, il en résulte un
trouble subit, un désordre très prononcé dans les mouvements des tissus, dans les fonctions des organes qui
tirent des points affectés leurs nerfs ou les principes
de leur action. L'influence nerveuse qu'ils reçoivent
les provoque; elle dérègle leur jeu habituel; elle cause
des anomalies dans leurs fonctions ou des actes morbides. Ce que l'on observe alors dans les divers organes forme une classe de lésions vitales dont nous
avons parlé, et que les pathologistes appellent des
névroses, des affections spasmodiques. Des spasmes de
l'œsophage ou des difficultés de la déglutition, des sentiments de strangulation, des toux nerveuses, des battements violents et tumultueux du cœur, des tensions
dans la région du diaphragme, des hoquets, des crampes d'estomac, des vomissements, des gonflements de
ventre, des coliques, des pneumatoses gastriques et
intestinales, etc., etc., proviennent souvent d'une
myélo-méningite locale, qui peut même susciter ces
accidents les uns après les autres, selon les divers
points du prolongement rachidien qu'elle attaque.

Une dame se plaint de maux d'estomac; mais elle
s'étonne de conserver son appétit, de trouver bon ce
qu'elle mange. Interrogée sur ce qu'elle éprouve, elle

dit qu'elle ressent une forte douleur dans le dos , avec un sentiment de chaleur. C'est quand cette douleur augmente qu'elle est en proie à des crampes d'esto-mac qui lui font rejeter la nourriture et la boisson qu'elle a pu prendre. La douleur du dos vient, en tournant de chaque côté du corps, aboutir à l'épigastre, mais là elle n'a plus de siége fixe, elle se répand dans le ventre. Dans cette malade, les méninges spinales éprouvent, à la hauteur de l'estomac, une phlogose qui augmente par accès, et les cordons nerveux qui partent de ce point de la moelle épinière viennent provoquer les organes où ils se rendent à des actions pathologiques. Les cordons et les plexus nerveux qui occupent ces parties entrent eux-mêmes dans une condition morbide, puisque la pression des côtés, de l'épigastre, du ventre, cause un sentiment pénible. Une application de sangsues et de ventouses vers le milieu du dos procure alors beaucoup de soulagement.

Madame G. W. éprouve, toutes les fois que quelque cause morale, une indisposition de ses enfants ou de son mari, par exemple, l'occupe fortement, des crampes d'estomac. Cette affection commence toujours par une douleur dans les lombes, qui remonte dans le dos : lorsqu'elle est fixée sur ce point de la colonne épinière, elle vient en se contournant se rendre dans l'épigastre. C'est alors que l'organe gastrique paraît comme provoqué ; la malade éprouve un resserrement de ce viscère, avec des douleurs insupportables : il s'opère des tiraillements dans les fibres musculaires de ses tuniques ; elle sent comme des pulsations : par moments, il y a des vomissements. Ces douleurs, ces sensations ne sont pas toujours égales ; elles augmentent et elles diminuent sans cesse pendant les deux à trois heures que durent les accès de cette maladie. La lésion morbide qui les détermine n'occupe pas toujours la même place sur le prolongement rachidien, tantôt elle s'élève, tantôt elle descend. Si la douleur du dos remonte, il survient de l'oppression ; la malade respire avec peine et d'une manière bruyante, elle tousse ; la douleur s'étend jusque dans les bras. Si la douleur descend vers les lombes, notre malade se plaint de coliques ; il survient un gonflement du ventre, du trouble dans les intestins, elle rend des vents par le bas, etc., etc.

La phlogose des méninges de l'extrémité inférieure de la moelle rachidienne est très fréquente ; elle existe ordinairement dans les affections que l'on nomme sciatiques : alors une douleur très vive dans la région lombaire se répand dans la cuisse, et suit le trajet des gros troncs nerveux. Il y a sans doute, par continuité, inflammation du névrilème ou de la substance même des cordons nerveux (névrilémite ou neurite).

Myélo-méningite générale. Quand la phlogose des méninges rachidiennes est très étendue, qu'elle occupe une grande partie de la moelle épinière, on voit ordinairement naître un trouble bien marqué dans tous les organes du corps. Il apparaît des phénomènes morbides dans toutes les cavités ; il y a oppression, épigastralgie, en un mot la série des accidents que nous énumérions tout à l'heure et qui partent de l'œsophage, des poumons, du cœur, du diaphragme, de l'estomac, des intestins, etc.; on reconnaît que l'influence nerveuse trouble, pervertit l'action de toutes ces parties. Cette phlogose a une grande puissance sur les muscles qui servent à la locomotion; elle cause, selon son degré d'intensité, de l'agitation, des inquiétudes, des mouvements, des secousses convulsives, des roideurs, des états tétaniques, etc.

Dans les fièvres ataxiques, il existe une irritation, même une phlogose très étendue et très vive des méninges vertébrales : c'est cette lésion qui produit la plus grande partie des phénomènes nerveux qui caractérisent ces fièvres; mais il existe en même temps des lésions matérielles dans les principaux appareils organiques du corps. Le cerveau, le cœur, les organes digestifs, les poumons, etc., sont aussi dans une condition morbide. C'est cette multiplicité de lésions, de foyers pathologiques, qui explique le danger de ces maladies.

Une myélo-méningite peut être très étendue, occuper une grande partie du prolongement rachidien, mais n'avoir plus la marche aiguë qu'elle offre dans la fièvre ataxique. Cette phlogose pénètre-t-elle moins? est-elle moins forte? se rapproche-t-elle d'une irritation chez beaucoup de personnes que l'on dit être attaquées de maladies nerveuses, chez des femmes qui passent pour être atteintes d'hystérie? En analysant les accidents que les malades ressentent, on est conduit à la moelle épinière; on ne conçoit les symptômes de la maladie, leur diversité, leur succession, qu'en admettant une phlogose des méninges rachidiennes.

J'ai en ce moment sous les yeux deux personnes

qui m'offrent cette phlogose de l'arachnoïde spinale
avec une certaine intensité. Elles éprouvent une douleur avec chaleur dans le cou, dans le dos, dans les
lombes; cette douleur se fait aussi sentir, mais plus
faiblement, dans la tête. Elles se plaignent constamment de resserrement de la gorge, d'étouffement, de
palpitations de cœur, de menaces de lipothymie, de
chaleurs brûlantes qui s'étendent à tout le corps; de
vomissements, de nausées, sans qu'il y ait dégoût
pour la nourriture ou perte de l'appétit; de gonflement du ventre avec coliques, et alternativement
de constipation et de dévoiement; de douleurs con-
tusives dans les bras, dans les épaules, dans les han-
ches, dans les cuisses et dans les jambes; des tiraillements pénibles ont lieu dans ces parties. Il y a un
sentiment de fatigue dans les extrémités inférieures
avec des engourdissements passagers; on ne peut soutenir une station prolongée, souvent même les pieds
heurtent la terre en marchant. Les nuits surtout sont
pénibles; on dort mal; une ardeur générale, que l'on
appelle fièvre, tourmente ces malades: leur peau est
brûlante. Il y a des jours où cet état de douleurs est
moins fort. On reconnaît alors que les organes qui
occupent la cavité pectorale et la cavité abdominale
sont sains: l'exercice de toutes les fonctions est régulier. Le lendemain, il y a trouble dans tous les appareils, la figure est pâle, altérée, il y a de l'accablement, etc. Si, dans ces affections, les affusions d'eau
froide, les bains de mer réussissent, c'est sans doute
en éteignant le travail phlegmasique qui occupe l'arachnoïde spinale, et qui trouble l'influence du prolon-

gement rachidien sur tous les appareils organiques.

Souvent la phlogose des méninges spinales se lie à une phlogose de l'arachnoïde cérébrale, et même à une phlogose des cordons nerveux, à une névrilémite. Les observations suivantes me paraissent en offrir des exemples.

Céphalo-myélo-méningites avec névrilémites. Une fille, âgée de vingt-trois ans, se présente, le 29 octobre 1823, à l'Hôtel-Dieu. Elle attribue sa maladie à des saisissements journaliers qu'elle éprouvait en servant une dame qui avait une maladie mélancolique et des accès de folie; elle a des évacuations menstruelles peu abondantes; elle dit ressentir très souvent des douleurs dans la tête et dans le corps.

Depuis trois jours, céphalalgie générale avec pesanteur de tête, sifflements dans les oreilles, point d'éblouissements, bouffées de chaleur vers le cerveau; sommeil troublé, réveils en sursaut; il y a une douleur forte, profonde, continue, le long de l'épine. Le cou est tendu; elle ne peut plier cette partie sans de grandes douleurs; il y a difficulté dans la déglutition, soupirs fréquents, petite toux sèche, par moments oppression, palpitations de cœur, épigastre point sensible à la pression, et cependant elle ressent des douleurs dans cette partie; appétit, elle trouve bon ce qu'elle mange; toutefois, elle éprouve des soulèvements d'estomac, et fait des efforts fréquents pour vomir. Il y a des gonflements soudains de l'abdomen, des coliques, un état de constipation. Les bras sont gonflés, douloureux au toucher; on ne peut presser les muscles sans faire long-temps souffrir la malade:

elle dit que ces douleurs coulent jusqu'aux extrémités des doigts. Les jambes sont dans le même état; elle y éprouve fréquemment des crampes très pénibles. Il y a névrilémite dans les extrémités supérieures et inférieures et dans les parties latérales du cou.

Le 30, mieux marqué; moins de céphalalgie, moins de tension dans'le cou. La douleur du dos existe encore, mais elle est affaiblie; les accidents morbides ou spasmodiques sont moins prononcés; beaucoup de ces accidents n'existent plus.

Du 31. Le calme est plus sensible; la céphalalgie est encore diminuée. La malade se plaint d'une douleur dans le dos qui vient se rendre dans l'épigastre et dans la partie inférieure du sternum. Elle a encore eu des réveils en sursaut; des douleurs dans les lombes, surtout à droite; des douleurs dans les jambes, dans les talons, des crampes dans les mollets. L'appareil digestif est sain : elle a de l'appétit, elle a fait une selle naturelle.

Du 1er novembre. Plus de céphalalgie. Elle se plaint de douleurs dans les côtés du corps; elle y ressent des picotements comme des épingles. Douleurs dans les genoux et dans les cuisses en marchant; une selle naturelle; bon appétit.

Du 2. Quelques douleurs vagues, mobiles, diffuses, dans le ventre et dans les côtés; engourdissements des bras et des jambes par moments; bon sommeil.

Du 4. Elle dit se trouver tout-à-fait bien : elle mange avec appétit; elle se promène toute la journée; elle ne ressent plus que quelques douleurs vagues, dont elle paraît peu s'occuper.

Du 7. La malade ressentit hier, vers midi, une douleur dans le dos, accompagnée de picotements qu'elle compare à des piqûres d'épingles. Cette douleur jetait des irradiations dans les épaules, dans les côtés, dans les reins, surtout dans l'épigastre : ces dernières douleurs remontaient le long du sternum jusqu'à sa partie supérieure ; la malade éprouvait alors des palpitations de cœur, de l'oppression, des coliques, etc. ; elle eut aussi des douleurs de tête avec chaleur, par moments des engourdissements depuis les mollets jusqu'aux pieds. Ces accidents durèrent jusqu'au soir ; alors il y eut du calme, la nuit fut bonne, le sommeil tranquille.

La malade dit qu'elle a éprouvé souvent l'affection pour laquelle elle est venue cette fois-ci seulement à l'Hôtel-Dieu ; elle assure que ce sont toujours des accidents analogues, que c'est la même marche, et qu'elle est fréquemment tourmentée de cette maladie.

Mademoiselle A. , âgée de 22 ans, eut, à la suite de chagrins et de contrariétés, une suppression de règles. Bientôt elle fut atteinte de céphalalgies violentes avec étourdissements et éblouissements, et de douleurs vers le milieu de la colonne vertébrale, qui devenaient quelquefois si fortes, qu'elles lui coupaient la respiration, qu'elles occasionaient des évanouissements. Alors il y avait gêne, désordre dans l'exercice des digestions, de la respiration, de la circulation. Ces accidents parurent se calmer, ou plutôt ils furent remplacés par des douleurs lombaires, qui étaient si violentes dans certains jours, qu'elles retenaient la malade au lit ou sur sa chaise.

Vers le milieu de septembre 1823, il se manifesta
des douleurs dans le dos; ces douleurs s'étendaient
d'une part vers la tête, de l'autre elles descendaient
vers le sacrum. Ces douleurs se contournaient et sem-
blaient se joindre à d'autres qui auraient eu leur siége
dans les parties latérales du corps et dans l'épigastre.
Tous les organes, tous les appareils organiques sem-
blaient affectés. Ainsi il y avait au cou une tension
très douloureuse des muscles; pour les poumons, une
petite toux sèche, des oppressions, le sentiment de
barres qui serraient la poitrine, des soupirs avec difficulté de les terminer; pour le cœur, des mouvements
si violents et si tumultueux de cet organe, des pulsations artérielles si fortes et si inégales, que l'on pouvait croire qu'il existait une lésion matérielle de l'organe central de la circulation; pour l'estomac, des
soulèvements de cet organe au moindre mouvement,
des efforts pour rejeter, mais appétit, aucune répugnance pour les aliments; pour les intestins, des
coliques, des points dans le ventre, des pneumatoses,
une tendance à la constipation. Les bras et les jambes
avaient une sensibilité morbide; les douleurs des
moindres contractions les tenaient dans une sorte
d'immobilité; on ne pouvait les toucher sans faire
crier la malade; elle y éprouvait des frissonnements,
une fatigue singulière. Ses nuits étaient mauvaises; il
y avait insomnie, ou, si elle s'assoupissait, elle était
travaillée par des rêves.

Cette maladie me parut être une céphalo-myélo-méningite vive et assez étendue. Je rapportai à cette affection les principaux phénomènes morbides qui se mani-

18.

festaient dans les divers appareils organiques ; je regardai le trouble qu'offraient ces derniers comme dû à une lésion vitale, c'est-à-dire à une perversion de l'influence nerveuse, qui venait les provoquer, dérégler leurs mouvements. Les plexus nerveux éprouvaient sans doute eux-mêmes dans ce cas un état d'irritation ou une phlogose (plecto-neurite). Il n'est point douteux au moins que les nerfs des membres n'aient été dans cet état : l'extrême sensibilité que l'on y remarquait, la douleur que causait le moindre attouchement, me parurent déceler une névrilémite dans ces parties.

Dans le traitement de cette maladie, on eut surtout en vue la lésion du prolongement rachidien : c'est contre la phlogose dont elle était le siége que l'on dirigea tous les moyens thérapeutiques. Plusieurs applications de sangsues eurent lieu sur la colonne épinière ; on rendit l'évacuation du sang très abondante, à l'aide des ventouses. Ce moyen soulageait d'une manière très marquée : on obtenait chaque fois qu'on y avait recours un décroissement très sensible de tous les accidents. On employa les bains, les fomentations mucilagineuses sur toutes les parties. On administra des boissons émollientes, adoucissantes. A plusieurs reprises on essaya de faire prendre des infusions de plantes excitantes ; elles faisaient du mal et ne pouvaient être supportées. Il en fut de même des feuilles d'oranger, de la digitale pourprée, de la valériane sauvage.

Cette maladie se montra très opiniâtre ; enfin elle céda peu à peu : les douleurs des lombes, du dos, durèrent long-temps, celles de la tête revenaient de loin à

loin; mais la promptitude avec laquelle se rétablit l'exercice de la respiration, de la circulation, des fonctions
digestives, prouva bien que les instruments qui les exécutent n'avaient été troublés que dans leur vitalité,
qu'il n'y avait point eu de lésion dans leur tissu.

Les médicaments excitants ne paraissent pas propres à combattre la myélo-méningite locale. Cependant l'expérience prouve que très souvent les substances que nous rapportons à cette classe font cesser
des accidents, des phénomènes morbides qui apparaissent à la vérité dans des organes éloignés de la
moelle épinière, mais qui dépendent toutefois de la
lésion de cette partie. Il est vrai que l'on choisit alors
l'assa fœtida, l'eau de fleurs d'oranger, la valériane
sauvage, etc., et que ces produits médicinaux, bien
qu'ils aient une faculté stimulante, paraissent agir
sur l'appareil cérébral d'une manière qui leur est
propre. On peut chercher la raison de l'utilité de ces
substances, soit dans l'impression immédiate qu'elles
font sur les nerfs de la surface gastrique, et qui par là
continuité des cordons nerveux se transmet à l'encéphale
et à la moelle épinière; soit dans l'opération que les
molécules de ces substances portent directement sur
ces dernières parties, et dans le changement qu'éprouve
aussitôt leur mode actuel de vitalité et d'influence;
soit enfin dans l'excitation que les substances qui nous
occupent établissent sur une ou plusieurs surfaces, et
dans l'effet révulsif que cette excitation produit à l'égard
des parties de l'appareil cérébral qui sont offensées.

Les médicaments excitants conviennent encore
moins lorsque la phlogose occupe une grande étendue

des méninges spinales; leur aggression sur les nerfs
gastriques, celle de leurs molécules sur le lieu malade
exaspèrent tous les accidents, obligent même à renoncer à leur usage. On sait que l'on a souvent repro-
ché aux agents antispasmodiques, dont la plus grande
partie appartiennent à la classe des excitants, d'aggraver les accidents contre lesquels on les administrait.
Les méninges rachidiennes éprouvent encore d'autres
altérations pathologiques : les excitants seront-ils aptes
à en combattre quelques unes? Cette matière demande
encore bien des recherches.

. Nous devons maintenant nous occuper des maladies
de l'encéphale et de la moelle épinière. Est-il nécessaire de dire que les médicaments excitants seraient
funestes dans l'inflammation du cerveau (céphalite,
cérébrite). Après les épanchements sanguins, après
les hémorragies cérébrales (suites d'apoplexie), l'usage
journalier et prolongé d'une substance excitante peut
favoriser la résorption des liquides qui pressent l'encéphale, hâter l'époque où ce centre de la vitalité
aura repris son action naturelle. Il reste fréquemment,
après une attaque d'apoplexie, des dérangements notables dans les facultés physiques et morales, une grande
faiblesse musculaire, des tremblements, des aberrations dans les sensations, des somnolences, des vertiges, un affaiblissement de l'intelligence, etc. L'infusion d'une plante excitante, la sauge, la mélisse, le
romarin, l'angélique, la décoction de valériane sauvage, etc., a plus d'une fois opéré un changement salutaire dans l'état morbide de l'appareil cérébral; cette
boisson peut au moins rendre quelques services. Très

souvent le cerveau reçoit une surabondance de sang ;
ses nombreux vaisseaux, ceux surtout qui se ramifient
dans la substance cendrée, se trouvent dans un état de
réplétion qui gonfle le tissu de ce viscère, qui gêne son
action : alors il y a pesanteur de tête, nonchalance,
inaptitude aux travaux de l'esprit ; l'emploi des boissons
dont nous venons de parler dissipe d'une manière assez
prompte cet état, et restitue à l'encéphale sa condition physiologique.

Les médicaments excitants pourraient-ils quelque
chose contre les ramollissements du cerveau ? Leur
action serait-elle capable de retarder la formation des
tubercules et des autres dégénérescences dont ce viscère est susceptible ? L'hypertrophie du cerveau cause
la densité, la sécheresse, la fermeté, l'augmentation
de son tissu ; cette condition peut-elle devenir un état
morbide ? Les excitants auraient-ils la faculté de le produire ? L'oligotrophie de la matière cérébrale amène
sa mollesse, son humidité, son défaut de consistance,
son rétrécissement ou sa diminution de volume ; cette
altération anatomique réclame-t-elle l'usage des excitants ?

Le cervelet éprouve, mais plus rarement, des altérations pathologiques semblables à celle du cerveau ;
il est aussi sujet à l'inflammation (cérébellite), le sang
peut s'épancher dans son tissu (apoplexie cérébelleuse).
Il éprouve le ramollissement ; on le trouve quelquefois
ferme, bien nourri, mais bien plus souvent mou, humide, comme oligotrophié. Dans quel cas peut-on conseiller l'administration journalière des médicaments
excitants, donner l'assurance qu'ils seront favorables ?

La moelle épinière est soumise aux mêmes affections que le cerveau et le cervelet; mais ses lésions
ont été le plus souvent méconnues, parceque (la douleur, la gêne, que l'on rapporte à la colonne vertébrale,
exceptées), les phénomènes qu'elles produisent se manifestent toujours dans des organes éloignés : c'est sur le
cœur, les poumons, le diaphragme, l'estomac, les intestins, etc., que viennent se dessiner les modifications
morbides qu'éprouve le prolongement rachidien. On
conçoit facilement que les médicaments excitants doivent être proscrits dans l'inflammation de ce prolongement ou dans la myélite.

Quels services ces agents peuvent-ils rendre quand
un ou plusieurs points de la moelle rachidienne sont
dans un état de ramollissement? Ils ne seraient pas
plus puissants contre d'autres dégénérescences. Dans
les individus qui ont beaucoup de force, d'énergie,
jointe à une activité remarquable, on trouve la moelle
épinière volumineuse, résistante, bien nourrie. Dans
les personnes faibles, lentes, que le travail effraie,
qui ont de la répugnance pour l'exercice, cette partie est petite, rétrécie, molle, oligotrophiée; dans ce
dernier cas, un usage journalier, prolongé des excitants, ne serait-il pas utile [1]?

---

[1] Nous donnerons à l'art. *noix vomique,* tom. III, l'observation d'une femme qui avait une paralysie des extrémités inférieures, avec des douleurs très vives, et de temps
en temps une rétraction involontaire des jambes sur les
cuisses, incontinence d'urine, constipation, des vomissements sans dégoût, avec appétit, etc., produite par une

Une excitation spontanée ou volontaire de l'encéphale et de la moelle épinière donne lieu à un écoulement plus abondant des principes de vie dans tout le système animal : on observe d'une manière instantanée un développement de la vitalité dans tous les tissus, un accroissement d'activité dans tous les organes, un état morbide que l'on a appelé sthénie, éréthisme. S'il y a irritation de ces centres de l'appareil cérébral, la puissance nerveuse se désordonne ; elle agit sur tous les appareils organiques par jets irréguliers, tumultueux : alors apparaissent des mouvements pathologiques que l'on nomme spasmes, névroses, etc. Il faut admettre une troisième modification morbide de l'encéphale et de la moelle épinière ; c'est celle qui occasione le décroissement, le ralentissement de l'influence que ces parties exercent sur toutes les autres : la vitalité semble partout s'affaiblir, les organes montrent une lenteur notable dans leur action ordinaire, toutes les fonctions sont languissantes. L'essence de la modification qu'éprouvent alors l'encéphale et la moelle épinière est mal déterminée ; toutefois sa réalité ne peut être contestée : c'est elle qui nous donne une classe de lésions vitales fort importantes, et que nous avons souvent l'occasion d'obser-

---

ossification aplatie, oblongue, de la longueur d'un pouce et demi environ, qui s'était développée dans la gaîne vertébrale (dure-mère), à la hauteur de la troisième vertèbre dorsale. La moelle épinière était, à l'endroit qui correspondait à cette ossification, comme atrophiée ; sa tunique propre ne contenait qu'un peu de matière visqueuse ; cette tunique était comme vide ou flétrie en ce lieu.

ver sous les noms de débilités vitales, d'atonies, d'asthénies. Les tissus des parties malades sont sains, ils n'offrent aucune altération matérielle ou anatomique; mais
les opérations physiologiques de ces parties ne s'exécutent plus qu'avec lenteur, d'une manière tardive, et avec
une imperfection qui décèle un grand affaiblissement.
C'est alors que les médicaments excitants se montrent
si utiles, parceque leur opération rétablit l'exercice de
l'innervation; d'une part, l'impression qu'ils font sur
la surface qui les reçoit se transmet aux divers centres
nerveux, et devient pour eux un stimulant; d'autre
part, les molécules de ces médicaments que le sang
porte partout augmentent la vie de l'appareil cérébral,
tendent à rétablir son influence.

On a beaucoup vanté contre l'épilepsie des productions qui se rapportent à cette classe. Pour expliquer
leur utilité, il faudrait connaître l'altération organique
qui produit cette maladie. Cette altération est-elle toujours identique? Pour concevoir les accès d'épilepsie, il
faut admettre une lésion qui se reproduit périodiquement, qui se forme comme par explosion au moment où
ils ont lieu, pour s'effacer quand ils sont passés. Mais
n'existe-t-il pas dans les épileptiques une cause permanente qui provoque plus ou moins souvent la lésion dont
nous venons de parler, comme des abcès dans le cerveau, des tubercules, divers autres désordres matériels?
La lésion épileptique, celle qui cause l'accès, que ce
soit une irritation momentanée, une congestion, etc.,
s'établit toujours dans l'encéphale ou dans la moelle
rachidienne: cette lésion a souvent paru provoquée par
les cordons nerveux: quelque chose (*aura epileptica*)

partait d'un membre, s'élevait au cerveau, et le mettait dans une condition morbide.

Beaucoup de substances excitantes ont été conseillées contre le tétanos : si, comme nous le croyons, les contractions musculaires fixes, convulsives, les secousses violentes qui caractérisent cette maladie sont dues principalement à une phlogose des méninges encéphaliques et rachidiennes, et même à celle des plexus des nerfs ganglionaires, on ne conçoit pas trop comment les agents médicinaux dont nous nous occupons peuvent être salutaires [1].

---

[1] Je viens d'être témoin de l'ouverture d'un homme de trente-trois ans, mort d'un tétanos (opisthotonos), suite d'une luxation avec déchirure d'un doigt de la main gauche. La veille de l'invasion du tétanos, le malade ressentit des douleurs extrêmement aiguës dans la partie offensée. Les nerfs du doigt se sont d'abord phlogosés, cette phlogose s'est ensuite propagée ou communiquée par continuité à l'encéphale, à la moelle épinière, aux plexus ganglionaires. Voici les résultats de l'autopsie cadavérique.

Colonne vertébrale. Il y avait une rougeur manifeste sur la surface externe de la gaîne vertébrale, depuis la première ou deuxième vertèbre dorsale, jusqu'au sacrum. Cette gaîne contenait une grande quantité d'une sérosité roussâtre. Vers la naissance des vertèbres lombaires, il y avait, à gauche et en dehors de la colonne vertébrale, du sang épanché comme combiné avec les fibres musculaires, qui étaient ramollies, macérées. Cet épanchement de sang occupait la longueur de quatre travers de doigts. Dans le point du canal vertébral, qui correspondait à

Les médicaments excitants promettent ils quelque avantage dans les lésions qu'éprouvent les cordons

---

l'épanchement extérieur, on trouva aussi du sang caillé qui paraissait s'y être introduit, et qui était appliqué sur la gaîne.

Ce sang et l'état de ces muscles ne dépendent-ils pas de déchirures qui auraient eu lieu pendant les secousses tétaniques? Les tiraillements irréguliers, les contractions anomales qui s'exécutaient dans les fibres musculaires pendant l'opisthotonos, n'en sont-ils pas la cause? Le malade n'a pas fait de chute.

On rencontra vers le milieu du dos et du même côté un autre épanchement beaucoup moins considérable.

Les vaisseaux qui rampent sur la tunique propre de la moelle épinière (pie-mère) sont très apparents. La substance cendrée de ce prolongement paraît plus rouge qu'elle n'est naturellement. Point d'autre altération appréciable dans cette partie, qui forme un cordon épais et bien nourri. (Nous avons su que cet homme était courageux et laborieux.)

Encéphale. L'arachnoïde cérébrale est très injectée : ses vaisseaux sont dilatés, et leurs ramifications plus apparentes. Il y a en divers points des arborisations et des rougeurs vives. L'extérieur du cerveau a un aspect gélatineux ; on peut enlever des plaques assez larges d'arachnoïde, qui sont rouges et abreuvées de sérosité.

Le cerveau est ferme, solide; il ne se ponctue pas de rouge quand on le coupe; il n'y a pas de congestion sanguine cérébrale. (Le malade a eu une parfaite connaissance jusqu'à la mort.) Il n'y a pas d'eau dans les ventricules. Le cervelet paraît très sain.

Abdomen. L'estomac présente à sa face externe une

nerveux ? La plus fréquente et la mieux connue de ces
lésions , c'est la phlogose de leur enveloppe ou du névrilème (névrilémites), et celle de leur substance

rougeur très prononcée vers le cardia : cette rougeur
s'affaiblit à mesure que l'on descend vers le pylore, mais
elle s'étend aux parties voisines du côté du cardia. Cette
rougeur se retrouve à la face interne de ce viscère ; il y a
des macules rougeâtres, d'autant plus nombreuses que
l'on approche davantage du cardia. L'estomac est resserré,
contracté. Les intestins sont pâles , mais sains ; leurs tuniques offrent peu d'épaisseur, le foie a peu de volume.
(On a su que cet individu avait habituellement peu d'appétit, que c'était un petit mangeur.)

Les côtés abdominaux de la colonne épinière m'ont paru
plus rouges ; il y avait le même état morbide qu'à la partie supérieure de l'estomac et de ses alentours. J'ai surtout cru voir une phlogose des nerfs qui parcourent
ces diverses parties : cette phlogose m'a paru se continuer du cardia dans les divisions du trisplanchnique, descendre le long du canal vertébral ; j'ai retrouvé cette
phlogose dans les enveloppes de la moelle épinière, jusque sur l'arachnoïde cérébrale. Cette étendue de phlogose sur l'appareil cérébral m'a paru une cause suffisante
pour déterminer une contraction fixe, convulsive, excessive de tous les muscles du dos. J'ajouterai que le malade
s'était plaint de douleurs qui partaient de l'estomac, se
contournaient autour des lombes, remontaient la colonne épinière, et décidaient des secousses tétaniques,
dès qu'elles parvenaient à la nuque.

Poitrine. Les poumons sains ; le gauche adhérait aux
côtes. (Le malade avait cru pendant quelques années qu'il
mourrait de phthisie.) Cœur un peu mou, mais sain.

propre (neurites). Cette affection peut être bornée
à toutes les ramifications nerveuses d'un membre (névrilémite ou neurite locale). Alors il y a une sensibilité exquise, exagérée dans la partie malade; on ne
peut la remuer sans occasioner de grandes douleurs
qui ne partent point des articulations, mais des tissus
musculaires : ce sont les contractions de ces derniers
qui les causent ; on ne peut les presser légèrement
sans faire crier, ni même toucher la peau sans occasioner de vives souffrances, surtout dans la névrilémite ; la sensibilité au toucher me paraît moins grande
dans la neurite. Cependant les parties malades ne paraissent ni gonflées, ni plus rouges : la douleur suit le
trajet des nerfs ; elle s'étend jusques aux extrémités
des doigts ; elle est accompagnée de sentiments de
formication, d'engourdissements, d'élancements, etc. :
le malade y sent souvent couler comme un liquide
froid, puis comme une vapeur chaude, etc. ; les douleurs reviennent par paroxysmes irréguliers, inégaux.
Les médicaments excitants peuvent ici servir les inté-
rêts de la thérapeutique par une opération révulsive,
en appelant sur une surface, la peau, les intestins, le
travail morbide dont les nerfs sont le siége. L'action
de leurs molécules peut aussi produire sur le tissu
même des nerfs affectés une excitation qui change
leur état morbide, et les rappelle par cette perturbation à leur état naturel. On sait que les excitants guérissent souvent par un trouble salutaire '. Dans les roi-

---

' M. Martinet a fait une remarque importante sur l'emploi de l'huile essentielle de térébenthine dans les névral-

deurs, dans les contractions des membres qui accompagnent quelques maladies du cerveau, lorsqu'il y a

gies. (*Mém. sur l'empl. de l'huile essent. de térébenth. dans la Sciatique*, Paris, 1823.) Il a observé que l'emploi de cette substance à l'intérieur déterminait généralement une vive chaleur dans le nerf douloureux : cette chaleur me paraît démontrer la nature de la lésion qui cause la névralgie. Si dans cette affection il est des cordons nerveux qui sont si sensibles à l'action des molécules de l'huile volatile de térébenthine, c'est que leur enveloppe ou leur tissu se trouve dans un état d'irritation ou de phlogose. M. Martinet fait sortir l'utilité de cette substance, dans la névralgie, de l'excitation qu'elle développe sur le nerf malade seulement. Il me semble exclure d'une manière trop absolue les effets, les autres causes qui peuvent être thérapeutiques. Quand on applique cette huile sur la peau, elle n'excite plus de chaleur sur le nerf malade, elle produit une rougeur, une activité extraordinaire sur la surface cutanée ; elle y établit un travail dérivatif très remarquable, très puissant, qui appelle, déplace la phlogose qui est au-dessous. Or, quand l'huile de térébenthine provoque une abondante diaphorèse ou une irritation de la surface intestinale, ne suis-je pas autorisé à penser que ces causes révulsives ont contribué aux succès que ce remède procure. Eh bien ! j'ai le plus souvent observé ces effets après l'administration de cette substance.

Un homme entre, le 8 novembre 1823, à l'Hôtel-Dieu d'Amiens, avec une névralgie sciatique du côté gauche. La douleur part de la région lombaire, et s'étend dans toute la cuisse : il lui semble qu'il y a par moments une projection de cette douleur dans tout le membre ; quand ce dernier reçoit ce jet de douleur, il devient roide. La une vive sensibilité des tissus musculaires, je ne doute pas qu'il n'existe une névrilémite.

---

pression des muscles, des lombes et de la cuisse, le fait un peu souffrir. En examinant l'appareil digestif de ce malade, on reconnaît qu'il est irrité; la langue est rouge, il y a de la soif, etc. Cet homme boit habituellement beaucoup d'eau-de-vie. Les autres appareils sont sains.

Malgré l'état des voies digestives, le malade prend en trois fois dans la journée le mélange suivant :

> ℞ Huile essentielle de térébenthine, ʒj.
> Sirop de guimauve, ʒj.
>   mêlez.

Chaque cuillerée cause une grande chaleur à l'estomac : le malade en rejette une partie par le vomissement. Il a beaucoup sué dans la nuit.

Le 9, il était soulagé, il souffrait moins de sa cuisse : il continue le même remède. Il en éprouve les mêmes effets.

Le 10, l'huile de térébenthine irrite fortement l'estomac et les intestins : il y a après son ingestion une ardeur très forte dans la région de l'épigastre, des coliques, des chaleurs dans la cavité abdominale; il a fait quatre selles; ce qu'il rend cause un vif sentiment de cuisson, de brûlure au fondement. Il a beaucoup sué la nuit. Les urines ont une odeur de violettes. Les douleurs de sciatique sont singulièrement diminuées.

Le 11, il a encore pris l'huile de térébenthine : il en est résulté les mêmes effets : trouble dans les intestins, agression qui les offense; sueurs fortes et prolongées. La sciatique existe à peine.

Combien il serait important de dévoiler les altérations pathologiques que peuvent subir les ramifications des nerfs ganglionaires, les plexus nerveux qui se distribuent dans les cavités splanchniques, et qui animent nos viscères ! sans doute ils sont aussi susceptibles d'éprouver l'irritation, la phlogose (plecto-neurite). Il n'est pas rare de voir des personnes se plaindre de douleurs qui naissent dans le ventre, sur-

Le malade cesse l'usage de ce remède. Ses organes digestifs reprennent en quelques jours leur condition physiologique, et il sort de l'hôpital.

Il est difficile de croire que l'irritation de la surface gastro-intestinale et le travail de la surface cutanée soient restés étrangers ou inutiles à cette guérison. Le malade a toujours uriné facilement, sans chaleur dans l'urèthre ; ses urines n'étaient pas rouges.

J'ai en ce moment sous les yeux une femme qui prend le même remède et de la même manière : elle sent d'abord une vive excitation de la surface gastro-intestinale ; cette excitation commence à la gorge, et finit à l'anus ; elle a des coliques, elle va du bas. Puis elle éprouve une chaleur générale qui ne lui paraît pas être plus forte dans le bras, où il y a névralgie ; elle a des sueurs considérables.

J'ai observé les effets de ce remède sur d'autres malades ; il cause toujours une sorte d'érythème sur toute la surface des voies alimentaires, que décèlent une ardeur intérieure, des coliques, la soif, des selles liquides et fréquentes, etc. ; puis il se développe une chaleur dans tout le corps, il survient des sueurs abondantes, continues, générales : mais la chaleur n'est pas toujours plus forte dans la partie où se trouve la névralgie.

tout dans l'épigastre, qui remontent jusqu'au cou, et qui
causent successivement des coliques, des nausées, de
l'oppression, un sentiment de strangulation, etc., sans
que la tête ni la moelle rachidienne paraissent affectées.
Ces accidents ne sont-ils pas dus à des irritations qui
s'élèvent du milieu des plexus ganglionaires, qui restent mobiles, qui en parcourent toutes les divisions ?
Dans les ouvertures de sujets qui ont succombé à une
fièvre ataxique, après avoir vu les viscères de la poitrine et du bas-ventre, je porte toujours avec curiosité
mes regards sur les faces latérales de la colonne vertébrale, bien persuadé que si je pouvais constater toutes
les modifications que subissent alors les rameaux du
grand nerf trisplanchnique, je les trouverais dans une
condition morbide ; j'y lirais la raison d'un grand nombre des phénomènes que présentait la maladie.

L'affaiblissement, la perversion de la vue, de l'ouïe,
du goût, etc., peuvent provenir d'une lésion de la partie instrumentale de la sensation ou d'une lésion du
cerveau qui perçoit. Les médicaments excitants, appliqués sur les organes des sens, animent leur vitalité, les
rendent plus aptes à recevoir l'impression des corps
extérieurs et à la transmettre. Donnés à l'intérieur,
ils peuvent encore exercer une influence favorable sur
les organes des sens ; ils stimuleront surtout l'encéphale, et le mettront dans la condition qui convient
pour bien sentir, pour bien juger la perception. C'est
ainsi qu'il faut expliquer les bons effets que l'on a obtenus de l'usage des excitants contre les débilités de
la vue, la dureté de l'ouïe, etc.

Maladies de l'appareil musculaire.

Les affections des muscles sont, ou des modifications matérielles de leur substance, comme leur phlogose, leur ramollissement, leur oligotrophie, leur endurcissement, diverses dégénérations, etc., ou des lésions vitales, comme la faiblesse musculaire, la paralysie, le tremblement des membres, les convulsions, etc., etc., qui procèdent d'une altération dans l'état naturel de l'appareil cérébral. Il est bien facile de décider quand les médicaments excitants sont indiqués, quand leur opération stimulante sur le tissu musculaire, sur l'encéphale et ses dépendances promet quelque résultat favorable, et enfin quand ces agents doivent rester inefficaces ou même se montrer nuisibles.

Ils donneront plus d'activité à l'action nutritive, ils rendront son exercice plus régulier, et par là ils deviendront un remède efficace du ramollissement et de l'oligotrophie musculaires. Ils exaspéreront le travail inflammatoire qui se serait emparé de quelques muscles ; ils ne réussiront pas le plus souvent à arrêter les dégénérescences dont ces organes peuvent être menacés. Les médicaments excitants ont assez de pouvoir sur l'appareil cérébral pour dissiper une débilité musculaire qui émanerait d'une inertie de l'encéphale et de la moelle épinière : ils resteront inhabiles, insuffisants, lorsqu'on les opposera aux lésions ordinaires de la paralysie, à des épanchements sanguins, à des déchirements, à une désorganisation de la substance cérébrale, etc. Ils pourront diminuer le tremblement des membres, lorsque cet accident aura pour cause une accumulation de sérosité dans l'arachnoïde spinale ; mais ils augmenteraient ce tremblement, ils ajouteraient à l'intensité des convulsions, si on les administrait alors qu'il existe une phlogose sur l'appareil cérébral, et que ces phénomènes en sont le produit.

Maladies de l'appareil urinaire.

Lorsque les reins, la vessie et leurs annexes sont pris d'inflammation, les médicaments excitants doivent être proscrits. Dans le catarrhe vésical, lorsque la membrane muqueuse qui tapisse l'intérieur de la vessie est gonflée, qu'elle a éprouvé une sorte de ramollissement, et qu'elle fournit une sécrétion morbide de mucosités, les substances excitantes résineuses sont employées avec avantage. On se sert des mêmes produits végétaux contre la blennorrhagie. On n'y avait eu recours jusqu'ici qu'à la fin de cette maladie, pour tarir l'écoulement ; nous avons vu, à l'article *baume de copahu*, que les résineux sont administrés avec succès, mais à hautes doses, dans le premier temps même de l'affection qui nous occupe.

Maladies de l'appareil reproducteur.

On administre fréquemment des médicaments excitants aux jeunes filles pour provoquer chez elles la menstruation. On les conseille aussi pour rétablir cette évacuation dans les femmes, ou pour la rendre plus abondante. Ils ne seront pas sans efficacité contre plusieurs autres affections de ces organes. On les emploie souvent dans le traitement de la leucorrhée.

Maladies du système dermoïde.

Dans les phlegmasies cutanées, dans la petite vérole, dans la rougeole, dans la scarlatine, dans l'érysipèle, etc., les médicaments excitants doivent être proscrits. Lorsque la phlogose de la peau a provoqué les principaux appareils organiques, et qu'elle les a entraînés dans une condition morbide, lorsque les battements du cœur sont forts, précipités, les pulsations artérielles vives et fréquentes ; lorsqu'il y a céphalalgie, des bruissements d'oreille, de l'agitation, de l'insomnie, du délire, etc. ; lorsque l'on observe de la toux, etc. ; lorsque les urines sont rares et rouges, etc., les molécules stimulantes que ces agents introduiraient dans le sang iraient offenser la peau que son état de maladie rend si sensible à leur agression ; ils augmenteraient la douleur, l'ardeur, la tension que les malades y ressentent. De plus, ces molécules irriteraient tous les appareils organiques auxquels se rapportent les symptômes que nous avons énumérés plus haut, et qui ont alors une susceptibilité morbide, ils pourraient même, si le cerveau était déjà menacé, imprimer à la maladie un caractère ataxique ou adynamique. Nous n'oublierons pas les voies digestives que les médicaments excitants doivent traverser ; il faut que leur disposition présente permette le contact de ces médicaments ; or, elles sont toujours plus ou moins échauffées, plus ou moins près d'un état de phlogose, dans les maladies que nous venons d'indiquer.

On se sert de médicaments excitants dans le traitement des dartres : on donne, sous le nom de moyens dépuratifs, le vin ou l'infusion de raifort sauvage, le cresson de fontaine, le soufre sublimé, etc. Ces agents ne conviennent pas lorsque l'affection dartreuse est associée à une phlogose cutanée, lorsqu'il y a sensibilité vive des endroits malades, des élancements, de la rougeur, lorsque le pouls est vif, fréquent, etc. : dans ce cas, l'usage d'un médicament excitant produit de la douleur, de l'inquiétude, de l'insomnie, qui attestent que ses molécules irritent les points phlogosés, qu'elles donnent une nouvelle intensité à l'affection dartreuse. Mais cette maladie offre souvent un type chronique ; la nature semble s'être habituée à l'existence de la lésion du tissu dermoïde ; les croûtes se reproduisent, s'étendent sur la peau, sans qu'il apparaisse d'efforts spontanés qui tendent à faire cesser ce travail morbide ; la peau, moins vivante, semble la proie des productions qui recouvrent sa surface, comme les lichens recouvrent l'écorce des arbres languissants. C'est alors que quelques excitants, la fleur de soufre, le gaïac, le sassafras, etc., se montrent des secours efficaces. Leur usage intérieur réveille les forces vitales de la peau, lui donnent un mode de nutrition qui change sa complexion, qui la rend plus ferme, plus lisse, d'une meilleure couleur, qui corrige enfin sa disposition morbide. Si en même temps on emploie des bains hydro-sulfureux, si l'on pratique des ablutions avec l'eau chargée de foie-de-soufre sur les endroits malades, ou si on y applique du soufre uni à un corps gras, on voit fréquemment l'affection dartreuse prendre une marche plus aiguë : mais c'est un mouvement critique que dirige la nature, qui la rétablit dans ses droits,

par le moyen duquel elle parvient à restituer à l'enveloppe extérieure du corps sa situation physiologique.

Maladies du système fibreux.

Les médicaments excitants ne peuvent convenir
dans le rhumatisme et dans la goutte, tant que ces
maladies ont un caractère aigu ; mais ils sont très favorables lorsqu'elles affectent une marche chronique.
On donne avec succès, à la fin d'un rhumatisme arti-
culaire, une infusion de sassafras, une décoction légère de gaïac, pour soutenir les efforts morbides vers
la peau, pour décider une diaphorèse qui soit critique.
On a préconisé les résineux dans la goutte ; on les administrait dans l'intervalle des accès, avec l'espoir d'en
éloigner le retour, de les rendre moins forts et moins
longs, même de les empêcher de revenir.

Maladies du système cellulaire.

Les médicaments excitants offrent une ressource
thérapeutique que les praticiens savent bien apprécier
dans les œdèmes, les infiltrations cellulaires, dans les
diverses hydropisies, etc. Avec eux, on réveille la faculté absorbante, ou essaie de faire rentrer dans le
torrent de la circulation la sérosité qui distend le tissu
lamelleux, ou qui s'est accumulée dans une cavité
séreuse. Les mêmes agents, en excitant l'action sécrétoire des reins, procurent l'expulsion du liquide qui
formait la cause matérielle de la maladie. Mais le plus
souvent l'accumulation de la sérosité dans les cavités
séreuses et dans le tissu cellulaire n'est que le produit d'une lésion, d'une cause morbifique que la
puissance d'un médicament excitant ne peut détruire.

Maladies des glandes lymphatiques.

Les médicaments de cette classe sont recommandés dans le traitement des affections scrophuleuses ; leur pouvoir sur l'exercice de la digestion et de la fonction nutritive concourt à les rendre utiles ; mais il faut surtout compter l'impression favorable qu'ils font sur les ganglions lymphatiques. Rappelons ici que si les agents stimulants ont peu de prise sur ces ganglions pendant que ces derniers sont dans un état naturel, si alors ces parties ne se montrent pas sensibles au contact des molécules des agents médicinaux, il n'en est plus de même quand ils ont une disposition pathologique, quand leur tissu est gonflé, quand leur sensibilité est plus développée. Alors les médicaments excitants tendent à procurer la résolution des tumeurs que forment ces ganglions ; c'est à cause de cet effet qu'on leur attribue une vertu fondante. Il est inutile de dire que le traitement est toujours très long, et que les secours de la diététique doivent aider ceux de la pharmacologie, si l'on veut réussir.

Des fièvres.

Nous ne pourrions ajouter ici que peu de choses à ce que nous avons dit au sujet de l'emploi des médicaments toniques dans les fièvres. Les lésions que présentent dans ces affections les organes digestifs, le cœur et les vaisseaux, l'encéphale et ses dépendances, en un mot les principaux appareils organiques du corps, repoussent davantage encore les médicaments excitants que les médicaments toniques. On ne peut s'en servir que pour remplir quelques indications spéciales. Nous renverrons nos lecteurs au tom. I, pag. 540 et suivantes.

Des maladies syphilitiques.

Les médicaments excitants deviennent les auxiliaires des préparations mercurielles dans le traitement des maladies syphilitiques : la tisane de gaïac, l'infusion de sassafras, sont journellement employées pour favoriser l'action du mercure. On a poussé si loin la confiance dans l'efficacité curative des agents excitants, que l'on a prétendu avoir guéri, par leur secours seulement, des affections vénériennes invétérées. On ne doit pas perdre de vue que le succès, dans ces occasions, tient à l'intensité que l'on donne aux effets excitants. On met alors en usage des substances résineuses, comme le gaïac ; on les donne à hautes doses, on détermine dans le corps malade un mouvement universel qui se montre aussi profond qu'opiniâtre.

Des maladies scorbutiques.

La puissance médicinale des excitants ne paraît nulle part plus étendue, plus certaine, que dans les affections scorbutiques : le raifort sauvage, le cochléaria, la graine de moutarde, etc., ont été proclamés les remèdes antiscorbutiques par excellence. On les donne à petites doses, que l'on répète plusieurs fois le jour, et l'on en continue l'emploi pendant plusieurs semaines. La vertu médicinale du médicament agit de concert avec celle du régime, de la nourriture du malade, de l'air qu'il respire, de l'exercice auquel il se livre, etc.

Nous terminerons ces considérations thérapeutiques sur l'emploi des excitants, par une remarque générale. Lorsque l'on fait un usage journalier et prolongé de ces agents, il faut prévoir les suites de l'impression que leurs molécules portent sur le système circulatoire, suivre les progrès de l'excitation générale qu'ils ne tardent pas à provoquer, mesurer son développement, et ne pas la laisser dépasser les limites au-delà desquelles elle deviendrait nuisible. Cette excitation, cette fièvre médicinale, peut être dangereuse dans les individus pléthoriques, dans les corps robustes. S'il existe dans ces individus une affection qui réclame l'administration de médicaments excitants, on doit d'abord préparer le malade par la diète, par des remèdes adoucissants, rafraîchissants, etc., même par la saignée, et se mettre ainsi en garde contre l'action stimulante de ces médicaments. On est souvent obligé de suspendre de temps en temps leur administration, et de joindre à leur usage celui d'une boisson tempérante, d'un régime approprié, pour modérer leur impression, pour prévenir la commotion artérielle qu'ils tendent à provoquer; on ordonne des bains tièdes, qui procurent le même résultat. La résine de gaïac et les autres agents stimulants, donnés à des hommes robustes, à des militaires, pour faire cesser des douleurs rhumatismales, névralgiques, etc., au moyen de sueurs considérables, seraient souvent d'un emploi dangereux, si on ne disposait ces malades à subir le traitement dont nous parlons. Il en est de même pour les affections dartreuses, psoriques, vénériennes, etc. : lorsque l'on veut guérir ces maladies par des médicaments excitants, il faut s'opposer à l'agitation que ces agents susciteront dans le système circulatoire ; on ne saurait assez répéter que c'est de ces attentions que dépend la réussite. Administrez les remèdes les plus sûrs, ils seront inutiles si, en même temps que vous dirigez leur puissance médicinale contre les appareils organiques qui sont le siége de la maladie, vous ne vous garantissez de l'excitation trop forte que ressentiront les autres. Qui n'a été témoin de ce fait ? Un homme atteint d'une maladie cutanée ou vénérienne suit un traitement excitant : il devient échauffé, il ne dort plus, il souffre, la maladie résiste, ou même elle augmente. Il passe brusquement à l'usage des médicaments émollients, il prend des bains d'eau tiède, il mange peu et des aliments doux ; bientôt on voit s'évanouir en même temps, et les effets du traitement, et les accidents de la maladie.

SECTION VI. *Caractères qui distinguent les médicaments excitants des toniques.*

Dans les ouvrages de matière médicale, on ne distingue pas ordinairement ces deux classes d'agents. Cependant les substances qui servent à les former présentent des différences essentielles ; celles qui sont excitantes, et celles qui sont toniques ont des attributs, des qualités qui leur sont propres, et qui ne permettent pas de les étudier ensemble dans la science pharmacologique, ni de les confondre dans l'emploi thérapeutique.

Composition chimique.

Les substances excitantes offrent, comme principes dominants dans leur composition intime, l'huile volatile, la résine, le camphre, l'acide benzoïque. Au lieu de ces matériaux, les substances toniques fournissent à l'analyse chimique du tannin, de l'acide gallique, une substance extractive amère, azotée, etc. Les plantes qui contiennent un mélange de ces deux ordres de principes recèlent les deux propriétés.

Qualités sensibles.

Les substances excitantes agissent fortement sur l'organe de l'odorat; elles répandent autour d'elles des corpuscules qui se portent sur les nerfs olfactifs. Les substances toniques ont des principes fixes : elles ne fournissent point à l'air d'émanations qui aient prise sur l'organe destiné à percevoir les odeurs ; elles sont inodores. Les premières ont une saveur chaude, piquante, âcre; les dernières sont toujours amères ou acerbes. Il est des productions qui sont à la fois aromatiques et amères, celles-ci ont une propriété excitante et une propriété tonique.

Action sur nos organes.

Les substances excitantes aiguillonnent les tissus vivants ; les substances toniques déterminent un resserrement de leurs fibres. Les premières développent leur contractilité, leur sensibilité ; les dernières augmentent leur tonicité. Les excitants accélèrent les mouvements des organes, les toniques les rendent seulement plus forts. L'exercice des fonctions de la vie, de la digestion, de la circulation, des sécrétions, etc., devient toujours plus rapide après l'emploi des agents stimulants. Ces fonctions conservent leur rhythme, elles s'exécutent seulement avec facilité et perfection, après l'usage des médicaments de la classe précédente. Si un état de débilité des organes trouble actuellement leurs mouvements, les toniques, en corroborant le matériel de ces instruments, augmentent leur activité, l'élèvent jusqu'à la mesure qui leur est naturelle; dans ce cas les toniques produisent des variations sensibles dans l'exercice des fonctions.

Emploi thérapeutique.

Les substances excitantes conviennent quand il y a inertie dans les mouvements organiques, quand les fonctions de la vie s'exécutent avec trop de lenteur: on s'en sert pour augmenter l'action d'un appareil organique, pour déterminer une sécrétion ou une exhalation qui doit devenir salutaire, pour susciter une commotion artérielle, une fièvre artificielle, etc. Les toniques au contraire sont employés lorsqu'on désire donner au tissu d'une partie plus de ton, plus de force matérielle, sans accélérer ses mouvements; lorsque l'on veut corroborer le système animal tout entier, accroître la vigueur organique sur tous les points du corps, sans précipiter le cours du sang, sans forcer les organes à des mouvements plus rapides, etc.

~~~~~~

CLASSE III°.

MÉDICAMENTS DIFFUSIBLES.

SECTION I. *Considérations générales sur les médicaments diffusibles.*

Les médicaments diffusibles, *medicamenta diffusibilia*, du verbe latin *diffundere*, répandre, étendre, se distinguent, en pharmacologie, par des caractères qui leur sont propres. Le mode de médication qu'ils suscitent offre quelque chose de spécifique, qui ne permet pas de les réunir avec les substances des classes précédentes. Les corps où nous admettons la propriété diffusible sont peu nombreux : nous ne comptons que le vin, l'alcohol et l'éther qui en soient dépositaires. Mais ces liquides deviennent, en pharmacie, des excipients qui servent à former un grand nombre de composés dans lesquels ils portent la vertu médicinale dont nous allons étudier le pouvoir.

Les agents diffusibles se font remarquer, 1° par leur origine : ils ne se trouvent pas dans la nature; ils sont les produits d'une opération chimique; 2° par leurs qualités physiques : ils sont liquides, et perdent à l'air libre leurs qualités; 3° par la manière dont ils attaquent nos organes. Leur puissance se développe avec une extrême célérité : ces agents sont à

peine descendus dans l'estomac, et déjà leurs effets se
font sentir sur tous les points de la machine vivante ;
l'individu médicamenté se sent ranimé, refocillé, fortifié. A la rapidité avec laquelle la puissance diffusible
se transmet à tous les systèmes organiques, il est impossible de ne pas reconnaître le jeu merveilleux des
liaisons sympathiques. L'impression faite sur les nerfs
de l'estomac a été portée en un clin d'œil au cerveau
et à la moelle rachidienne, et de ces points elle s'est
réfléchie avec la même vitesse sur tout le corps. Cependant les molécules des agents diffusibles ne tardent
pas à être absorbées. Comme les effets qui naissent de
l'action de ces molécules sur les tissus vivants ne diffèrent pas de ceux que produisent les sympathies, ils
se confondent, et les uns semblent seulement continuer les autres. 4° L'emploi thérapeutique des diffusibles est aussi digne de remarque. Il est des indications que le praticien ne remplit bien qu'avec eux.
Tous les jours il s'en sert à petites doses, pour ébranler instantanément tout le système nerveux ; pour lui
imprimer une secousse vive, passagère ; c'est leur influence sur toutes les parties de l'appareil cérébral qui
fait qu'avec ces agents on parvient fréquemment à
faire cesser des spasmes, à dissiper des syncopes, à
entretenir le flambeau de la vie lorsqu'il menace de
s'éteindre, etc.

Toutefois on ne peut nier que les effets physiologiques du vin, de l'alcohol, de l'éther, ne présentent
une excitation. Mais si par leur nature ces effets se
rapprochent de ceux que suscitent les médicaments
de la classe précédente, ils s'en éloignent par leur

marche et par leur intensité : ces effets naissent plus
vite, et ils sont plus prononcés. Après l'administration
des liquides qui nous occupent, les organes paraissent
aiguillonnés, pressés, forcés dans leurs mouvements.
L'excitation que font naître les diffusibles est plus vive,
plus forte, mais moins durable que celle des excitants.
Les premiers portent toujours sur le cerveau une influence féconde en résultats ; ils développent d'une
manière remarquable les facultés morales ; c'est une
des causes qui ont rendu si général l'usage du vin et
des liqueurs alcoholiques. Ajoutons que leur influence
sur l'appareil cérébral est telle que, si l'on en prend
en peu de temps une grande quantité, ils finissent par
déterminer une congestion sanguine dans l'encéphale,
par provoquer cet état pathologique que l'on connaît
sous le nom d'ivresse.

Peut-être le mot diffusible, que nous employons
pour désigner les médicaments de cette classe, n'est-il
pas très heureux ; mais nous l'avons trouvé déjà en
faveur dans la matière médicale, puis il nous a paru
donner une idée juste du mode d'extension de la
puissance de ces agents : on croirait au fond que cette
puissance marche comme par diffusion de la cavité
gastrique, jusqu'à la périphérie du corps. Les parti-
sans de Brown ont donné ce titre aux agents toniques
et excitants. Ils ont voulu ensuite distinguer des diffusibles stimulants et des diffusibles permanents. Dans
notre manière de voir, l'association des mots diffusibles et stimulants offre une mauvaise rédondance,
car tous les diffusibles ont la faculté de stimuler fortement les tissus vivants. Ensuite la dénomination de

diffusibles permanents implique contradiction : la vitesse que le terme diffusible suppose dans l'exercice d'une vertu médicinale ne permet pas qu'elle soit durable. Les agents pharmacologiques que les brownistes désignaient par ces titres sont ou des toniques ou des excitants.

SECTION II. *Des matières qui possèdent la propriété diffusible.*

VIN, *Vinum*, Oἶνος. Le vin est le produit de la fermentation alcoholique du suc de raisin, fruit du VITIS VINIFERA, L., arbrisseau sarmenteux qui, comme toutes les plantes que l'homme a soumises au joug de la culture, présente une multitude de variétés. Pour faire le vin, on écrase le raisin; il donne un liquide sucré, *mustum*, dans lequel il existe une forte proportion de sucre, une matière particulière très soluble dans l'eau, un peu de mucilage, des substances salines. Dans cet état, ce suc a une nature alimentaire; les forces gastriques le convertissent en chyme; mais il est indigeste, il trouble souvent l'opération de l'estomac, il passe dans les intestins sans avoir été préalablement élaboré par ce viscère; alors il donne lieu à des déjections alvines, on dit qu'il est laxatif. Si on laisse ce suc à l'air libre, et si la température est au moins de dix à douze degrés, on ne tarde pas à observer un grand mouvement dans cette liqueur; elle s'est échauffée, des bulles se forment de toutes parts, du gaz acide carbonique s'en échappe. Pendant cette agitation intestine, les matériaux du raisin se sont dé-

composés; leurs principes se sont dissociés, ils ont
créé de nouvelles combinaisons, et la liqueur retirée
du raisin est devenue tout-à-fait différente de ce qu'elle
était. Sa couleur, sa saveur, son odeur, toutes ses
qualités ont changé. Au lieu du sucre et des autres
principes dont nous avons tout à l'heure reconnu la
présence dans le suc du raisin, l'analyse chimique
trouve, dans le produit de sa fermentation, de l'alcohol pour une proportion très remarquable, une matière colorante bleue, qui devient rouge en s'unissant
aux acides, une matière colorante jaune, du tannin,
du mucilage, des tartrates de potasse et de chaux,
de l'acide acétique, de l'acide malique. Tous les principes dont nous venons de parler existent dans le vin
blanc, excepté la matière colorante rouge.

Le vin acquiert une couleur rouge lorsqu'on laisse
l'enveloppe des grains de raisin macérer dans les cuves
avec le suc qu'ils contenaient. Le vin au contraire est
sans couleur quand on sépare avec soin les pellicules
du raisin du suc que l'expression en fait sortir.

On sait que les vins offrent des qualités très différentes, selon les pays d'où ils proviennent. L'espèce
de vigne que l'on y cultive, la nature du terrain où
elle croît, les soins de culture qu'on lui donne, l'exposition du sol, son élévation, le degré de latitude, etc.,
exercent une influence bien sensible sur la composition chimique du raisin. La quantité de matière sucrée
n'est pas la même : les raisins de la Grèce, de l'Italie,
du midi de la France, contiennent beaucoup plus de
sucre que ceux des provinces du Nord. Les parties
acides ne sont pas non plus également abondantes. Il

y a un autre ordre de proportions dans les principes qui constituent le suc. que fournissent les raisins des divers pays : ces modifications intimes se retrouvent dans le liquide qu'engendre la fermentation vineuse de ce suc ; et chaque contrée, chaque exposition, chaque sol donne un vin dont les dissemblances sont remarquables.

On peut dire, d'une manière générale, que plus un vin contient d'alcohol, plus il sera stimulant, plus sa propriété diffusible aura d'étendue et de puissance. Les vins sucrés, conservant une portion de matière saccharine que l'acte fermentatif n'a pas décomposée, seront nourrissants : cette matière éprouvera dans l'organe gastrique l'élaboration digestive ; elle fournira des principes réparateurs. Les vins qui recèlent du tannin, comme celui d'Alicante, font sur les tissus vivants une impression tonique proportionnée à l'abondance de ce principe : on en dépouille le vin en partie, quand on le clarifie avec le blanc d'œuf ou la colle de poisson ; on diminue en même temps la saveur âpre de la liqueur. Si l'on prend, à peu de distance, du vin d'Alicante et du bouillon, il s'opère dans l'estomac une combinaison chimique, la gélatine du bouillon s'unit au tannin du vin, et forme ces pellicules violettes et dégoûtantes que les malades rendent par le vomissement, et que les assistants ont quelquefois pris pour les signes d'une altération organique de l'estomac. Les vins chargés de parties acides produisent des effets qui procèdent de leur acidité. Les vins austères, comme ceux de Bordeaux, de Grave, de Roussillon, causent souvent la constipation. Les vins mousseux

ont été mis en bouteille avant que leur fermentation
soit terminée : celle-ci s'est continuée lentement et
d'une manière occulte ; le gaz acide carbonique qu'elle
a produit est resté dans la liqueur ; mais , aussitôt que
l'on enlève le bouchon , ce gaz se met en liberté et
occasione un bouillonnement considérable. Ces vins
contiennent très peu d'alcohol.

Le vin , qui est la boisson habituelle d'une grande
partie des hommes , a toutefois les caractères d'un
agent médicinal. Il recèle une force agissante dont
le contact d'une partie vivante provoque l'exercice ;
son usage donne lieu à des changements physiologiques très apparents , très importants , qui ne diffèrent point par leur essence de ceux que font naître les
médicaments stimulants.

A la dose de quelques cuillerées, le vin excite la
vitalité de l'organe gastrique : le sentiment de chaleur que l'on éprouve intérieurement donne la conscience du changement occulte qui s'opère dans l'état
actuel de cet organe. Cette liqueur fortifie les tissus
gastriques et intestinaux , elle anime les forces digestives , elle ouvre ordinairement l'appétit et favorise
l'exercice de tous les actes qui accompagnent la formation du chyle. Les personnes qui ont des digestions
pénibles, languissantes, trouvent au vin une qualité
stomachique , mais l'action stimulante de cette boisson
nuit à ceux qui ont l'estomac échauffé , irritable : sur
ces derniers, le vin cause une tension pénible à la région
épigastrique ; il retarde , il gêne l'élaboration des matières alimentaires.

Lorsque l'on prend quatre , six , huit onces de vin ,

sa puissance se manifeste sur tous les points du corps. D'abord l'impression que ressentent les nerfs de l'estomac au moment où l'on avale ce liquide se transmet au cerveau et au prolongement rachidien ; ces nerfs semblent y avoir porté l'excitation de la surface gastrique : la vitalité de ces parties augmente ; les nerfs qui en sortent répandent dans tous les tissus organiques une plus grande somme de principes de vie ; il en résulte le sentiment subit d'une grande énergie : ce premier effet général du vin se passe tout entier dans le jeu des nerfs ou des sympathies. Cependant les matériaux qui composent cette boisson sont absorbés ; le sang les reçoit et les répand sur tous les points de la machine vivante : ils vont agir sur tous les organes ; aiguillonnés par eux, ces derniers précipitent leurs mouvements ; le pouls est plus fort, plus fréquent ; la figure devient plus rouge, plus animée ; les yeux prennent de la vivacité ; la circulation capillaire montre beaucoup d'activité ; la perspiration cutanée est plus abondante, la chaleur animale plus élevée, etc. ; on éprouve intérieurement une ardeur universelle qui décèle la diffusion des principes du vin dans toute l'économie, qui atteste leur présence dans le sang et dans tous les organes.

L'excitation que ressent l'appareil cérébral, après l'emploi du vin à une dose un peu élevée, ne se manifeste pas seulement sur le physique de l'homme ; elle a aussi une influence bien remarquable sur son moral. C'est en développant la vitalité de l'encéphale que ce liquide accroît l'énergie des facultés intellectuelles : il inspire de la gaieté, de l'enjouement ; il enflamme

l'imagination, il produit l'enthousiasme. Le vin anime
en même temps les forces musculaires; il donne de
l'agilité et le désir de s'exercer; il porte à rechercher
les jeux, il les rend plus bruyants, plus agréables.

Si l'on boit de une à deux livres de vin et plus, on
donne à tous les phénomènes de l'excitation que nous
venons d'exposer une plus forte intensité. Les mouvements circulatoires prennent le rhythme d'un état
fébrile, toutes les fonctions de la vie ont un exercice
déréglé; le sang afflue avec force vers la tête; on
éprouve une exaltation singulière des facultés de
l'âme. Ce premier temps n'offre que joie, plaisirs,
ris; l'intelligence est agrandie, l'esprit plus fécond.
Mais bientôt le sang paraît engorger les vaisseaux cérébraux, les dilater, y séjourner. Il en résulte une
congestion sanguine qui gonfle le tissu du cerveau,
qui le comprime dans le crâne, qui suspend ses mouvements et son action. Alors apparaît, souvent assez
brusquement, un ordre de choses tout différent : alors
surviennent le délire, des vertiges, la titubation, puis
l'impossibilité de se tenir debout, une détente de tout
le système musculaire, la somnolence, la perte du sentiment et du mouvement, en un mot le dernier degré de
cet état pathologique que l'on nomme ivresse. La dose
de vin nécessaire pour produire cette congestion cérébrale et les phénomènes qui en sont la suite, ne peut
être rigoureusement déterminée; elle varie selon l'âge,
l'habitude, la force des individus, leur complexion, etc.
Pendant que l'encéphale est dans cet état de compression et d'inaction, l'influence nerveuse n'arrive
plus avec la même énergie dans tous les tissus, son

cours est même perverti ; la digestion est troublée, il
y a un désordre très grand dans l'exercice des fonctions nutritives : aussi ceux qui font abus de cette
boisson, dont le cerveau passe fréquemment et reste
pendant long-temps sous le poids de la congestion
sanguine dont nous parlons, sont ou maigres ou dans
un état de bouffissure universelle : leur sang et leurs
organes, mal restaurés, subissent une détérioration
progressive ; ces individus sont prédisposés à une foule
de maladies.

Les médecins de tous les âges ont célébré la puissance thérapeutique du vin ; ils ont toujours trouvé
en lui un agent efficace, quand il fallait relever les
forces, soutenir leur développement, augmenter l'activité des organes, imprimer une secousse salutaire à
un appareil organique ou à tout le système animal. La
force médicinale d'un corps n'étant que la faculté d'agir
sur les parties vivantes, mise en jeu sur un être actuellement malade, il en résulte que le décroissement
de cette faculté affaiblit la force qui guérit ou qui
soulage. De là vient que les individus qui se montrent
les plus sensibles à l'action du vin, ceux sur qui cette
liqueur produit les effets physiologiques les plus prononcés, sont aussi ceux qui en tirent le meilleur parti
lorsqu'ils s'en servent dans leurs maladies. Le vin n'est
plus médicament pour les personnes qui en boivent
journellement, chez qui l'habitude a émoussé la puissance agissante de ce liquide : au contraire, on voit
le vin être pour le pauvre une ressource thérapeutique
d'une efficacité remarquable ; l'emploi méthodique de
cette boisson suffit souvent pour dissiper les affections

pathologiques auxquelles la misère et les privations qui l'accompagnent le rendent si sujet.

Le caractère de la puissance agissante du vin, la nature des changements physiologiques qu'il suscite, le placent dans la thérapeutique parmi les agents stimulants. Il deviendra un remède efficace toutes les fois que l'on voudra ranimer les forces de la vie, exciter l'action d'un organe, accélérer ses mouvements, susciter une excitation générale, etc. D'un autre côté, les effets organiques qu'il produit, annoncent que le vin sera nuisible lorsque quelque surface ou quelque tissu sera affecté de phlogose, lorsqu'il existera un développement morbide des facultés vitales.

Dans le traitement des maladies fébriles, le vin est dangereux, souvent nuisible. La langue rouge, sèche, pointue, la soif, l'épigastralgie, la tension du ventre, des déjections liquides, fétides, etc., une chaleur pénible, du malaise dans la région de l'épigastre, ou dans l'abdomen après l'ingestion du vin, décèlent une irritation, une phlogose des voies alimentaires que cette liqueur animerait davantage, qu'elle étendrait, qu'elle exaspérerait. Mais le vin est encore à redouter pour l'opération que feront ses molécules sur tous les tissus organiques, dans les fièvres, dans les phlegmasies, dans les maladies éruptives, etc. En effet, dans ces diverses maladies, la violence des battements du cœur, la vivacité, la fréquence du pouls, la température brûlante de la peau, annoncent une condition morbide de l'appareil circulatoire que le vin pourrait porter trop loin. La céphalalgie, l'agitation, l'insomnie, le délire, les aberrations des sens, les douleurs qui se font sentir le long

du rachis, les douleurs des membres, les altérations
de l'action musculaire, etc., attestent que l'appareil
cérébral, que les cordons nerveux eux-mêmes sont
dans un état d'excitation ou d'irritation qu'il faut bien
se garder d'augmenter. L'air brûlant qui sort des poumons, les modifications que présente l'exercice des
phénomènes mécaniques de la respiration, apprend
que ces organes demandent à être ménagés, à être
rafraîchis, calmés. Des urines rouges, rares, prouvent que l'appareil urinaire partage la situation morbide des principaux organes. La peau aride, chaude, repousse également l'impression stimulante du
vin.

Mais si en principe le vin paraît devoir être proscrit
dans le traitement des fièvres, il est cependant des cas
où par exception on le recommande. Lorsque dans
les fièvres adynamiques et ataxiques il se manifeste une
faiblesse extrême, que le malade devient pâle, que son
corps éprouve un refroidissement général, que la vie
est près de s'éteindre, le vin administré par cuillerées,
et étendu dans une liqueur aqueuse, produit un bien
merveilleux. Les forces renaissent après chaque dose
de cette liqueur ; on parvient par son secours à les
entretenir, à les soutenir, à fournir à la nature les
moyens de reprendre une heureuse direction. Il est
des malades que ce traitement a évidemment arrachés
à une mort certaine. La débilité allait les anéantir, il
a fallu sans délai, comme sans égard pour les voies
digestives, s'occuper de la combattre. J'avoue toutefois que je préfère dans ce cas avoir recours aux applications alcoholiques sur l'épigastre, parcequ'elles

excitent les forces de la vie sans offenser les organes gastriques.

Le docteur Gilchrist, lorsqu'il ordonnait le vin dans les fièvres, prenait pour guide les effets même qu'il produisait, *Ess. et Observ. de méd. d'Edimb.*, tom. VI, pag. 129. Si cette boisson ne causait aucune incommodité à l'estomac, si elle n'augmentait pas la chaleur fébrile, le délire, l'insomnie; si au contraire le malade se trouvait mieux, s'il devenait plus tranquille, moins accablé, s'il se sentait de la disposition au sommeil, il en concluait que le vin se comportait comme un remède favorable, et qu'il fallait en continuer l'administration. Mais est-il permis de tenter avec Whitakerus, que cite l'auteur du mémoire dont nous parlons, de tirer du vin pris à grandes doses un effet narcotique? Peut-on espérer de transformer ainsi l'ivresse en une opération que la thérapeutique rendrait médicinale? Sans doute, quand le vin a porté le sang à la tête, et qu'il a causé une congestion sanguine dans le cerveau, il a affaibli l'action de ce viscère; le pouvoir que ce dernier exerce sur les autres organes par l'intermédiaire des nerfs est modifié ou suspendu; mais est-on pour cela autorisé à conclure que le vin, en produisant cet effet physiologique, deviendra un secours propre à calmer l'agitation fébrile, à provoquer un sommeil avantageux, ou bien à combattre les spasmes, les tremblements, les soubresauts des tendons, les autres symptômes qui annoncent un excès d'activité, et un dérèglement tout à la fois dans l'influence nerveuse?

Le vin a été souvent donné comme remède dans les

fièvres intermittentes : on peut en arrêter brusquement le cours, en faisant prendre, quelques heures avant l'accès, une quantité de ce liquide qui soit capable de susciter une médication générale, un développement très prononcé des forces de la vie. Si la fièvre dure depuis long-temps, si elle a causé un dépérissement de tout le corps, si le malade habite un pays marécageux, etc., on se contente de donner le vin à petites doses; alors on en prend tous les jours. L'exercice des fonctions nutritives était vicié, le vin les rétablit: en même temps ses principes réveillent dans tous les tissus les forces organiques; le corps subit une mutation profonde qui déracine la maladie.

Le vin serait pernicieux dans les phlegmasies des organes parenchymateux, des membranes séreuses. Il irrite les douleurs rhumatismales. Il augmente les hémorrhagies actives. On a quelquefois vu le vin, pris chaud et en assez grande abondance, dans le début d'une pleurésie ou d'une péripneumonie, décider une sueur très copieuse, et empêcher le développement ultérieur de la maladie, la faire avorter. Cet heureux résultat suppose que le vin produira un travail sudorifique qui attirera à la peau la fluxion qui s'établissait sur les poumons ou sur la plèvre. Si cette salutaire diaphorèse n'a pas lieu, la maladie s'accroît par l'action incendiaire de cette liqueur; elle prend une intensité qui peut la rendre pernicieuse.

Dans les affections scorbutiques et scrophuleuses, dans quelques maladies vénériennes invétérées, qui ont amené une détérioration profonde de tout le système animal, l'usage journalier du vin offre une ressource im-

portante. Les actes de la vie nutritive s'exécutaient mal ;
en étendant son influence fortifiante sur tous les appareils organiques, le vin rétablit l'assimilation dans le
sang et dans les tissus vivants : le changement qu'éprouve
alors le corps malade, explique le succès de ce mode de
traitement. Dans les infiltrations cellulaires, dans les
hydropisies, on conseille le vin comme agent diurétique : on a vu cette boisson donner lieu à un écoulement
abondant d'urine. On préfère le vin blanc, quand on
veut, à l'aide de cette liqueur, exciter la fonction sécrétoire des reins ; cependant il n'est pas prouvé que
la matière colorante du vin rouge soit un obstacle à
l'action diurétique de ce liquide.

On retire un avantage sensible des ablutions de vin
que l'on fait sur le corps des enfants qui naissent faibles et chétifs. L'influence stimulante de ce liquide
soutient, entretient leur débile existence ; elle donne
au principe qui anime ces petits êtres le temps de
s'étendre, de se fortifier, d'établir dans cette frêle
machine l'exercice des fonctions qui doivent continuer
la vie. On met aussi, dans la même intention, des
compresses imbibées de vin sur la région épigastrique. On applique du vin avec succès sur les ecchy-
moses, sur les gonflements atoniques, sur les jambes
infiltrées, etc.

Il est facile de régler l'usage hygiénique du vin.
La raison, d'accord avec l'expérience, en prescrit
en général l'emploi aux vieillards, aux individus qui
sont faibles, à ceux qui ont une constitution lymphatique, enfin à toutes les personnes chez qui les mouvements organiques, faibles ou languissants, deman-

dent à être augmentés, ou au moins soutenus. Elle en
tolère l'usage modéré pour ceux qui, riches d'une
bonne santé, cherchent dans cette boisson des jouissances, des sensations agréables, une source de plaisirs. Elle recommande la modération à tous les individus
qui sont pléthoriques, à ceux qui ont un grand fonds de
vigueur, parceque cette liqueur pourrait en provoquer
brusquement le développement et engendrer des maladies graves. Ensuite pour juger si le vin peut être
permis aux individus comme boisson journalière, il
faut considérer en quel état sont les principaux appareils organiques de leur corps. Si l'estomac et les intestins sont très irritables, si ces organes ont une vive
susceptibilité, pourront-ils sans inconvénient soutenir
l'impression styptique, irritante de cette liqueur? Si
un tremblement habituel, une mobilité nerveuse excessive, des céphalalgies fréquentes, des étourdissements, des points de douleurs dans les diverses régions
que présente la colonne épinière, etc., annoncent que
l'encéphale et la moelle rachidienne sont disposées à
entrer dans une condition morbide ou sont déjà sortis
de leur situation physiologique, ne redouterez-vous
rien de l'agression que le vin fait éprouver à ces
centres de la vitalité et à tout l'appareil cérébral?
Laisserez-vous le vin à la disposition de celui dont les
organes pulmonaires seront habituellement échauffés,
qui sera tourmenté par une toux fatigante toutes les
fois qu'il en boira? Ne le défendrez-vous pas à l'homme
dont le cœur sera dans un état d'hypertrophie, aura
plus de volume qu'il ne doit avoir, à celui chez qui ce
viscère se montrera très excitable, très vivant, ainsi

que le système artériel, chez qui le pouls se fera remarquer par sa vivacité et par sa fréquence, qui sera
sujet à des congestions sanguines, à des hémorrhagies, etc. ? Le vin ne doit-il pas être refusé aux personnes dont les organes urinaires s'échauffent facilement, qui éprouvent de la cuisson, de la chaleur, lorsqu'elles urinent, à celles qui ont sur la peau des boutons, des rougeurs, des points phlogosés, etc., etc. ?

Il est un dernier point de vue sous lequel nous devons considérer le vin. On connaît en pharmacie une
classe fort importante de médicaments que l'on prépare avec ce liquide ; ce sont les vins médicinaux,
vina medicata. On met des substances végétales, animales ou minérales macérer dans le vin : cet excipient
leur enlève quelques uns de leurs matériaux chimiques,
qu'il dissout, avec lesquels il se combine ; alors il
possède la propriété agissante qui est inhérente à ces
derniers. Lorsque l'on examine l'action de ces composés pharmaceutiques sur nos organes, on reconnaît
qu'avec la vertu propre au vin, il se développe d'autres propriétés qui lui sont étrangères et qui appartiennent aux principes médicinaux dont il s'était
emparé.

Le vin reçoit des substances toniques du tannin,
de l'acide gallique, des matières extractives, résinoïdes,
des substances alcalines, etc. Les substances excitantes lui fournissent de l'huile volatile, de la résine,
de l'acide benzoïque, etc. Le premier aura la double
faculté de corroborer les tissus vivants et d'accélérer
leurs mouvements. Dans le second, la vertu stimulante des ingrédients médicinaux se confondra avec

celle du liquide qui servira de véhicule à leurs principes, et les effets physiologiques que ce composé fera naître annonceront une excitation des organes où on les verra paraître.

On fait aussi des vins purgatifs et des vins émétiques dont nous parlerons plus loin.

ALCOHOL, ESPRIT-DE-VIN, *Alcohol, Spiritus vini, Spiritus vini rectificatus.* L'alcohol est un liquide volatil, transparent, incolore, miscible à l'eau en toute proportion : on le trouve ordinairement uni à ce liquide; alors il se nomme *Eau-de-vie, Aqua vitæ;* on peut l'en priver en le distillant de nouveau sur des corps avides d'humidité. Si l'on met de l'alcohol en contact avec l'air, une partie se vaporise, l'autre attire l'eau atmosphérique et perd de sa force. L'alcohol s'enflamme par l'approche d'un corps en combustion, il brûle rapidement et ne laisse aucun résidu.

Toutes les liqueurs qui ont subi la fermentation vineuse, contiennent de l'alcohol. Pendant long-temps on a cru que ce corps se formait dans l'acte de la distillation; on supposait que le vin en recélait seulement les principes, et que l'action de la chaleur déterminait leur combinaison. M. Gay-Lussac a démontré, par des expériences concluantes, la présence de l'alcohol dans le liquide fermenté.

C'est du vin que l'on retire l'eau-de-vie la plus estimée; mais une foule d'autres corps peuvent en fournir. La liqueur vineuse que produit le jus de la canne à sucre par la fermentation, donne l'alcohol auquel on a imposé le nom de *rum.* C'est de la mélasse métamorphosée en vin que sort le *tafia.* Les cerises pilées

sans en retirer les noyaux, éprouvent un travail fermentatif : soumises ensuite à la distillation, elles laissent
échapper un liquide alcoholique que l'on nomme *kirs-
chenwasser*. Traité par la méthode de la fermentation,
le riz forme un alcohol qui prend le titre de *rak*.
Enfin, le cidre, la bière recèlent aussi de l'eau-de-vie.
Des productions que l'on avait jusqu'ici dédaignées,
commencent à pénétrer dans les distilleries. Dès
qu'une substance est susceptible d'éprouver la fermentation, que l'on a appelée spiritueuse, on peut en
extraire de l'alcohol.

Les procédés pour obtenir ce liquide, bien qu'ils
fussent toujours simples, laissaient cependant quelque
chose à désirer pour la perfection du produit. L'alcohol conservait trop d'eau, il fallait le distiller de nouveau, ou le rectifier ; l'eau-de-vie avait un goût de feu
ou d'empyreume, qui était désagréable : toutes ces
imperfections ont disparu. Depuis environ quinze ans
cette branche d'industrie a fait des progrès aussi rapides qu'étonnants.

L'alcohol a une odeur vive et pénétrante : l'impression fortement stimulante que ses émanations font sur
la surface olfactive, sert dans les syncopes, les évanouissements, pour les dissiper, ou pour les prévenir,
quand ces accidents s'annoncent, et qu'ils ne surviennent pas brusquement. L'alcohol donne une saveur brûlante ; son action sur les nerfs de la surface
gustative se propage rapidement au cerveau : il
suffit souvent de tenir, pendant quelques instants, de
l'eau-de-vie dans la bouche, pour se sentir ranimé,
fortifié ; l'impression topique de cette liqueur passe

par la continuité des cordons nerveux jusqu'à l'encéphale ; ce centre de vitalité éprouve une excitation qui se transmet par le moyen des nerfs sur tous les points du système animal, et qui donne lieu sans doute à cette subite restauration.

L'usage intérieur de l'alcohol nous le montre tantôt un corps corrosif dont l'emploi produit un véritable empoisonnement, tantôt une substance médicinale dont la thérapeutique tire un parti utile. Si l'on prend une forte dose d'un alcohol très concentré, comme à quarante degrés, et sans l'avoir adouci avec l'eau, il produit les accidents les plus graves, à moins que l'habitude n'émousse son trop d'activité. Parmi les effets qui suivent alors l'emploi de l'alcohol, nous distinguerons, 1° ceux qui proviennent de son impression immédiate sur les voies alimentaires, comme la phlogose de l'estomac et des intestins ; 2° ceux qui partent du cerveau et qui prouvent que ce liquide exerce sur cet organe une influence aussi forte que prompte ; ces accidents sont l'insensibilité, quelques mouvements convulsifs de temps en temps, la pupille dilatée, la difficulté des mouvements inspiratoires, le coma, quelquefois la mort. Dans les expériences que MM. Brodie et Orfila ont tentées sur des animaux, pour connaître l'action de l'alcohol sur l'économie animale, on voit toujours des phénomènes nerveux et une lésion de la surface gastrique et intestinale. Après la mort, la membrane muqueuse de l'estomac a présenté une couleur rouge cerise, avec des bandes longitudinales d'un rouge noirâtre, formées par du sang extravasé entre les deux tuniques.

L'alcohol étendu dans un véhicule aqueux et sucré, n'agit plus avec cette violence ; on peut même le prendre seul, quand il contient assez d'eau pour ne marquer que dix-huit à vingt degrés. L'ingestion de ce liquide cause toujours une chaleur brûlante dans l'estomac, la face interne de ce viscère devient aussitôt d'un rouge vif, foncé ; les réseaux capillaires qui la recouvrent s'épanouissent ; c'est l'affluence du sang dans les tuniques gastriques qui élève la température de l'estomac ; c'est l'excitation que ressentent alors les nerfs de ce viscère qui développe sa sensibilité : pendant ce temps les tuniques musculaires se resserrent sur elles-mêmes, se contractent, diminuent la capacité de l'organe. Il se fait alors une exhalation abondante sur la membrane muqueuse de la cavité stomacale : les sucs séreux qui y affluent, servent à délayer, à adoucir l'alcohol. On remarque en même temps que cet agent coagule les parties albumineuses qui se trouvent dans les humeurs gastriques (Magendie, *Elém. de phys.*). Quand on connaît l'action que l'eau-de-vie exerce sur l'estomac, on ne conçoit pas la légèreté avec laquelle tant de personnes boivent cette liqueur, portent une telle atteinte à un organe si important et si sensible [1].

---

[1] Un sergent d'un régiment d'infanterie reçoit en duel un coup d'épée qui lui traverse le cœur, il tombe mort ; il venait de boire de l'eau-de-vie. A l'ouverture du cadavre, on trouva la face interne de l'estomac de couleur coquelicot, sur ce fond d'un rouge uniforme s'observaient plusieurs zones d'un rouge plus violet, la membrane muqueuse était gorgée de sang et mollasse, la cavité gastrique exhalait une forte odeur d'alcohol.

Quand on réfléchit que chez beaucoup d'individus la lésion stomacale qui suit l'ingestion de l'alcohol, le gonflement, la vive rougeur de sa membrane muqueuse, la chaleur, l'état douloureux de ce viscère, se répètent tous les matins, qu'alors l'estomac vide reçoit une impression plus forte et plus profonde; quand on pense que chez ceux qui abusent de cette boisson la lésion dont nous parlons se reproduit plusieurs fois par jour, qu'elle devient continue, permanente, on ne s'étonne plus de voir attribuer à l'emploi de l'eau-de-vie des indurations des tissus gastriques, des dégénérescences squirrheuses, des cancers de l'estomac. On trouve souvent sur les personnes qui en buvaient journellement l'estomac rétréci, sa tunique musculeuse endurcie, changée de nature, sa membrane muqueuse épaissie, ramollie, d'un rouge noirâtre. Nous rencontrons assez souvent sur des vieillards, qui avaient abusé de cette boisson, la portion pylorique de l'estomac dans un état remarquable d'altération : les fibres musculeuses de ce viscère sont converties en un tissu blanc, homogène, épais, solide, point extensible, difficile à couper. N'y a-t-il pas là une dégénération squirrheuse qui s'est arrêtée dans sa marche, probablement à l'époque où ces individus ont cessé de boire de l'eau-de-vie. Mais un travail inflammatoire des tissus voisins, un bouton, un point de phlogose aurait pu échauffer ces parties dégénérées, ranimer leur tendance morbide, produire en peu de temps un cancer funeste. Il est un grand nombre d'ouvriers à Amiens qui prennent le matin à jeun un ou même plusieurs verres d'eau-de-vie; aussi avons-nous toujours des cancers d'estomac dans les salles de l'Hôtel-Dieu.

En vain voudrait-on opposer à ce que nous venons de dire, qu'il n'est pas rare de trouver l'estomac sain, ses tuniques souples, sa membrane muqueuse pâle, de l'aspect le plus naturel sur des personnes qui étaient adonnées à l'usage des liqueurs fortes : nous répondrons qu'il est des organisations favorisées, des individus dont les tissus, dont les viscères résistent aux agressions qui offensent ceux de tous les autres hommes. Les attaques de l'alcohol donnaient aussi lieu chez eux à une irritation de la cavité gastrique, mais la force de résistance vitale dont leurs tissus sont animés, les a toujours ramenés à leur état normal ou physiologique; ce sont d'heureuses exceptions qui ne diminuent point la valeur des observations journalières. Souvent ces mêmes personnes auront eu l'estomac dans un état pathologique, cet état était guéri au moment de la mort.

La vive excitation que l'abord de l'alcohol dans la cavité gastrique imprime à l'estomac, se communique avec une grande rapidité à l'encéphale, à la moelle rachidienne; ce liquide semble agir à la fois et sur l'appareil gastrique et sur l'appareil cérébral. Aussitôt après l'administration de l'alcohol, les nerfs répandent dans toutes les parties une influence plus vivifiante; tous les organes se montrent plus vivants. Si la dose d'alcohol est forte, les principes qui pénètrent dans le sang peu d'instants après l'ingestion de ce liquide, continuent cette excitation, ajoutent à son intensité, en aiguillonnant tous les tissus : le cœur précipite ses contractions; le fluide sanguin semble bouillonner dans les canaux qui le contiennent; la respiration est accélérée, la figure rouge, animée; il y a propension à une diaphorèse, les urines sont ardentes, etc. La médication diffusible se développe comme un accès fébrile bien prononcé, et, pendant cinq à six heures, le corps médicamenté présente tous les attributs qui caractérisent la fièvre inflammatoire.

La liqueur alcoholique produit d'importants effets sur l'appareil cérébral. Le cerveau paraît d'abord vivement stimulé; ce que témoignent la vivacité des yeux, l'expression nouvelle de la physionomie, l'exaltation des facultés morales. L'esprit est plus vif, plus subtil; les soucis disparaissent, on ne respire que le plaisir. Le système musculaire participe à l'excitation du cerveau : les nerfs y apportent plus de vie; on se sent plus dispos, plus agile, plus remuant. A ce temps d'exaltation succèdent d'autres phénomènes, si l'on continue l'usage des alcoholiques, ou si l'on en prend trop à la fois. Les veines du cou se gonflent, les carotides battent avec force; il se forme dans l'encéphale une congestion sanguine que décèle un sentiment de pesanteur dans la région frontale, et bientôt après on voit paraître les symptômes suivants : tête penchée en avant, yeux saillants et sans expression, abaissement des paupières sur leur globe, gonflement de la figure, une hébétude particulière dans la physionomie, bégaiement, vertiges, délire; il y a une détente singulière des muscles soumis à la volonté, les bras sont pendants, leurs mouvements incertains, les jambes fléchissent, on

chancelle, on ne peut se tenir debout; cet abandon
des membres explique comment les chutes, qui sont
alors si fréquentes, causent rarement des luxations ou
des fractures; il survient de la somnolence, l'individu
marmotte entre ses dents, il tombe dans un sommeil
profond, il y a perte du sentiment et du mouvement.
Quelque temps auparavant cet homme était plein
de gaieté, d'agilité, de vivacité, tout-à-coup il est
passé dans un état opposé, il est comme apoplectique.

Il est prouvé aujourd'hui que si l'alcohol agit par
l'intermédiaire des nerfs, et si les premiers effets généraux auxquels il donne lieu procèdent d'une cause sympathique, il faut bientôt compter le produit de l'absorption de ses molécules, et de leur action immédiate
sur les organes. M. Magendie fit prendre à un chien
trois onces d'alcohol étendu d'eau; au bout d'un quart
d'heure le sang de cet animal exhalait une forte odeur
de ce liquide. Le tissu des muscles est également imprégné d'alcohol dans les individus qui abusent de
cette boisson. Les combustions auxquelles sont exposées les personnes qui, journellement, prennent beaucoup d'eau-de-vie, supposent la présence des molécules de cette liqueur dans toutes leurs parties. Si
l'odeur de l'alcohol est peu sensible dans les humeurs
excrétées après l'emploi de ce liquide, la qualité volatile de ses principes en fournit la raison : ils s'évaporent
au moment même de leur sortie du corps. Ce sont
toutefois ces principes, en circulation avec le sang,
qui causent les élancements, les douleurs, l'irritation
que les liqueurs alcoholiques font éprouver à ceux qui

ont des dartres, un ulcère, une phlogose sur quelque point de leur corps.

Les effets physiologiques que détermine l'alcohol sont propres à diriger le thérapeutiste, lorsqu'il cherche dans cette liqueur un agent médicinal. D'abord l'examen de ces effets prouve que c'est un secours qui a une grande puissance, et qui peut devenir très utile; ensuite le caractère de son action, les changements immédiats qu'elle suscite, apprennent dans quelles occasions il faut s'en servir. Il est évident que l'alcohol, uni à une proportion convenable d'un véhicule aqueux, aromatique, sucré, sera un puissant remède toutes les fois que l'on voudra exciter les forces de la vie, provoquer leur développement, combattre une faiblesse menaçante; donner plus d'énergie aux mouvements organiques, etc.

Nous ferons remarquer que c'est surtout de la partie stimulante de l'opération de l'alcohol que se sert la thérapeutique. Il est plus rare qu'elle cherche à tirer parti de l'engorgement cérébral qu'une forte dose de cette liqueur produit, qu'elle ait l'occasion de rendre salutaires les phénomènes de détente, d'affaiblissement, de stupeur qui en sont la suite.

L'alcohol même étendu ne peut être employé dans les fièvres. Alors tous les appareils organiques du corps sont dans une condition morbide, que l'action de ce liquide aggraverait fortement. Il y a dans les voies digestives une irritation, une phlogose que le contact de l'alcohol pourrait étendre en un instant, à laquelle il pourrait faire prendre une intensité funeste. L'encéphale et la moelle rachidienne ne recevraient pas sans

danger l'impression sympathique que lui transmet
traient les nerfs de la surface gastrique, pendant que
l'alcohol agirait sur eux ; ces mêmes parties ainsi que
les plexus, les cordons nerveux, ne soutiendraient pas,
sans en être vivement offensés, l'opération des molécules alcoholiques que le sang porterait dans leurs
tissus : une dose d'un composé alcoholique suffit dans
beaucoup d'occasions pour imprimer à une maladie
fébrile un caractère ataxique ou adynamique. L'appareil circulatoire n'est pas mieux disposé : l'entrée des
molécules alcoholiques dans le cœur et dans les vaisseaux sanguins déterminerait un redoublement de tous
les accidents fébriles. Les poumons, la peau, les reins,
ont aussi dans les fièvres une susceptibilité pathologique qui repousse toutes les impressions stimulantes.

L'alcohol ne convient pas davantage, quand il existe
dans le corps une inflammation d'un tissu ou d'un
organe. Son action sur le lieu affecté donnerait une
plus grande force au travail phlegmasique. Si la lésion
locale avait provoqué les principaux appareils organiques, que le cœur et les vaisseaux, l'encéphale et ses
dependances, etc., fussent dans une disposition morbide, en un mot qu'il y eût un trouble fébrile, l'usage
de la liqueur dont nous nous occupons serait encore
bien plus dangereux. Au fond, on ne trouve que bien
rarement l'indication d'y recourir dans la pleurésie,
dans la péripneumonie, dans l'hépatite, dans la petite-
vérole, dans la rougeole, dans la scarlatine, etc., etc.

Il n'est pas rare de voir des personnes qui, en ava-
lant un verre d'eau-de-vie, ont réussi à calmer des
étouffements, des tiraillements, des crampes d'esto-

mac, des efforts de vomissements, des coliques, le hoquet, etc. ; même à faire cesser tout-à-fait ces accidents. Un homme dont l'estomac me paraît atteint d'une dégénérescence cancéreuse éprouve tous les matins des mouvements avec une anxiété extrême dans l'épigastre ; il lui remonte à la bouche beaucoup d'eaux acides, amères, désagréables. Il ne ressent plus rien quand il prend un et même deux verres d'eau-de-vie avec un peu de pain. C'est l'impression vive que la liqueur alcoholique fait sur les nerfs de la surface gastrique, c'est le changement brusque qu'éprouve aussitôt la vitalité, l'état actuel de ce viscère qui peut expliquer cet effet : il me semble que l'alcohol produit alors une sorte d'engourdissement passager de toutes les fibres de l'estomac ; il calme ces douleurs comme il calme celles d'une dent creuse sur laquelle on l'applique. Si la cause des vomissements, des coliques, du hoquet, etc., réside dans les plexus, dans la moelle épinière, dans l'encéphale, l'impression de l'alcohol sur la surface gastrique fournit encore la raison de son utilité passagère, ou parceque cette impression, transmise dans les centres dont nous venons de parler, change leur état actuel, rompt pour un moment le cours de leur influence désordonnée sur l'estomac, sur les intestins, sur le diaphragme, etc., ou parceque l'excitation de la surface gastrique opère une révulsion salutaire.

Dans les maladies scrophuleuses, l'alcohol ne se donne pas seul : on se sert de ce liquide chargé de matériaux toniques et excitants. Cet excipient a une action trop fugace pour qu'on puisse lui attribuer, quelque pouvoir sur les ganglions lymphatiques et sur les autres parties où se manifeste la maladie. C'est aux principes amers et toniques que nous rapporterons tout le mérite des guérisons opérées par la teinture de gentiane et des autres productions toniques dans les affections écrouelleuses.

La chirurgie s'est servie de l'alcohol affaibli pour provoquer un engorgement cérébral, et mettre à profit le relâchement, la détente musculaire qui en est la suite. Dans des luxations, que les efforts de l'art ne pouvaient réduire, on a souvent avec succès fait boire une dose assez élevée d'eau-de-vie pour porter le sang à la tête, et causer cet embarras de l'encéphale, qui prive les muscles de leur excitant naturel. Alors ces derniers tombent dans un état d'abandon, pendant lequel il devient plus facile de remettre les os en place, puisque les contractions de leurs muscles ne contrarient plus les mouvements du chirurgien.

On fait aussi de fréquentes applications topiques de l'alcohol : on en mouille le dessous des yeux dans les faiblesses de la vue, ou bien on en verse quelques gouttes dans le creux de la main que l'on approche aussitôt de l'œil ; le picotement que la vapeur alcoholique produit sur la conjonctive paraît aviver la sensibilité visuelle. On frotte les tempes et les environ du nez avec l'alcohol pour dissiper un évanouissement. On pose une compresse imbibée de ce liquide sur l'épigastre, quand il existe une débilité extrême, quand on veut ranimer les forces, et que l'état de l'estomac ne permet pas d'introduire des alcoholiques dans sa cavité. Il existe un grand foyer de vitalité dans l'épigastre ; ce lieu semble le centre principal du nerf trisplanchnique , et les alcoholiques montrent sur ce point du système animal une puissance qu'ils n'ont plus sur les autres. Dans des fièvres adynamiques , j'ai pratiqué avec succès des ablutions d'alcohol sur la région hypogastrique , pour combattre une rétention d'urine qui tenait à une inertie, à une paralysie de la vessie. Dans quelques occasions, les accoucheurs emploient le même procédé pour donner plus d'énergie à la matrice. Dans des pertes de sang , ils font des injections dans cet organe, avec l'alcohol affaibli. On recouvre les brûlures récentes d'alcohol concentré : sa rapide évaporation cause une soustraction de calorique qui calme la douleur ; cette application prévient , si on la renouvelle plusieurs fois , le soulèvement de l'épiderme et les ulcérations qui en sont la suite.

On fait , en pharmacie , un grand nombre de composés avec l'alcohol. C'est un excipient dont on se sert fréquemment pour dépouiller les productions végétales et animales de leurs principes. On nomme teintures , élixirs , essences, quintessences, les préparations que l'on forme en mettant infuser, pendant quelque temps , des ingrédients médicinaux dans ce liquide. On ne doit pas oublier de déterminer le degré de force, que l'on désire dans l'alcohol. Celui qui contient de l'eau est moins stimulant : mais sa partie aqueuse opère alors la dissolution des matériaux que l'alcohol pur n'attaquerait pas. On prend , tantôt de l'alcohol affaibli , qui marque environ seize degrés , tantôt on se sert de celui qui va jusqu'à trente-six. Les composés phar-

maceutiques que l'on obtiendra avec ces excipients
n'auront point la même composition chimique ; souvent leur vertu médicinale sera différente ; toujours ils
ne pourront s'administrer à la même dose ni de la
même manière.

L'alcohol enlève aux substances végétales toniques
le tannin, l'acide gallique, la matière extractive, les
principes résinoïdes, les alcalis végétaux qu'elles contiennent. Il joint à sa vertu diffusible la force corroborante que recèlent ces matériaux. Les teintures
amères possèdent deux propriétés distinctes dont on
peut suivre le développement successif sur nos organes : d'abord se manifestent des effets stimulants
qu'il faut attribuer à la faculté de l'excipient, puis
vient une action tonique qui procède des principes
qu'il contient ; c'est ce que l'observation démontre
lorsque l'on fait usage de la teinture de quinquina,
de celle de gentiane, d'aunée, de cachou, etc.

L'alcohol s'empare aussi des matériaux actifs des
substances végétales excitantes : il a une affinité remarquable avec l'huile volatile, la résine, le camphre,
l'acide benzoïque, etc. La faculté stimulante de ces
principes s'unit à celle de l'excipient, et, dans l'emploi
des composés qu'ils forment, on voit l'activité des premiers et celle du liquide qui leur sert de véhicule se
développer ensemble ; seulement les matériaux fournis par les ingrédients excitants ont une action plus
tenace, plus durable que celle qui procède de la partie alcoholique. Ce que nous disons ici est applicable
aux teintures de benjoin, de baume de tolu, de cannelle, de girofle, de gaïac, de raifort sauvage, etc.

Celle d'absinthe possède une propriété tonique dont un praticien attentif tient compte et qu'il sait à l'occasion rendre utile. Les teintures d'assa fœtida, de valériane sauvage, de musc, de castoréum, exercent sur le système nerveux une influence qui demande quelque considération, qui promet des avantages particuliers dans l'usage thérapeutique de ces teintures. Celle de scille offre aussi des différences que l'on appréciera bien en recourant à l'histoire particulière que nous avons tracée de cette substance. On administre ces teintures à la dose de dix à trente gouttes dans une cuillerée d'un véhicule aqueux ; on peut aussi les faire prendre pures, par cuillerées ; on répète ces prises de temps en temps ; on a toujours soin de régler la quantité de teinture que le malade avale par jour, sur le degré d'intensité que l'on veut donner aux effets stimulants, sur le but que l'on se propose de remplir.

Stahl a fait une remarque importante sur l'alcohol, quand on l'emploie comme excipient : c'est qu'il semble augmenter la puissance des matériaux médicinaux dont il se charge, et surtout de ceux qui ont une nature résineuse. Une dose de ces derniers, incapable seule de produire des effets sensibles sur l'économie animale, suscitera des changements organiques très visibles, si on la prend en solution dans l'alcohol. Cet excipient favorise évidemment l'absorption du corps résineux : d'un autre côté, ce dernier ne séjourne plus assez long-temps sur la surface gastro-intestinale pour y faire une impression pénible, ou pour troubler les mouvements naturels du canal in-

testinal : aussi les teintures résineuses ne provoquent
pas d'évacuations alvines, ce que font souvent les ré
sines que l'on donne en substance, celles de gaïac, de
copahu, etc.

Si l'on soumet à la distillation de l'alcohol dans lequel macèrent des substances médicinales, on obtient
le liquide spiritueux chargé des principes volatils que
contenaient ces substances. Ce sont ces préparations
que l'on nommait en pharmacie esprits, eaux distillées
spiritueuses, alcohols distillés : on les désigne aujour-
d'hui sous le nom d'alcoholats. On se sert fréquemment des alcoholats de mélisse, de menthe, de cannelle, d'écorce d'orange, de lavande, de cochléaria, etc.
Souvent on réunit plusieurs ingrédients dans l'alcohol ;
le produit que la distillation fournit se nomme alors
alcoholat composé : telles sont l'eau de mélisse, ou des
carmes, l'eau de Cologne, l'eau vulnéraire ; tel est
aussi le baume de Fioraventi, ou alcoholat de térébenthine composé. *Voyez* le Codex.

Dans tous les alcoholats simples ou composés, l'excipient semble seulement recevoir une nouvelle puissance des principes auxquels il s'est uni : ces préparations agissent toujours en stimulant les tissus vivants ;
mais l'impression qu'elles font est remarquable par sa
force et par sa vivacité. On s'en sert dans toutes les
circonstances où l'alcohol seul et les autres agents
diffusibles peuvent convenir.

En ajoutant du sucre aux teintures et aux alcoholats, on obtient une espèce de sirop que l'on nomme
ratafia. L'élixir de Garus, la nombreuse série des liqueurs de table qui ont une consistance sirupeuse, se

composent avec des infusions de substances aromatiques dans l'eau-de-vie , ou avec des alcoholats distillés et du sucre. On choisit les productions qui ont
un parfum agréable, comme la vanille, la cannelle,
le macis , le girofle, la fleur de l'oranger, l'écorce de
son fruit, la badiane, etc. L'organe du goût et celui
de l'odorat décident les unions que l'on établit entre
ces substances ; on assortit l'odeur et la saveur de ces
dernières, de manière à obtenir des combinaisons propres à flatter agréablement les sens. Mais ce que le
pharmacologiste doit considérer dans ces liqueurs,
c'est leur force active : il y trouve une vertu stimulante
qu'elles font principalement sentir aux organes digestifs, mais qui se propage aussi à tout le système
animal, lorsqu'on en prend une certaine quantité. Il
est évident que l'on doit toujours user avec modération, avec sobriété, de ces liqueurs remplies d'huile
volatile, de principes stimulants, brûlants, incen-
diaires. Il n'y a que les personnes d'une complexion
molle , d'une susceptibilité obtuse, celles dont l'appareil digestif est dans un état d'inertie, qui puissent
retirer quelque bien de leur emploi. Elles sont perni-
cieuses lorsque les voies alimentaires sont sujettes à
s'irriter, lorsque la poitrine est échauffée, lorsque
tous les tissus organiques ont un excès de susceptibilité
qui annonce que l'appareil nerveux est trop vivant,
ce que l'on nomme grande mobilité de nerfs, etc. Pour
la grande masse des hommes , cette excitation locale
ou générale est au moins inutile, et il leur serait difficile de justifier l'emploi qu'ils font des compositions
qui nous occupent , autrement que par le plaisir qu'ils

trouvent à les boire. Mais combien d'individus ont une complexion qui repousse l'usage de ces agréables préparations, combien de personnes à qui leur organisation impose la loi de les éviter !

Si l'on fait évaporer le véhicule d'une teinture, les principes médicinaux qu'il avait enlevés aux ingrédients soumis à son action se rapprochent et bientôt se trouvent seuls : par ce procédé, on obtient un extrait alcoholique qui n'a plus la vertu diffusible; celle-ci a disparu avec l'alcohol.

ETHER SULFURIQUE, ETHER VITRIOLIQUE, *Æther sulfuricus, Æther vitriolicus.* Liquide incolore, d'une limpidité parfaite, d'une si grande volatilité qu'il se dissipe en un instant lorsqu'on le laisse à l'air libre: il disparaît également si on le tient dans un flacon mal bouché; en s'évaporant il produit un froid considérable.

Cet éther s'obtient en soumettant à la distillation, dans une cornue de verre, un mélange, à parties égales, d'alcohol et d'acide sulfurique concentré. L'action du feu donne d'abord un alcohol d'une odeur suave, l'éther passe ensuite, puis vient après lui une huile légère, jaunâtre, que l'on appelle huile douce du vin. Les chimistes pensent que dans cette opération l'acide sert à provoquer une réaction des principes élémentaires de l'alcohol les uns sur les autres, que ce sont les nouvelles combinaisons formées par ces principes qui engendrent l'éther; ils soutiennent que l'acide ne lui fournit rien de sa substance. L'éther est considéré alors comme une modification de l'alcohol, opérée par l'acide sulfurique, dans laquelle le premier liquide a perdu une portion de son hydrogène et de son carbone.

Cette théorie fort simple vient d'être contestée par de nouvelles observations. Des chimistes, dont l'opinion est d'un grand poids, veulent aujourd'hui que dans l'éthérification l'acide sulfurique subisse une véritable décomposition. Ils prouvent qu'au moment où l'éther commence à se manifester, il se forme dans la liqueur une partie d'acide hypo-sulfurique, qui est unie à une matière végétale nouvelle, dont il est impossible de le séparer. D'après ces expériences, l'éther ne serait que de l'alcohol où il y aurait de moins les principes dont est composée cette matière végétale, et la portion du corps qui désoxygène l'acide sulfurique, et qui paraît être l'hydrogène.

M. Boullay a démontré que l'acide phosphorique et l'acide arsenique agissaient sur l'alcohol comme l'acide sulfurique, et que l'éther que ces acides formaient était absolument semblable à celui dont nous nous occupons. Mais on n'osera jamais se servir du dernier surtout, parceque dans sa confection la moindre négligence pourrait en faire un agent pernicieux.

L'éther sulfurique dissout les huiles volatiles, les résines, le camphre, les baumes naturels, les alcalis organiques, les huiles fixes, l'adipocire, le caoutchouc, quelques sels, etc. Il s'unit à l'alcohol dans toutes les proportions : si l'on ajoute de l'eau au mélange, l'alcohol se porte sur elle et laisse l'éther à l'état de liberté. L'eau ne dissout que la dixième partie de son poids de ce liquide.

La dose de l'éther est de huit à dix gouttes à la fois,

que l'on verse sur un morceau de sucre, ou dans une
cuillerée d'un véhicule froid ; on prend l'eau de fleurs
d'oranger, de roses, de sauge, de menthe, etc., ou une
infusion aromatique. C'est ordinairement en *potions*
que l'on administre l'éther ; on met un demi-gros ou
un gros de cette liqueur dans trois ou quatre onces
d'un excipient qui se compose d'eaux distillées et de
sirop, et quelquefois de deux à quatre gros d'un alcoholat ou d'une teinture : on diversifie à l'infini ces
compositions magistrales. M. Boullay a fait un sirop
d'éther qui facilite l'administration de cette substance :
on en prend une petite cuillerée à café : uni intime-
ment avec le sucre, le fluide éthéré parvient dans
l'organe gastrique sans s'être vaporisé.

L'éther sulfurique a une odeur très pénétrante :
on se sert de l'impression qu'il fait sur la surface pituitaire pour prévenir ou pour dissiper les évanouissements, les syncopes, etc. Il a une saveur piquante,
brûlante : il fait toujours une vive impression sur les
surfaces vivantes avec lesquelles on le met en contact.

Une demi-once d'éther pur, donné à un chien, a
causé sa mort quatre heures et demie après son ingestion : on a trouvé la membrane muqueuse de l'estomac fortement enflammée, ainsi que les autres tuniques de ce viscère ; la membrane interne du duodé-
num était un peu phlogosée ; le reste du canal digestif
était sain.

L'éther, uni à un véhicule aqueux, ou à un corps
sucré qui lui serve de correctif, et pris à la dose de
quelques gouttes, produit une sensation de chaleur
qui commence à la bouche, s'étend à la gorge, se

continue le long de l'œsophage jusqu'à l'estomac. Mais c'est surtout la face interne de ce dernier organe qu'il attaque : l'excitation qui en résulte est transmise par sympathie au cerveau et à la moelle épinière : ces parties prennent aussitôt plus d'activité, et les nerfs semblent répandre dans tous les tissus une quantité plus abondante de principes de vie. L'organe gastrique seul a reçu une excitation immédiate : cependant elle se manifeste partout ; chaque organe paraît plus vivant ; les forces de tout le corps ont subitement augmenté.

Les molécules de l'éther sont recueillies par les suçoirs absorbants et portées dans le sang ; mais cette matière, si éminemment volatile, ne peut séjourner dans un liquide dont la température est de trente-deux degrés, R. Les molécules éthérées sortent par les issues qui se présentent d'abord sur leur passage, elles s'échappent en torrents par la surface pulmonaire. Aussi, parmi les effets généraux de l'éther, on saisit difficilement ceux que l'on pourrait rapporter à l'impression de ses principes matériels sur les tissus organiques : ces effets ont peu de durée, peu d'intensité, peu d'expression. L'éther n'agit pas sur l'appareil circulatoire d'une manière très sensible : il est des observateurs qui assurent que cette substance n'augmente pas notablement la fréquence du pouls ni la chaleur animale. Au reste, les modifications organiques que l'éther peut produire sont toujours subordonnées à la dose que l'on en prend, à la manière dont on l'administre ; il est bien connu qu'une forte quantité d'éther, que l'on avale en peu de temps, dé-

termine un état d'ivresse, comme l'alcohol : on a même
remarqué que l'éther portait à la tête beaucoup plus
vite que ce dernier liquide ; mais la somnolence,
l'engourdissement des facultés morales, se dissipent
plus tôt.

A la dose d'un gros, l'éther produit immédiatement
après son administration, des éblouissements, des
étourdissements, un obscurcissement de la vue, une
sorte d'ivresse, des picotements dans les membres, etc.
En même temps il donne le sentiment d'une chaleur
brûlante à l'estomac, la langue devient rouge, l'épigastre est tendu, gonflé, il survient des coliques. Les
accidents qui se manifestent du côté de l'encéphale
durent une heure à peine ; ceux qui partent de l'appareil digestif existent bien plus long-temps. Une femme
à qui j'avais conseillé un gros d'éther comme un remède vermifuge, éprouva, aussitôt après l'ingestion de
cette substance, un froid très vif à l'extérieur du corps,
elle demandait du feu à grands cris pour se réchauffer :
dans ce même temps elle se plaignait d'une ardeur intérieure qui la consumait.

On se sert avec succès de l'éther pour changer le
mode actuel de vitalité du canal alimentaire, dans
quelques coliques nerveuses, dans les vomissements
spasmodiques, dans des pneumatoses intestinales, etc.
On en donne, dans les indigestions, vingt gouttes et
plus dans un demi-verre d'eau, pour imprimer une
secousse aux organes digestifs, pour décider l'élaboration des aliments que contient l'estomac, ou leur
expulsion par le vomissement.

On se sert aussi avec succès de l'éther pour modifier l'état actuel de l'encéphale, de la moelle rachidienne et des nerfs ganglionaires, pour arrêter l'influence morbide que ces parties exercent sur tous les appareils organiques du corps, et faire cesser les accidents qui en sont le produit. On fait respirer l'éther pour suspendre des toux convulsives, pour faire cesser des étouffements, des accès d'asthme. On en donne aussi à l'intérieur. La promptitude avec laquelle on l'a souvent vu dissiper ces accidents a quelque chose de merveilleux. Dans plusieurs occasions l'éther se montre un puissant expectorant ; on le conseille pour suspendre des palpitations de cœur, le hoquet, etc. Lorsqu'il met l'appareil cérébral dans un état d'excitation, il développe partout les forces de la vie ; c'est un cordial puissant dont on se sert lorsqu'il se manifeste un état adynamique. Dans les fièvres ataxiques, l'éther parvient à calmer des mouvements convulsifs, des soubresauts de tendons, des hoquets, etc. : ce même agent est un remède contre une foule d'affections qui ont leur origine dans une perversion de l'action nerveuse. On sent assez que ce moyen serait nuisible, si ces affections procédaient d'une phlogose, d'une irritation, etc., ou si la disposition présente des voies digestives ne permettait pas d'y porter des agents stimulants.

On a guéri des fièvres intermittentes en administrant un gros d'éther au moment de l'accès ; cette quantité suscitait une secousse brusque de toutes les puissances organiques, laquelle, dans cette circonstance, devenait curative. Desbois de Rochefort, qui a souvent mis ce fébrifuge en usage, a remarqué que les malades n'éprouvaient qu'une légère fièvre sans frisson, les premières fois qu'ils s'en servaient ; ces accès modifiés cessaient bientôt d'avoir lieu si l'on continuait l'emploi du même remède.

Bien des personnes recourent à l'éther, dès qu'elles éprouvent des douleurs d'estomac, des coliques, des pesanteurs après le repas, des rapports, etc. Il est important cependant de ne pas se servir de cette liqueur brûlante, si une phlegmasie chronique est la cause de ces accidents. Combien d'engorgements, d'obstructions des viscères abdominaux sont le produit d'un travail inflammatoire qui a été méconnu ! Le chimiste Bucquet, tourmenté de coliques, s'habitue à l'usage de l'éther ; il va jusqu'à en prendre une pinte par jour : il meurt, et l'on trouve des lésions organiques à l'estomac, aux intestins et surtout au colon, qu'il est impossible de ne pas attribuer, au moins en partie, à l'abus que ce savant fit de l'éther.

L'éther est un des ingrédients de toutes les potions que l'on décore en pharmacie du titre d'antispasmodiques ; mais là cet agent se trouve ordinairement associé à une préparation opiacée : or, un peu de réflexion fait aussitôt concevoir combien doivent être importants en thérapeutique ces composés, qui recèlent deux propriétés distinctes dont l'exercice a lieu successivement et en deux temps. La propriété diffusible éclate d'abord, elle excite l'action nerveuse ; la propriété narcotique vient après, et produit un effet contraire : est-ce cette double secousse qui dissipe les spasmes, les douleurs, les crampes, les accidents variés contre lesquels ces potions se montrent si efficaces ?

L'éther sulfurique a été quelquefois employé avec
succès contre la leucophlegmatie, contre les œdèmes
généraux ; on le donnai: à la dose de dix à quinze
gouttes à la fois, que l'on répétait de temps en temps :
ce moyen stimulant réveillait l'action des suçoirs absorbants, qui prenaient le liquide accumulé dans le
tissu cellulaire ; il excitait en même temps la faculté
sécrétoire des reins, qui expulsaient hors du corps cette
sérosité morbifique. L'éther sulfurique rétablissait de
plus la fonction transpiratoire de la peau.

M. Bourdier a fait de l'éther un médicament vermifuge très efficace. Ici c'est la méthode que l'on suit
dans l'administration du remède qui assure son succès :
on donne un gros d'éther dans un verre de décoction
froide de fougère mâle, quelques minutes après on
en fait prendre deux gros, en lavement, dans la même
décoction ; tout le canal alimentaire se trouve ainsi
rempli d'une vapeur éthérée dont le pouvoir sur les
vers intestinaux ne peut être douteux. Alors on met
en action un nouveau moyen ; le malade avale deux
onces d'huile de ricin une heure après l'éther. L'importance de cette combinaison pharmacologique est
évidente : à la suite d'une substance qui a engourdi
ou tué le ver intestinal, arrive un médicament cathartique, qui détermine l'expulsion de tout ce que contient le canal intestinal : ce mode très rationnel de traitement a souvent procuré la sortie des vers, même
du ténia.

On a proposé le mélange de trois parties d'éther
sulfurique et de deux parties d'huile essentielle de
térébenthine comme un moyen propre à dissoudre les

calculs qui se forment parfois dans la vésicule du fiel.
On administrait tous les matins un gros de ce mélange
dans du petit-lait; on en faisait prendre souvent une
livre, et même plus, dans le cours du traitement. Si
le corps s'échauffait, ou s'il se déclarait des douleurs,
on employait la saignée. Les malades rendaient souvent des calculs par les selles. (*Nouv. Mém. de l'aca-
dém. de Dijon*, 1782.) On a peine à expliquer l'action
curative de ce remède, que nous devons au docteur
Durande. Les deux ingrédients de ce composé n'opèrent pas sans doute une dissolution chimique des calculs : comment concevoir qu'une excitation prolongée
de l'appareil gastrique et de l'appareil hépatique puisse
favoriser leur sortie ? Il faudra soumettre cette méthode thérapeutique à un nouvel examen.

On a trouvé une vertu médicinale dans la faculté
qu'a l'éther de produire un grand froid sur les parties
extérieures du corps, lorsque, appliqué sur elles, il
se volatilise ; on en a mis sur les tempes, pour dissiper
la migraine, pour calmer les douleurs des dents, etc.
On a arrosé des hernies avec l'éther, pour procurer
la rentrée de l'intestin, en condensant, par le froid
que cause l'évaporation de ce liquide, les gaz que
contient la tumeur, en diminuant même le volume
des tissus organiques qui sont sortis du ventre.

L'art pharmaceutique emploie l'éther comme un
excipient. C'est ce liquide qui sert à former les teintures éthérées d'arnica, de digitale pourprée, de
baume de Tolu, de musc, de castoréum, de muriate
de fer, etc. En réfléchissant à la petite quantité de ces
teintures que l'on donne à la fois, on reconnaît que

dans beaucoup de compositions il n'y a que l'éther qui agisse. Que peuvent être les matériaux fournis par le baume de Tolu, par le muriate de fer, etc., dans les douze ou quinze gouttes de ces teintures que prend un malade? Il n'en est pas de même de la teinture de digitale pourprée, d'arnica, de celle de musc, de castoréum, de celle de phosphore, parceque ces ingrédients, même à petites doses, produisent des effets sensibles.

ETHER SULFURIQUE ALCOHOLISÉ, LIQUEUR MINÉRALE ANODINE D'HOFFMANN, *Æther sulfuricus alcoholisatus, Liquor mineralis anodynus Hoffmanni.* On fait ce composé pharmaceutique en mêlant ensemble trois onces d'alcohol, trois onces d'éther et un gros d'huile douce de vin. Nous avons vu que l'on obtenait celle-ci dans la confection de l'éther. Ce mélange a les mêmes propriétés médicinales que l'éther; son action sur les organes vivants est seulement moins vive, moins violente: on peut en donner une plus forte dose.

ETHER NITRIQUE, *Æther nitricus.* Il est d'un blanc jaunâtre; il prend feu avec facilité; il ne rougit pas le papier de tournesol. Il a une odeur analogue à celle de l'éther sulfurique, mais plus forte; il produit une sorte d'étourdissement quand on le respire. Sa saveur est âcre et brûlante. Versé sur la main, il entre en ébullition et produit un froid considérable. (*Thenard, Traité de chimie.*)

On se sert de l'éther nitrique en médecine: on l'administre à l'intérieur à la dose de quelques gouttes à la fois comme diurétique. On en fait des applications extérieures quand on veut produire localement un grand froid. C'est un mode nouveau de médication que nous trouvons ici. Soustraire brusquement le calorique d'une partie vivante, c'est produire dans ses tissus et dans sa vitalité une mutation qui peut changer l'état morbide du lieu où se fait cette application, qui peut aussi, par sympathie, influer sur d'autres.

ETHER ACÉTIQUE, *Æther aceticus*. C'est un liquide incolore, qui ne rougit ni la teinture ni le papier de tournesol ; il a une odeur agréable d'éther sulfurique et d'acide acétique, une saveur particulière. Il se dissout dans l'alcohol et dans l'eau. Ce composé chimique a une propriété diffusible comme celle des autres éthers. M. Sedillot en a tiré un parti utile pour calmer et même pour faire cesser les douleurs rhumatismales ; il fait des frictions sur les endroits douloureux avec ce liquide : il en emploie une demi-once au moins chaque fois.

SECTION III. *De la médication diffusible.*

Les médicaments diffusibles agissent de deux manières : 1° par l'intermédiaire des cordons nerveux, 2° par le moyen des canaux circulatoires. Ces médicaments agissent d'abord sur les nerfs de la surface qui les reçoit ; l'impression que ces nerfs ressentent se propage par continuité au cerveau, au prolongement rachidien ; l'excitation vive, puissante, qu'éprouvent ces centres de vitalité développe l'influence qu'ils répandent sur tous les points du système animal ;

tous les appareils organiques montrent aussitôt plus
d'énergie, plus d'activité. Bientôt les molécules mêmes
de ces agents sont prises par les bouches absorbantes
et versées dans le sang ; elles continuent, elles augmentent l'effet, le trouble que l'influence nerveuse
avait commencé ; tous les tissus vivants se meuvent
avec une rapidité remarquable, tous les organes précipitent leur action, tous les actes de la vie s'exécutent d'après un rhythme accéléré. Mais l'action du
médicament diffusible sur l'économie animale peut
donner lieu à la formation d'une congestion sanguine
vers la tête : quand ce phénomène organique s'opère,
la médication prend tout-à-coup un autre caractère et
de nouveaux attributs.

Remarquons que la puissance des médicaments
diffusibles se manifeste toujours par la voie des sympathies, quelque petite que soit la dose de ces agents
que l'on emploie : dans les profondes débilités, quinze
gouttes d'alcohol, six gouttes d'éther sulfurique,
suffisent pour exciter le sentiment d'une subite restauration. Au lieu que la puissance qui émane de l'absorption des principes alcoholiques demande une autre
condition, elle ne devient appréciable qu'après l'emploi d'une certaine quantité d'une liqueur diffusible ;
il faut que les principes de cette liqueur soient assez
abondants dans le corps pour que tous les tissus organiques en sentent l'impression ; il faut que la dose de
l'agent diffusible soit plus forte encore pour qu'il se
forme une congestion sanguine dans l'encéphale, pour
que tous les phénomènes qui en sont le produit apparaissent.

Appareil digestif.

Etat physiologique. L'organe gastrique sent fortement la puissance des médicaments diffusibles. L'impression que ces agents font sur sa surface muqueuse
y produit une rubéfaction passagère, élève sa température, donne un sentiment de chaleur très vif,
très prononcé: pendant ce temps la membrane musculeuse de ce viscère se resserre, se contracte, sa cavité
se rétrécit ; la membrane péritonéale n'éprouve aucune modification, tant qu'elle est dans sa condition
physiologique. L'exaltation qu'éprouve alors la vitalité
de l'estomac produit des effets différents selon la condition dans laquelle se trouve ce viscère. Avant le
repas, un médicament diffusible tourmente la membrane muqueuse de l'estomac, cause des tiraillements,
des mouvements dans l'épigastre, que souvent on
prend pour le sentiment de la faim, que l'on cherche
à dissiper en mangeant. Après le repas, l'excitation
qu'il suscitera dans l'appareil gastrique accélérera
l'opération vitale qui doit former le chyme. Si l'estomac est sensible, trop irritable, ou bien quand une
trop grande quantité de liqueur vineuse ou alcoholique échauffe, irrite ce viscère, l'excitation qui, tout
à l'heure, favorisait l'acte de la digestion, en pervertit
l'exercice ; le tissu de l'estomac éprouve une sorte de
tension vitale qui gêne ses mouvements, qui arrête
son travail ; on éprouve à la région épigastrique une
pesanteur, un embarras ; la figure s'anime, souvent
la tête devient pesante, etc. Bien des personnes sont
sujettes à éprouver cet état quand elles prennent

des vins alcoholiques, des liqueurs de table : deux ou trois verres d'eau sucrée rétablissent ordinairement l'exercice de la fonction qui nous occupe. Les médicaments diffusibles font éprouver aux intestins les mêmes changements organiques qu'à l'organe gastrique : leur surface interne rougit ; leur cavité diminue par suite de la contraction de la tunique musculeuse ; leur chaleur vitale devient plus forte. Des expériences faites sur des animaux ont démontré que l'alcohol pénétrait dans les intestins grêles, et qu'il y restait assez long-temps.

Etats pathologiques. Lorsque l'estomac est dans un état d'irritation, que sa surface muqueuse est rouge, chaude, très sensible, les médicaments diffusibles donnent lieu, au moment même de leur ingestion, à un sentiment d'ardeur incommode dans l'épigastre, à des tiraillements, à un malaise considérable : quelquefois ces médicaments sont rejetés par le vomissement ; toujours les malades les repoussent ; ils n'en veulent plus, ils redoutent leur action. Si l'encéphale se trouve alors dans un état d'excitation, comme dans quelques convalescences, dans la phthisie, dans les fièvres lentes, l'impression que lui transmettent les nerfs gastriques le provoque, cause du délire, une loquacité remarquable, une grande agitation. Souvent une cuillerée d'un vin alcoholique produit cet effet sur les personnes qui ont la fièvre et les voies digestives irritées. On croit expliquer la facilité avec laquelle cette sorte d'ivresse survient, en disant que ces malades sont faibles, qu'ils ne peuvent soutenir l'action du vin.

Une phlogose des tissus gastriques rendra les effets

des médicaments diffusibles encore plus prononcés.
Leur ingestion causera une exaspération violente de
tous les accidents qui tiendront à l'inflammation de
l'estomac; ensuite ils offenseront fortement tous les
autres appareils organiques qui sont alors dans une
condition morbide.

Devons nous nous arrêter à déterminer quels phénomènes nouveaux feront apparaître dans la médication des diffusibles les autres modes de lésions dont
l'estomac peut être le siége? Existe-t-il une exhalation
sanguine sur la surface gastrique, ces médicaments
crisperont les orifices vasculaires et arrêteront la sortie
du sang. Dans un état d'hypertrophie, ils développe-
ront toute l'énergie de l'estomac, ils exagéreront son
action vitale; dans un état d'oligotrophie, ils lui procureront par leur impression stimulante une force
nécessaire, favorable. Si les tuniques gastriques sont
ramollies, les médicaments diffusibles, en les aiguillonnant, leur communiqueront une activité passagère; mais ils les laisseront bientôt après dans la même
condition morbide. Lorsqu'un ou plusieurs endroits de
l'organe gastrique éprouvent une induration squirr-
rheuse, un verre d'eau-de-vie, quelques gouttes
d'éther ont souvent réussi à calmer pour un moment
les accidents que cette lésion fomentait. Ces liquides
apaisent les rapports, les vomituritions de sucs acides
que sécrètent des points de la membrane muqueuse,
qui sont alors dans une condition morbide. Ils arrêtent
les contractions partielles des tuniques musculeuses
qui donnent le sentiment d'une corde qui serre l'estomac; ils suspendent les tiraillements douloureux qui

semblent au malade tendre à déchirer le tissu de ce viscère, etc. On pourrait croire que l'alcohol ou l'éther, par leur impression première, jettent l'estomac dans un état de stupeur momentanée. Si le cancer est ulcéré, s'il y a dans l'intérieur de l'estomac des végétations d'une sensibilité exquise, si autour de la partie, où existe la dégénérescence squirrheuse, les productions morbides, il y a des rougeurs, des éruptions, un travail de phlogose, etc., ce qui arrive souvent, ces liqueurs ne peuvent plus être supportées, elles causent les plus vives douleurs.

Dans les lésions vitales de l'estomac, les médicaments diffusibles produisent des effets qui méritent d'être notés. On les voit dissiper très vite des langueurs, des parésies d'estomac qui tiennent à une diminution de l'influence des nerfs sur ce viscère. On les voit fréquemment calmer, au moins pour un temps, des nausées, des efforts de vomissements, des crampes d'estomac, qui procèdent d'une perversion de cette influence. Alors, le vin, l'alcohol, l'éther, tirent leur puissance de l'impression qu'ils font sur les nerfs gastriques, et de l'ébranlement qu'en ressentent d'une manière soudaine l'encéphale, la moelle épinière, tout le système nerveux. Lorsqu'un excès d'innervation a exagéré la susceptibilité des tissus gastriques, et qu'il les entretient dans un état de spasme, d'éréthisme; ces liqueurs diffusibles augmentent cette disposition morbide, donnent à tous les accidents plus d'intensité.

Ce que nous venons de dire de l'estomac est applicable aux intestins. L'expérience prouve que les lésions diverses dont les tuniques muqueuse, musculeuse et péritonéale du canal intestinal sont susceptibles apportent des variations notables dans les effets habituels des médicaments diffusibles. Selon que les intestins sur lesquels ces derniers porteront leur action auront leurs tuniques irritées, phlogosées, oligotrophiées, dans un état d'endurcissement squirrheux, etc., en un mot selon l'espèce de lésion matérielle qu'ils rencontreront, ils feront naître des phénomènes nouveaux ou insolites. Il en sera de même quand il existera l'une des lésions vitales que l'on entend en pathologie par les mots d'asthénie, d'atonie, d'éréthisme, de spasmes des intestins. Les effets que l'alcohol, l'éther, produisent dans ces dernières lésions, procèdent de l'impression que ces liquides font sur les nerfs de la surface gastro-intestinale, de l'excitation soudaine que ces derniers portent au cerveau, au prolongement rachidien, des modifications qu'en éprouve l'appareil nerveux tout entier.

Nous pourrions aussi parler des lésions du foie et des autres organes qui appartiennent à l'appareil digestif, et chercher à déterminer les variations que ces lésions produisent dans les effets des diffusibles : mais il y a encore des obscurités à dissiper avant de pouvoir satisfaire à toutes les questions que ce sujet suggère.

Appareil circulatoire.

Etat physiologique. Le pouvoir des médicaments diffusibles sur l'appareil circulatoire est bien évident, bien sensible. A peine ces agents sont administrés, que le pouls devient plus fort : bientôt après il est plus élevé et surtout plus fréquent. Le sang qui pénètre

dans le tissu du cœur est rempli de molécules stimulantes ; leur présence irrite cet organe, il se contracte
plus vite. Les vaisseaux capillaires sentent l'impression de ces molécules, et leurs oscillations redou-
blent de vitesse : aussi le fluide sanguin parcourt leur
intérieur avec une extrême célérité ; il pénètre même
des réseaux qui restent vides dans l'état naturel ; la
figure devient rouge et animée. L'exaltation de la vitalité du système capillaire prépare des mouvements
fluxionnaires, provoque des congestions sanguines sur
divers points du corps : il n'est pas rare de voir les
diffusibles exciter des saignements de nez, des hémo-
ptysies, la menstruation chez les femmes, etc. Le sang
est dans une agitation singulière : il semble occuper
plus d'espace et gonfler les canaux qui le contiennent.
Il existe dans l'économie animale une turgescence
sanguine, une fièvre momentanée, de nature inflammatoire, fomentée par les molécules alcoholiques que
reçoit le fluide circulatoire, et qui s'éteint à mesure
que ces molécules sont expulsées du corps.

Dans le trouble physiologique que suscitent les médicaments diffusibles, l'accélération du cours du sang
se lie à un dégagement plus considérable de calorique ;
c'est ce phénomène qui a fait regarder ces agents
comme des échauffants ou des thermantiques. On
accorde aussi aux diffusibles le titre de cordiaux ;
mais c'est moins l'action qu'ils exercent sur le cœur
qui leur a valu ce titre, que la faculté qu'ont ces médicaments d'exciter l'encéphale et le prolongement
rachidien, d'animer la vie cérébrale, et de donner
par là la conscience d'une restauration subite.

Etats pathologiques. La puissance stimulante des médicaments diffusibles se manifeste davantage, quand le cœur ou le péricarde sont actuellement dans un état d'irritation, parceque ces parties ont alors une susceptibilité très développée, excessive, et que les molécules des médicaments dont nous venons de parler ont plus de prise sur leur tissu. Déjà le cœur précipite ses mouvements, le pouls est vif, fréquent, la chaleur animale plus développée, il y a fièvre : hé bien, chaque administration d'un agent diffusible causera un redoublement très marqué de tous ces symptômes, elle provoquera un véritable paroxysme. Si les canaux vasculaires partagent l'irritation du cœur et du péricarde, si leur intérieur est plus rouge, plus sensible (artérite, phlébite), les effets de l'agent diffusible deviennent plus nombreux, parceque leurs molécules offensent un plus grand nombre de parties, il y a une ardeur interne, universelle, insupportable, une agitation continuelle, des inquiétudes extrêmes, etc.

Le tissu du cœur et du péricarde est-il phlogosé, l'action des diffusibles sera encore plus violente et plus dangereuse; il y a alors des battements tumultueux, irréguliers, dans la région du cœur, on y sent de la chaleur, une anxiété extrême avec menace de syncope; le pouls est inégal, vif, etc. Tous ces accidents deviennent plus forts, il en naît encore d'autres, si dans cette circonstance on donne un des liquides que nous réunissons dans cette classe.

Les médicaments diffusibles produisent un effet très remarquable sur le cœur lorsqu'il est dans un état d'hypertrophie, parceque leur aiguillon mettant en

jeu la masse que cet organe présente, donnant à ses
mouvements toute la force dont ils sont susceptibles,
chaque pulsation soulève la poitrine, ébranle toute
la machine animale. Lorsqu'il y a hypertrophie du
ventricule gauche, les médicaments diffusibles augmentent les vertiges, les bruissements d'oreilles, les
rêvasseries pendant le sommeil, la force et la dureté du pouls, la tension des arières; ils déterminent
aussi très vite une congestion cérébrale. Si le ventricule droit offre une augmentation de volume de ses
parois, les mêmes agents poussent le sang avec trop
de véhémence dans le tissu des poumons; il résulte
de leur usage une oppression plus forte, de la toux,
même le crachement de sang.

Sur les personnes dont le cœur a perdu de son volume, se trouve dans un état d'oligotrophie, les battements de cet organe deviennent plus sensibles, plus
évidents, et le pouls montre plus de force pendant
que le corps est sous l'influence des médicaments
diffusibles. Quand il y a ramollissement du tissu du
cœur, ou quand les parois de ses ventricules sont
amincies, l'impulsion que reçoivent les colonnes de
sang qui remplissent les artères est faible; ces médicaments donnent momentanément à cette impulsion
un peu plus de vigueur.

Dans les lésions vitales du cœur, soit que l'innervation de cet organe, diminuée, augmentée ou déréglée,
cause un affaiblissement, ou exagère la force des pulsations artérielles, ou bien provoque des contractions
désordonnées, des palpitations de cœur, les diffusibles
montrent toujours leur puissance. Leur action sur les

nerfs de la surface gastrique se transmet en un clin
d'œil à l'encéphale et à la moelle épinière, change
l'état actuel de ces centres de vitalité, remédie à la
faiblesse du cœur, dans le premier cas; ajoute à l'énergie, déjà trop forte, des forces circulatoires, dans le
second. Souvent l'action des diffusibles dissipe les
accidents qui tiennent au dérèglement de l'influence
nerveuse sur le cœur; en modifiant cette influence,
ils font qu'elle reprend sa mesure physiologique.

Appareil respiratoire.

Etat physiologique. Pendant l'action d'un médicament diffusible, la respiration est plus élevée et plus
fréquente; dans un temps donné, il se fait un plus
grand nombre d'inspirations et d'expirations. Ce qui
doit surtout nous intéresser, ce sont les phénomènes
chimiques de cette fonction; or, tout porte à croire
qu'ils ont alors une plus grande activité; que la conversion du sang veineux en sang artériel est plus
prompte et plus parfaite; que ce liquide, qui se représente plus souvent dans les vésicules bronchiques,
au contact de l'oxygène atmosphérique, prend un
caractère plus animé, plus vivifiant, qu'il finit par
conserver même dans les canaux veineux. Un homme
avait pris dans la soirée une grande quantité de liqueurs
alcoholiques; il se fait saigner le lendemain matin, le
sang qui sortit de la veine était d'une couleur si vive,
si rutilante, il s'échappait avec une telle vitesse, que
le chirurgien crut un instant avoir piqué une artère.

Etats pathologiques. Lorsque les poumons sont
dans un état pathologique, les médicaments qui nous

occupent font naître, divers autres phénomènes. Dans
la phlogose de la membrane muqueuse (la bronchite,
le catarrhe pulmonaire, le rhume), ils augmentent la
toux, la rendent plus pénible, ils suppriment l'expectoration quand elle commence à s'établir : mais si cette
phlogose est légère, récente, si le médicament diffusible, pris à forte dose, provoque une abondante
diaphorèse, celle-ci parvient souvent, par un effet révulsif, à enlever l'irritation pulmonaire, à faire avorter
la maladie. Quand, après l'administration d'un médicament diffusible, le vin sucré, le punch, l'eau-de-vie
avec du sucre, etc., une sueur générale, critique, salutaire n'a pas lieu, ces liqueurs augmentent l'intensité
de la fièvre, étendent le travail inflammatoire, changent
le simple rhume en une péripneumonie. Dans cette dernière affection, les médicaments diffusibles causent
de l'oppression, arrêtent l'expectoration, donnent
plus d'étendue à l'engorgement inflammatoire du tissu
des poumons. Ils aggraveront aussi tous les accidents
de la pleurésie. Comme dans ces maladies la lésion
des poumons a fait des provocations à tous les appareils
organiques, que le cœur et les vaisseaux, l'encéphale,
la peau, etc., ont perdu leur condition physiologique,
l'impression des molécules vineuses, alcoholiques,
éthérées, sur ces derniers organes, suscitera de nouveaux accidents ; la susceptibilité morbide de tous les
tissus donne alors à ces molécules une puissance extraordinaire, insolite.

Lorsque, dans les fièvres, l'air sort brûlant des poumons, que la respiration est accélérée, il y a un état
d'irritation de ces organes que l'on a peut-être mal

déterminée encore; toujours l'usage des médicaments diffusibles augmente cette irritation, lui donne momentanément plus de force.

Nous ne chercherons pas à exposer ce que ces agents opèrent quand le tissu pulmonaire est pris d'œdème et d'emphysème, rempli de tubercules, etc.

Il est des lésions vitales des poumons que les médicaments diffusibles dissipent facilement. On voit tous les jours des oppressions, des toux, des accès de suffocation, etc., qui dépendent d'une perversion de l'influence que les nerfs portent aux poumons, au diaphragme, et que l'éther, un composé alcoholique font cesser. Leur action sur les nerfs de la surface gastrique modifie l'état actuel du cerveau et de la moelle épinière, et suspend le cours désordonné de la puissance nerveuse. Quelquefois il suffit, pour produire cet effet, de respirer l'éther, de mettre ses émanations en contact avec les nerfs des cellules bronchiques.

Appareil cérébral.

État physiologique. Les médicaments diffusibles agissent fortement sur l'encéphale. Fréquemment le thérapeutiste ne les emploie que pour changer le mode actuel de vitalité de cette partie, que pour imprimer un ébranlement utile à tout le système nerveux. L'action de ces médicaments sur l'appareil cérébral exalte aussitôt la sensibilité sur tous les points du corps; toutes les impressions que l'on reçoit pendant leur opération sont plus vives, pénètrent plus profondément. Cet agrandissement de la faculté sensitive se remarque bien sur les organes des sens; les yeux deviennent vifs, étincelants, la vue est plus perçante, l'ouïe plus subtile.

L'étonnant pouvoir des agents diffusibles sur les facultés morales de l'homme a été célébré par Horace. Ils élèvent l'âme, multiplient les idées, donnent à l'esprit plus de vivacité, échauffent, enflamment l'imagination : *fœcundi calices quem non fecère disertum?* L'usage des diffusibles excite les passions, éloigne les soucis, les chagrins, inspire la gaieté : *sollicitis animis onus eximit.* Il allume le courage, porte à braver les dangers, il fait des téméraires : *in prælia trudit inertem.* A la suite d'un grand repas, lorsque tous les convives sont sous la puissance des liqueurs diffusibles, il y a une harmonie entre toutes les volontés, un rapport dans les idées, une tendance réciproque à multiplier les témoignages d'amitié, de confiance, etc., qui me paraît tenir à ce que l'usage des mêmes agents a donné à tous les individus la même disposition organique. Un état commun d'excitation rapproche tous les convives ; et cette conformité du physique me semble appeler la conformité des affections, des désirs, des sentiments. Combien les repas n'ont-ils pas formé de liaisons, éteint de querelles, vaincu d'obstacles, conclu de marchés ! etc.

Mais à l'exaltation des facultés morales succède un état tout différent, si l'on prend en peu de temps une grande dose d'une liqueur vineuse ou alcoholique. Le sang, appelé avec force vers la tête, détermine un engorgement du cerveau ; la formation de cet engorgement s'annonce par un ordre de phénomènes particuliers et qui font un singulier contraste avec ceux que nous venons de signaler. Tout à l'heure le cerveau offrait une activité remarquable, l'influence des nerfs sur les organes de la vie de relation était toute-puissante; maintenant l'appareil cérébral et ses dépendances sont dans une profonde stupeur. Cet état, que l'on nomme ivresse, s'annonce par un désordre marqué dans les sensations, dans les perceptions, dans les facultés affectives, par un délire gai, furieux ou taciturne. La tête devient pesante, la figure bouffie, elle perd son expression naturelle; les paupières paraissent plus grosses, plus pesantes; les yeux, gonflés, moins ouverts, sont languissants; enfin la physionomie offre un défaut d'expression, un changement très remarquable et qui se retrouve dans tous les cas où une congestion sanguine se forme dans l'encéphale. Les muscles semblent d'abord moins dociles aux ordres de la volonté; la marche est chancelante, souvent on remarque des mouvements comme convulsifs. Bientôt le système musculaire cesse de recevoir des nerfs les principes qui l'animent; il éprouve une détente complète; le corps est courbé en avant, les bras pendants; il s'affaisse sur lui-même, il existe une sorte de paralysie. Un assoupissement profond, qui se continue pendant plusieurs heures, termine cette scène dégoûtante; il reste ensuite un mal de tête violent, des vertiges, un grand accablement, une courbature générale, etc., qui durent jusqu'à ce que l'appareil cérébral ait repris sa condition physiologique.

Etats pathologiques. Les médicaments diffusibles auront beaucoup de prise sur les méninges encéphaliques, lorsqu'elles seront actuellement dans un état d'irritation ou de phlogose ; toutefois l'observation prouve que, si cette lésion est bornée à un seul point de ces méninges, et qu'elle soit récente (migraine), l'éther, même une petite dose d'une liqueur alcoholique, loin de l'aigrir, de l'étendre, la fait souvent disparaître. Mais si la phlogose occupe un grand espace, et si elle est bien établie (arachnoïdite, céphalalgie), l'administration d'un composé vineux ou alcoholique occasione trop souvent un redoublement de tous les accidents, en provoque de nouveaux. On a vu l'emploi de ces agents stimulants être suivi d'un délire furieux, d'une agitation extraordinaire, de mouvements convulsifs, et d'autres phénomènes morbides alarmants, ou décider une congestion sanguine dans l'encéphale, qu'accompagnaient l'accablement, la somnolence, la chute des forces, un délire sourd, etc.

Lorsqu'une portion, une zone des méninges spinales ou une grande étendue de ces membranes est atteinte d'irritation ou de phlogose (myélo-méningite locale ou générale), il en résulte une perversion dans l'influence que les nerfs de la moelle épinière portent à tous les viscères. Administrés dans cette circonstance, les diffusibles dissipent parfois la lésion qui est bornée à un seul point, peut-être en la déplaçant, en l'attirant sur la surface gastrique; mais fréquemment ils étendent davantage, ils donnent plus d'intensité à celle qui a beaucoup d'étendue; ils multiplient alors les accidents au lieu de les calmer.

Toutes les modifications dont la substance même du cerveau, du cervelet et de la moelle épinière est susceptible, apportent des changements notables dans

les effets des médicaments diffusibles. S'il existe dans
l'encéphale une congestion sanguine, tous les tissus ont
moins de sensibilité, tous les mouvements organiques
sont faibles, tardifs, languissants : l'administration des
agents diffusibles ne provoque plus de phénomènes
apparents ; leurs aiguillons ne sont plus sentis. Dans
l'inflammation du cerveau ou du cervelet (cérébrite,
cérébellite), les agents diffusibles susciteront, dans
le début de la maladie, une exaspération effrayante
dans les symptômes, une explosion d'accidents redou-
tables : mais bientôt arrivera l'engorgement sanguin
de l'encéphale, et le calme apparent qui marche à sa
suite ; alors les attaques des agents diffusibles resteront
secrètes. Quand il y a hémorrhagie dans le cerveau
(apoplexie), les parties que le sang comprime ne sentent plus la puissance des agents diffusibles. S'il existe
dans un seul hémisphère un tubercule, une désorganisation locale, etc., l'action d'une liqueur alcoholique
ou vineuse fera ordinairement apparaître quelque phénomène insolite, bizarre, dont le diagnostic peut même
s'éclairer.

Les médicaments diffusibles montreront sans doute
un grand pouvoir sur la moelle épinière, lorsqu'une portion de ce centre de vitalité sera phlogosée (myélite).
Ce pouvoir cause des phénomènes variés, si le prolongement rachidien éprouve une compression locale ou
s'il est désorganisé dans un point, etc.

Comment oser prétendre à exposer tous les effets
que les liqueurs diffusibles font naître, parceque les
nerfs du système ganglionaire, les plexus nerveux sont
dans une condition morbide ? L'expérience autorise

à avancer que l'état d'irritation de ces réseaux nerveux (plecto-neurite) cède souvent à l'emploi de l'éther, d'une liqueur alcoholique, peut être parceque ces liqueurs excitantes appellent cette irritation sur la surface gastrique ou la portent à la peau.

Lorsque la sensibilité s'exalte dans les tissus, que le corps est partout douloureux (névrilémite générale), les agents diffusibles ne peuvent être supportés : ils agacent le malade, ils poussent le sang à la tête, causent du délire, déterminent très vite un engorgement cérébral. Quand cette sensibilité morbide est locale, qu'elle occupe seulement un membre, une région du corps (névrilémite locale), les diffusibles ne font plus le même mal, ils produisent souvent des sueurs révulsives et salutaires.

Appareil musculaire.

État physiologique. Les substances diffusibles développent la faculté contractile du tissu musculaire; elles rendent les mouvements libres, prompts, faciles. Ces substances produisent le besoin d'agir et d'user en quelque sorte l'excès de vitalité que leur action a développé dans les organes locomoteurs. Nous trouvons ici, comme pour les sensations, un état de choses tout différent aussitôt qu'il se forme un embarras cérébral; alors les nerfs ne portent plus aux muscles leur influence accoutumée; les mouvements volontaires, d'abord irréguliers, difficiles, incertains, deviennent bientôt tout-à-fait impossibles.

L'excitation que les médicaments diffusibles impriment à l'appareil cérébral, l'impression que leurs molécules font sur le tissu musculaire, produisent une sorte d'ébranlement de tout le corps : après leur administration, les mouvements des membres ont moins de précision, les contractions des muscles sont moins soumises à la volonté, il y a des écarts, des irrégularités notables dans les actes qu'exécutent ces organes. Les ouvriers qui manient des instruments tranchants se blessent souvent, lorsqu'ils travaillent après avoir pris du vin ou de l'eau-de-vie, même à des doses modérées : leurs facultés morales conservent toute leur intégrité, ils sont très loin de l'état d'ivresse, mais leurs membres ont déjà perdu leur calme, leur docilité physiologique. Les personnes qui s'amusent au tir au fusil savent que, pour conserver leur adresse, il est nécessaire qu'elles s'abstiennent de prendre du vin, des liqueurs alcoholiques : dès la veille du jour où elles doivent manier le fusil, elles ne boivent que de l'eau à leurs repas ; il en est même qui se trouvent bien de prendre plusieurs verres d'eau de fontaine le matin du jour où elles auront besoin d'une grande fixité dans les contractions musculaires.

Etats pathologiques. Si le tissu musculaire était dans un état d'irritation ou de phlogose, les molécules des liqueurs diffusibles auraient encore bien plus d'action sur lui ; les effets stimulants de ces liqueurs se prononceraient davantage sur ces organes. Nous ne parlerons pas des variations que les autres modifications morbides des muscles doivent apporter dans l'opération des médicaments qui nous occupent sur les muscles soumis à la volonté.

Dans les lésions vitales des muscles, les tremblements, les contractions, les convulsions, le tétanos, la paralysie, c'est sur l'appareil cérébral qu'il faut étudier la puissance des médicaments diffusibles, et non pas sur le tissu musculaire, qui n'a subi aucun changement matériel, qui seulement ne reçoit plus l'influence nerveuse dans l'ordre accoutumé.

Appareil urinaire.

Etat physiologique. Les médicaments diffusibles agissent rarement comme diurétiques. L'usage du vin, des liqueurs alcoholiques à hautes doses, rend ordinairement les urines rouges, très chargées : on croirait reconnaître dans ce liquide un peu de la matière colorante du sang qui, dans les reins, pénètre jusque dans les conduits urinifères.

Etats pathologiques. Lorsqu'il y a de la fièvre, et que les organes urinaires sont irrités ou échauffés, l'emploi des diffusibles pourrait les faire entrer dans un état de phlogose, supprimer la sécrétion de l'urine ou n'en laisser passer qu'une très faible quantité, qui alors serait d'un rouge de sang, et dont l'éjection causerait de la douleur. Dans les œdèmes, l'éther, l'alcohol ont quelquefois procuré un flux d'urine qui enlevait l'humidité accumulée dans le tissu cellulaire.

Appareil génital.

Etat physiologique. Les liqueurs vineuses, alcoholiques, l'éther, stimulent comme les autres parties les organes de la génération : leur opération sur ces organes provoque souvent l'orgasme vénérien. Dans quelques cas, l'éther paraît favoriser la menstruation.

États pathologiques. Nous n'avons rien à dire de l'action des diffusibles sur les organes de la génération, lorsqu'ils seront dans une condition pathologique, que le lecteur ne devine facilement. Ces agents augmenteront les lésions par irritation ou par phlogose, etc.

Système cutané.

État physiologique. L'impression stimulante que ressentent tous les organes après l'administration d'un médicament diffusible est très apparente sur la surface dermoïde : cette surface devient plus rouge, plus vivante, la transpiration cutanée fournit davantage ; le corps perd plus que de coutume, son poids réel diminue, il devient plus léger à la balance. Souvent les liqueurs diffusibles déterminent une diaphorèse très prononcée, elles font couler la sueur ; dans les ouvrages de matière médicale, on leur attribue une vertu diaphorétique ou sudorifique.

États pathologiques. Dirons-nous que, quand la surface cutanée est irritée ou phlogosée, l'usage d'une liqueur diffusible cause des picotements sur les endroits affectés, qu'elle y rend la tension, la chaleur plus pénibles, qu'elle détermine un redoublement de douleur, qu'elle pourrait même dans la variole, dans la rougeole, dans la scarlatine, etc., provoquer de l'agitation, du délire, etc. ? Lorsque la peau a perdu son aspect, sa fermeté physiologique, l'action des agents diffusibles est trop passagère pour pouvoir exercer une influence favorable sur cet organe et le ramener par une restauration nutritive à sa condition physiologique.

Nutrition et absorption.

Etat physiologique. Les liqueurs vineuses et alcoholiques prises à petites doses, et associées à l'usage
d'aliments très substantiels, favorisent d'une manière
bien marquée la nutrition : le mélange d'une base
nourricière avec ces liqueurs forme ce que l'on appelle des analeptiques ou des confortants. Arrivés dans
la cavité gastrique, ces composés donnent lieu à deux
effets successifs : d'abord ils produisent une excitation
de l'estomac, que les nerfs transmettent au cerveau, à
la moelle épinière, et qui donne le sentiment d'une
subite restauration ; puis se manifestent des forces plus
durables qu'engendre l'assimilation des matériaux réparateurs qui sont sortis de la base alimentaire.

On conseille ce genre de nourriture aux personnes
dont les forces organiques sont énervées. La partie alcoholique ou vineuse favorise la digestion, la conversion en chyle de la partie nourricière ; elle décide de
plus l'incorporation aux tissus vivants de molécules
chyleuses qui, sans son intervention, seraient restées
sans emploi, n'auraient pas été assimilées. Dès l'antiquité la plus reculée on employait le secours de ces mélanges pour dissiper ou pour prévenir l'épuisement :
dans l'Iliade et dans l'Odyssée on voit les Grecs, après
chaque événement majeur, après des expéditions
fatigantes, prendre toujours des viandes rôties et
un vin généreux ; un danger qui les a fortement agités,
un exploit qui a nécessité un violent exercice, est nécessairement suivi d'un sacrifice, de libations, d'un
grand festin. C'est là, dit Ulysse, le moyen de con-

server dans le cœur des guerriers l'audace la plus intrépide.

Mais lorsque les liqueurs diffusibles ne sont plus associées à un corps alimentaire et qu'elles sont prises à hautes doses, elles nuisent à l'exercice de l'action assimilatrice, et paraissent donner plus d'énergie à celui de l'absorption. D'une part l'activité qu'elles impriment aux mouvements artériels, à la circulation capillaire, occasione une plus grande déperdition, nécessiterait une réparation plus forte qu'elle n'était, si l'on voulait maintenir toujours au même point le matériel des organes; d'autre part, s'il pénètre des principes nourriciers dans le sang, entraînés par une circulation plus rapide, poussés avec violence vers les issues sécrétoires et exhalantes, ils sortent du corps sans avoir été incorporés aux tissus organiques. Aussi le sang n'est pas ordinairement abondant ni d'une riche complexion dans les personnes qui font journellement abus du vin ou de liqueurs alcoholiques : il n'y a d'exception que pour les individus qui ont un tempérament lymphatique et qui mangent beaucoup. Aussi les tissus organiques sont-ils peu denses, peu volumineux chez les buveurs ; si leurs organes jouissent d'une grande irritabilité, ils montrent ordinairement peu de force matérielle.

Etats pathologiques. Dans les maladies fébriles, les diffusibles ne feraient que troubler davantage l'exercice de l'assimilation ; ils donneraient plus d'activité encore à l'absorption : ils contribueraient ainsi à détruire l'intégrité de la composition intime des tissus organiques. Toutes les modifications matérielles qu'éprouvent dans nos maladies les parties vivantes ne s'opèrent pas sans

le concours de la nutrition et de l'absorption ; dans la
formation des engorgements, des intumescences, des
amincissements, des atrophies partielles, des autres
transformations morbides, ces deux fonctions jouent
un grand rôle.

— Dans les maladies où, par suite du relâchement des
organes, de l'inertie des mouvements de la vie, la nutrition languit ; dans les affections où une détérioration
progressive, née de la faiblesse, menace tout le système animal, l'action stimulante des diffusibles paraît favorable. Mais cette action est trop fugace pour
obtenir d'elle un autre ordre dans l'exercice de la nutrition : il faut alors une puissance fortifiante plus permanente, plus durable : c'est ce que l'on trouve dans
les vins, dans les teintures et autres combinaisons pharmaceutiques qui offrent dans un liquide doué de la
vertu diffusible dés principes actifs enlevés aux toniques ou aux excitants. C'est toujours le vin d'absinthe,
de gentiane, de quinquina, antiscorbutique, les teintures alcoholiques faites avec les mêmes ingrédients,
que l'on emploie pour donner à tous les actes de la
vie assimilatrice plus d'activité, plus d'énergie, pour
corriger les irrégularités, les anomalies de leur exercice.

Considérations générales.

La médication diffusible se compose de deux ordres
de phénomènes bien distincts, et qui ont un développement successif. On observe d'abord des effets stimulants, puis surviennent des effets comme stupéfiants.
Les premiers sont constants, ils ont toujours lieu ;
s'ils varient, c'est seulement par leur intensité ; ils

sont déterminés, soit par une excitation sympathique de l'encéphale et du prolongement rachidien, soit par la pénétration des molécules du médicament diffusible dans le torrent circulatoire. Les effets stupéfiants restent conditionnels ou éventuels: ils ne suivent plus comme un produit nécessaire l'exercice de la faculté diffusible sur le système vivant; ils n'apparaissent que quand le médicament, pris à haute dose, détermine la formation d'une congestion sanguine sur le centre encéphalique.

En considérant la marche de la médication qui nous occupe, on remarque qu'elle se partage en deux temps. Dans le premier, l'agent diffusible développe la vie cérébrale, rend plus puissante l'influence vivifiante que les nerfs exercent sur toutes les parties: en même temps les molécules de cet agent sont portées dans le sang, elles stimulent tous les tissus ; tous les mouvements organiques s'exécutent avec une rapidité remarquable. Jusqu'ici la médication diffusible se présente à l'observateur comme une fièvre momentanée, dont il serait permis de comparer le caractère avec celui de la fièvre inflammatoire. Leurs attributs essentiels sont les mêmes: développement brusque et prompt, marche rapide, signes d'une turgescence sanguine, d'une irritation artérielle, terminaison par des sueurs, quelquefois par une hémorrhagie.

Le deuxième temps de la médication diffusible commence au moment où s'effectue l'engorgement du cerveau. Alors apparaissent tous les phénomènes que peut amener l'action gênée d'abord, puis affaiblie, enfin presque suspendue d'un appareil qui préside à tous les mouvements volontaires, aux opérations des organes des sens et de l'intelligence, qui peut modifier le jeu des parties auxquelles est confié l'exercice des autres fonctions. Alors se manifestent les symptômes qui constituent ce que l'on appelle un état d'ivresse. On sait que cette seconde partie de la médication diffusible manque très souvent ; on rencontre des personnes chez qui la congestion cérébrale ne s'établit pas, même lorsqu'elles prennent de fortes doses de liqueurs alcoholiques, tandis que d'autres offrent des signes non équivoques de l'embarras du cerveau, aussitôt qu'elles boivent un peu plus de vin que de coutume. L'habitude, la constitution, la disposition dans laquelle on se trouve, etc., rendent les hommes plus ou moins sensibles à l'action des diffusibles, expliquent les variations que l'on remarque dans les effets de ces agents.

SECTION IV. *Du mélange des diffusibles avec les médicaments des classes précédentes.*

Mélange des diffusibles et des toniques.

On fait ce mélange toutes les fois que l'on met des substances médicinales toniques macérer dans le vin ou dans l'alcohol. Pendant cette opération, le liquide dont on s'est servi acquiert des qualités nouvelles ; il offre un composé dans lequel la vertu diffusible est alliée à la vertu tonique. Les vins médicinaux, les teintures, les élixirs, etc., que l'on prépare avec les substances végétales de la première classe, présentent

24.

les combinaisons pharmacologiques dont nous parlons.

La chimie, en pénétrant la nature intime de ces composés, trouve, dans l'excipient, le tannin, la matière amère, l'acide gallique qui appartenaient aux substances toniques. A son tour, l'observateur clinique apprend qu'après l'administration de ces agents il se développe, avec la force propre au vin ou à l'alcohol, une autre puissance qui sort des matériaux dont nous venons de parler, et qu'aux effets qu'elle suscite, on reconnaît facilement pour être la vertu médicinale des substances de la première classe. Les deux forces distinctes que recèlent les vins médicinaux, les teintures, les élixirs, que nous avons ici en vue, ont sur nos organes un exercice successif. Aussitôt après leur emploi, on voit en action la force diffusible, puis se manifeste tardivement une corroboration des tissus organiques qu'il faut rapporter à une impression tonique.

Mélange des diffusibles et des excitants.

Un grand nombre de préparations pharmaceutiques sont des exemples de ces mélanges, que l'on opère toutes les fois que l'on met des substances végétales ou animales excitantes macérer dans le vin ou dans l'alcohol. Ces excipients dépouillent les substances dont nous venons de parler de leurs matériaux médicinaux, de l'huile volatile, du principe résineux, du camphre, de l'acide benzoïque, etc., qu'elles contiennent; ils s'emparent en même temps de la propriété agissante de ces principes : aussi les vins médicinaux, les teintures, les élixirs, les alcoholats que

l'on fait avec les productions que nous avons rangées
dans la seconde classe recèlent-ils une double vertu.
Lorsque l'on emploie ces composés, toujours la force
diffusible se développe en premier lieu ; mais la force
des matériaux excitants suit de près, et comme les
effets organiques de ces deux forces médicinales sont
analogues, il est difficile d'établir une ligne de démar-
cation bien précise entre les phénomènes qui procèdent de l'une et de l'autre. Dans l'usage médical de
ces combinaisons pharmaceutiques, on remarque facilement que l'excipient diffusible a développé, a exalté,
la faculté agissante des ingrédients excitants.

Mélange des diffusibles, des excitants et des toniques.

Les vins médicinaux, les teintures, les élixirs dans
lesquels il entre des ingrédients excitants et des ingrédients toniques sont des composés pharmaceutiques
qui réunissent trois ordres de principes médicinaux:
1° un liquide vineux ou alcoholique ; 2° de l'huile volatile, de la résine, etc. ; 3° du tannin, une matière
amère, etc. Dans ces composés, on découvre en même
temps l'existence de trois propriétés distinctes: 1° une
propriété diffusible ; 2° une propriété excitante ; 3° une
propriété tonique. Le développement de ces facultés
a lieu d'une manière successive et dans l'ordre que
nous venons de tracer. Aussitôt après l'administration
des agents dont nous parlons, la puissance diffusible
se signale ; l'action des principes excitants ne paraît
être qu'une continuation de la même puissance ; puis
vient la vertu tonique, qui corrobore le tissu d'organes
déjà vivement stimulés. Il est facile de trouver, dans

les formulaires, des teintures, des quintessences, des vins composés qui présentent le mélange dont nous nous occupons, et dont l'action médicinale bien observée sert de preuve aux assertions que nous avançons.

Section V. *De l'emploi thérapeutique des médicaments diffusibles.*

De l'action des diffusibles sur l'économie animale, le médecin peut tirer quatre produits qui lui serviront, dans le traitement des maladies, à remplir des indications particulières. 1° Ces agents, à petites doses, ranimeront tout doucement les forces vitales ; ils soutiendront cette énergie nouvelle, si on les réitère de temps en temps. Ce procédé pharmacologique est mis en usage avec succès lorsqu'il existe une débilité profonde, et que la langueur toujours croissante des mouvements organiques menace d'éteindre la vie. 2° Avec les diffusibles, on imprime à tout le système nerveux une secousse brusque, on modifie son état présent, on donne une autre mesure à son influence : cette opération devient, dans les spasmes, dans les lésions vitales des organes, un moyen curatif très utile. Les potions nervines, antispasmodiques, qui contiennent de l'éther ou un composé alcoholique, tirent leur utilité de cet effet organique. 3° L'excitation vasculaire que provoquent les médicaments de cette classe, quand on en prend une dose assez élevée, et surtout la sueur abondante qu'ils déterminent, ont été des instruments puissants de guérison : bien des maladies qui offraient un

début sérieux ont subitement cessé, parceque les malades ont pris du vin chaud ou du punch, et qu'ils ont
éprouvé une diaphorèse qui a duré plusieurs heures,
qui a été considérable. 4° Oserons-nous offrir une légère congestion cérébrale, un commencement d'ivresse,
comme un moyen que la thérapeutique pourrait avouer,
et dont elle se servirait pour diminuer ou plutôt pour
modifier l'influence de l'appareil cérébral, lorsqu'elle
prend un caractère morbide?

Maladies de l'appareil digestif.

Le vin, l'alcohol, l'éther sulfurique ne paraissent
pas convenables pour combattre les lésions matérielles
de l'appareil digestif, qui réclament une influence stimulante. On se sert bien de l'éther, d'une liqueur alcoholique pour favoriser actuellement la digestion, lorsqu'une faiblesse organique, une oligotrophie des tuniques de l'estomac, ou un ramollissement de ces mêmes
tuniques, rend la chymification lente, pénible, difficile; mais on n'insistera pas sur l'emploi de ces agents
diffusibles pour réparer l'altération morbide des organes digestifs. Alors on s'adresse à des composés pharmaceutiques, dans lesquels la vertu diffusible est alliée
à la vertu tonique ou à la vertu excitante, comme le
vin et la teinture de quinquina, le vin et la quintessence
d'absinthe, l'élixir de propriété, etc. Nous renverrons
aux deux classes précédentes, pour ne pas répéter ici
ce que nous avons dit de l'action thérapeutique de ces
remèdes.

On se sert avec succès de l'éther et des composés
alcoholiques, dans les lésions vitales de l'organe gas-

trique et des intestins qui procèdent d'un affaiblissement de l'influence nerveuse, ou d'une perversion de
cette même influence : des pesanteurs d'estomac après
les repas, des nausées, des gastrodynies, des coliques,
des pneumatoses, etc., cèdent souvent comme par
enchantement à l'impression vive que portent sur les
nerfs de la surface gastro-intestinale douze ou quinze
gouttes d'éther sulfurique, ou une cuillerée à café de
l'alcoholat de romarin, de mélisse, de cannelle, etc.,
que l'on étend dans une cuillerée d'eau sucrée, ou
dans un véhicule convenable. Ces mêmes moyens
produiraient un effet contraire, un effet nuisible, si
l'estomac était, par une innervation trop forte, d'une
susceptibilité morbide, et si, après chaque repas, ce
viscère entrait dans un état de contraction fixe,
avec pesanteur à l'épigastre, rougeur de la face,
oppression, etc.

Pour régler convenablement l'emploi des composés
alcoholiques dans les lésions intestinales, il est bon
de se rappeler que l'alcohol peut séjourner dans les
voies digestives, et pénétrer assez loin dans les intestins. MM. Tiedemann et Gmelin, ayant donné vingt-
quatre onces de ce liquide à un cheval, l'ont retrouvé
trois heures et demie après jusqu'au milieu de l'intestin grêle. (*Ouvr. cité*, pag. 3o.) Dans ce cas, l'absorption de l'alcohol avait été presque nulle : à l'ouverture du thorax et de l'abdomen, on ne reconnut pas
son odeur; elle se fit faiblement remarquer dans le
sang des veines spléniques, mésentérique supérieure
et porte.

Maladies de l'appareil circulatoire.

Les agents diffusibles ne peuvent être d'aucune utilité contre les lésions matérielles du cœur et des gros vaisseaux. Ils seront proscrits, dès qu'il y aura irritation ou phlogose de ces organes, ou que les ventricules du cœur seront hypertrophiés : leur action est trop fugace pour pouvoir opérer une modification salutaire dans la nutrition de ce viscère, lorsque ses parois sont amincies, oligotrophiées, ou que son tissu est ramolli.

Dans les lésions vitales du cœur, quand l'influence nerveuse pervertie cause des palpitations, des troubles divers dans les mouvements de ce viscère ; l'éther, les composés alcoholiques sont souvent administrés avec succès : leur action sur les nerfs de la surface gastrique occasione une secousse de l'appareil cérébral, d'où résulte souvent le rétablissement de l'ordre naturel dans l'innervation.

Maladies de l'appareil respiratoire.

On a souvent vu le vin chaud et sucré, des liqueurs alcoholiques, le punch, etc., enlever un rhume, arrêter les progrès d'une péripneumonie ou d'une pleurésie, par un effet diaphorétique ou sudorifique qui devenait révulsif à l'égard des poumons ; mais ce procédé est toujours périlleux. Quand ces affections durent depuis quelques jours, qu'elles sont bien établies, ce mode de traitement ne promet plus le même succès, et il offre encore plus de danger. Dans les autres lésions matérielles des poumons, les endurcissements, les tubercules, l'œdème, l'emphysème, etc., on se sert avec succès de l'éther pour calmer la toux, pour diminuer l'oppression, etc. On le voit souvent favoriser l'expectoration, la rendre plus libre, plus facile.

Ce liquide est employé avec avantage dans les lésions vitales des organes respiratoires, la contraction fixe du diaphragme, des muscles inspirateurs, le spasme des cellules bronchiques, d'où résultent des accès d'asthme ou d'oppression, des quintes de toux, des difficultés de respirer, des suffocations, etc. On donne l'éther à l'intérieur, et on en fait respirer la vapeur.

Maladies de l'appareil cérébral.

L'irritation de l'arachnoïde encéphalique, qui est récente et légère, cède souvent à l'emploi de l'éther, ou d'un alcoholat distillé, comme celui de romarin, de mélisse, de lavande, etc. Il n'est pas rare de voir une migraine, une céphalalgie, s'évanouir aussitôt que l'on a pris quelques cuillerées d'une potion éthérée et alcoholique. Est-ce l'excitation que ces composés stimulants établissent sur la surface gastrique, ou celle qu'ils impriment à la peau, qui, par un effet révulsif, débarrasse alors les méninges cérébrales ?

Les mêmes agents réussissent dans l'irritation des méninges spinales (myélo-méningites), lorsqu'elle est bornée à un point de ces membranes, et qu'elle ne les occupe que depuis peu de temps. Au moins se sert-on avec succès de l'éther et des alcoholats à petites doses pour combattre les spasmes, les mouvements désordonnés qui se manifestent alors dans les divers organes qui occupent la poitrine et l'abdomen. Ces secours ne détruisent pas toujours la lésion qui cause ces accidents; le plus ordinairement leur opération se borne à calmer pour un temps les phénomènes morbides que cette lésion entretient et multiplie.

Le cerveau, le cervelet, la moelle épinière ne trouveront pas dans les composés diffusibles de cette classe des ressources bien efficaces contre leurs maladies : l'action de ces composés n'est point assez durable pour détruire les engorgements, pour décider la résorption des épanchements, etc., qui peuvent exister dans l'encéphale et dans le prolongement rachidien, leur action serait capable de donner une funeste activité aux phlogoses dont ces parties seraient actuellement le siége. La thérapeutique ne s'adresse aux agents diffusibles, dans les maladies de l'encéphale et de la moelle épinière, que pour obtenir la rémission d'un accident dominant, que pour faire cesser des mouvements morbides qui menacent la vie. Le praticien se borne alors à combattre les symptômes; il sait bien qu'il n'attaque pas la cause du mal.

On rencontre souvent des désordres organiques que l'on nomme spasmes, qui procèdent d'une irritation qui s'est élevée, établie au milieu des plexus nerveux du grand trisplanchnique, et qui semble, mobile dans les cavités pectorale et abdominale, menacer tous les viscères qui y sont renfermés (plecto-neurite). Il n'existe alors aucune douleur dans le dos, dans le cou, ni à la tête; aucune lésion ne paraît exister dans l'encéphale ni dans le prolongement vertébral : cependant il se manifeste des étouffements, des palpitations de cœur, de la gastrodynie, des coliques; des pesanteurs dans les membres, etc. Il s'élève du bas-ventre des

mouvements, des douleurs, des chaleurs qui remontent, traversent la région épigastrique, suivent la direction du sternum et se rendent au cou. L'éther
diminue ce que ces symptômes ont de pénible, souvent
même il les dissipe entièrement; mais ils reviennent
ordinairement après un temps plus ou moins long.

Dans l'irritation des cordons nerveux ou dans les
névrilémites locales, on se trouve bien de faire des frictions sur les parties douloureuses avec des alcoholats
distillés, avec de l'éther, avec des teintures, avec des
mélanges alcoholiques qui contiennent l'huile volatile
de térébenthine ou autre. Dans les maladies les plus
dissemblables, on rencontre souvent sur un point du
corps, sur le tronc, sur les membres, dans les lieux
les plus opposés, des douleurs que l'on regarde comme
indifférentes, comme insignifiantes, que l'on qualifie
douleurs nerveuses ou spasmodiques, et qui ne sont
autre chose que le produit de l'irritation spontanée
d'un tronc nerveux et de ses divisions.

Maladies de l'appareil musculaire.

Dans les convulsions où l'innervation paraît arriver
dans les muscles par jets irréguliers, dans les
contractions ou roideurs des membres où cette innervation a un cours exagéré mais continu, dans les
paralysies où elle est nulle et suspendue, c'est toujours
vers le cerveau et la moelle épinière que le praticien
porte son attention; c'est la lésion qui affecte ces parties
et qui trouble l'exercice des contractions musculaires,
qu'il voudrait détruire. Or les médicaments de cette
classe peuvent bien procurer quelque soulagement;

mais on ne peut se promettre un succès durable de leur action médicinale : elle est trop passagère pour enlever la cause matérielle, la cause pathologique qui tourmente l'encéphale et ses dépendances. Cependant l'usage prolongé de l'éther, d'un alcoholat distillé, des composés pharmaceutiques qui se rapportent à cette classe, ont diminué des tremblements musculaires, ont amélioré la débilité des membres, ont arrêté un affaiblissement progressif de tout le corps, etc. Mais ce résultat thérapeutique est moins la suite de leur action sur les muscles, que le produit immédiat de quelque heureuse modification que ces agents ont déterminée dans l'appareil cérébral ; comme la résorption d'une sérosité accumulée à la surface du cerveau ou dans la gaîne vertébrale, la résolution d'un embarras, d'un engorgement de la substance cérébrale, la dispersion d'une congestion locale, etc.

Maladies de l'appareil urinaire.

Il est rare que l'on se serve des médicaments diffusibles dans les maladies des voies urinaires.

Maladies de l'appareil reproducteur.

Nous ferons seulement ici mention de la vertu emménagogue que l'on a attribuée aux liquides que nous réunissons dans cette classe. Lorsqu'un état d'inertie, de faiblesse du système utérin, ou de tout le corps, empêche la congestion menstruelle de s'établir, on voit fréquemment l'usage du vin chaud, d'un alcoholat ou d'une teinture alcoholique, décider, provoquer l'éruption des menstrues. Ordinairement on ajoute au

vin de la cannelle ou du safran, on choisit la teinture
d'aunée, d'absinthe, de cannelle, de mélisse, etc.
Est-il nécessaire de dire que ces moyens seraient dangereux, si le défaut de menstruation tenait à une complexion pléthorique, à un éréthisme de l'organe utérin?
On a vu la fièvre, des phlogoses variées, s'allumer,
parcequ'on avait fait un usage intempestif des diffusibles
pour exciter les règles.

Maladies du système cutané.

On ne se sert guère des diffusibles purs pour combattre les affections dartreuses, psoriques, etc. Quand
il y a phlegmasie de la surface cutanée, dans le cours
de la petite-vérole, de la rougeole, de la scarlatine,
on n'y a que bien rarement recours, et seulement pour
s'opposer à quelques symptômes menaçants.

Maladies du système fibreux.

Les agents diffusibles s'administrent dans la goutte
et dans le rhumatisme, non point quand ces maladies
ont une marche aiguë, un caractère inflammatoire;
mais vers la fin des accès, pour hâter leur terminaison.
On donne alors avec succès, par petites doses, la
teinture alcoholique de gaïac, de chamœdrys, d'aunée, etc. Dans les douleurs rhumatismales chroniques,
on administre avec avantage ces mêmes médicaments,
de manière à obtenir une abondante diaphorèse : le
traitement des rhumatismes par des sueurs copieuses
a été fréquemment couronné de succès. On fait avec
les alcoholats des frictions sur les parties douloureuses,
qui soulagent beaucoup.

Maladies du tissu cellulaire.

Dans les œdèmes, dans les leucophlegmaties, on a vu les diffusibles, administrés à l'intérieur, et appliqués sur la surface du corps, provoquer une salutaire absorption, et déterminer des évacuations par les urines, qui faisaient désenfler les malades.

Maladies des glandes lymphatiques.

Dans le traitement des scrophules, on ne s'adresse pas aux liquides diffusibles seuls : quand on fait prendre à un malade la teinture, l'élixir ou le vin de gentiane, le vin antiscorbutique, c'est moins l'excipient de ces remèdes qui inspire au praticien de la confiance, que les principes amers ou stimulants dont il est chargé.

Des fièvres.

Nous renverrons encore le lecteur à ce que nous avons dit de l'emploi des toniques dans les fièvres (tom. I, pag. 540). On n'a jamais besoin de l'influence stimulante des médicaments diffusibles dans les fièvres où la lésion qui domine est dans l'appareil circulatoire (fièvre inflammatoire), ou dans l'appareil digestif (fièvre gastrique, fièvre muqueuse); mais lorsque la tête est prise, que l'appareil cérébral est affecté (fièvre ataxique, fièvre adynamique), on rencontre fréquemment l'occasion de recourir à l'éther ou à une liqueur alcoholique, pour combattre des accidents menaçants, pour faire cesser des spasmes, etc. Lorsque l'estomac et les intestins sont dans un état d'irritation ou de phlogose, et que l'on ne peut pas y introduire les liquides stimulants, brûlants, que nous réunissons dans cette classe, même en les étendant dans un véhicule convenable, on les applique en topiques, on en fait des lotions sur l'épigastre et sur toutes les régions du corps. Dans les débilités alarmantes que l'on rencontre souvent dans le cours des fièvres adynamiques, des fièvres ataxico-adynamiques, des typhus, j'ai vu retirer un bien incontestable, merveilleux, d'applications d'un morceau d'étoffe de laine imbibé de l'alcoholat de romarin, de cannelle, de mélisse, etc., sur la région du cœur, sur le creux de l'estomac et sur le ventre alternativement. Ce topique cordial ranimait les forces, et n'offensait nullement les organes digestifs. On voyait après leur usage le malade se ranimer; ses lèvres, ses joues reprenaient un peu de couleur, l'expression de sa figure était moins effrayante, le pouls devenait plus fort, plus régulier, la respiration plus facile, la chaleur animale se rétablissait, etc. Ces lotions alcoholiques ont sauvé, sous nos yeux, deux malades atteints d'une fièvre entéro-adynamique, que des déjections alvines liquides, fétides, très fréquentes, épuisaient; que l'on ne pouvait fortifier par l'usage du vin, du bouillon, ni de potions confortantes, puisque ces substances augmentaient la fréquence des évacuations. Ils étaient pâles, froids; ils allaient périr de faiblesse; l'application répétée de deux heures en deux heures, même plus souvent, d'un alcoholat aromatique sur la région épigastrique, produisit le changement le plus notable dans leur état: quatre jours après, les évacuations étaient changées de nature et moins répétées; ces malades purent prendre du bouillon de veau avec un peu de crème de riz. Leur convalescence ne fut pas longue.

Nous ferons remarquer, par rapport aux égards que l'on doit aux organes gastriques dans le traitement des fièvres, que l'éther peut être employé alors que l'on n'oserait donner un composé vineux ou alcoholique. Ce liquide est si éminemment volatil, il séjourne si peu sur les surfaces chaudes qui le reçoivent, et on le donne à si petites doses, qu'il ne peut pas causer une impression bien nuisible sur la surface interne de l'estomac, à moins qu'elle ne soit le siége d'une phlogose extrêmement vive.

Des fièvres intermittentes.

On s'est servi avec succès des médicaments diffusibles pour guérir les fièvres intermittentes. Quand on les emploie comme fébrifuges, on suit deux procédés différents dans leur administration. Si l'on donne tous les jours deux ou trois doses de vin ou de teinture de quinquina, de gentiane, de cascarille, etc., on augmente peu à peu l'énergie vitale de tout le système, les accès diminuent de longueur et d'intensité ; c'est un mode de traitement par extinction. Si l'on prend, quelques heures avant l'accès, une forte quantité de liqueur vineuse ou alcoholique, on suscite un trouble comme fébrile dans l'économie animale ; cet état organique ne permet pas à l'accès de se développer : la fièvre n'a pas lieu.

SECTION VI. *Caractères qui distinguent les médicaments diffusibles des excitants.*

Les médicaments que nous avons réunis dans cette
classe ont une analogie incontestable avec ceux de la
classe précédente. Cependant, dès qu'on les met en
présence, on trouve entre eux des différences saillantes,
qui justifient le parti que nous avons pris de séparer
ces agents, bien qu'ils aient la propriété commune de
stimuler les organes.

1° Les substances diffusibles et les substances excitantes ont une' origine différente : les premières sont
toujours un produit de l'art ; les secondes sont des productions naturelles.

2° Leurs qualités sont très distinctes. Les matières
diffusibles sont toujours à l'état liquide ; elles ont une
extrême volatilité : si on les laisse exposées à l'air libre,
elles perdent leurs principes actifs ; elles deviennent
vapides. Les matières excitantes sont en général solides :
on dessèche les plantes aromatiques qui nous donnent
les médicaments de la deuxième classe, sans les priver
de leur force agissante.

3° Les deux classes d'agents que nous comparons
ici n'ont pas le même mode d'action sur l'économie
animale. Les diffusibles développent leur puissance avec
une célérité que nous ne remarquons pas dans l'action
des excitants. Les premiers suscitent des effets sympathiques qui sont aussi importants, aussi remarquables
que ceux qui suivent l'absorption de leurs molécules.
Les phénomènes sympathiques que produisent les excitants ne sont pas aussi prononcés ; ils durent peu, et

sont bientôt dominés par ceux qui naissent de l'absorption de leurs molécules.

4° L'énergie de la force diffusible surpasse celle de la force excitante. La première marche plus vite, elle s'épuise plus tôt ; mais son action donne lieu à une commotion forte, profonde. Celle des excitants dure plus long-temps, et elle a un caractère plus doux, moins véhément.

5° Les diffusibles agissent fortement sur l'organe cérébral : des petites doses impriment au système nerveux un ébranlement qui devient salutaire dans beaucoup d'affections pathologiques : de fortes doses déterminent une congestion sanguine vers le cerveau, et l'état morbide que l'on nomme ivresse. Les substances excitantes ne provoquent jamais une véritable ivresse ; toutefois quelques unes, comme la muscade, l'huile de térébenthine, la valériane sauvage, l'assa-fœtida, etc., portent à la tête, quand on en prend une forte quantité.

6° La thérapeutique retire de l'emploi des diffusibles des avantages particuliers que ne procureraient pas les excitants. Quelques gouttes d'éther ou d'un alcoholat secouent l'appareil nerveux et font sortir de cet effet immédiat des avantages dans les affections spasmodiques, que l'on n'obtiendrait pas des excitants. Ces derniers, à leur tour, sont tous les jours salutaires dans des circonstances où la force plus vive et plus passagère des diffusibles resterait inutile.

CLASSE IVᵉ.

MÉDICAMENTS ÉMOLLIENTS.

SECTION I. *Considérations générales sur les médicaments émollients.*

Les médicaments émollients, *medicamenta emollientia,* du verbe latin *emollire,* amollir, ramollir, rendre plus mou, sont des agents pharmacologiques qui ont la vertu de diminuer le ton des tissus vivants, d'amoindrir l'énergie des organes, d'affaiblir les mouvements de la vie. On nomme encore ces agents *relâchants, medicamenta relaxantia,* du verbe *relaxare,* relâcher, desserrer, dilater. Ils prennent le titre *d'adoucissants, medicamenta demulcentia,* quand ils servent à combattre une irritation pathologique.

Les médicaments émollients font sur les organes vivants une impression qui leur est propre ; les changements physiologiques qui en sont le produit constituent un nouveau mode de médication. La pharmacologie doit en étudier le caractère, la marche, les attributs ; la thérapeutique doit déterminer les indications que l'on peut remplir avec elle. Avant de nous livrer à l'étude de la propriété émolliente, il est bon de connaître la composition chimique et les qualités sensibles des productions dans lesquelles elle se trouve.

Les substances végétales émollientes sont des composés de mucilage, de fécule, d'huile fixe et souvent de sucre. Les substances animales qui possèdent la propriété émolliente fournissent à l'analyse chimique de la gélatine, de l'albumine, un corps gras. Il n'y a pas de production minérale douée de la vertu qui nous occupe.

Les qualités sensibles des substances émollientes sont remarquables ; elles sont toutes inodores : portées sur l'organe du goût, elles donnent un sentiment de fadeur ou de viscosité. Cette dernière sensation peut servir à nous faire concevoir la manière d'agir de ces substances, lorsqu'elles se trouvent en contact avec une surface ou avec un tissu vivant. La saveur visqueuse semble nous révéler un relâchement, un alongement des fibres de la surface gustative. On sent que la même impression ou le même effet sur tous les organes amènera une détente de leur tissu, une diminution de leur force matérielle.

On concevra sans peine que la présence d'une proportion même assez faible de tannin, d'extractif, d'acide gallique, d'huile volatile, de résine, etc., dans des productions naturelles qui, du reste, seraient formées de mucilage, de fécule, d'huile fixe, etc., suffirait pour changer entièrement leur action médicinale, pour imprimer à leur propriété un autre caractère. Les matériaux toniques ou excitants ont une vertu qui surpasse, qui annulle facilement la propriété plus débile des matériaux émollients. Lorsqu'une plante riche en mucilage ou en fécule, exhale une odeur aromatique, ou donne une saveur âcre, amère, acerbe, etc., on doit mettre en doute sa faculté émolliente, rechercher pour quelle proportion le principe d'où émane cette odeur ou cette saveur, se trouve dans la composition du corps végétal ██ l'on examine. Si le principe aromatique, amer, acerbe, etc., y est abondant, s'il est capable d'opérer sur tous les tissus organiques l'impression qu'il fait sur l'organe olfactif ou sur la surface de la langue, la vertu émolliente reste toujours cachée : elle n'est nulle part perceptible ; alors les matériaux gommeux, amylacés, oléagineux, etc., ne peuvent plus jouer que le rôle secondaire de correctifs, à l'égard du principe tonique ou excitant. Mais si la cause matérielle de l'odeur ou de la saveur d'une production naturelle mucilagineuse, farineuse ou oléagineuse, est légère, fugace, peu abondante, s'il faut l'exquise sensibilité des sens du goût et de l'odorat pour en saisir l'existence, alors cette cause ne mérite plus la même importance : elle ne pourra tout au plus agir que sur les voies intestinales, mais elle n'aura plus d'influence appréciable après l'absorption de la substance médicamenteuse : lorsque la dispersion de ses molécules aura eu lieu dans le système animal, on ne verra partout que les effets d'une puissance émolliente.

Ce que nous voudrions surtout exposer ici, c'est le caractère propre de cette puissance ; ce sont les changements physiologiques que produit son exercice. Mais un grand obstacle se présente dès que l'on s'occupe de l'influence des médicaments de cette classe sur le corps vivant : cette influence est faible, elle ne cause que des modifications légères dans l'état actuel des

tissus organiques, elle ne suscite que des variations
peu apparentes dans les mouvements des organes ou
dans les fonctions. La médication émolliente se dessine
mal sur le système vivant ; elle ne se manifeste souvent
que par des phénomènes passagers, difficiles à saisir,
à démontrer. Administrez à un homme robuste et bien
portant un médicament émollient, la vigueur de ses
organes ne recevra pas d'atteinte marquée de la propriété de ce médicament. S'il relâche un peu les tissus
qui composent les appareils digestifs, circulatoires, respiratoires, sécréteurs de cet individu, s'il diminue un
peu l'énergie de ces appareils, il leur laissera toujours
assez de force matérielle pour que tous les actes de la vie
conservent leur intégrité, leur régularité habituelle : l'o-
pération de la propriété émolliente restera inaperçue.
Il est toutefois des circonstances qui font sortir l'action
des médicaments de cette classe, qui mettent en évidence le pouvoir et le caractère de leur propriété médicinale.

Les personnes qui ont la tunique musculeuse de l'estomac ou des intestins mal nourrie, amincie, oligotrophiée, qui portent un appareil digestif délicat, pour qui
la fonction digestive est habituellement une opération
laborieuse, ont à peine pris pendant quelques jours
un médicament émollient, du bouillon de veau ou de
poulet, la décoction de racine de guimauve, de graine
de lin, de bourrache, etc., qu'elles éprouvent de l'inappétence pour les aliments, que ceux qu'elles avalent
ne se digèrent plus, mais donnent lieu à des indigestions, etc. N'est-il pas clair que le médicament émollient dont on s'est servi a relâché le tissu matériel des

organes digestifs, qu'il a réduit la vitalité de ces organes au-dessous du degré nécessaire pour un exercice libre, régulier, de la fonction qui leur est confiée. Lorsque des individus d'une faible complexion continuent pendant quelque temps l'usage des médicaments émollients, ils ne tardent pas à offrir les signes d'une dépravation morbide; ils deviennent pâles, bouffis, languissants; leurs forces musculaires semblent anéanties.

Une disposition absolument inverse est encore une circonstance qui rend visible ou appréciable, sur nos organes, l'exercice de la puissance émolliente. Examinez ce malade tourmenté par la soif, par une chaleur âcre, dont le pouls est vif et fréquent, qui se plaint d'insomnie, d'agitation, etc., qui offre les symptômes d'une irritation générale, il vient de prendre une boisson émolliente; il en redemande de temps en temps une nouvelle dose; il sent bien que la vertu médicinale de cette boisson lui est favorable, qu'elle calme l'ardeur qui le dévore, qu'elle modère le malaise qu'il ressent. Le médecin voit, de son côté, que l'intensité des accidents morbides faiblit un peu; les organes ont perdu leur excès d'activité; ils ont été atteints par l'influence relâchante du médicament; il y a un calme réel. Ces effets, bien qu'ils soient thérapeutiques ou secondaires, révèlent l'espèce d'impression primitive, de changement organique qui les ont précédés.

Nous pouvons aussi appeler l'attention du lecteur sur les applications topiques des substances qui possèdent la propriété émolliente, et lui montrer ce qu'elles opèrent sur le lieu qui les reçoit, pour lui faire juger de ce qui se passe dans l'intérieur des organes. Ne sait-on pas que le tissu de la peau se relâche, s'amollit, qu'il éprouve un gonflement atonique, dans les endroits qui restent pendant quelque temps recouverts d'un topique mucilagineux, farineux, etc. ? Mis sur une tumeur inflammatoire, un cataplasme de graine de lin, de racine de guimauve, ne diminue-t-il pas la chaleur, la tension, la douleur que l'on ressent dans la partie malade? Une seule goutte d'huile douce occasione une détente qui soulage, si on la fait tomber sur un bouton enflammé et douloureux : les molécules oléagineuses s'insinuent entre les fibres tendues par la phlogose et les relâchent.

Le caractère de la propriété des médicaments émollients ne peut plus être douteux ; ces agents portent sur tous les organes une double influence. 1° Ils affaiblissent d'abord leur force matérielle, en opérant un relâchement des fibres qui les constituent, en enlevant à tous les tissus mous du corps leur fermeté anatomique : cette modification physique, cet abandon des organes trouble leur aptitude, rend leurs mouvements plus faibles, plus tardifs, imprime déjà une langueur évidente à l'exercice de leurs fonctions. 2° La puissance émolliente agit de plus sur la force vitale de ces organes : en affaiblissant la vie cérébrale, elle décide un affaiblissement corrélatif dans tous les appareils organiques. L'opération émolliente, dès qu'elle gagne l'encéphale et la moelle rachidienne, semble se réfléchir aussitôt sur toutes les parties ; les nerfs ne répandent plus, dans le système animal, la même somme de principes de vie; il s'opère alors un mode de sédation qui est entièrement sympathique.

Dans les affections pathologiques qui procèdent de l'atonie, les médicaments de cette classe seraient visiblement nuisibles; leur usage ajouterait à l'intensité des accidents morbides. Dans les maladies où il y a de l'irritation, de la phlogose, dans celles où les forces matérielles et vitales paraissent trop abondantes, ces mêmes agents se montrent salutaires; voilà ce que confirme la pratique de tous les jours. Les émollients ont donc une action médicinale diamétralement opposée à celle des toniques, qui déterminent un resserrement fibrillaire de tissus vivants, une corroboration des organes, et dont la thérapeutique se sert quand elle veut combattre une langueur, une débilité pathologique.

Section II. *Des substances naturelles qui ont une propriété émolliente.*

A. *Des substances végétales émollientes.*

L'analyse chimique ne trouve, dans ces substances, que du mucilage, de la fécule, de l'huile fixe, et fréquemment un peu de sucre. Ces matériaux sont rarement isolés; on les rencontre le plus souvent réunis plusieurs ensemble dans des proportions variées. Il est évident que c'est de ces principes végétaux qu'émane la vertu émolliente; c'est leur action sur les organes vivants qui fait naître les effets physiologiques qui suivent l'administration des médicaments de cette classe. Rappelons en peu de mots les qualités qui distinguent chacun de ces principes.

Du mucilage.

La matière gommeuse ou mucilagineuse n'est point identique dans tous les corps végétaux qui en contiennent. Lorsque l'on compare le mucilage que fournissent les racines, les tiges, les feuilles, les graines de certaines plantes, celui qui exsude spontanément à travers l'écorce de plusieurs arbres, on est étonné des modifications que présente ce produit de la végétation. Néanmoins il réunit toujours les qualités suivantes : il est insipide, inodore, visqueux ; il se dissout facilement dans l'eau ; s'il y est assez abondant, ce véhicule s'épaissit, prend de la consistance, forme une sorte de gelée. Le mucilage est insoluble dans l'alcohol, dans l'éther, dans les huiles. La manière dont ce principe se comporte avec ces divers excipients est importante à noter : elle montre quels genres de préparations pharmaceutiques on peut former avec les substances médicinales qui se composent de mucilage.

L'alcohol, versé dans une solution aqueuse de gomme, s'empare de l'eau et précipite le principe gommeux en flocons blancs, mous, opaques. Les acides végétaux ont la faculté de dissoudre le mucilage. Les alcalis changent d'abord cette substance en un corps qui a l'apparence du lait caillé, ils en opèrent ensuite la dissolution.

Le mucilage est le principe chimique le plus abondant dans la nature végétale ; c'est la trame première de toutes les parties des plantes : la jeune pousse de l'herbe annuelle, les turions des racines vivaces, les jets naissants des arbres, offrent toujours une composition mucilagineuse que les progrès de la végétation modifient ensuite et changent même entièrement. Dans ces mutations progressives, le corps mucilagineux se transforme en d'autres principes, et disparaît souvent entièrement. Il est des plantes, comme les malvacées, les borraginées, dans lesquelles le principe mucilagineux se conserve, dans lesquelles il est toujours abondant, toujours pur : ce sont ces dernières productions qui nous servent à composer des médicaments émollients.

Le mucilage, en contact avec un tissu vivant, détend les fibres qui le composent, le rend plus lâche, moins résistant à la pression : ce tissu paraît avoir perdu la fermeté dont il jouissait auparavant. Ce changement dans son état physique influe sur son action ; la force qu'il tenait de sa texture matérielle a été affaiblie par l'opération du mucilage.

De la fécule ou amidon.

Ce principe est bien moins abondant dans la nature que le précédent. Toutes les parties du globe sont recouvertes de plantes mucilagineuses ; le ciel a été plus avare de plantes farineuses. Les premières croissent spontanément, se multiplient sans fin autour de nous ; les secondes exigent des soins, demandent une culture suivie. Dans un grand nombre de productions naturelles, la fécule est alliée à un corps étranger, souvent vénéneux, dont il faut d'abord la dépouiller avant de s'en servir. Une volonté suprême a établi que l'homme se procurerait par le travail ce produit végétal si nécessaire à son entretien matériel.

La fécule est une substance insipide, inodore, inaltérable à l'air, cristalline lorsqu'on l'examine à la loupe. Triturée avec l'iode, elle prend aussitôt une couleur qui varie depuis le bleu jusqu'au noir : ce réactif est un moyen sûr pour découvrir la présence de la fécule dans les composés où elle existe.

Il est important de ne pas oublier que l'amidon est insoluble dans l'eau froide, mais qu'il se dissout dans l'eau bouillante, et que, s'il est pour une proportion convenable dans ce liquide, il forme avec lui un corps homogène, transparent, gélatiniforme. Il est nécessaire de savoir que la fécule amylacée devient soluble dans l'eau à la température ordinaire, lorsqu'elle a été exposée à l'action d'une grande chaleur, lorsqu'elle a été modifiée par la torréfaction, par la cuisson, etc. ; ajoutons que quelques fécules, celle de sagou, celle de tapioka, se dissolvent dans l'eau froide. Il faut également rappeler que l'alcohol et l'éther n'ont aucune action sur ce principe. Ces données doivent guider le praticien quand il veut composer des médicaments avec des substances naturelles qui contiennent de la fécule. La potasse, triturée avec ce principe, le rend soluble, même dans l'eau froide.

L'amidon, dissous dans l'eau, exerce sur les parties vivantes une action émolliente; cette action paraît moins puissante que celle du mucilage. Le contact de la matière amylacée ne détend pas les tissus organiques avec autant d'énergie que le fait le principe mucilagineux : on prend plus long-temps une solution de la première que du dernier, sans ressentir les effets de la débilité de l'estomac et des autres appareils. On conseille avec

succès une solution d'amidon légère, que l'on édulcore
avec un sirop convenable, dans les phlogoses des voies
digestives, pulmonaires, etc. Les lavements que l'on
fait avec une solution épaisse de fécule amylacée sont
très utiles dans les dysenteries, les diarrhées, lorsqu'il
y a des épreintes, une chaleur au fondement, des ulcérations dans le rectum, etc.

Portée dans les organes gastriques, la fécule se convertit ordinairement en chyle : c'est aussi le principe
qui, dans l'acte de la digestion, fournit une plus
grande proportion d'éléments réparateurs. Les personnes qui ne se nourrissent que d'aliments farineux,
et qui les digèrent bien, ont une constitution pléthorique, un sang épais, beaucoup de vigueur. On a
attribué à la fécule une propriété incrassante ; on la
conseille pour réparer la constitution intime du sang,
lorsqu'elle est détériorée.

Il est remarquable que les parties des plantes qui fournissent de la fécule devaient toujours alimenter d'autres
parties de la même plante pour lesquelles elle était une
nourriture en réserve. Les racines ne sont farineuses
qu'avant l'évolution des tiges ; quand celles-ci se sont développées, la farine n'existe plus dans le corps radical.
Les cotylédons des graines légumineuses, céréales, etc.,
sont des mamelles qui allaiteront de jeunes plantes : la
matière farineuse de ces cotylédons se transforme
d'abord en une liqueur blanche, sucrée, lactiforme,
que l'embryon végétal absorbe, dont il se nourrit dans
le premier temps de sa vie.

De l'huile fixe.

L'huile fixe est une substance grasse, visqueuse, plus légère que l'eau, sans odeur bien déterminée, d'une saveur fade, ordinairement liquide à une température modérée. Cette substance est insoluble dans l'eau : plusieurs espèces d'huile se dissolvent dans l'alcohol et dans l'éther. La gomme, l'albumine, le sucre, triturés avec le corps oléagineux, le rendent miscible aux véhicules aqueux : beaucoup de préparations pharmaceutiques présentent des exemples de ces unions opérées, par l'intermède de la gomme, entre l'huile et des décoctions, des infusions ou des eaux distillées.

Les chimistes démontrent, dans l'huile fixe, deux principes distincts, l'un solide, analogue au suif, que M. Chevreul a nommé *stéarine*, de στέαρ, suif; l'autre, liquide à la température ordinaire, a reçu le nom d'*élaïne*, de ἔλαιον, huile. Les alcalis agissent fortement sur les huiles, et les convertissent en savons. Dans cette combinaison, le corps gras éprouve une modification dans ses principes; il se transforme, d'après les expériences de M. Chevreul, en acide margarique et en acide oléique ; il se forme en même temps une petite quantité d'une autre matière, que l'on nomme *principe doux des huiles*. Le savon présente un composé salin, formé par l'union des acides dont nous venons de parler, avec la base alcaline que l'on a employée pour le composer : il ne contient plus d'huile.

L'huile fixe a une grande puissance relâchante : son contact avec les fibres vivantes fait tomber leur tonicité. Soumis à son action, les tissus paraissent aussitôt plus

mòus , abandonnés à eux-mêmes, privés de la force matérielle et vitale qu'ils possédaient.

L'huile fixe est aussi une matière alimentaire , quand
elle est divisée par un autre corps et qu'elle se trouve
soumise aux forces gastriques par molécules séparées.
Prise pure et par cuillerées, elle ne se prête plus à
l'élaboration digestive ; elle pervertit l'action naturelle
des intestins ; elle détermine des évacuations alvines :
on la retrouve avec les qualités qui lui sont particulières dans les matières qui sortent du rectum.

Du sucre.

Le corps sucré se trouve souvent associé , dans les
productions végétales , aux matériaux émollients dont
nous venons de parler. Nous l'ajoutons aux substances
qui n'en contiennent pas , pour corriger leur fadeur :
le sucre est soluble dans l'eau et dans l'alcohol. Sa
propriété émolliente n'est pas bien constatée : il n'est
pas prouvé que l'application du sucre sur un tissu organique agisse contre sa tonicité , tende à opérer, dans
sa condition actuelle , cette mutation que nous appelons relâchement ; au moins il est sûr qu'il ne s'oppose pas à l'opération des matériaux émollients dont
nous venons de parler. Le sucre est alimentaire ; dans
les organes digestifs il se convertit souvent en chyle ,
et il en donne beaucoup.

Préparations pharmaceutiques.

Les substances médicinales émollientes s'emploient
fraîches, ou dans un état de dessiccation. Ces dernières
peuvent être administrées en poudre : on forme de

plus, avec celle-ci, des bols ou un électuaire. On prépare, avec les ingrédients émollients, des infusions ou des décoctions dans l'eau. Ce véhicule, chargé des matériaux gommeux ou amylacés, exerce sur nos organes une action émolliente très prononcée. Pour obtenir ces compositions pharmaceutiques, on verse l'eau bouillante sur les ingrédients médicinaux, ou bien on les soumet à une ébullition que l'on continue quelque temps. Nous savons que les principes végétaux auxquels est attachée la propriété relâchante ou émolliente sont fixes ; on n'a donc pas à redouter, dans ces opérations, leur déperdition ou leur évaporation.

On convertit en sirops ces infusions ou décoctions, en y ajoutant une proportion convenable de sucre. On extrait quelquefois le suc des plantes mucilagineuses, on le dépure, et on le fait prendre aux malades.

On compose un grand nombre de médicaments magistraux émollients : les potions, les juleps qui sont faits avec des matières mucilagineuses, amylacées, etc., appartiennent à cette classe, quand on n'y ajoute pas de substances excitantes, narcotiques, etc., qui couvrent ou anéantissent la force émolliente. Les loochs se distinguent des potions et des juleps, parcequ'ils contiennent ordinairement une huile fixe qui est unie au véhicule aqueux par le moyen de la gomme et du sucre, et parcequ'ils ont une consistance sirupeuse. Les émulsions simples, qui présentent une huile fixe disséminée dans l'eau par molécules très ténues, sont aussi des agents émollients.

Nous n'avons point de vins, ni de teintures, ou d'élixirs émollients. En supposant qu'un excipient vineux

2.   26

ou alcoholique soit chargé de mucilage, de fécule,
même d'huile fixe en suspension, pourrions-nous apercevoir l'influence relâchante de ces matériaux après
l'usage du composé dont nous parlons. N'est-il pas
évident que la faculté stimulante ou diffusible du vin,
de l'alcohol, dominerait celle des ingrédients émollients, annulerait leur opération.

Il ne peut exister des eaux distillées émollientes : les
matériaux qui recèlent la vertu relâchante ne sont pas
susceptibles de s'élever dans la distillation. Il y a une
double raison pour qu'on ne connaisse pas en pharmacie d'alcoholats émollients ; les principes d'où émane
la force médicinale des agents de cette classe resteront
toujours dans la cucurbite ; de plus, l'alcohol a une
action si énergique, que la force émolliente ne pourrait jamais se soutenir près d'elle.

Cependant on mêle souvent des matières gommeuses,
farineuses, huileuses, aux substances toniques, excitantes, purgatives, etc., mais c'est pour modérer
l'excès de puissance de ces dernières. Celui qui fait
ces mélanges sait bien que la matière mucilagineuse,
amylacée, etc., n'opérera par elle-même aucun effet
médicinal ; il veut seulement qu'elle assure l'efficacité
des autres ingrédients, en les empêchant d'agir avec
trop de violence sur le lieu de leur application. Les
matières émollientes, au lieu de diriger leur puissance
contre les accidents de la maladie, ne servent plus
qu'à adoucir l'impression immédiate d'un ou de plusieurs autres agents, qu'à rendre par là plus certaine
l'action curative de ces derniers.

Famille des malvacées.

Les plantes malvacées sont également remarquables par la conformité de leur structure et par l'analogie de leur composition chimique. Cette famille est très riche en espèces, mais il s'en trouve peu en Europe. Dans tous les pays, les malvacées fournissent à la médecine des agents émollients.

GUIMAUVE, *Althææ radix, folia, flores.* ALTHÆA OFFICINALIS, L., plante vivace, qui se trouve dans les lieux humides, au bord des rivières. On la cultive dans nos provinces, pour les besoins de la médecine. On se sert de la racine, des feuilles et des fleurs. La racine, recouverte d'une pellicule cendrée, est blanche à l'intérieur. On vend dans le commerce, sous le nom de racine de guimauve, la racine de l'alcée, *malva alcea,* L., et celle de la rose trémière, *alcea rosea,* L. (*Journ. de pharmac.,* décembre 1823.)

Toutes les parties de cette plante sont remplies d'un suc mucilagineux : ce suc est plus abondant et plus épais dans la racine ; les feuilles en contiennent une proportion moins forte ; il est plus rare encore dans les fleurs. La racine de guimauve possède aussi de la fécule, dont il est facile de démontrer l'existence au moyen de l'iode ; touchée avec une dissolution de cette matière, cette racine prend aussitôt une couleur bleue très intense. (Robert, *Journ. de pharm.,* décembre 1818.) Si l'on fait infuser à froid la racine de guimauve dans l'eau, ce liquide s'empare du mucilage qu'elle contient, il devient onctueux, mais la fécule reste intacte ; au lieu qu'une ébullition, même légère, dépouille cette racine d'une grande partie de son mucilage et de sa fécule. L'iode ne produit aucun changement dans la première liqueur, il donne une très belle couleur bleue à la seconde. Les feuilles et les fleurs de la guimauve recèlent une matière ou fécule colorante ; celle-ci n'a ni odeur, ni saveur ; elle ne paraît pas exercer sur les organes une action distincte de l'action émolliente.

La racine de guimauve sèche s'administre en poudre ou en décoction dans l'eau. On fait des tisanes ou des infusions avec cette racine fraîche ; on en met deux ou trois gros par livre d'eau ; on ne la laisse pas long-temps dans ce véhicule. En épaississant ces liqueurs avec une quantité convenable de sucre, on a le sirop de guimauve. Avec la poudre de cette racine, le sucre et du mucilage de gomme adragant, on forme les tablettes de guimauve. Les feuilles ou les fleurs de cette plante servent à faire des infusions ou des décoctions que l'on administre comme tisane, comme fomentations, etc.

Toutes les parties de la guimauve sont inodores ; lorsqu'on les mâche on perçoit une saveur visqueuse. Les agents médicinaux que l'on en tire ont une faculté émolliente, dont le pouvoir se manifeste d'abord sur les voies digestives, parcequ'elles supportent le contact immédiat de ces agents : le plus souvent l'usage de la décoction de racine de guimauve diminue l'appétit, énerve les forces gastriques, pervertit la chymification, cause parfois des évacuations alvines dans lesquelles on retrouve les matières alimentaires que l'on a prises, etc. Ces accidents tiennent à ce que cette boisson enlève à la fois aux tuniques de l'estomac et des intestins leur force matérielle et leur énergie vitale ; ces

effets s'observent surtout sur les personnes qui ont
ces tuniques minces, mal nourries ou oligotrophiées,
sur celles dont l'estomac et les intestins offrent une
grande délicatesse d'organisation. La puissance de la
décoction de racine de guimauve s'aperçoit aussi sur les
autres appareils organiques; elle devient évidente sur
les parties qui sont actuellement irritées ou phlogosées;
c'est dans ce cas surtout qu'elle donne lieu à des effets
immédiats sensibles. Les organes pulmonaires sont dans
un état d'éréthisme, il existe une toux sèche, la membrane muqueuse bronchiale ne fournit aucune sécrétion : l'action relâchante de la guimauve change peu à
peu cet état ; elle dissipe la sécheresse des voies
aériennes, elle établit une expectoration facile. On
voit fréquemment la tisane de guimauve faire couler
la sueur, les urines, etc. Elle agit quelquefois d'une
manière évidente sur l'appareil cérébral : elle a souvent
réussi, dans les maladies fébriles, à calmer une agitation morbide à laquelle le système nerveux prenait
beaucoup de part.

La décoction de racine de guimauve est un moyen
dont la thérapeutique se sert dans toutes les irritations
pathologiques. On la conseille habituellement dans la
fièvre inflammatoire, dans les phlegmasies, dans les
hémorrhagies actives. Son influence adoucissante, relâchante, tend à réprimer les accidents généraux de ces
maladies, l'agitation du système circulatoire, la chaleur, le développement morbide des forces de la vie, etc.
Lorsqu'il existe une exaltation de la vitalité sur un
point du corps, les molécules mucilagineuses que cette
boisson répand dans toutes les parties agissent contre

elle. On recommande la décoction de racine de guimauve, ou l'infusion des fleurs de cette plante, comme une boisson béchique ou pectorale dans les phlegmasies des organes respiratoires : cette boisson seule guérit tous les jours des rhumes, de légers catarrhes. Elle se montre un agent efficace dans les péripneumonies, dans les pleurésies ; c'est un auxiliaire des saignées générales et locales, des épispastiques, etc., que le praticien ne doit pas dédaigner. Prise tiède et de temps en temps, cette boisson adoucit d'abord la toux, bientôt ses principes travaillent à déterminer une détente salutaire dans tout le système. On emploie aussi le sirop et les tablettes de guimauve.

La faculté relâchante que possèdent les médicaments tirés de la guimauve les rendra utiles dans le traitement de l'hémoptysie : si les mouvements des vaisseaux sanguins sont trop rapides, si le pouls est vif et fréquent, la toux sèche, répétée, s'il y a de la chaleur dans les voies aériennes, ces agents, sans offrir des remèdes bien efficaces, ne seront pas non plus des moyens insignifiants ou inutiles. Tout en mettant en première ligne, dans le traitement, les saignées, les dérivatifs, on ne doit pas négliger l'influence adoucissante, émolliente de la guimauve et des substances analogues.

La phlogose des voies digestives réclame également la puissance relâchante de la tisane de guimauve. Dans la gastrite, dans l'entérite, son impression immédiate sur les tissus irrités ou même phlogosés ne peut avoir qu'un bon résultat. Quelques autres lésions matérielles de l'appareil digestif réclameront aussi l'usage de la décoction de guimauve, comme un état d'hypertrophie des tuniques gastriques et intestinales. Cette boisson apportera encore quelques soulagements dans les endurcissements de ces tissus, les dégénérations squirrheuses, etc. La décoction de racine de guimauve est conseillée dans les ulcérations des voies digestives, lorsqu'elles sont accompagnées de phlogose et d'exhalation sanguine, soit qu'il n'y ait pas de fièvre, ou que les provocations sympathiques des lésions intestinales aient entraîné l'appareil circulatoire, l'appareil cérébral, etc. (dysenteries). Cette décoction est aussi employée en boisson et en lavement dans les ulcérations de la surface muqueuse des gros intestins, avec phlogose, mais sans exhalation sanguine (colite, diarrhées). On corrige la fadeur de cette boisson avec le jus du citron ou de l'orange, si le malade le désire. On s'en sert avec succès contre les lésions vitales qui procèdent d'un excès d'innervation; lorsque l'exagération de l'influence nerveuse entretient dans l'estomac et les intestins, une irritabilité excessive, donne à ces organes une chaleur, une susceptibilité morbide.

On recommande la décoction de racine de guimauve, quand les voies urinaires sont irritées, quand un état de phlogose empêche la sécrétion des urines, quand celles-ci sont sanguinolentes, quand leur éjection est douloureuse : on donne cette même boisson dans le premier temps des gonorrhées.

La guimauve est fréquemment employée pour des applications extérieures. On fait cuire la racine, et on la réduit en cataplasme, que l'on met sur les tumeurs inflammatoires. L'eau chargée de son mucilage sert à faire des fomentations émollientes sur les parties du

corps où les propriétés vitales offrent une exaltation
morbide : on couvre l'abdomen , la poitrine , etc. , de
linges trempés dans cette liqueur , lorsqu'une phlegmasie occupe les organes situés dans ces cavités : on en
forme des collyres, des lavements, des gargarismes, etc.

MAUVE , *Malvæ vulgaris herba, flores,* MALVA
SYLVESTRIS , L. , plante vivace très commune dans les
lieux incultes : elle se trouve dans tous les endroits
que l'homme habite ; elle se plaît autour des villages :
on nomme aussi cette espèce la *grande mauve.*

Toutes les parties de cette plante sont mucilagineuses ; l'iode y décèle la présence de la fécule. Même
pendant sa floraison, au plus haut degré de sa végétation , elle donne, lorsqu'on la mâche , une saveur fade
et visqueuse ; le sens si subtil du goût ne découvre aucun principe amer ou styptique dans la constitution
chimique de cette plante. Elle ne fait aucune impression sur l'organe de l'odorat. On se sert des feuilles et
des fleurs de la mauve : on en prépare des infusions et
des décoctions : on en met une pincée pour une livre
d'eau. Ces fleurs ont une couleur d'un bleu purpurin
que les alcalis font passer au vert, et les acides au
rouge.

Les médicaments tirés de la mauve ont une vertu
émolliente. Elle se manifeste sur les personnes en santé,
en produisant un relâchement du tissu des organes digestifs et en affaiblissant l'énergie vitale de ces organes,
en rendant longue, laborieuse, l'élaboration des matières alimentaires dans des individus chez qui , aupa-
vant, elle était facile et régulière. Cette vertu montre
aussi son caractère, lorsqu'on la voit en exercice sur

des corps actuellement malades. Elle ajoute à la force
des accidents qui proviennent de la faiblesse matérielle ou vitale des organes; elle modère au contraire
ceux que produit un excès de tension et d'activité, ceux
qui naissent d'un développement exagéré des propriétés
vitales.

On ordonne avec avantage l'infusion de fleurs de
mauve dans les phlegmasies des voies respiratoires.
C'est l'utilité bien évidente, bien réelle de cette boisson dans les maladies que nous avons ici en vue, qui
a fait croire à l'existence, dans les fleurs de la mauve,
d'une vertu béchique ou pectorale. Leur infusion, administrée dans les rhumes, dans les catarrhes légers,
peut les conduire en peu de jours à une heureuse terminaison. Cette boisson est aussi propre à déterminer
une diaphorèse salutaire, lorsqu'on la donne chaude,
avec abondance et au lit. Dans les péripneumonies,
dans les pleurésies, cette même infusion est indiquée:
elle occupera sans doute un rang secondaire parmi
les moyens thérapeutiques qui composeront le traitement de ces maladies; toutefois l'influence relâchante
que cette boisson exercera sur tous les tissus, et sur
celui des poumons en particulier, ne peut pas rester
inutile; cette ressource médicale ne doit pas être dé-
daignée.

L'infusion des feuilles et des fleurs de la mauve peut
être la boisson ordinaire des personnes attaquées de
phlegmasies cutanées, de la petite-vérole, de la rougeole, de la scarlatine. Tant que ces maladies suivent
un cours régulier, et qu'elles sont bénignes, cette boisson suffit; elle modère l'excès des mouvements mor-

bides, en leur conservant l'activité nécessaire pour
que la maladie arrive spontanément à une terminaison
favorable; elle restreint leur développement sans les
pervertir; aussi, en employant l'infusion des feuilles
ou des fleurs de la mauve, le praticien croit s'en tenir
à une médecine expectante.

Cette infusion sera un moyen thérapeutique applicable au traitement des phlogoses qui auront leur siége
dans les organes digestifs. L'impression émolliente ou
relâchante que cette boisson portera sur la surface
gastro-intestinale est sans contredit propre à modérer,
à combattre même la sécheresse, la tension, l'irritation
qui existent sur elle. Il est un grand nombre de dérangements d'estomac, de vices de la digestion qui tiennent
à un excès de forces matérielles des tuniques gastriques,
ou à une irritabilité morbide, suite d'une innervation
trop active, trop abondante : on dit alors que l'estomac
est dans un état d'éréthisme, d'échauffement, de sthénie. On a souvent vu l'infusion des feuilles de mauve
faire cesser ces dispositions pathologiques, que les médicaments toniques et excitants exaspèrent, qui cèdent
à un usage prolongé des agents émollients, qui souvent
réclament des secours plus efficaces, les bains, les
sangsues, etc.

On fait avec la poudre ou la pulpe des feuilles de
mauve des cataplasmes émollients. L'eau chargée du
principe mucilagineux de cette plante est administrée
en lotions, en lavements, etc.

La mauve se trouvait autrefois au nombre des plantes
potagères : les Romains en étaient très friands : on la
mange à la Chine. Pour concevoir comment la plante

dont nous venons d'exposer les qualités médicamenteuses peut fournir un mets recherché, délicat, il faut se rappeler que la mauve qui sert de nourriture a été cultivée, que les soins du jardinier ont attendri son parenchyme, augmenté la proportion des sucs aqueux qu'elle contient, délayé son principe mucilagineux. Il faut de plus remarquer que l'on n'admettait, dans les cuisines romaines, que les feuilles radicales, et qu'on les prenait toujours avant la sortie de la tige. Avec ces modifications opérées par la culture, et avec ces attentions dans sa récolte, la mauve présente une matière alimentaire aussi propre que beaucoup d'autres à figurer sur nos tables.

La petite mauve, MALVA ROTUNDIFOLIA, L., est fréquemment substituée à celle dont nous venons de parler; il est même des pays où l'on préfère la petite mauve à la grande: dans plusieurs ouvrages de matière médicale, on n'indique que la première espèce. Cette plante est commune autour des murs, autour des habitations, dans les villages; elle se plaît, comme la précédente, dans les lieux où l'homme établit une demeure; elle le suit partout. La petite mauve est annuelle; elle a la même composition chimique que la grande mauve; elle recèle, comme cette dernière, une propriété émolliente; les composés pharmaceutiques que l'on en forme suscitent les mêmes effets organiques: enfin la thérapeutique peut remplir, avec la petite mauve, les mêmes indications qu'avec la grande.

On emploie aussi la racine de la mauve alcée, MALVA ALCEA, L., que l'on cultive aux environs de Nismes, et dans quelques endroits de l'Allemagne. On coupe les tiges la première année pour donner plus de force aux racines que l'on récolte la deuxième année. Cette racine fraîche a une odeur désagréable, qu'elle perd par la dessiccation. (*Journ. de pharmac.*, décembre 1823.) Dans le commerce, elle se vend sous le nom de racine de guimauve.

On met au rang des productions végétales émollientes les pétales de la rose trémière, *malvœ arboreœ flores*, ALCEA ROSEA, L., ALTHÆA ROSEA, Cav., plante originaire de l'Orient, et que l'on cultive dans les jardins. Ces pétales sont mucilagineux, inodores; ils ont la propriété des agents de cette classe. Sa racine peut être employée comme une production mucilagineuse et émolliente. Nous avons déjà dit qu'on la substituait dans le commerce à la racine de guimauve.

BEURRE OU HUILE DE CACAO, *Butyrum* seu *Oleum de cacao*, *Oleum concretum è seminibus cacao*. Huile concrète, d'un blanc jaunâtre, d'une saveur douce, que l'on extrait des amandes du THEOBROMA CACAO, L., arbre qui habite les lieux humides du Mexique, à la Guiane et dans les îles voisines. On sait que c'est avec ces amandes, le sucre et divers aromates, que l'on prépare le chocolat, composé alimentaire dont nous ne devons pas ici nous occuper, mais que nous conseillerons cependant au thérapeutiste, comme une nourriture douée d'une vertu émolliente, adoucissante, lorsqu'il ne contient pas d'aromates, qui présente bien des avantages dans les irritations pathologiques, dans les phlogoses.

Le beurre de cacao s'obtient de plusieurs manières : on torréfie légèrement le cacao, on le monde de son tégument, on écrase l'amande dans un mortier chaud, puis on broie cette pâte avec un cylindre de fer, sur une pierre échauffée par un réchaud. On met à la presse l'espèce de bouillie qui résulte de cette opération, et l'on recueille le corps gras qui s'en sépare ; c'est le beurre de cacao. Ou bien on met le cacao broyé dans l'eau bouillante, et l'on agite le mélange : l'huile ou le beurre se fond, s'élève au-dessus du liquide aqueux ; on l'enlève et on le met refroidir dans des moules.

On donne à l'intérieur le beurre de cacao seul ou uni à d'autres ingrédients. On lui fait prendre la forme de pilules ou d'un électuaire. Il exerce une action émolliente très puissante : on l'administre avec avantage lorsque l'on veut détendre les tissus vivants, adoucir une irritation, corriger une sécheresse pathologique, etc. On l'a employé avec avantage dans les phlegmasies des voies digestives, aériennes et urinaires. On le conseille dans les toux sèches, dans les diarrhées, dans la dysenterie, dans les ardeurs d'urine, etc. Des praticiens estimables vantent le beurre de cacao contre les maux d'estomac ; mais cette dénomination est trop vague, elle comprend plusieurs sortes de lésions. Ce viscère peut éprouver des lésions matérielles, un travail phlegmasique, des ulcérations, etc., et des lésions vitales, l'éréthisme, des contractions spasmodiques, une susceptibilité excessive, etc., que le beurre de cacao est propre à combattre et même à guérir. Ce moyen peut aussi calmer les élancements, les picotements, les ardeurs qui renaissent si fréquemment dans les cancers d'estomac.

Le beurre de cacao est souvent appliqué à l'extérieur : on en fait des suppositoires ; il entre dans des
liniments. On le recommande pour calmer les douleurs
causées par les hémorrhoïdes , pour aider la guérison
des fissures qui surviennent aux lèvres , aux mamelons
des nourrices , etc.

Famille des borraginées.

BOURRACHE , *Boraginis herba*, *flores*, BORAGO OF-
FICINALIS, L. , plante annuelle qui croît dans toute
l'Europe, que l'on cultive dans les jardins , où elle se
sème d'elle-même. On emploie , en médecine, ses
tiges , ses feuilles et ses fleurs.

Toutes les parties de cette plante sont remplies d'un
suc visqueux dans lequel le mucilage est plus aqueux ,
plus délayé que dans les malvacées : la bourrache contient des molécules de nitrate de potasse ; l'eau dans
laquelle on a mis bouillir une grande quantité de cette
plante en laisse cristalliser : quand on jette les feuilles
sèches de la bourrache sur des charbons ardents, on
aperçoit de temps en temps ces molécules salines
qui fusent. M. Proust a retiré du gluten de la bourrache, et M. Planche, du soufre. Nous devons à
M. Braconnot l'analyse de l'extrait de bourrache (*Journ.
de physiq.* tom. 84, pag. 272.) Il résulte de ses
recherches, que 44 grammes de cet extrait sec contiennent.

gramm.

Substance muqueuse. 18
Substance animale soluble dans l'eau, in-
    soluble dans l'alcohol. 13
Acide végétal uni à la potasse. 11
Acide végétal uni à la chaux. . . . 0,5
Acétate de potasse. 1,0
Nitrate de potasse. 0,5
                        —————
                        44

En cherchant dans les principes chimiques de cette
plante la cause des effets médicinaux qu'elle suscite,
on arrive toujours à mettre en première ligne le mucilage. La présence du nitrate de potasse dans la
bourrache est sans doute un fait chimique important; mais quand on pense que l'on ne met qu'une
petite poignée de cette plante pour composer deux
livres de tisane; que dans ce volume de bourrache il
n'existe qu'une très faible quantité de sel; que, de
plus, l'eau ne parvient pas à atteindre toutes les molécules salines, qu'elle n'en dissout qu'une partie, on
hésite à attribuer un grand pouvoir au sel de nitre
que contiennent les préparations pharmaceutiques que
l'on fait avec cette plante. Ce sel agit sur les organes
comme un stimulant; s'il était assez abondant dans
la bourrache pour que le produit de son impression
fût perceptible, cette plante ne resterait pas parmi les
productions émollientes. Mais l'action qu'elle exerce
sur les organes, les changements organiques qu'elle
fait naître, annoncent en elle une propriété seulement
émolliente. Les principaux effets de la bourrache sont

évidemment produits par le mucilage, dont elle contient une grande quantité.

On administre la bourrache en décoction dans l'eau ; on en donne aussi le suc dépuré. L'eau retirée de cette plante par la distillation devient, quelques jours après, ammoniacale ; elle rougit le tournesol quand elle est récente ; elle verdit le sirop de violette au bout de peu de temps. (*Journ. de pharm.*, mai 1819.) L'eau distillée de bourrache, avant d'avoir subi l'altération qui la rend ammoniacale, n'avait point une vertu émolliente, parcequ'elle avait abandonné le principe mucilagineux d'où émane cette vertu : quand elle a une qualité ammoniacale, elle jouit de propriétés nouvelles, opposées à celles des agents de cette classe.

La bourrache exerce sur les tissus organiques une influence relâchante ; l'usage de sa décoction débilite l'appareil gastrique, affaiblit la vigueur des mouvements de la vie. Ce produit est surtout sensible sur le système circulatoire, lorsqu'il a actuellement trop d'activité ; sur le système dermoïde, lorsque la peau est chaude, sèche, irritée ; sur l'appareil cérébral, lorsqu'il présente une excitation morbide, etc. L'observation prouve que la tisane ou le suc de bourrache dérange l'estomac des personnes chez qui les tuniques de cet organe sont minces, oligotrophiées, ont peu de force matérielle.

Tous les jours on emploie la bourrache pour décider une transpiration plus forte, ou même pour provoquer une sueur abondante. Ce n'est point en augmentant l'action vitale de la peau que cette plante occasione cette évacuation : la propriété émolliente qu'elle

recèle déterminerait plutôt un affaiblissement de la vie
cutanée, un ralentissement de la fonction exhalante de
la peau. Mais la bourrache ne fait couler la sueur que lorsque l'on remplit plusieurs conditions dont la puissance
n'est pas équivoque : 1° il faut prendre la bourrache
en décoction dans l'eau; 2° il faut boire une grande
dose de cette décoction; 3° il est nécessaire de la
prendre chaude; 4° le malade se tient au lit et couvert; or, dès que l'on remplit ces diverses conditions,
tous les véhicules aqueux font suer. Nous ne pouvons attribuer ce mouvement organique aux principes
de la bourrache.

La tisane de bourrache sert aussi à exciter le cours
des urines; elle produit sûrement cet effet quand un
état de chaleur ou d'éréthisme du système rénal arrête
la sécrétion urinaire. L'influence relâchante de la
bourrache corrige cette disposition pathologique; et
cette influence devient alors une faculté diurétique.
On croit assez généralement que, dans tous les
temps, les particules salines de la bourrache stimulent les reins et augmentent la formation du liquide
urinaire; mais, comme nous l'avons déjà dit, en
réfléchissant à la petite quantité de sel de nitre que
quelques feuilles de cette plante doivent laisser dans
l'eau où on les met bouillir, on élève des doutes sur
cette source de la propriété diurétique que l'on a attribuée à la bourrache.

On conseille la décoction de cette plante édulcorée
avec le miel, le sucre ou un sirop émollient, comme
la boisson ordinaire des malades dans les fièvres inflammatoires, bilieuses, muqueuses, etc.; elle convient

dans les phlegmasies cutanées, dans la petite-vérole, la rougeole, la scarlatine. On s'en sert avec succès dans le début des rhumes qui suivent l'impression d'un air froid, pendant que le corps est échauffé : en se tenant au lit, on parvient, avec cette boisson, à établir une transpiration qui débarrasse la surface bronchique. On en prescrit l'emploi dans les rhumatismes aigus, dans la péripneumonie, dans la pleurésie, etc. Toujours cette boisson modère l'agitation des vaisseaux sanguins, réprime les contractions trop rapides des capillaires; elle est propre pour dissiper la soif, une ardeur intérieure, etc. Ce sont sans doute ces derniers produits (ils ne peuvent avoir lieu que dans un état de maladie) qui ont fait admettre dans la bourrache une vertu rafraîchissante.

On assure que le suc dépuré de la bourrache a été un secours efficace dans la mélancolie, dans l'hypochondrie. Nous ne nous arrêterons pas à la vertu apéritive que l'on a voulu voir alors dans ce suc, ni aux embarras que l'on a supposés dans les viscères abdominaux des malades; nous croyons que les mélancoliques, les hypochondriaques qui ont été soulagés par la bourrache avaient les voies digestives irritées, et que l'action adoucissante de cette plante a combattu cet état pathologique, a pu le faire cesser si on en a continué long-temps l'emploi.

Beaucoup de personnes ajoutent la bourrache aux bouillons d'oseille. On mange les jeunes feuilles de cette plante dans quelques pays.

On met les fleurs de bourrache sur les salades, leur couleur bleue est agréable à la vue. Ces fleurs ont une composition mucilagineuse ; elles sont inodores, d'une saveur fade ; elles agissent sur les organes vivants en relâchant leur tissu. Elles ne recèlent aucun principe aromatique, aucune particule qui puisse stimuler le cœur ou exciter un développement des forces de la vie ; cependant on a long-temps cru qu'il existait dans ces fleurs une vertu cordiale.

BUGLOSSE, *Buglossi herba.* On emploie sous ce nom une plante vivace qui croît dans les lieux incultes, et que M. Decandolle désigne sous le nom d'ANCHUSA ANGUSTIFOLIA. On se sert aussi de l'espèce qu'il appelle A. ITALICA.

La buglosse contient, comme la bourrache, un mucilage aqueux d'où procèdent ses facultés médicinales. Elle exerce sur les organes une impression relâchante semblable à celle que produit cette dernière plante. La buglosse remplit, dans la thérapeutique, les mêmes indications que la bourrache, et avec une égale puissance ; aussi on substitue fréquemment ces deux végétaux l'un à l'autre. On conseille la décoction ou le suc de la buglosse dans les irritations pathologiques, dans les échauffements des voies digestives. On la donne en tisane dans les fièvres inflammatoires, dans les phlegmasies, etc.

GRANDE CONSOUDE, *Consolidæ majoris radix.* Racine du SYMPHYTUM OFFICINALE, L., plante vivace qui croît spontanément dans les prairies, dans les terrains humides. On se sert de sa racine qui est grosse, longue, noire en dehors, et blanche en dedans ; elle est inodore, elle a une saveur fade ou visqueuse.

Cette racine contient une grande abondance de

mucilage qui se dissout facilement dans l'eau. L'iode
ne change pas la couleur de cette racine ; elle ne recèle pas de fécule. L'intérieur de la racine fraîche
prend une teinte brune lorsqu'on la coupe. S'il existe
dans cette production un peu de tannin ou d'acide
gallique, ce principe y est en trop petite quantité pour
produire une action médicinale, pour remplir une indication thérapeutique. Les changements organiques
que suscite la grande consoude, les avantages curatifs
qui suivent son emploi, proviennent toujours de sa
partie mucilagineuse et de sa puissance émolliente.

On donne la racine de grande consoude en décoction ; on en met une demi-once pour deux livres d'eau ;
on fait légèrement bouillir cet excipient ; on y laisse
peu de temps la racine ; sans cette attention ce liquide
s'épaissit, alors la tisane pèse sur l'estomac des malades, elle donne lieu à des oppressions, à des envies
de vomir, etc. On convertit, dans les pharmacies,
cette décoction en sirop : il ne faut pas confondre cette
préparation avec celle que l'on nomme sirop de consoude composé ; il entre dans ce dernier des ingrédients chargés de principes styptiques ou toniques.

Les effets organiques que l'on observe après l'administration de la grande consoude, attestent que cette
racine recèle une propriété émolliente. Tous les changements qu'elle produit dans l'état ou dans l'action
des organes mettent en évidence une influence émolliente ou adoucissante : dans tout ce qu'éprouve le
système animal, on reconnaît le pouvoir qu'exerce sur
les tissus vivants le principe mucilagineux, si abondant
dans cette racine.

C'est surtout pour le traitement des écoulements sanguins que les auteurs conseillent la grande consoude. Lorsqu'une activité trop grande des vaisseaux capillaires décide des congestions qui provoquent une hémorrhagie ou qui la rappellent lorsqu'elle paraissait terminée, la décoction mucilagineuse de la racine dont nous nous occupons se montre un agent salutaire : son action tend à changer la disposition pathologique de l'appareil vasculaire, à prévenir les concentrations de vitalité qui donnaient lieu à l'effusion du sang. Si le praticien ne doit pas voir dans cette boisson un secours assez efficace pour qu'il puisse se dispenser d'employer d'autres remèdes, au moins il ne la regardera pas comme un moyen tout-à-fait inutile. On a dit que la grande consoude avait une vertu astringente ; il est facile de voir que c'est la force émolliente de cette racine que l'on considère alors sous un nouveau point de vue. On ne s'occupe que de la cause morbide qu'elle combat, et l'on désigne par une expression particulière cette opération thérapeutique. En diminuant l'excès de vitalité qui existe dans les petits vaisseaux, la grande consoude fait disparaître le travail fluxionnaire, l'engorgement qui entretenait un écoulement pathologique. Son effet astringent sort alors de l'exercice de sa faculté émolliente ; aussi cette substance est-elle proscrite quand une hémorrhagie ou un flux humoral est occasioné par l'atonie, par l'inertie des capillaires.

Au reste, il est curieux de remonter à la source des éloges que l'on a donnés à la grande consoude, pour la guérison de l'hémoptysie, de l'hématémèse, de l'hématurie, etc. On avait prétendu que cette plante pos-

sédait une faculté vulnéraire : on apportait en preuve
que cette racine pilée et appliquée sur les plaies sai-
gnantes opérait la réunion des parties divisées ; que
mise sur les os fracturés, elle hâtait la formation
du cal. Lorsqu'on administrait la décoction de cette
plante dans les écoulements sanguins, c'était pour
réunir des vaisseaux que l'on croyait rompus, déchi-
rés, pour guérir une solution de continuité de leur
tissu.

Quand on conseillait la tisane de grande consoude
dans la diarrhée, dans la dysenterie, on avait encore
l'intention de tirer parti de la vertu astringente dont
on supposait l'existence dans cette racine. Les évacuations morbides qui ont lieu par l'anus sont si souvent
le produit d'une irritation, d'un travail phlegmasique,
d'ulcérations, de la surface intestinale, qu'un praticien ne s'étonnera pas de voir une boisson mucilagineuse obtenir des succès dans cette circonstance : il
ne cherchera pas ailleurs que dans l'action adoucissante
de la grande consoude la cause des avantages qu'elle
procure.

PULMONAIRE, *Pulmonariœ maculatœ herba*, PUL-
MONARIA OFFICINALIS, L., plante vivace que l'on trouve
dans les bois. On se sert des feuilles, qui sont ordinairement recouvertes de taches blanches. Cette plante est
remplie d'un mucilage aqueux ; on la donne en décoction dans l'eau. Elle a une action adoucissante ou émolliente qui peut devenir médicinale dans toutes les maladies avec irritation, avec phlogose. C'est surtout dans
les affections des organes pulmonaires qu'elle est recommandée ; son nom indique assez qu'on la croyait

dépositaire d'une vertu spéciale contre les maladies de ces organes. La composition chimique, les qualités sensibles de cette plante, l'impression qu'elle fait sur les tissus vivants, décèlent en elle une force émolliente que le praticien pourra diriger avec succès contre les irritations, les phlogoses des organes respiratoires, contre les accidents des catarrhes, des péripneumonies, contre l'hémoptysie, etc. On pourra aussi conseiller, avec confiance, la tisane de pulmonaire dans les lésions vitales des poumons qui seront le produit d'un excès d'innervation, dans les quintes de toux, l'oppression, etc., qui tiendront à une trop grande irritabilité de ces organes. Malgré les taches blanches de cette plante et le nom qu'elle porte, elle n'a que la faculté des autres productions de la famille des borraginées. La doctrine pharmacologique apprend au praticien, que c'est un moyen émollient qu'il emploie alors, et que les avantages curatifs qu'il obtient suivraient également l'emploi de tout autre médicament du même caractère.

SÉBESTES, *Sebesten fructus*, fruits du CORDIA MYXA, L., arbre qui habite l'Égypte, le Malabar, et du C. SEBESTENA, L., que l'on trouve dans les Indes. Les sébestes sont des drupes ovales, brunes, rugueuses, pointues à leur sommet, de la grosseur d'une petite prune; le parenchyme de ces drupes est mou, très mucilagineux, inodore et d'une saveur visqueuse. On ne doit employer que celles qui sont pleines, charnues, attachées sur leur calice. On rejettera les sébestes dont la substance est altérée, desséchée, parcequ'alors le principe mucilagineux est détruit, et qu'ordinairement,

au lieu de qualités douces et émollientes, elles ont de
l'âcreté, une odeur désagréable.

Les sébestes frais sont nourrissants : on fait des ti
sanes émollientes avec ceux que le commerce nous apporte : on met dix à douze de ces fruits pour deux livres
d'eau. Chargé des principes mucilagineux des sébestes,
ce liquide agit sur les tissus vivants, en les relâchant,
en diminuant leur activité quand elle est augmentée
par une cause morbide. On conseille la tisane de sébestes
dans les affections inflammatoires des voies aériennes,
alimentaires et urinaires. Cette tisane est propre à calmer une toux sèche, à établir une expectoration salutaire dans les phlogoses des organes pulmonaires ; elle
convient pour combattre la dysurie, la strangurie, la
diarrhée, en un mot les accidents qui dépendent d'un
état d'éréthisme, de chaleur, d'irritation, de l'appareil
urinaire, digestif, etc.

On obtient une décoction épaisse, très chargée, en
faisant bouillir une grande quantité de sébestes dans
l'eau, et en laissant cet excipient agir long-temps sur
ces fruits. On peut en extraire la pulpe à l'aide de la
coction et de la pression sur un tamis. Ces nouveaux
composés tirés des sébestes présentent des considérations particulières. Lorsqu'on les administre, ils pèsent
sur l'estomac, surtout lorsque cet organe a peu de
force matérielle ou peu d'énergie vitale ; ils donnent
lieu à une perversion momentanée des mouvements
naturels du canal intestinal, ils suscitent des évacuations alvines. Les auteurs disent que la pulpe de sébestes
a une propriété laxative ou eccoprotique. Douze gros à
deux onces de cette pulpe déterminent toujours plu-

sieurs selles. Nous ferons ici une remarque applicable à toutes les substances mucoso-sucrées. Lorsque leurs principes sont délayés dans une grande proportion d'eau, ils sont absorbés, ils font sur tous les tissus une impression émolliente ; mais lorsque ces principes sont rapprochés, lorsqu'ils forment un liquide épais, concentré, ils exercent, aussitôt après leur administration, une action notable sur les organes digestifs ; leur substance passe dans les intestins sans avoir été réduite en chyme, leur présence sur la surface interne de ces organes les offense, accélère leur mouvement péristaltique, tout ce que contient le canal alimentaire est rejeté ; la substance mucoso-sucrée a produit un effet laxatif.

Famille des frangulacées.

JUJUBES, *Jujubæ baccæ*, fruits du RHAMNUS ZIZYPHUS, L., arbre que l'on cultive dans le midi de la France, en Italie, en Espagne, dans l'Europe australe. Les jujubes sont des drupes ovales, de la grosseur d'une olive, d'une couleur rousse ; elles offrent un parenchyme jaunâtre, pulpeux, visqueux, d'un goût agréable : la partie mucilagineuse de ces fruits est très soluble dans l'eau.

Les jujubes ont une qualité alimentaire, surtout pendant qu'elles sont récentes ; celles qu'on nous envoie servent à composer des tisanes adoucissantes, émollientes, que l'on administre avec avantage dans les toux sèches, dans les crachements de sang, dans les maux de gorge, dans les ardeurs d'urine, etc. Quelques praticiens vantent la décoction de jujubes dans les lésions du canal intestinal, qui donnent lieu à la diarrhée, à la dysenterie, etc. La thérapeutique trouve dans cette boisson un remède favorable lorsqu'il faut relâcher des tissus qui ont une tension morbide, modérer une irritation qui est devenue pathologique, calmer des mouvements trop rapides, etc. Les auteurs préconisent leur emploi dans les phlogoses des organes pulmonaires.

Si l'on prenait plusieurs onces de la pulpe de jujubes, ou plusieurs verres, en peu de temps, d'une décoction rapprochée, épaisse de ces fruits, on obtiendrait un effet laxatif. La présence de ces composés dans le canal intestinal pervertit son action naturelle, décide des déjections alvines qui sont formées, et de la substance médicinale elle-même, et des matières actuellement contenues dans les intestins.

Famille des palmiers.

DATTES, *Dactyli fructus*, fruits du PHOENIX DACTYLIFERA, L. Ce palmier habite les contrées brûlantes de l'Asie et de l'Afrique; on le trouve aussi en Amérique. A l'état sauvage il reste petit, contrefait, et il donne des fruits dont le péricarpe est âcre et peu volumineux. La culture a fait prendre au palmier-dattier plus de développement; on est parvenu à le faire prospérer au milieu des déserts les plus arides, où il s'élève majestueusement : ce palmier, cultivé, fournit une récolte abondante de fruits qui ont un parenchyme épais, savoureux, nourrissant.

Ces fruits sont des drupes alongées qui ont un goût un peu acerbe au moment où on les récolte : on les met en tas, on les expose à l'ardeur du soleil ; ils perdent une portion de leur humidité ; leur parenchyme devient jaunâtre, visqueux, onctueux, d'un goût sucré. Dans les pays où l'on cultive les dattiers, on retire, par expression, de ces fruits, lorsqu'ils sont bien mûrs, un suc gras et mielleux qui remplace le beurre dans la préparation des aliments.

On compose, avec les dattes, des tisanes qui ont une saveur fade, qui contiennent une matière mucilagineuse, qui possèdent une vertu émolliente, et que l'on conseille dans les affections inflammatoires, dans les toux sèches, dans le début des rhumes, des péripneumonies, dans les irritations des voies urinaires. Il reste dans les dattes un peu du principe acerbe qui dominait dans la composition chimique de ces fruits avant leur maturité : souvent l'organe du goût en perçoit sensiblement l'impression ; mais ce principe n'est pas capable de produire une action médicinale, de déterminer dans les tissus vivants un changement dont on doive tenir compte ; il est si peu abondant, qu'il ne pourrait agir que sur la surface gastro-intestinale : toujours son pouvoir sera insignifiant après l'absorption de la substance même de la datte.

Nous ne devons pas oublier que les dattes sont la nourriture habituelle de plusieurs peuples. Il ne serait pas difficile d'obtenir un produit laxatif de ces fruits mucoso-sucrés : leur substance, prise à haute dose, déciderait des déjections alvines. Il est clair que l'on doit rejeter les dattes qui sont desséchées, cariées, flétries, celles dont le principe mucilagineux est détruit.

Famille des sarmentacées.

RAISINS SECS, fruits du VITIS VINIFERA, L. On distingue les raisins secs ordinaires, *passulæ majores,
uvæ passæ,* les raisins de Corinthe, *passulæ minores,
passulæ corinthiacæ,* et les raisins de Damas, *passulæ
damascenæ.* On ne fait sécher le raisin que lorsqu'il a
acquis un grand degré de maturité : alors sa partie
mucoso-sucrée est très développée. Pendant la dessiccation, il s'opère un mouvement intestin entre les
matériaux chimiques de ce fruit ; la proportion du
sucre augmente encore dans sa composition, tandis que
les principes acides diminuent.

On compose, avec les raisins secs, des décoctions
qui ont une nature mucilagineuse, qui recèlent une
vertu émolliente. On donne ces boissons, convenablement sucrées, pour adoucir la toux, pour hâter l'établissement de l'expectoration dans les phlogoses des
voies pulmonaires. On en conseille l'usage dans la
pleurésie, dans la strangurie. Cette boisson doit cependant être regardée comme un émollient léger ; elle est
loin de posséder une force relâchante, adoucissante,
que l'on puisse comparer à celle de la tisane de guimauve, de graine de lin, etc. ; ajoutons qu'elle contient toujours des principes acides, qu'elle a une saveur
aigrelette.

La substance des raisins secs est nourrissante, elle
peut éprouver, dans la cavité gastrique, une élaboration qui la convertirait en chyle. Quand on prend une
grande quantité de ces fruits et que, par suite d'une
débilité matérielle ou vitale de l'estomac, ou par une

autre cause, la chymification ne s'en fait plus, ils lâchent le ventre.

Famille des urticées.

FIGUES, *Caricæ pingues*, productions fructiformes du FICUS CARICA, L. Le figuier croît, à l'état sauvage, dans l'Asie, dans l'Europe méridionale ; on le cultive dans le midi de la France, et même dans les provinces du nord : il offre, comme toutes les plantes dont l'homme s'est emparé et auxquelles il donne des soins, un grand nombre de variétés.

La figue présente un réceptacle charnu, concave, qui, au lieu d'étaler comme les autres végétaux les fleurs au dehors, les conserve renfermées au dedans de lui-même. Ce mode de fructification occulte a été long-temps ignoré : on regardait la figue comme un fruit qui se formait sans qu'il eût été précédé d'un appareil de floraison. On sait aujourd'hui que cette production est un véritable bouton à fruit, dans l'intérieur duquel les fleurs et les graines se développent, à mesure qu'il grossit.

Les figues sèches, dont on connaît trois sortes, les figues grasses, les figues violettes et les figues blanches, ont été exposées au soleil, ou soumises à la chaleur d'une étuve. On doit toujours les prendre molles et saines, rejeter celles dont le tissu est dur, celles qui ont de l'odeur, qui sont altérées. La figue présente une substance parenchymateuse qui se compose de mucilage et de sucre. Ces principes se dissolvent dans l'eau, lorsque l'on met les figues bouillir dans ce liquide ; on obtient alors une décoction qui a une propriété émolliente, adoucissante, très développée. On charge quelquefois le lait des principes des figues sèches. Les composés pharmaceutiques que l'on fait avec ces productions recèlent une force émolliente très facile à constater. Leur usage affaiblit toujours la tonicité des fibres vivantes, relâche les tissus organisés, diminue l'énergie des mouvements de la vie.

Ou conseille, comme boisson habituelle, une légère décoction de figues à ceux qui out la petite-vérole, la rougeole, la scarlatine. On la regarde comme un moyen utile dans la toux sèche, dans la pleurésie, dans la péripneumonie, dans toutes les phlogoses des voies aériennes. On a donné à cette tisane des éloges dans le traitement des irritations des organes urinaires, de la dysurie, de la strangurie, etc. On recommande son emploi dans la néphrite, dans le premier temps du catarrhe vésical.

Une forte décoction de figues dans l'eau ou dans le lait est fréquemment employée dans les esquinancies, comme un gargarisme émollient. On en laisse séjourner dans la bouche lorsque les gencives gonflées, douloureuses, sont le siège d'une fluxion aiguë. Les figues, ramollies par la cuisson, réduites en cataplasme, s'appliquent sur les tumeurs inflammatoires, etc.

Les figues sèches sont très nourrissantes ; quand le mucoso-sucré qu'elles recèlent se convertit en chyle dans les organes digestifs, il fournit une très forte proportion d'éléments réparateurs. On conseillait cette production aux athlètes pour leur faire acquérir de l'embonpoint : on remarque que les individus qui, dans nos provinces méridionales, font une grande consommation de cette nourriture sont très gras. Toutefois les figues sèches exigent un travail assez pénible pour leur digestion; les estomacs faibles s'en trouvent mal; elles donnent souvent lieu à des déjections alvines.

PARIÉTAIRE, *Parietariæ herba*, PARIETARIA OFFICINALIS, L., plante vivace qui croît dans les fentes des vieux murs. On se sert de ses tiges et de ses feuilles. Ces productions sont inodores et sans saveur bien prononcée : elles contiennent du nitrate de potasse.

La pariétaire jouit de la réputation d'être un agent émollient; cependant la composition chimique de cette plante ne permet pas de croire que la propriété relâchante soit en elle fort développée; car elle est peu mucilagineuse. On fait prendre la décoction du pariétaire, le suc de cette plante, pur ou étendu dans du petit-lait, etc. Il arrive fréquemment que le cours des urines augmente pendant l'usage de ces agents : on attribue ces effets au nitrate de potasse contenu dans la pariétaire. Nous n'oserons pas nier que cette matière saline ne contribue à déterminer une sécrétion plus active des reins; mais nous remarquerons que la petite poignée de pariétaire qui sert à composer cinq à six tasses de tisane, y laisse une infiniment petite dose de sel de nitre. Au lieu de voir dans l'évacuation urinaire un produit de l'impression des molécules de ce sel sur l'appareil rénal, ne pourrait-on pas regarder tout simplement cette évacuation comme une suite nécessaire de la grande quantité d'eau que l'usage de la tisane de pariétaire porte dans le corps?

Le thérapeutiste trouvera dans la pariétaire une substance médicinale dont la vertu émolliente est faible, peu prononcée, incapable d'opérer dans l'état de maladie des changements bien importants. Il se servira de sa décoction comme d'une boisson aqueuse, délayante; il sentira que son usage peut être favorable dans les irritations des voies urinaires, dans quelques rétentions d'urine, dans les fièvres inflammatoires, etc.

Famille des papavéracées.

COQUELICOT, *Papaveris Rhœadis, vel erratici flores,* pétales des fleurs du PAPAVER RHÆAS, L., plante annuelle, commune dans les moissons; on la connaît aussi sous le nom de *pavot rouge.* On recueille ses pétales, on les fait sécher avec précaution dans un lieu sec et bien ouvert, en les étendant sur du papier ou sur un linge. La dessiccation doit être prompte et bien conduite : ces productions sont sujettes à s'altérer, elles noircissent, leur principe mucilagineux se détruit; alors leurs propriétés médicinales sont modifiées comme leurs qualités physiques : elles attirent l'humidité; on doit les conserver dans un endroit sec.

Les pétales du coquelicot contiennent une grande proportion de mucilage; ils recèlent aussi une matière colorante rouge très abondante; mais celle-ci n'exerce aucune impression sur les organes vivants; elle n'a point de part aux effets médicinaux que suscitent ces pétales [1]; le principe mucilagineux paraît être la seule

---

[1] Tout concourt à prouver que la matière colorante est un produit complexe dont la nature est loin d'être identique dans tous les êtres végétaux. Nous avons vu le principe colorant de la garance, du fraisier, du bois de

partie active de leur composition ; c'est de son action qu'émanent les avantages curatifs que procurent ces productions.

Les pétales du coquelicot exhalent, quand ils sont frais, une odeur désagréable qu'ils perdent par la dessiccation : cette odeur tient à un principe fugace, léger, qui ne peut concéder à ces substances aucune puissance, qui ne peut être médicinal. Ces pétales ont une saveur visqueuse. On en fait des infusions : on emploie une pincée de ces pétales secs pour deux livres d'eau que l'on verse bouillante sur eux. On prépare un sirop avec l'infusion de coquelicot.

Les effets que produisent ces composés répondent, par leur nature, à ce que promet l'analyse chimique des fleurs du coquelicot. Ces composés exercent une influence émolliente sur les organes ; ils détendent les tissus vivants ; ils modèrent les mouvements de la vie, quand ils sont trop forts ou trop vifs ; ils affaiblissent, comme les autres émollients, l'innervation lorsqu'elle est trop active, qu'elle a un caractère morbide. On s'en sert avec succès dans les maladies phlegmasiques. L'infusion de coquelicot se donne dans la petite-vérole, dans la rougeole, dans la scarlatine : on en a préconisé l'emploi dans les rhumes, dans la

---

campêche, rester à peu près inerte sur les tissus organiques : le rouge du coquelicot nous offre la même impuissance ; tandis que la partie qui colore d'autres substances médicinales, le safran par exemple, recèle une activité très marquée, et paraît être un des agents de leur force pharmacologique.

péripneumonie, dans la pleurésie, etc. Le sirop de coquelicot entre souvent dans les loochs, les juleps que l'on administre dans ces maladies, pour calmer la toux, pour la rendre plus humide, pour établir une expectoration salutaire, etc. On emploie aussi l'infusion de coquelicot, prise chaude, pour soutenir une sueur critique, pour déterminer une diaphorèse, etc.

On a remarqué que la matière colorante de ces pétales se déposait sur la surface interne des intestins, quand on se servait de leur infusion, de leur décoction ou de leur sirop, et qu'elle laissait sur cette surface une couleur rouge que, dans les recherches d'anatomie pathologique, un examen superficiel pourrait confondre avec les altérations qui décèlent une phlogose [1].

On a avancé que les pétales de coquelicot avaient une vertu narcotique : nous pensons que c'est une erreur. Jamais nous n'avons vu l'infusion de cette substance produire aucun effet qui décelât en elle l'existence de cette vertu. Jamais ceux qui prenaient plusieurs livres d'une tisane très chargée de ces fleurs

---

[1] On peut voir dans le *Recueil d'observations de médecine*, etc., de Vandermonde (tom. VII, pag. 533) des réflexions et des expériences du docteur Navier, sur le prétendu empoisonnement d'un homme de Châlons-sur-Marne, qui mourut le jour même où il avait pris une médecine, et sur lequel on trouva, à l'ouverture du cadavre, l'œsophage et l'estomac rouges et comme livides en différents endroits. Cet homme avait pris une heure avant sa mort une once de sirop de coquelicot.

n'ont éprouvé ni assoupissement, ni engourdissement, ni pesanteur de tête, ni aucun autre symptôme qui annonçât une action particulière sur le cerveau. Si une faculté narcotique résidait dans ces productions, il faudrait donc en prendre une bien grande quantité pour en saisir l'exercice, pour en voir le produit. Remarquons que dans le pavot somnifère, PAPAVER SOMNIFERUM, L., la faculté narcotique réside dans la capsule, dans les feuilles, dans les tiges; c'est le suc laiteux dont sont remplies ces parties qui en est dépositaire. Ces mêmes parties ont aussi une faculté narcotique dans le coquelicot: l'extrait des péricarpes de cette plante, pris avant la maturité complète des graines, pendant qu'ils sont pleins d'un suc propre, blanchâtre, produit des effets calmants et hypnotiques. Mais dans cet article nous parlons des pétales, et ces productions n'ont qu'une propriété émolliente dans le coquelicot: il y a plus, c'est qu'il est probable que les pétales même du pavot qui fournit l'opium, ne possèdent pas d'autre propriété; nous avouerons cependant qu'ils exhalent une odeur vireuse très forte: c'est à l'expérience à prononcer.

Famille des linées.

GRAINES DE LIN, *Lini semina*, semences du LINUM USITATISSIMUM, L., plante annuelle qui se trouve dans les champs. On cultive cette plante pour ses graines et pour l'écorce de sa tige. Convenablement préparée, cette écorce donne une matière filamenteuse avec laquelle l'industrie humaine est parvenue à fabriquer des tissus d'une grande beauté et d'une rare élégance.

28.

La graine de lin est petite, comprimée, ovale-oblongue, luisante, d'une couleur olivâtre. Elle contient une grande proportion de mucilage et d'huile : on en a retiré un cinquième de ce dernier principe, et un sixième du premier. Le mucilage semble être condensé dans cette graine : ses molécules se dilatent, se développent, en se combinant avec l'eau : une pincée de graine de lin donne, par une ébullition prolongée, de la consistance à un volume d'eau considérable. M. Vauquelin a examiné ce mucilage ; il l'a trouvé composé de gomme, dans laquelle il existe une substance animale ou matière azotée, de l'acide acétique libre, des acétates de potasse et de chaux, du sulfate et de l'hydrochlorate de potasse, des phosphates de potasse et de chaux, et de la silice.

La graine de lin s'administre en poudre, et le plus souvent en décoction dans l'eau : on a soin de charger peu cet excipient ; car, quand il contient une forte dose du principe mucilagineux, il fatigue l'estomac ; on dit que la boisson ne passe pas, parceque son usage cause un sentiment prolongé de pesanteur dans la région épigastrique. La tisane de graine de lin fait sur les organes une forte impression relâchante ; cet effet se manifeste d'abord sur l'organe gastrique : on éprouve ordinairement, peu de jours après avoir commencé l'emploi de cette boisson, des accidents qui décèlent un profond décroissement des forces digestives : on perd l'appétit, on a du dégoût, l'élaboration des aliments ne se fait plus ou se fait avec peine, il survient de la diarrhée. Il n'y a guère que ceux dont l'estomac est très robuste, qui bravent l'action émolliente de cette tisane, qui n'éprouvent pas les effets dont nous parlons. On les évite souvent en y ajoutant du vin, parceque la force stimulante de ce liquide soutient l'énergie des organes gastriques, corrige, au moins dans les voies alimentaires, les effets de la puissance émolliente de la graine de lin. Son action relâchante s'aperçoit souvent sur tous les points du corps : on a vu un usage prolongé de la tisane faite avec cette graine occasioner une pâleur, une bouffissure de la face, un œdème universel : privés de leur ton, de leur activité ordinaires, par l'influence de ce médicament, les appareils organiques exécutaient mal les fonctions qui leur étaient confiées, le corps éprouvait une détérioration progressive.

La décoction de graine de lin s'administre avec succès, comme remède émollient, dans le traitement des maladies inflammatoires, lorsque l'on veut diminuer la tension, l'énergie trop développée des tissus organiques. On la conseille dans la péripneumonie, dans la pleurésie, pour hâter l'établissement de l'expectoration, pour combattre l'ardeur, la sécheresse des voies aériennes ; dans la diarrhée, dans la dysenterie, pour calmer l'irritation qui existe dans le canal alimentaire. Mais c'est surtout dans les maladies des organes urinaires que la tisane de graine de lin jouit d'une grande réputation ; on s'en sert pour favoriser la sécrétion des urines, quand il y a éréthisme de l'appareil rénal ; on vante sa puissance dans la strangurie, dans la dysurie, quand l'éjection du liquide sécrété par les reins présente des difficultés. Le praticien sait qu'il ne trouve dans la graine de lin qu'un

agent émollient, et que ce moyen ne peut réussir que
contre les lésions matérielles qui dépendent de l'irritation, de la phlogose, de l'hypertrophie, ou contre
les lésions vitales qui procèdent d'un excès ou d'une
perversion de l'innervation ; que contre les causes morbides enfin qui sont de nature à céder à une impression
émolliente. Toutefois il est vrai de dire qu'un grand
nombre de personnes tourmentées des maladies dont
nous parlons éprouvent un soulagement réel en se
servant de cette tisane : c'est le remède émollient dont
on se trouve le mieux dans les irritations des voies
urinaires.

Pour expliquer les effets diurétiques que produit
dans quelques occasions la tisane de graine de lin,
aurons-nous égard aux matières salines que les chimistes trouvent dans la composition de ces semences ?
Mais on n'en met qu'une pincée pour deux livres d'eau ;
est-il possible d'estimer la petite quantité de matières
salines qui se trouvent dans le véhicule que boit le
malade ? doit-on après cela chercher à faire à ces matières une part dans l'opération médicinale de la tisane
dont nous parlons ? Ajoutons que la graine de lin n'est
plus diurétique quand on l'administre en poudre. N'est-
il pas évident que cette substance ne favorise la sécrétion
urinaire que dans les cas où un état d'éréthisme suspend
ou ralentit l'exercice de cette fonction, et qu'alors c'est
de sa propriété émolliente que dérive son utilité;
mais, dans tous les temps, la tisane faite avec cette
graine porte dans le corps de celui qui la prend une
humidité qui doit augmenter la quantité d'urine qu'il
rend.

On administre la décoction de graine de lin en lavement, dans toutes les irritations des voies digestives ; son contact immédiat avec les gros intestins détermine un relâchement qui, par la contiguïté des parties, se propage à toute la masse intestinale. Ces lavements sont même utiles dans la phlogose des reins, de la vessie, de l'utérus : l'influence émolliente semble s'étendre de proche en proche, depuis la surface qui reçoit le médicament, jusqu'au lieu irrité ou malade. Les lavements mucilagineux que fournit la graine de lin servent journellement pour combattre le ténesme, des coliques, la diarrhée, la dysenterie, etc. ; ou autrement on oppose leur action à la phlogose simple ou avec ulcération, à l'endurcissement des tissus, aux végétations, etc., des gros intestins.

La graine de lin entre dans un grand nombre de topiques qui tous ont une propriété émolliente ou relâchante. Sa poudre sert à composer des cataplasmes que l'on applique sur les tumeurs inflammatoires, sur les contusions récentes, sur les ulcères qui sont trop douloureux, etc. ; leur action tend toujours à abattre le travail inflammatoire qui existe, ou à prévenir celui que l'on craint. Avec une décoction épaisse de graine de lin, on fait des ablutions sur les endroits de la surface cutanée qui sont le siége de dartres avec phlogose ; ces ablutions calment la douleur, la démangeaison, etc. Une flanelle imbibée de cette décoction tiède, et posée sur l'abdomen, est un secours que l'on ne néglige jamais dans le traitement des phlegmasies qui occupent un des viscères ou un des points de cette cavité. Le contact de cette liqueur mucilagineuse et chaude relâche la peau, gonfle son tissu : cet effet émollient pénètre dans les parties subjacentes ; il explique le soulagement que ce topique procure fréquemment aux malades, peu d'heures après son application.

HUILE DE GRAINES DE LIN, *Oleum Seminum lini.* L'huile que l'on retire de la graine de lin a été aussi introduite dans la thérapeutique ; elle a reçu les éloges de praticiens célèbres. Cette huile est siccative, d'un blanc verdâtre, d'une saveur douce, quand elle a été tirée sans le secours du feu. Car on suit deux procédés pour l'obtenir : on pile fortement la graine de lin, on l'expose quelques instants à la vapeur de l'eau chaude, puis on met à la presse la pâte que l'on a formée avec elle ; ou bien on torréfie légèrement les semences du lin, pour en détruire la partie mucilagineuse, puis on les broie ; après on les chauffe avec un peu d'eau, et on met le tout à la presse.

C'est l'huile que fournit le premier de ces procédés que l'on doit toujours employer dans les médicaments internes, et on doit la demander récente. L'autre est âcre, irritante, nauséabonde, et n'a point la vertu émolliente. Toutefois, quand l'huile de graine de lin de nos pharmaciens a un peu d'âcreté, on peut l'en dépouiller, en l'agitant dans l'eau tiède. Cette huile a une vertu fortement relâchante. Si l'on en donne plusieurs grandes cuillerées à peu de distance, elle pervertit les mouvements naturels du canal alimentaire, elle donne lieu à des évacuations alvines : cette huile agit alors à la manière des agents laxatifs. Lorsque l'on mêle l'huile de lin avec du sirop, et que l'on donne de loin à loin une cuillerée de ce mélange, les molécules oléagineuses sont absorbées ; tous les tissus sentent leur impression émolliente : il n'y a plus d'effet laxatif.

C'est de cette manière qu'il faut administrer l'huile de lin dans les phlegmasies des voies aériennes. Baglivi vante l'utilité de ce remède dans la pleurésie : on en recommande l'usage dans l'hémoptysie. L'action émolliente de l'huile de lin la rend un secours également utile quand la phlogose est dans le canal alimentaire : les auteurs la conseillent dans les inflammations de bas-ventre, dans la dysenterie. Elle convient aussi quand une perversion de l'innervation provoque des contractions anomales dans la tunique musculeuse des intestins, donne lieu à des coliques que l'on nomme spasmodiques. On l'a trouvée salutaire dans la néphrite, etc. : on la place enfin parmi les vermifuges.

Famille des légumineuses.

GOMME ARABIQUE, *Gummi arabicum*, suc gommeux qui provient du MIMOSA NILOTICA, L., arbre que les anciens nommaient *acacia vera*, très commun en Égypte, sur les bords du Nil, dans les déserts de la Libye, dans l'Arabie, dans l'intérieur de l'Afrique La gomme arabique découle spontanément de ces arbres : en pratiquant des incisions sur leur écorce, on augmente l'exsudation de ce suc. D'abord il est liquide et visqueux, le contact de l'air le durcit. On le trouve, dans le commerce, en masses arrondies ou hémisphériques, souvent creuses d'un côté, de la grosseur d'une noix, quelquefois plus volumineuses. On se sert le plus souvent de la gomme de Sénégal, qui provient du MIMOSA SENEGAL, L., arbre qui forme des forêts dans quelques

régions de l'Afrique qui avoisinent le Sénégal. (Guibourt, *ouvr. cité.*) Cette gomme a les mêmes propriétés
que la gomme arabique.

On choisit pour l'usage médical la gomme qui a une
couleur blanche, un peu jaunâtre, une cassure vi-
treuse : elle doit être inodore, d'une saveur visqueuse.
Cette substance peut s'administrer en poudre, mais
le plus souvent on la donne en solution dans l'eau ;
on met de deux à quatre gros de gomme par livre
de véhicule : six à sept onces de cette substance portent deux livres d'eau à la consistance des sirops. En
ajoutant du sucre à une solution aqueuse de cette matière, on obtient le sirop de gomme arabique. Cette
gomme est la base des pâtes de guimauve, de jujubes, etc. : en triturant la gomme en poudre avec l'huile,
cette dernière devient miscible à l'eau. C'est un intermède que l'on emploie dans la composition des loochs.
La gomme arabique entre comme ingrédient correctif
dans un grand nombre de compositions pharmaceutiques. Si l'on expose cette gomme à l'action de la
chaleur, si on la passe à l'étuve, il s'y développe un
acide, elle dégage une odeur aigre, et acquiert une
saveur particulière. (*Journ. de pharm.*, avril 1823.)
Soumise à l'action du feu, dans une cornue, la gomme
arabique a fourni, en se décomposant, de l'acide acétique, du charbon, de la chaux et un peu de phosphate
de chaux, de l'hydrogène carboné et du gaz acide
carbonique. M. Vauquelin a signalé dans cette substance la présence du fer, mais en si petite quantité
qu'il est impossible d'attribuer à ce métal aucune influence sur les effets médicinaux de la gomme arabique.

· Cette substance a une vertu émolliente très forte, très étendue. L'exercice de cette vertu sur les tissus vivants produit un relâchement dans les fibres qui les constituent : cet effet devient même sensible sur les organes qui sont actuellement irrités, sur ceux dont un état morbide a exalté le ton, l'énergie vitale. Une solution légère de gomme arabique dans l'eau est une boisson évidemment utile dans la phlogose des voies alimentaires qui entretient la diarrhée, la dysenterie, des coliques, un ténesme, etc. ; cette boisson est égale- ment indiquée dans la phlogose des organes pul- monaires, la péripneumonie, la pleurésie, le simple catarrhe : bue tiède, elle adoucit la toux, favorise l'ex- pectoration, etc. ; on fait aussi sucer au malade, dans ces affections, la pâte de gomme arabique sous les noms de pâtes de jujubes, de guimauve, ou on lui fait prendre très fréquemment des petites doses de sirop de gomme arabique pur. On administre tous les jours avec avantage la solution aqueuse de cette gomme dans les irritations des organes urinaires, dans la stran- gurie, dans la dysurie, dans la gonorrhée, même dans la néphrite. On pourrait encore y avoir recours dans les phlegmasies cutanées, dans les hémorrhagies ac- tives, dans l'hémoptysie. C'est un moyen dont on apprécie l'utilité toutes les fois que le praticien a besoin de mettre en action, sur un corps malade, une puis- sance capable de modérer les mouvements des organes, de calmer une agitation morbide; de combattre un état inflammatoire, une irritation, une trop grande tension des tissus vivants, ou une énergie vitale qui procède d'un excès d'innervation.

Dans quelques occasions, la gomme arabique se laisse attaquer par les forces digestives et convertir en chyme ; ce résultat a surtout lieu quand la gomme est alliée à d'autres principes alimentaires ; néanmoins il parait constant que cette substance peut être digérée, même lorsqu'on la prend pure. Hasselquist, dans l'histoire de son voyage du Levant, rapporte qu'une caravane, qui allait d'Éthiopie en Égypte, ayant consommé toutes ses provisions, ne subsista, pendant deux mois, que de gomme arabique dissoute dans l'eau : cette substance se trouvait heureusement parmi les marchandises qu'elle portait. Lind assure que la gomme nourrit des villes entières de nègres, quand il survient une disette. Il ajoute que les Arabes qui, deux fois l'an, ramassent cette gomme dans les forêts de l'intérieur du pays, n'ont pas d'autre nourriture pendant plusieurs mois. (*Malad. des Europ. dans les pays chauds.*) M. Magendie a élevé des doutes sur la qualité alimentaire de la gomme arabique : des chiens, nourris avec cette substance, maigrissaient dès la deuxième semaine, éprouvaient bientôt une faiblesse considérable, et périssaient dans le marasme le plus complet. Mais le chien est un animal carnivore : dans l'appareil digestif, si long, si compliqué de l'animal herbivore, la gomme, tenue plus longtemps sous l'influence de la vie, finit sans doute par s'animaliser. L'homme en tire aussi des éléments réparateurs, surtout quand le principe gommeux est divisé par une autre matière d'une digestion facile.

Gomme-adragant, *Tragacanthæ gummi*, suc gommeux que l'on retire de l'astragalus gummifer et de l'A. creticus, arbrisseaux qui croissent dans l'Italie, dans la Sicile, dans l'île de Candie, sur le Liban ; ces plantes fournissent peu de gomme en Italie et en Sicile : plus chargées de ce suc dans le Levant, elles en donnent davantage.

C'est dans les mois de juin, juillet et août que ce suc sort à travers les fibres et les gerçures de l'écorce des arbustes que nous venons d'indiquer : on aide la sortie de ce suc en faisant des incisions sur le tronc et sur les branches de ces plantes. Il est d'abord mou, mais, à l'air, il acquiert promptement de la solidité. Il prend diverses formes, selon que sa sortie a été libre ou gênée : il est en grumeaux, en lames contournées ou repliées sur elles-mêmes, ou en filaments. Cette gomme est d'un blanc grisâtre, un peu ductile, difficile à réduire en poudre. Quand on veut la pulvériser, on fait légèrement chauffer le mortier ; la division de la gomme devient plus facile. Ce produit végétal n'a aucune odeur : il donne une saveur visqueuse.

La substance qui nous occupe présente des qualités particulières qui la distinguent de la gomme arabique, dont elle est au moins une modification. Le docteur John la regarde comme un principe végétal particulier que l'on a jusqu'ici confondu avec le corps gommeux, et qu'il propose de nommer *cérasine*. (*Chimie de Thomson*, tom. 4, p. 79.) Mise dans l'eau, la gomme-adragant s'imbibe d'une grande quantité de ce liquide, elle se gonfle considérablement, et forme un mucilage mou, mais qui n'est pas fluide. L'agitation opère une dissolution apparente, et le tout prend un aspect séreux ; mais lorsque la liqueur redevient calme, le mucilage se sépare de nouveau ; le véhicule est transparent.

Si l'on ajoute de la gomme arabique à cette dissolution, le départ de la gomme-adragant est encore plus prompt ; celle-ci ne s'unit pas à la première. La gomme-adragant paraît soluble dans l'eau bouillante, mais elle se dépose par le refroidissement.

On peut administrer la gomme-adragant en poudre. On la donne ordinairement délayée dans l'eau : ce véhicule favorise évidemment l'exercice de la faculté émolliente de cette substance. Une faible dose fait prendre de la consistance à une quantité assez considérable d'eau. On a expérimenté que quatre scrupules suffisaient pour rendre sirupeuse une livre de ce liquide. C'est avec cette gomme que l'on donne, en pharmacie, de la cohérence aux ingrédients d'un grand nombre de pastilles, de tablettes, de pilules. Quand ce principe entre dans ces compositions pour une proportion notable, il peut devenir le correctif des matières âcres, irritantes qu'elles contiennent. C'est ordinairement la gomme-adragant que l'on choisit pour rendre l'huile miscible à l'eau dans les loochs.

La puissance médicinale de la gomme-adragant a une nature émolliente ; son exercice sur les tissus vivants relâche les fibres qui les constituent, diminue leur tonicité. Cette puissance devient adoucissante quand on la met en jeu sur des organes atteints d'une irritation morbide. On peut employer cette substance dans les affections pathologiques où nous avons vu que la gomme arabique convenait : on obtiendra de son emploi les mêmes succès.

Réglisse, *Glycyrrhisæ, seu Liquiritiæ radix*, racine du GLYCYRRHIZA GLABRA, L., plante vivace qui croît spontanément dans nos provinces méridionales, en Italie, en Espagne, et que l'on cultive dans les jardins. Ces racines sont longues, cylindriques, traçantes, brunes en dehors, jaunes en dedans, d'une saveur sucrée, mêlée d'un peu d'âcreté. La racine de réglisse qui vient d'Espagne ou du midi de la France est plus sucrée que celle que nous obtenons dans nos contrées.

M. Robiquet nous a fait connaître les principes constituants de cette racine. Il a en retiré : 1° de l'amidon ; 2° un principe qui n'a du sucre que la saveur sucrée, qui est à peine soluble dans l'eau froide, mais très soluble dans l'eau bouillante, et qui n'est pas susceptible d'éprouver la fermentation alcoholique ; 3° une matière animale, coagulable par la chaleur ; 4° une huile résineuse, brune, épaisse, douée d'une grande âcreté, insoluble dans l'eau froide, mais soluble dans l'eau bouillante par l'intermède des autres principes ; 5° des phosphates et malates de chaux et de magnésie ; 6° un principe soluble dans l'eau, cristallisable, ayant peu de saveur ; 7° du ligneux.

On emploie très fréquemment la réglisse pour sucrer les boissons, les tisanes des malades. Il est important de remarquer que, si ces boissons ou ces tisanes se composent avec des substances mucilagineuses, amylacées, et que l'on veuille conserver la qualité adoucissante ou émolliente de ces dernières, on doit mettre la racine de réglisse coupée par morceaux ou écrasée, infuser seulement dans le véhicule froid ou tout au plus tiède : alors l'huile résineuse, pleine d'âcreté, que nous avons signalée dans sa composition, ne s'y dissout pas. Lorsque l'on soumet la racine de réglisse à l'ébullition, cette matière rend la tisane âcre, elle altère, corrompt sa vertu adoucissante, elle lui communique une autre propriété, souvent contraire à l'intention du médecin ; tandis qu'en ajoutant la réglisse à froid à l'infusion de fleurs de guimauve, de mauve, à la décoction d'orge mondé, de gruau, de chiendent, etc., on rend ces boissons agréables, sans les priver de leur propriété émolliente.

L'infusion à froid de la racine de réglisse, seule ou chargée de principes mucilagineux, amylacés, fournis par d'autres ingrédients, est une boisson qui convient dans toutes les maladies où il y a de la chaleur, de la sécheresse, de la soif, de l'agitation. Les malades la désirent dans le début des fièvres, des phlegmasies. Elle calme l'irritation des premières voies ; elle modère la trop grande activité du système circulatoire ; elle diminue l'aridité de la peau, l'éréthisme des reins : elle fait couler les urines, etc. On la conseille dans la toux sèche qui tient à une irritation de la membrane muqueuse pulmonaire, dans la strangurie que produit la même affection sur la membrane muqueuse qui tapisse les voies urinaires, etc.

Chacun sait que la boisson que l'on offre au peuple et aux enfants dans nos promenades publiques, pendant les grandes chaleurs de l'été, est une infusion de racine de réglisse.

On prépare avec cette racine une sorte d'extrait que l'on connaît sous le nom de suc de réglisse, *succus vel extractum liquiritiæ ;* on le tire d'Espagne et d'Italie. Cette substance est noire, lisse, cassante : elle a une saveur sucrée, légèrement âcre : c'est un remède populaire contre la toux. On le purifie et on en fait quelques préparations en pharmacie. Lorsqu'il est aromatisé avec l'huile d'anis, on conçoit qu'il n'a plus une action adoucissante.

Famille des rosacées.

AMANDES DOUCES, *Amygdalæ dulces*, graines du fruit de l'AMYGDALUS COMMUNIS, L., arbre que l'on cultive sur les côtes septentrionales de l'Afrique, dans l'Orient, en Italie, en Espagne, dans nos provinces méridionales. Le fruit de l'amandier est une drupe ovale, un peu comprimée, peu charnue, pubescente ; elle contient un noyau ovale, ligneux, crevassé à sa surface, dans lequel se trouve l'amande. Cette dernière a une saveur douce ou une saveur amère. L'arbre qui fournit des amandes amères n'est qu'une variété de l'amandier commun : en semant des amandes douces, on obtient des individus qui portent des amandes amères. Comme tous les végétaux soumis à l'empire de la culture, l'espèce amandier offre un grand nombre de variétés qui se distinguent surtout par le volume du fruit, la dureté du noyau, la douceur de l'amande.

Les amandes sont recouvertes par une poudre rougeâtre que l'on enlève facilement à l'aide du frottement. Leur épisperme ou tégument propre est de couleur brune, il contient du tannin : ce tégument recouvre deux cotylédons oléagineux ; ce sont ces parties qui doivent ici nous occuper, parceque la vertu émolliente réside en elles. M. Boullay s'est occupé de l'analyse chimique des amandes douces. (*Journ. de pharm.*, août 1817.) Cent parties de celles que l'on nomme amandes de Provence ont fourni les matériaux suivants :

Huile fixe. 54
Albumine. 24
Sucre liquide. 6
Gomme. 3
Eau. 3   5o
Partie fibreuse. 4
Pellicules. 5
Perte et acide acétique. . . .   5o
                                  ————
                           100

On voit qu'il n'entre point de fécule dans la constitution chimique des amandes douces.

M. Vogel a analysé les amandes amères (*même journal*), il en a retiré les mêmes principes que des premières, seulement avec quelques différences dans les proportions ; mais il y a trouvé de plus de l'acide prussique ou hydro-cyanique, et une huile volatile d'un jaune blanchâtre, qui s'élève dans la distillation, et qui tombe au fond de l'eau : ce sont ces principes qui donnent une amertume si intense aux semences dont nous nous occupons. M. Robiquet s'est livré à de nouvelles recherches sur l'huile essentielle d'amandes amères. Il a reconnu que cette huile était composée de plusieurs substances : il en a extrait un principe azoté et un principe cristallisable qui ne contenait pas d'azote. Une série d'expériences tentées sur des animaux, lui ont démontré que le principe azoté recélait la puissante activité que montre cette huile. Ce principe pro-

voquait des tremblements, des convulsions, des états
tétaniques qui alternaient avec une détente, un relâchement singulier des muscles, le plus grand trouble
dans la respiration, dans la circulation, la mort. (*Journ*,
de pharmac. tom. 8, pag. 293.)

Dans les amandes amères nous retrouvons bien les
matériaux médicinaux des amandes douces, mais la
présence de l'acide prussique et de l'huile volatile dont
nous venons de parler efface, domine l'action émolliente de ces matériaux, donne aux amandes amères
une propriété particulière. L'eau distillée de ces amandes est un poison pour les chiens, comme l'a expérimenté M. Sœmmering fils. Données à des chiens, à
des chats, à des renards, aux pigeons, aux perroquets,
les amandes amères excitent des vertiges, des mouvements convulsifs, la paralysie des membres, l'immobilité absolue, la mort. Quelque petite que soit, dans
la composition chimique de ces graines, la proportion
des principes dont nous venons de signaler les effets,
leur puissance sur l'encéphale, sur le prolongement rachidien, et par suite sur l'économie animale, est tellement étendue, que, même à une dose qui paraît inap-
préciable, il faut calculer le produit de leur influence.
Une émulsion dans laquelle il entre des amandes amères
ne portera-t-elle pas sur l'appareil cérébral une impression particulière ? Dans les fièvres ataxiques, où
cet appareil est dans une condition morbide, où l'irritation, la phlogose de plusieurs des centres anatomiques qu'il présente, donne à son ensemble une susceptibilité excessive, le praticien ne doit pas oublier cette
influence ; s'il donne alors une émulsion, il devrait

peut-être recommander que l'on n'y mette pas d'amandes amères. On sait que Bergius a guéri des fièvres
intermittentes avec une émulsion de ces amandes.
M. Hufeland et d'autres médecins allemands ont recommandé l'emploi de ces graines amères comme un
fébrifuge très efficace. On prétend que leur usage prévient l'ivresse : est-ce que l'influence de leurs principes
sur le cerveau rendrait cet organe moins sensible à
l'action du vin et de l'alcohol ? Au surplus, Jean Bauhin
ne croit pas à cette propriété ; il dit avoir connu des
personnes qui s'étaient inutilement servi de ce moyen
pour se garantir de l'ivresse.

Revenons aux amandes douces, qui seules appartiennent à la classe des substances émollientes. Nous
rappellerons d'abord qu'elles sont alimentaires. Quand
on les prend récentes, le corps oléagineux est moins
développé, elles sont d'une digestion facile : en vieillissant, elles deviennent d'une nature plus huileuse ;
leur élaboration digestive exige un travail plus long.
Mais ce sont des médicaments que nous demandons à
ces productions ; elles nous en fournissent deux que
nous allons successivement examiner, 1º l'émulsion,
2º l'huile d'amandes douces.

L'ÉMULSION, *emulsio, lac amygdalinum,* se fait de
cette manière : on met des amandes douces macérer
dans l'eau, jusqu'à ce qu'on puisse les dépouiller de
leur tégument. L'eau chaude hâte cette opération,
mais elle altère un peu les qualités de l'amande ; il
serait préférable de se servir de l'eau froide, si l'on
pouvait attendre que ce liquide ait détaché le tégument
des cotylédons auxquels il adhère ; ce qui n'a lieu qu'au

bout de quelques heures; on pile ces amandes dans un
mortier de marbre avec un égal poids de sucre, on les
réduit en une pâte que l'on délaie peu à peu avec de
l'eau : on emploie une livre de ce véhicule pour une
once d'amandes ; la liqueur prend une couleur blanche,
laiteuse ; on la passe à travers une étamine, et l'on a
une émulsion que l'on aromatise ordinairement avec
l'eau de fleurs d'oranger. En ajoutant une suffisante
quantité de sucre à une émulsion fortement chargée, on
compose le sirop d'amandes, que l'on nomme vulgaire-
ment sirop d'orgeat. Une cuillerée de ce sirop, délayée
dans un verre d'eau, donne aussitôt un verre d'émulsion.

L'émulsion a une analogie remarquable avec le lait
des mammifères. Abandonnée à elle-même, à une température de quinze degrés environ, elle présente bientôt à sa surface une substance ayant l'odeur et l'aspect
de la crème, et exhalant promptement une odeur acé-
teuse ; un dépôt blanc se forme au fond du vase ; le
liquide a une demi-transparence. Si l'on fait bouillir
le lait d'amandes, sa surface se recouvre de cette espèce
de pellicule que MM. Déyeux et Parmentier ont regardée comme propre au lait animal. Un énorme coa-
gulum composé d'albumine solidifiée et d'une certaine
quantité d'huile se forme au milieu du liquide ; ce dernier devient limpide ; il a une saveur douce et sucrée
analogue au petit-lait, mais plus agréable. M. Boullay
pense que l'on pourrait employer ce sérum végétal :
c'est une boisson émolliente, adoucissante, qui diffère
de l'émulsion en ce qu'elle est dépouillée de l'albumine, de l'huile fixe, de la matière fibreuse, qu'elle
est plus légère et moins nourrissante.

Dans le liquide émulsif, la chimie découvre une immense quantité de molécules oléagineuses tenues en suspension par l'albumine, par le sucre, par la gomme, etc. Le médecin qui étudie l'action de ce liquide sur l'économie animale reconnaît bientôt qu'il a une vertu émolliente très prononcée. L'usage d'une émulsion affaiblit toujours les forces digestives; elle trouble l'exercice de la digestion, lorsqu'on l'administre à des personnes qui ont les tuniques gastriques et intestinales amincies, mal nourries, délicates, ou chez qui l'innervation languissante fait tomber la vitalité de l'organe gastrique et des intestins : cette boisson éteint l'appétit si on la prend peu avant le moment du repas : elle peut causer une indigestion si elle arrive dans l'estomac aussitôt après les aliments, et pendant que cet organe travaille à les convertir en chyme. Les personnes qui ont un estomac robuste, bien disposé, digèrent l'émulsion; ce composé est pour elles une liqueur nutritive: il perd dans cette circonstance sa qualité médicinale. Lorsque l'intérieur des voies alimentaires est irrité ou phlogosé, l'impression émolliente de cette boisson apaise la soif, calme le sentiment d'ardeur interne qui tourmente le malade, diminue son malaise, son anxiété.

La puissance de l'émulsion sur les autres appareils organiques procède de deux causes: 1° de l'action immédiate que les molécules oléagineuses qui ont pénétré dans le sang exercent sur tous les tissus ; 2° de l'action sédative que cette boisson porte sur l'encéphale, sur la moelle rachidienne, lorsque ces parties sont le siége d'une excitation morbide; de cette action résulte un décroissement subit de l'influence vivifiante que les nerfs portent sur tout le système animal. Là puissance émolliente de cette boisson s'aperçoit dans un grand nombre d'états morbides : tous les jours l'emploi d'une émulsion diminue visiblement l'agitation du sang, la vivacité et la fréquence du pouls, le développement de la température vitale : tous les jours on s'en sert pour combattre une irritation, l'insomnie, pour procurer du calme, du sommeil ; elle fait couler les urines, quand un état de chaleur ou de spasme arrête la sécrétion urinaire. Baillou assure que les émulsions diminuent la vitalité de l'appareil génital, qu'elles assoupissent les désirs vénériens.

On donne l'émulsion dans les fièvres aiguës, dans les phlegmasies de l'appareil digestif, de l'appareil circulatoire, de l'appareil respiratoire, de l'appareil cérébral, etc., en un mot dans tous les états morbides où l'on veut obtenir un ralentissement des mouvements organiques, diminuer une chaleur ardente, etc. L'émulsion est agréable à boire ; on la fait prendre par verres : c'est ordinairement pour le soir que l'on réserve cette boisson ; elle sert à modérer l'agitation que les malades éprouvent à l'entrée de la nuit ; c'est à son action adoucissante qu'ils doivent le calme, le repos qui suivent fréquemment son usage. On nourrit quelquefois avec cette liqueur les malades atteints de la fièvre lente. Lorsque la sensibilité est exaltée, le pouls vif, fréquent, on redoute toutes les impressions excitantes, et l'on cherche, jusque dans la nourriture, des influences adoucissantes.

On fait à l'émulsion des additions de diverse nature.

On nomme émulsion arabique, *emulsio arabica*, celle
dans laquelle on met, avec les ingrédients ordinaires,
une demi-once de gomme arabique; cette substance
augmente, fortifie la puissance émolliente des principes
fournis par les amandes. L'eau de fleurs d'oranger, de
roses, etc., que l'on ajoute au liquide émulsif, entre
pour une si petite quantité dans sa composition, qu'elle
ne peut avoir une action médicinale; il n'y a guère que
l'organe de l'odorat et tout au plus l'estomac qui puisse
percevoir son impression : si l'on voulait tirer parti de
l'influence propre à l'eau de fleurs d'oranger ou à toute
autre eau aromatique, il faudrait en charger davantage l'émulsion. On y met le nitrate de potasse à la
dose de quelques grains, lorsque l'on désire augmenter
le cours des urines ou calmer plus sûrement la soif;
cette substance saline remplit la première vue, en stimulant le tissu des reins ; elle opère le second effet,
en rétablissant la sécrétion des follicules muqueux de
la membrane qui recouvre la gorge, l'œsophage, etc.,
en rendant cette membrane plus humide, moins aride :
on sait que le vin pur, l'alcohol affaibli, éteignent souvent la soif. Dès qu'une émulsion reçoit une substance
très active, comme du sirop diacode, du sirop d'acétate de morphine, une poudre purgative, etc., elle
perd sa vertu médicinale; elle n'est plus qu'un véhicule pour les autres ingrédients auxquels elle sert quelquefois de correctif; mais on n'aperçoit plus son action
émolliente.

L'HUILE D'AMANDES DOUCES, *oleum amygdalarum
dulcium*, se retire de ces amandes par expression ; on
les pile, on les réduit en pâte que l'on soumet à la

presse. L'huile que l'on obtient ferme presque la moitié du poids des amandes que l'on a employées. En chauffant légèrement la pâte huileuse que donnent ces amandes, la proportion d'huile devient plus forte; mais celle-ci est plus sujette à rancir, elle est moins estimée pour l'usage intérieur que celle qui est tirée à froid. L'huile d'amandes douces ne devrait être préparée qu'à mesure que l'on en a besoin : elle doit être sans odeur, d'une saveur agréable, dépourvue de toute espèce d'âcreté.

L'huile d'amandes douces est d'un blanc verdâtre; elle ne se congèle qu'à la température de dix degrés audessous de zéro, R. Lorsqu'elle vient d'être tirée, elle est louche; elle se clarifie par le repos : on obtient le même résultat, en la filtrant à travers un papier gris. Il est digne de remarque, que l'huile extraite des amandes amères n'a aucune amertume lorsqu'on la prépare à froid; mais il sort du marc une odeur singulièrement forte d'acide hydro-cyanique, lorsqu'on le délaie dans l'eau.

L'huile d'amandes douces se donne par cuillerées : on la mêle ordinairement avec un sirop qui sert à la diviser au moyen de l'agitation. A l'aide de la gomme arabique ou adragant, on tient le corps huileux uni à un véhicule aqueux dans les loochs.

L'huile seule qu mêlée à un sirop que l'on donne par cuillerées, pèse sur l'estomac, passe bientôt dans les intestins, et pervertit les mouvements naturels du canal alimentaire; lorsque l'on rapproche ces cuillerées, et que l'on en donne plusieurs en peu d'heures, alors cette substance suscite des évacuations alvines;

elle sort du corps avec ses qualités naturelles; les matières qui se trouvaient dans les voies digestives sont
expulsées en même temps : dans ce cas, l'huile d'amandes douces a une action laxative.

Si l'on met une distance de plusieurs heures entre
chacune de ces cuillerées, ou qu'on les prenne petites,
l'huile est absorbée, elle ne cause plus d'évacuations alvines ; les molécules oléagineuses sont portées
dans le sang; elles se répandent dans tous les tissus;
toutes les fibres organiques sentent leur action émolliente ou relâchante '.

Lorsque les organes digestifs sont dans un état de
phlogose, l'huile d'amandes douces tend à faire cesser
leur état morbide ; au moins elle produit un soulagement qui souvent est très marqué ; elle calme les coliques, la tension de l'abdomen, etc. On s'en est servi
dans les empoisonnements par des substances âcres.
On recommande l'huile d'amandes douces dans les
péripneumonies, dans les pleurésies, dans les catarrhes : le relâchement que le corps huileux produit sur
la surface gastrique s'étend par sympathie aux organes respiratoires; ajoutons l'action immédiate que

---

' Une demoiselle attaquée de la phthisie prenait tous
les jours deux demi-lavements émollients, dans lesquels
on mettait deux grandes cuillerées d'huile d'olives, pour
calmer un travail de phlogose qui existait dans les gros intestins, et qui causait des coliques, des selles fétides et
liquides, du ténesme. On remarqua bientôt que sa sueur
exhalait une très forte odeur d'huile d'olives. Des gouttelettes très apparentes d'huile surnageaient sur ses urines.

les molécules oléagineuses vont exercer sur ces organes après leur absorption : toujours est-il vrai que ce moyen médicinal adoucit la toux, prépare ou favorise l'expectoration. Dans les irritations des voies urinaires, dans les douleurs néphrétiques, on donne avec succès l'huile d'amandes douces ; c'est surtout à ses molécules absorbées qu'il faut rapporter le bien que procure, dans ces affections, l'huile dont nous nous occupons. On conseille enfin l'huile d'amandes douces comme un remède vermifuge d'une efficacité bien constatée ; mais alors il en faut prendre de très grandes doses. On ne craint pas d'en conseiller un demi-verre de quart d'heure en quart d'heure contre le ténia. On assure qu'une livre et demie d'huile suffit ordinairement pour expulser le ver. (*Bullet. de la Soc. méd. d'émulat.*)

Nous rappellerons ici que Tissot, dans son Avis au peuple, s'est élevé avec raison contre l'abus que l'on fait de l'huile d'amandes douces dans les coliques des enfants. Ce praticien a reconnu que cette substance affaiblissait l'estomac, qu'elle rendait, dans plusieurs occasions, la digestion du lait plus imparfaite, et qu'alors elle augmentait les coliques, au lieu de les calmer. Il ajoute que d'autres fois l'huile resserre le ventre, parcequ'elle énerve l'action contractile des intestins.

On fait fréquemment des applications topiques d'huile d'amandes douces : toujours on obtient avec cette matière un produit émollient et adoucissant : elle entre aussi dans la composition des lavements avec lesquels on veut opérer un effet relâchant.

PRUNEAUX, *Pruna gallica*, fruits du PRUNUS DO-
MESTICA, L., que l'on a fait sécher au soleil ou au four.
Ce fruit est une drupe; son péricarpe est charnu,
composé de mucoso-sucré; il contient des principes
acides. C'est ce péricarpe que nous avons ici en vue:
on rejette le noyau de ce fruit et l'amande qu'il contient. On distingue plusieurs espèces de pruneaux.

En mettant bouillir long-temps ces fruits dans l'eau,
on charge ce véhicule d'une matière mucilagineuse; la
liqueur s'épaissit un peu, elle prend une saveur douce,
agréable, légèrement acidule. En écrasant les pruneaux
cuits, sur un tamis de crin, on obtient la pulpe de ces
fruits.

Les pruneaux ont une nature alimentaire; leur substance est souvent digérée, convertie en chyme dans
l'estomac. On donne, comme agent médicinal, la décoction de pruneaux édulcorée avec le miel ou avec
le sucre. Celle qui est épaisse pèse sur l'estomac; en
arrivant dans les intestins sans avoir été chymifiée, son
contact les offense, elle pervertit l'action naturelle de
ces organes, elle accélère leur mouvement péristaltique, elle décide des déjections alvines; alors cette
boisson produit un effet laxatif. Lorsque la décoction
de pruneaux est légère, elle ne suscite plus ce trouble
dans l'état actuel des voies alimentaires, elle donne
lieu à des effets d'une autre nature; les principes de
cette décoction sont absorbés; ils font, sur tous les
tissus organiques, une impression qui semble détendre,
relâcher les fibres qui les constituent.

On conseille les pruneaux aux personnes qui ont une
constipation active à vaincre, dont le ventre est resserré

par suite d'une phlogose ou d'un état d'éréthisme, de
spasme des gros intestins : alors c'est une décoction
épaisse de ces fruits, ou leur pulpe à forte dose, qu'il
convient de prendre, parceque l'effet qui doit être utile
est l'effet laxatif. Ces compositions ne conviendraient
plus, ne réussiraient pas, si la constipation dépendait
d'une faiblesse matérielle des gros intestins, d'un
amincissement, une oligotrophie de leurs tuniques ;
ou d'une inertie produite par un décroissement de l'influence nerveuse sur ces organes. On administre la
tisane de pruneaux dans les maladies fébriles, comme
une boisson propre à modérer la chaleur, à apaiser la
soif, à amener un calme favorable ; alors il faut une
décoction peu chargée de principes muqueux ; il faut
que cette décoction séjourne sur la surface intestinale, et que ses matériaux émollients soient pris par
les suçoirs absorbants.

On se sert souvent de la décoction de pruneaux pour
composer les potions purgatives : ce véhicule perd
dans ce cas son action médicinale ; il n'est plus qu'un
correctif qui modère l'impression irritante que portent
sur la surface intestinale les principes actifs des feuilles
et des gousses du séné, de la rhubarbe et des autres
ingrédients purgatifs.

Nous citerons ici comme substances émollientes qui
proviennent de plantes de la famille des rosacées :
1° le mucilage que l'on retire des semences de coings,
cydoniæ semina, graines du fruit du coignassier, PYRUS
CYDONIA, L. Ces graines recèlent une grande abondance de mucilage que l'eau dissout facilement : un
gros de ces semences suffit pour donner de la con-

sistance à six onces de liquide. On se sert rarement
de ce mucilage à l'intérieur ; mais on l'applique comme
topique adoucissant, sur les yeux dans l'ophthalmie,
sur les hémorrhoïdes, sur les brûlures, etc. 2° La
gomme du pays, *gummi nostras, gummi cerasorum,*
qui exsude spontanément à travers l'écorce de nos
cerisiers, de nos abricotiers, de nos pruniers, etc.,
où elle forme des masses du volume d'une noix, quelquefois plus grosses. Cette substance est d'abord mollasse, mais elle se durcit considérablement quand on
la garde quelque temps. M. Thomson a vu que cette
gomme indigène se gonfle peu à peu lorsqu'on la met
dans l'eau, qu'elle se convertit en une gelée demi-
transparente, d'un brun rougeâtre. Une partie se
dissout dans ce liquide, mais la plus grande quantité
reste à l'état gélatineux et ne s'unit pas à l'eau, même
après une ébullition de quelques heures. La gomme
dont nous nous occupons a une propriété émolliente ;
on ne s'en sert pas en médecine.

Famille des graminées.

ORGE MONDÉ, *Hordeum mundatum,* ORGE PERLÉ,
Hordeum perlatum, semences de l'HORDEUM VULGARE,
de l'H. HEXASTICHON, et de l'H. DISTICHON, L. L'orge
mondé présente ces semences dépouillées seulement
de leur tégument : elles ont perdu davantage pour devenir perlées, leurs extrémités sont enlevées ; les grains
ont été arrondis par le jeu d'une meule.

Les chimistes se sont occupés de l'analyse chimique
de l'orge : leurs travaux sur cette production précieuse, d'où l'homme tire la bière et des aliments,

ont en des résultats remarquables. M. Proust, chimiste distingué, a découvert dans la farine de l'orge une substance particulière qui se présente sous la forme d'une poudre aride, grossière; cette substance n'est point soluble dans l'eau même bouillante; ce chimiste lui a donné le nom d'*hordéine*. La farine d'orge recèle de plus une résine jaune soluble dans l'alcohol, et sur laquelle l'eau n'a pas d'action. Cette farine se compose des principes suivants et dans les proportions que nous allons indiquer. (*Annal. de chim.*, tom. V.)

Amidon.	32
Hordéine.	55
Sucre.	5
Gomme.	4
Résine.	1
Gluten.	5
	100

La germination produit un changement singulier dans la proportion de ces principes : l'amidon, le sucre, la gomme, augmentent de quantité, pendant que le gluten, et surtout l'hordéine éprouvent une diminution considérable. Cent parties de farine d'orge germée ont fourni :

Amidon.	56
Hordéine.	12
Sucre.	15
Gomme.	15
Résine.	1
Gluten.	1
	100

Dans les hôpitaux où l'on fait un usage journalier de la tisane d'orge, où l'on en consomme une si grande quantité, M. Proust conseille avec raison de substituer l'orge germée à l'orge ordinaire. Les analyses comparatives que nous venons d'exposer, montrent bien tout ce que l'on doit gagner à ce changement.

Nous devons ajouter à ces recherches sur la nature intime de la substance médicinale qui nous occupe, que l'enveloppe des graines de l'orge contient une matière extractive jaune, d'une saveur amère, désagréable et soluble dans l'eau. (Thomson, *Système de chimie*, tom. IV, pag. 412.) On voit qu'il est très important que l'orge soit dépouillée de son tégument, lorsque l'on veut en tirer une boisson émolliente. La tisane d'orge entière a toujours une légère âcreté qui nuit à l'exercice de la qualité adoucissante des autres principes ; cette âcreté n'existe plus dans les décoctions que l'on prépare avec l'orge mondé ou avec l'orge perlé. Ces dernières décoctions contiennent la matière amylacée que l'eau arrivée au degré de l'ébullition a dissoute ; elles contiennent de plus une très petite quantité de gomme et de sucre : nous avons vu que ces principes existaient dans la constitution intime de l'orge. Inattaquables par l'eau, l'hordéine et la résine ne peuvent se trouver dans les décoctions dont nous parlons. Lorsque l'on veut administrer la tisane d'orge aux malades, comme boisson médicinale, on l'édulcore avec le miel, le sucre ou un sirop. On a coutume de faire bouillir l'orge dans une première eau que l'on jette, et de ne se servir que de la seconde décoction. Les grains d'orge éprouvent pendant l'ébullition un

changement remarquable : leur substance gonfle, s'a
mollit, elle éprouve comme une rupture qui met son
intérieur à nu. C'est lorsque ces grains sont crevés
que l'eau s'empare de leur partie amylacée ; la liqueur
devient d'autant plus chargée que la quantité d'orge
employée est plus forte, et que l'ébullition a duré plus
long-temps.

Les matériaux chimiques que contient la décoction
d'orge ont une nature alimentaire. Les forces gastriques peuvent agir sur eux, et les convertir en chyle :
alors cette boisson a perdu son action médicinale ;
c'est une nourriture que reçoit le corps dans lequel elle pénètre. Il en est tout autrement lorsque
les matériaux amylacés et gommeux de la décoction
d'orge ne subissent pas l'élaboration digestive, qu'ils
sont pris par les suçoirs absorbants, et importés dans
la masse sanguine avec leurs qualités naturelles ; alors
leurs molécules font sur les tissus organiques une impression qui les relâche, qui affaiblit leur tonicité ;
alors on voit naître les effets qui sont propres à la médication émolliente.

On sait quel cas Hippocrate faisait de la πτισσάνη, ou décoction d'orge, qui était tout à la fois une matière avec
laquelle il nourrissait ses malades dans le début des fiè
vres, des phlegmasies, et un médicament émollient ou
adoucissant, dont il se servait pour modérer l'ardeur fébrile, pour calmer l'agitation des humeurs. Sydenham,
Dehaen, donnaient aussi la décoction d'orge à leurs
malades, dans toutes les affections où l'on ne peut admettre que des influences adoucissantes, où l'on doit repousser les impressions qui ont une nature stimulante.

Les auteurs recommandent la tisane amylacée que l'on compose avec l'orge mondé et avec l'orge perlé, dans les phlogoses des voies digestives, dans celles qui donnent lieu à la diarrhée, à des évacuations dysentériques, etc. On préconise cette boisson dans les affections des voies respiratoires, dans la péripneumonie latente, dans l'hémoptysie, etc. ; on mêle à chaque tasse de boisson une cuillerée de sirop de guimauve, de gomme arabique, d'orgeat, etc. ; on ajoute à ce mélange du lait de vache, lorsque l'état du malade, l'absence de la fièvre, la disposition des organes gastriques le permettent. On recommande la décoction d'orge comme un excellent gargarisme dans les angines : on la prescrit aussi dans les aphthes ; on édulcore alors cette liqueur avec le sirop de mûres.

Comme la fécule est le principe dominant dans la décoction d'orge, et que cette matière est très riche en éléments alibiles, il convient peut-être de suspendre l'usage de cette boisson lorsque l'on traite une phlegmasie très intense, comme la péripneumonie, la pleurésie, etc. ; lorsque les forces organiques sont violemment excitées, et que l'on a intérêt d'empêcher la plus légère assimilation nutritive, ce qui ne pourrait qu'ajouter à leur développement. Dans ces occasions une liqueur mucilagineuse est préférable, parcequ'elle est peu nourrissante, et que son action émolliente a plus d'énergie.

GRUAU, *avena excorticata, grutum, grutellum.* Semences de l'AVENA SATIVA, et de l'A. NUDA, L., dépouillées de leur tégument et grossièrement moulues. Le tégument de ces graines recèle un principe aroma-

tique rare, fugace, qui rappelle cependant celui de la
vanille, lorsqu'il est concentré : ce tégument contient
de plus une matière extractive. C'est le corps farineux
de l'avoine qui doit ici nous occuper : il est très nourrissant ; on en forme des crèmes ou des bouillies que
l'on choisit pour alimenter les personnes attaquées de
maladies dans lesquelles on redoute l'action stimulante
de la viande ou de toute autre nourriture, dans lesquelles on ne veut que des influences adoucissantes.
En pharmacologie, ce corps farineux fournit des médicaments qui ont une faculté émolliente.

Analysée par M. Vogel (*Journ. de pharm.*, mai
1817), la farine d'avoine a fourni :

Fécule.	59	
Albumine	4	30
Gomme.	2	50
Sucre et principe amer.	8	25
Huile grasse.	2	
Matière fibreuse.	»	

L'huile grasse que contient cette farine est d'un
jaune verdâtre, elle se dissout dans l'alcohol bouillant.

C'est dans la décoction aqueuse du gruau que nous
trouverons la vertu émolliente que recèle cette substance. Cette décoction se fait en mettant une à deux
onces de gruau pour deux livres d'eau ; il faut que
l'ébullition dure environ un quart d'heure. La liqueur
contient de la fécule en dissolution : c'est de ce principe que la décoction de gruau tire la propriété adoucissante, relâchante que lui reconnaissent tous les praticiens. On l'édulcore avec un sirop, avec le sucre ou

avec du miel. On y ajoute souvent du lait, et parfois
quelques gouttes seulement d'une eau aromatique,
comme celle de fleurs d'oranger ou de cannelle, qui,
sans gêner l'exercice de la faculté émolliente, rendent
la boisson plus agréable pour le malade.

Les matériaux que contient la décoction de gruau
peuvent être attaqués par les forces gastriques. Ces
matériaux changés en principes réparateurs perdent
dans ce cas leur action émolliente : cet effet a surtout
lieu quand cette décoction est épaisse et qu'elle séjourne dans l'estomac. Lorsque les principes amylacés
du gruau sont disséminés dans une plus grande quantité de véhicule, ils passent plus vite sur la surface intestinale, leur absorption est plus prompte et plus sûre.
Arrivés avec leurs qualités naturelles dans le fluide
sanguin, ils se répandent dans tous les tissus, ils font
sentir à toutes les fibres vivantes une impression qui
les relâche, qui diminue la force et la vitesse de leurs
mouvements.

La décoction de gruau est employée dans un grand
nombre de maladies aiguës. On la met alors en usage
comme une boisson douée d'une vertu adoucissante,
rafraîchissante, tempérante, propre à modérer l'agi
tation des humeurs, à calmer la soif, l'ardeur fébrile,
à combattre l'aridité de la peau, etc.

C'est surtout dans les maladies des organes respiratoires que la décoction de gruau jouit d'une grande
faveur. Toutes les fois qu'il y a dans ces organes de
l'irritation, de la chaleur, l'influence émolliente de
cette boisson se montre favorable. On la conseille dans
les fièvres lorsque l'appareil pulmonaire se prend. On

la donne dans les rhumes, dans les toux sèches, après une hémoptysie, etc. Elle convient aussi dans les phlogoses lentes des voies alimentaires, dans les diarrhées par suite d'irritation, etc., ainsi que dans les phlegmasies cutanées, la rougeole, la scarlatine, etc.

Une décoction fortement chargée de la partie amylacée du gruau est une nourriture douée d'une vertu émolliente, que l'on trouve souvent l'indication de conseiller aux malades. Elle convient quand on veut nourrir légèrement, et que l'on redoute les impressions stimulantes. On peut sucrer cette boisson avec le sirop de groseilles, d'oranges, ou bien avec le sirop de gomme arabique, de capillaire, d'eau de fleurs d'oranger. Souvent on coupe alors cette décoction avec le lait. La qualité nourrissante qui distingue la décoction de gruau doit la faire proscrire dans le traitement des phlegmasies des parenchymes, la péripneumonie, etc., lorsque l'on a intérêt de priver le corps malade de toute espèce de restauration. Si, dans ce cas, son influence émolliente paraît favorable, on redoute davantage les suites de sa digestion.

Riz, *Oryzæ semina*, semences de l'ORYZA SATIVA, L., plante annuelle que l'on cultive dans plusieurs parties du monde pour la nourriture de l'homme.

Le riz a été analysé par M. Vogel (*Journ. de pharm.*, mai 1817), et par MM. Braconnot et Vauquelin (*même Journ.*, juillet 1817). La farine de cette graine précieuse a fourni à M. Braconnot les matériaux suivants, et dans des quantités proportionnelles que nous allons exposer :

	RIZ de Caroline.	RIZ de Piémont.
Amidon.	85,07	83,80
Matière animalisée.	3,60	3,60
—gommeuse	1,71	0,10
Parenchyme	4,80	4,80
Sucre incristallisable. . . .	0,29	0,05
Huile.	0,13	0,25
Phosphate de chaux. . . .	0,40	0,40
Eau	5,00	7,00
Muriate de potasse		
Phosphate de potasse. . . .		
Acide acétique.	des traces.	id.
Sel végétal calcaire. . . .		
—à base de potasse		
Soufre		

(*Annal. de phys. et de chim.*, tom. IV.)

L'eau commence à dissoudre la fécule du riz aussitôt qu'elle a acquis une température de cinquante
degrés. R. L'huile grasse de cette graine est jaunâtre
et soluble dans l'alcohol bouillant.

Lorsque l'on met cuire le riz dans l'eau, il éprouve
un gonflement de toute sa substance, il s'attendrit,
chaque grain crève : dans cet état, le riz présente
une nourriture adoucissante, que l'on conseille dans
les maladies avec irritation. Mais l'eau dans laquelle
cette semence a éprouvé le changement dont nous
venons de parler contient de la fécule en dissolution :
cette décoction de riz est un véritable médicament qui
produit un effet émollient sur toutes les surfaces qu'il
touche, et dont les principes, absorbés et portés dans

le sang, exercent sur les tissus organiques une impression qui affaiblit la tension de leurs fibres, qui diminue leur vitalité, quand elle est en excès......

Il est assez ordinaire d'employer la tisane de riz lorsque l'on veut faire cesser une évacuation sanguine ou humorale : on la recommande dans la diarrhée, dans la dysenterie, dans les pertes de sang, dans l'hémoptysie, etc. Les succès que cette boisson procure dans ces maladies ont porté à penser qu'elle recélait une vertu astringente. Mais nous savons qu'un écoulement humoral ou sanguin est souvent déterminé par une irritation avec ou sans ulcérations, par une congestion sanguine, une fluxion active. Quand la décoction amylacée du riz dissipe cette irritation, qu'elle amène les ulcérations à se cicatriser, ou qu'elle suspend l'action morbide des capillaires, elle arrête en même temps les évacuations que ces causes pathologiques entretenaient : est-il nécessaire de supposer une influence spéciale dans cette boisson pour expliquer ces résultats?

Remarquons que, parmi les substances réunies par les anciens auteurs de matière médicale sous le titre commun d'agents astringents, il se trouve des matières douées d'une vertu émolliente, et des matières douées d'une vertu tonique ou styptique. Un praticien sait toujours choisir parmi ces moyens, dont l'action sur le corps est si différente, ceux qui conviennent au malade qu'il traite : ce sont des émollients, la tisane de riz, celle de grande consoude, la décoction blanche, etc., qu'il prend, lorsque les surfaces ou les organes qui fournissent les évacuations pathologiques qu'il veut arrêter, présentent de l'irritation, de la phlo-

gose, et que l'on y remarque les phénomènes qui en
sont la suite, la rougeur, le gonflement, la chaleur,
une grande sensibilité; ce sont encore les mêmes
moyens que l'on recherche lorsqu'il y existe des ulcérations vives et douloureuses, des éruptions, des végétations qui ont le même caractère. Si avec ces secours
le médecin ne guérit pas promptement, au moins il
calme, il soulage le malade, et il n'exaspère jamais
le travail morbide, il ne hâte pas les progrès des dégénérescences, qui en sont trop souvent le produit.

EAU PANÉE, *decoctum panis.* On nomme ainsi l'eau
dans laquelle on a fait bouillir du pain ; on y ajoute du
sucre, quelquefois un peu d'eau de fleurs d'oranger
ou de cannelle pour en rendre l'usage plus agréable.
Examiné par le chimiste Vogel, le pain de froment a
offert la composition suivante :

Fécule.	53	50
Fécule torréfiée	18	
Gluten combiné avec un peu de fécule. .	20	75
Sucre	3	60
Acide carbonique.	»	
Muriate de chaux.	»	
Magnésie.	»	

L'eau s'empare facilement de la fécule et du sucre
du pain. Il suffit d'agiter ce dernier, séché et mis en
poudre, avec de l'eau froide, pour que ce liquide dissolve une portion de ces deux principes. Aidé par la
chaleur, il enlève une plus grande quantité de la fécule
modifiée que contient le pain, et qui est soluble même
dans l'eau froide.

Nous trouvons dans l'eau panée une matière (la fécule) que nous savons recéler une faculté émolliente : cette liqueur offre dans les maladies aiguës une boisson délayante, tempérante, qui convient pour modérer l'agitation du sang, pour calmer la chaleur fébrile, la soif. Dans les phlogoses, elle se présente comme un moyen adoucissant, propre à combattre l'irritation et les autres accidents de la maladie. Quand on ajoute du vin à l'eau panée, sa qualité émolliente disparaît, cette liqueur conserve la faculté alimentaire; l'influence qu'elle exerce sur l'économie animale présente un caractère stimulant.

DÉCOCTION BLANCHE, *decoctum album*, *decoctum de panis medullâ*, du Codex. La décoction blanche se fait en mettant bouillir trois gros de mie de pain, deux gros de corne de cerf calcinée et réduite en poudre fine, et une once de sucre blanc dans deux livres d'eau, pendant un demi-quart d'heure. On passe ensuite la liqueur à travers une étamine : on ajoute ordinairement un peu d'eau de fleurs d'oranger ou d'eau de cannelle, pour aromatiser ce composé.

La décoction blanche ne diffère de l'eau panée que parcequ'elle contient des molécules de phosphate de chaux qui proviennent de la corne de cerf. Il serait difficile de décider quel effet peuvent produire ces molécules; mais on voit évidemment que les autres principes de cette décoction ont une vertu émolliente; aussi conseille-t-on toujours cette boisson dans les maladies qui dépendent d'une irritation, d'une phlogose. Elle jouit d'un grand crédit dans les diarrhées, dans la dysenterie, parcequ'elle calme la chaleur,

qu'elle diminue la fréquence des déjections, qu'elle
tend à faire cesser l'état pathologique du canal alimen
taire, etc.

Quelques formulaires substituent la gomme arabique à la mie de pain dans la confection de cette décoction.

CHIENDENT, *Graminis radix*, *Gramen caninum*,
racine du TRITICUM REPENS, L., plante vivace qui se
multiplie avec une étonnante rapidité. On donne aussi
le même nom aux racines du PANICUM DACTYLON, L.;
CYNODON DACTYLON, Richard. Les racines de ces plantes sont petites, longues, cylindriques, traçantes,
articulées; elles ont une saveur douce, farineuse,
légèrement sucrée; elles sont inodores.

Ces racines contiennent de la fécule, du sucre, et
un principe mucilagineux: ces matériaux sont abondants dans ces racines avant l'évolution des tiges:
celles-ci les absorbent, s'en nourrissent au moment
de leur développement; alors les racines deviennent
vides, comme flétries. Le suc exprimé du chiendent
est susceptible d'éprouver la fermentation vineuse, et
de fournir ensuite de l'alcohol, si on le soumet à la
distillation.

Lorsque l'on fait bouillir dans l'eau les racines qui
nous occupent, elles cèdent à ce véhicule les matériaux qu'elles contiennent : il reçoit en même temps la
force agissante qui est inhérente à ces derniers. Char
gée de fécule, de mucilage, l'eau dans laquelle le
chiendent aura éprouvé une ébullition, même légère,
aura une action émolliente sur nos organes.

On donne la tisane de chiendent, à laquelle on ajoute

du sucre, du sirop, où seulement la racine de réglisse,
dans un grand nombre de maladies. Lorsqu'une influence émolliente ou adoucissante peut être utile, cette
boisson produit un bien réel ; elle excite le cours des
urines, lorsqu'un état d'irritation, de spasme, fixé sur
l'appareil rénal, en gêne la sécrétion. Administrée
dans les fièvres, elle diminue la sécheresse de la langue et des premières voies ; elle apaise l'ardeur fébrile,
la soif, le malaise, etc. Tous ces effets sortent évidemment de la faculté émolliente que possède cette
boisson.

On se sert encore de cette tisane dans d'autres maladies où l'exercice d'une puissance émolliente semble ne
devoir plus convenir : ainsi on la conseille souvent dans
des œdèmes, dans des hydropisies. Elle soulage dans
l'ascite, lorsque la sérosité que contient le péritoine est
le produit de la phlogose de cette membrane, ou d'un
des viscères qu'elle recouvre : les services que peut alors
rendre cette boisson sont légers, mais ils sont réels.
On veut augmenter le cours des urines, lorsque l'on
administre la décoction de chiendent dans les infiltrations cellulaires qui accompagnent l'hypertrophie du
ventricule gauche du cœur, qui procèdent d'un trouble
dans la circulation du sang ; mais, dans ce cas, comme
dans beaucoup d'autres, cette boisson n'est ordinairement qu'un véhicule qui reçoit des ingrédients plus
actifs, dont la vertu efface, anéantit celle du chiendent : c'est ainsi que, dans les maladies dont nous venons de parler, on ajoute à la décoction de cette racine du nitrate de potasse, du miel ou de l'oxymel
scillitique, du vin blanc, etc.

On assure que l'usage de la décoction de chiendent
a fait disparaître des embarras qui avaient leur siége
dans les viscères abdominaux, des jaunisses, etc. ; il
faut supposer que ces accidents étaient entretenus par
un état d'irritation, ou qu'ils provenaient d'une phlogose lente et sourde, et que la faculté émolliente du
chiendent a suffi pour anéantir ces lésions pathologiques. Nous nous garderons bien de transformer en
vertu apéritive, fondante, etc., la débile propriété
que nous avons trouvée dans la production qui nous
occupe.

On cite des observations de personnes qui ont été
guéries de maladies chroniques invétérées, en se nourrissant avec les jeunes pousses du chiendent et des
autres graminées. Ces succès thérapeutiques n'éma
nent pas seulement de la vertu médicinale de ces productions : à cette époque de la végétation, les tiges
naissantes du chiendent et des plantes graminées sont
remplies d'un suc mucoso-sucré, et c'est principalement la qualité alimentaire de ce dernier qu'il faut co n-
sidérer : nous renverrons à la diététique l'exa: ı⁚ı ı̀e
ces guérisons.

Famille des orchidées.

Salep ou Salap, *Radix salep, salap* vel *salab*,
poudre des racines de plusieurs espèces d'orchis, et
surtout des O. morio, mascula, latifolia et macu-
lata, L., plantes vivaces, renommées par la beauté
et par la forme singulière de leurs fleurs. Dans les her-
borisations ce sont toujours les plantes de cette famille que l'on recherche avec le plus d'empressement.

Les racines des orchis qui fournissent le salep présentent deux tubercules arrondis ou palmés, qui sont formés presque entièrement d'une fécule pure et condensée. Si on les examine au moment où la tige est développée, on voit que l'un a diminué de volume, qu'il s'est vidé pour alimenter la tige, pendant que l'autre se gonfle et grossit; ce dernier était destiné lui-même à la nourriture de la tige qui devait paraître l'année suivante.

Ce sont les bulbes bien renflées, bien solides, bien remplies, que l'on prend pour former le salep : celles dont la substance a été absorbée par l'alongement d'une tige ne conviennent plus pour cet emploi. On fait bouillir un instant ces tubercules dans l'eau, pour séparer la matière extractive qu'ils contiennent; ensuite on les fait sécher complètement. Ces masses ont une demi-transparence, elles se réduisent difficilement en poudre. Celle-ci est d'un blanc jaunâtre, elle s'unit à l'eau avec facilité, ses molécules se gonflent dans ce liquide, elles lui donnent de la consistance. Le salep forme des gelées très agréables. M. Caventou, qui s'est livré à des recherches suivies sur les fécules, pense que le salep n'est point une matière amylacée; que cette substance, en raison de sa nature chimique, serait bien placée à côté de la gomme adragant.

La poudre de salep est nourrissante : on la conseille, dans le bouillon de bœuf ou dans le vin, aux personnes épuisées par des évacuations excessives, aux convalescents à la suite de longues maladies, aux vieillards. On met vingt-quatre à trente grains de cette substance dans chaque bouillon de bœuf. On choisit

le salep comme une nourriture adoucissante qui convient aux individus qui ont un pouls vif et fréquent;
une sensibilité exquise; alors on le fait dissoudre dans
le lait ou dans du bouillon de veau ou de poulet. Mais
ce n'est point une matière alimentaire que nous cherchons ici dans le salep, c'est une force médicinale
d'une nature adoucissante ou émolliente que cette production doit nous fournir; or l'eau dans laquelle se
trouve le salep nous offre cette propriété. Cette liqueur sera, pour le médecin, un agent dont il se servira dans la diarrhée, dans la dysenterie, lorsqu'il
existera sur la surface intestinale un état d'irritation.
On a souvent recours à un looch fait avec la poudre
de salep, dans les toux sèches, dans les irritations
morbides des voies aériennes. On compose ce looch
en épaississant avec un scrupule de cette poudre trois
ou quatre onces d'eau distillée de roses et de sirop de
guimauve, ou tout autre excipient émollient.

'Nous pourrions étendre bien davantage la liste des
productions végétales dans lesquelles il existe une vertu
émolliente. Mais il faut éviter de confondre avec ces
productions des substances qui sont dépourvues de
toute espèce d'activité médicinale, ou des substances
qui ont une force agissante si débile, que, dans l'impossibilité de bien déterminer son caractère, on la dit
émolliente, adoucissante, délayante, rafraîchissante,
humectante, etc. Est-il nécessaire d'avertir que la
puissance émolliente est loin d'être une absence de
toute impression, qu'elle représente en pharmacologie
quelque chose de réel, qu'elle suscite un ordre d'effets
distincts et positifs? Ne savons-nous pas que cette puis-

sance émane de matériaux chimiques particuliers, du
mucilage, de l'huile fixe, de la fécule ? Il faut donc
trouver d'abord, dans un composé végétal, ces matériaux, pour l'admettre dans la classe des émollients :
il faut de plus que ces principes purs, isolés d'autres
matières d'une nature opposée, y soient assez abondants pour qu'ils fassent sentir leur influence à tous
les tissus organiques, pour qu'ils puissent diminuer
l'énergie matérielle et vitale des organes.

Nous ajouterons à la suite des substances émollientes dont nous avons fait connaître les qualités chimiques et les propriétés pharmacologiques, 1°. les
semences de melon, CUCUMIS MELO, L.; de concombre,
CUCUMIS SATIVUS, L.; de citrouille, PEPO MACROCARPUS,
Richard; de courge, CUCURBITA LAGENARIA, L. Ces semences contiennent une huile fixe et de l'albumine végétale; elles entraient autrefois dans la composition de
l'émulsion; mais, comme elles s'altèrent facilement,
qu'elles sont ordinairement rances, on leur préfère les
amandes douces. 2° La racine de scorsonère, SCORSO-
NERA HISPANICA, L. Cette racine est tantôt alimentaire
et tantôt médicinale : elle est alimentaire quand on l'ar-
rache de terre avant le développement de la tige; on la
trouve alors remplie d'un suc mucilagineux, laiteux,
doux, et même un peu sucré au goût. C'est de cette
racine tendre et douceâtre que l'on se sert pour faire
la tisane de scorsonère; on a, dans cette boisson, un
agent émollient : ne nous étonnons pas dès lors qu'on
l'ait administrée avec avantage dans le début des fièvres éruptives, dans la petite-vérole, dans la rougeole,
dans les maladies inflammatoires, etc. 3° Les semences

de psyllium, PLANTAGO ARENARIA, FL. FR. et P., PSYL-
LIUM, L., qui contiennent un mucilage si abondant et
un principe âcre. 4° Les fleurs de bouillon-blanc, VER-
BASCUM THAPSUS; d'ortie blanche, LAMIUM ALBUM, L.;
de violettes, VIOLA ODORATA, L., etc. : lorsqu'elles
sont séchées et que l'on en compose des infusions théiformes; ces substances ont perdu leur arôme; elles ne
fournissent à l'eau qu'un principe mucilagineux.

B. *Substances animales émollientes.*

Un certain nombre de substances qui appartiennent au règne animal servent à former des bouillons,
des gelées et d'autres composés dans lesquels existe
la puissance émolliente. Ces substances ont une nature
alimentaire. Lorsqu'elles sont digérées en totalité, et
que leurs éléments dissociés ont servi à composer le
chyle, on n'aperçoit plus les effets de leur puissance
médicinale. C'est quand les forces gastriques ne déna-
turent pas leurs matériaux chimiques, et que les molécules de ces derniers sont absorbées avec leurs qualités
naturelles, que l'on saisit bien l'exercice de l'influence
émolliente et relâchante qu'elles exercent sur les tissus
vivants. Les matières animales que nous devons recevoir dans cette classe fournissent, à l'analyse, de la
gélatine, de l'albumine ou un corps gras.

De la gélatine.

On retire cette substance de toutes les parties molles
et solides des animaux. La colle forte du commerce
est une gélatine rapprochée et séchée que l'on prépare
avec les rognures de peau, les sabots, les oreilles des

bœufs, des chevaux, des veaux et des moutons. Les ligaments, les tendons, les aponévroses, les membranes surtout, en contiennent une grande quantité. Les os que l'on a dépouillés de leur phosphate de chaux sont presque entièrement gélatineux.

La matière animale dont nous traitons ici est très soluble dans l'eau bouillante ; elle épaissit ce liquide, elle le convertit en gelée par le refroidissement, lorsqu'elle y est dans une proportion de deux parties et demie pour cent. Si l'on verse de l'alcohol dans une dissolution aqueuse de gélatine, il se fait un précipité, parceque l'alcohol s'empare de l'eau, et que celle-ci abandonne le principe animal auquel elle était unie. Quand on y ajoute du tannin, on obtient aussi un précipité abondant d'un blanc gris ; mais celui-ci provient de la combinaison chimique, insoluble dans l'eau, que le tannin a formée avec la gélatine.

Le principe gélatineux domine dans la constitution chimique du corps des jeunes mammifères et des jeunes oiseaux. On ne trouve pas encore, dans leur tissu musculaire, l'osmazome, ce principe aromatique, savoureux, si abondant dans la chair du bœuf, et qui donne au bouillon que l'on fait avec cette dernière les qualités agréables et la propriété stimulante qui le distinguent du bouillon de veau et de poulet. La gélatine semble former, dans tous les temps de la vie, la substance des muscles des reptiles, des mollusques gastéropodes, etc.

La gélatine est inodore ; elle ne laisse sur l'organe du goût qu'une sensation fade et visqueuse. Cette substance relâche les tissus organiques, elle affaiblit leur énergie matérielle ; elle diminue en même temps la

force que les organes tiennent de la vie. Ces effets sont
surtout sensibles quand cette substance est en dissolution dans une grande quantité d'eau , et qu'on la voit
en action sur un corps actuellement agité par un état
fébrile , sur des appareils organiques actuellement stimulés par une cause morbifique. Lorsque l'on prend
la gélatine rapprochée, à la dose de plusieurs onces à
la fois, et qu'elle n'est pas digérée, elle met le désordre
dans les fonctions digestives , elle cause des déjections
alvines , elle a un effet laxatif.

De l'albumine.

L'albumine est une substance visqueuse , transparente , que l'on trouve dans la chair musculaire, dans
le sérum du sang , dans la liqueur des membranes séreuses , etc. C'est toujours du blanc de l'œuf que l'on
se sert quand on a besoin de l'albumine ; cependant
ce principe n'est pas pur dans ce corps, qui contient
aussi du mucus, de la soude et du soufre.

L'albumine est susceptible de mousser par l'agitation : elle se dissout facilement dans l'eau. La chaleur
la rend solide et blanche; mais lorsqu'elle est dans
dix fois son poids du véhicule que nous venons de citer,
une ébullition même prolongée ne la coagule plus. Ce
principe animal est insoluble dans l'alcohol et dans l'é-
ther : ces liquides le solidifient sur-le-champ, à moins
qu'il ne se trouve disséminé dans une très grande proportion d'eau. L'albumine forme un précipité avec le
tannin.

Cette matière n'a point d'odeur; elle laisse sur l'organe du goût une sensation visqueuse ; elle paraît agir

sur les tissus vivants comme les substances émollientes, en relâchant les fibres qui les constituent, en diminuant leur ton. On donne comme une boisson adoücissante et émolliente le blanc d'œuf étendu dans l'eau à laquelle on ajoute du sucre. Si l'on a soin de choisir des œufs bien frais, on obtient une boisson légère, agréable, douée d'une grande force émolliente. On sait que M. le professeur Orfila propose le blanc d'œuf comme le meilleur antidote contre l'empoisonnement par les sels mercuriels, le sublimé corrosif, etc. L'albumine décompose ces sels, et forme, avec l'oxyde métallique, un précipité insoluble et peu actif.

De la graisse animale.

Cette substance, d'une couleur jaune blanchâtre, d'une consistance variable, est insoluble dans l'eau, dans l'alcohol et dans l'éther. Elle devient rance en vieillissant. Elle est formée, d'après M. Chevreul, de stéarine et d'élaïne dans des proportions qui varient pour chaque espèce de graisse.

La graisse récente a une saveur fade, douce, une action émolliente très prononcée. Son contact avec une partie vivante cause aussitôt un relâchement très sensible de son tissu. Les personnes dont la nourriture habituelle est chargée de graisse sont d'une complexion molle, ont des organes musculaires lâches et sans énergie, sont sujettes aux hernies, à l'incontinence d'urine, etc. ; parcequ'une partie des molécules oléagineuses échappent aux forces gastriques, et vont faire sentir à toutes les fibres vivantes leur puissance relâchante. L'usage habituel des substances grasses produit 1° une langueur dans l'action réparatrice, qui prive les tissus vivants de leur force matérielle habituelle ; 2° une inertie de l'absorption qui les laisse distendre par des sucs séreux, qui explique leur état de mollesse, de bouffissure ; 3° sous l'influence des oléagineux ou de la graisse, l'encéphale et le prolongement rachidien ne conservent pas, au même degré de développement, leur puissance vivifiante ; cette dernière baisse, et donne lieu à cette classe de lésions vitales que l'on nomme atonies, asthénies, etc. Lorsque l'on prend à la fois une forte quantité de graisse, cette matière détend le canal alimentaire, l'opération digestive n'a pas lieu, et des évacuations alvines surviennent.

BOUILLON DE VEAU, *jusculum* vel *decoctum ex carne vitulinâ*. On prend la chair musculaire du veau, avec les parties cartilagineuses, tendineuses et osseuses qui y sont attachées ; on la fait bouillir à petit feu dans l'eau, pour une proportion d'une livre environ par deux ou trois livres de véhicule. Ce dernier dissout la partie gélatineuse ; il contient aussi des molécules albumineuses en suspension : on voit à sa surface des particules graisseuses. On ajoute souvent, dans ce bouillon, des jujubes, des dattes, des pruneaux, de la bourrache, de la buglosse et d'autres ingrédients émollients. Lorsqu'on y fait entrer des substances amères ou excitantes, la chicorée sauvage, le houblon, la racine de patience, le cresson de fontaine, le raifort sauvage, etc., le bouillon de veau n'a plus une faculté émolliente, il n'appartient plus à cette quatrième classe.

Le bouillon de veau est tantôt un corps nutritif, tantôt un corps médicinal. Bien des personnes digèrent ce bouillon : en traversant l'estomac et les intestins, il subit une élaboration qui dénature ses matériaux chimiques et qui en fait sortir une quantité de chyle proportionnée à la densité de ce composé, à la quantité de gélatine qu'il contient. Mais cette décoction animale est fréquemment absorbée sans avoir éprouvé la transmutation dont nous venons de parler ; ses principes pénètrent dans le système animal, et font sentir à tous les tissus une influence émolliente.

Le bouillon de veau est une boisson fade, inodore, qui montre, dans une foule d'occasions, une grande puissance : ne voit-on pas ordinairement ce bouillon donner lieu, après quelques jours de son emploi, à une diminution de l'appétit, à des digestions pénibles, parcequ'il a affaibli l'estomac et énervé son action ? Cet effet est surtout prononcé sur les personnes qui ont les organes digestifs délicats, mal restaurés, dans un état d'oligotrophie, et sur celles qui, par un décroissement de l'innervation, ont ces mêmes organes dans une condition d'atonie, de langueur. Il est des états pathologiques qui font ressortir l'action de cette boisson gélatineuse : par exemple, sur les personnes qui ont l'estomac irrité, échauffé, ce que manifestent les lèvres rouges, la sécheresse de la langue, la soif, l'épigastralgie, etc., le bouillon de veau cause un résultat opposé ; il ramène la vitalité de l'organe gastrique à une mesure plus naturelle, il rétablit l'exercice de ses fonctions : l'usage du bouillon de veau augmente, dans cette circonstance, l'appétit ; il facilite la chymification. Lorsque l'irritation ou la phlogose aura pénétré dans le canal intestinal, cette boisson sera également salutaire; on la verra calmer les coliques, l'ardeur que le malade sent dans l'abdomen, diminuer la fréquence des déjections alvines, qui prendront peu à peu de la consistance et leur forme naturelle.

On donne tous les jours le bouillon de veau très léger plutôt comme une boisson émolliente que comme un liquide alimentaire, dans les fièvres, dans les phlegmasies des organes circulatoires, pulmonaires, encéphaliques, rachidiens, urinaires, dans celles de la peau, etc. : on obtient, par l'action adoucissante, relâchante de ce bouillon gélatineux, une amélioration dans les accidents de ces maladies ; il modère l'ardeur fébrile, humecte la langue, calme la soif, établit une douce transpiration, fait couler les urines, diminue l'accablement du malade, son anxiété, semble rendre la liberté aux forces que la maladie tenait opprimées, etc. Le malade en prend une tasse de quatre en quatre heures, et même plus souvent; par ce moyen on rend en quelque sorte permanente l'influence bienfaisante que cette boisson exerce sur le corps malade : on remplit ce dernier de molécules gélatineuses qui agissent directement sur les fibres vivantes, qui modèrent leur excès d'activité; le cerveau lui-même éprouve une sédation qui se répand aussitôt sur tous les appareils organiques.

L'impression adoucissante que cette liqueur gélatineuse fait sur la surface intestinale se montre salutaire dans les diarrhées, dans les dysenteries qui procèdent d'une phlogose des intestins; seulement, comme

celle-ci occupe ordinairement les gros intestins, il
est plus utile de donner cette liqueur en lavements.
C'est à l'action que les molécules gélatineuses exercent sur tous les tissus vivants, après leur absorption,
qu'il faut rapporter les avantages que le bouillon de
veau procure dans les phlegmasies qui ont leur siége
sur les autres parties du corps, dans les pleurésies,
dans la péripneumonie, dans la néphrite, etc. On conseille un usage prolongé de ce bouillon dans la toux
sèche, dans les affections catarrhales, dans l'hémoptysie, etc. On recommande son emploi dans les irritations des voies urinaires; il calme la disposition morbide de ces organes, et, en rendant les urines plus
abondantes, il diminue leur âcreté. On le conseille
dans les phlegmasies cutanées, la petite vérole, la
rougeole, la scarlatine, dans quelques espèces de dartres avec inflammation, etc.

Dans les maladies que l'on attribuait à une irritabilité
morbide des nerfs, à une trop grande mobilité du système nerveux, mais que nous croyons produites par
des irritations qui naissent spontanément sur les méninges spinales (myélo-méningites), qui se développent
au milieu des plexus du système ganglionnaire (plecto-
neurites), ou par l'irritation même de l'enveloppe des
cordons nerveux (névrilémites), un emploi journalier
du bouillon gélatineux qui nous occupe est propre à
combattre ces lésions lorsqu'elles existent actuellement, à amener peu à peu un changement favorable
dans la condition morbide de l'appareil cérébral, à lui
enlever la disposition qu'il montre à s'irriter, à se troubler. On sait que l'on a proposé ce liquide médicinal

comme le remède des affections nerveuses, spasmodiques, vaporeuses ou convulsives.

Il est évident que, dans les maladies où il existe
une faiblesse réelle, où les tissus organiques sont mal
nourris, mal restaurés, où tous les organes offrent les
signes de la délicatesse, d'une inertie pathologique,
lorsqu'il y a pâleur, bouffissure, langueur dans l'exercice des actes de la vie, le bouillon de veau ne peut plus
convenir; son action sur les tissus vivants augmenterait le désordre qui existe déjà dans l'économie animale, donnerait aussitôt plus d'intensité à tous les
symptômes morbides.

Il est important de ne pas oublier qu'il y a une opposition complète entre le bouillon de veau et le bouillon
de bœuf. Ils n'ont pas la même composition chimique;
le premier est seulement gélatineux, le second contient de plus une matière extractive que l'on nomme
osmazome. Leurs qualités sensibles sont très distinctes : l'un est incolore, fade, sans odeur; l'autre est
d'un jaune clair, il a une saveur agréable, piquante,
et un arome très flatteur. Leur action sur nos organes est aussi dissemblable que leur nature intime. Le
bouillon de veau cause un relâchement des tissus organiques, il diminue l'énergie vitale des organes ; le
bouillon de bœuf fait, au contraire, sur les parties vivantes une impression qui les stimule, qui augmente
leur activité. Enfin on met, en thérapeutique, entre
ces deux liqueurs, toute la distance qui peut exister
entre un agent émollient et un agent excitant. On conseille le bouillon de veau pour diminuer l'agitation du
sang, la fréquence, la vivacité du pouls, pour com-

battre des accidents inflammatoires, etc. Le bouillon
de bœuf sert au contraire quand on veut soutenir ou
relever les forces défaillantes, animer l'action trop débile des organes; c'est un moyen fortifiant que l'on
recommande dans les maladies où la faiblesse du corps
malade s'oppose aux vues du médecin. Sydenham ne
connaissait pas les principes chimiques qui distinguent
ces deux sortes de bouillons, mais il observait avec
soin les effets organiques que chacun d'eux suscitait.
Il avait vu que le bouillon de veau convenait dans le
début des maladies fébriles, des phlegmasies cutanées;
il avait vu en même temps que le bouillon de bœuf,
donné dans cette circonstance, augmentait le malaise,
la chaleur, la soif, le trouble fébrile, etc. Son expérience lui avait démontré que ce bouillon excitant
devait être réservé pour la fin des maladies, qu'il
était propre à dissiper la faiblesse, à réveiller l'é-
nergie du principe de la vie : il plaçait le bouillon
de bœuf parmi les cordiaux, avec le vin et les alcoholiques.

Le bouillon de mou de veau, *jusculum ex pulmone
vitulino*, a beaucoup d'analogie avec le précédent. On
le prépare de cette manière : on prend les poumons du
veau, on en sépare la trachée-artère et la graisse, on
les coupe par morceaux, puis on les fait bouillir dans
l'eau, à un feu modéré. Le mou de veau dépose dans
ce liquide des principes auxquels tient la vertu émolliente. On ajoute souvent des ingrédients végétaux à
ce bouillon : si ces ingrédients avaient une force médicinale différente de celle du mou de veau, elle com-
pliquerait, elle pourrait même annuler cette dernière.

Le sirop de mou de veau , *sirupus è pulmonibus vi-*
tulinis, appartient aussi à la classe des médicaments
émollients. Ce sirop est un bouillon de mou de veau
fait avec soin , auquel on ajoute des dattes , des jujubes, des raisins secs, de la racine de grande consoude,
de réglisse , et des feuilles de pulmonaire , et que l'on
épaissit en consistance de sirop avec le sucre candi.

Cette composition adoucissante est très renommée
pour ses bons effets dans les maladies de l'appareil pulmonaire. La nature des principes chimiques qu'elle
contient, l'action qu'elle exerce sur les organes vivants , indiquent que ce sirop ne convient que pour
combattre l'irritation ou la phlogose des organes respiratoires : il calme la toux, il établit une expectoration
salutaire. Enfin il soulage dans la phthisie, dans les
pleurésies chroniques, dans beaucoup de cas où son
administration ne peut opérer la guérison des lésions
qui existent dans la cavité de la poitrine.

BOUILLON DE POULET , *jusculum* seu *decoctum ex*
pullo gallinaceo. On prend un poulet dont on a extrait les intestins et séparé le cou et les parties graisseuses ; on le met cuire dans l'eau à un feu modéré.
Ce véhicule s'empare de la gélatine qui existe dans la
substance de cet animal ; il devient alors un composé
qui sera nutritif, si , dans les organes gastriques , la
gélatine éprouve une élaboration digestive, mais qui
restera médicinal si les principes gélatineux pénètrent dans l'économie animale avec leur nature chimique, avec leur propriété agissante.

Le bouillon de poulet est fade ; il produit des effets
immédiats qui décèlent le caractère émollient de sa

vertu ; il détend l'organe gastrique, dérange les digestions chez un grand nombre d'individus ; il apaise la chaleur, la soif, le trouble qui accompagnent les maladies inflammatoires, etc. Enfin, tout ce que nous avons dit du bouillon de veau est applicable au bouillon de poulet.

On ajoute souvent à ce dernier des amandes douces privées de leurs écorces et écrasées ; ces substances communiquent une nouvelle force à la puissance émolliente du bouillon de poulet. Lorsqu'on y met des productions végétales amères ou aromatiques, on change la nature de sa vertu médicinale, comme on change ses qualités sensibles ; le bouillon de poulet devient alors un agent nouveau, aux propriétés duquel les principes gélatineux n'ont plus de part.

BOUILLON DE GRENOUILLES, *jusculum ex ranis.* Mettez bouillir au bain-marie, pendant deux heures, quatre onces de cuisses de grenouilles, RANA ESCULENTA, L., dans douze à seize onces d'eau ; vous aurez un véhicule chargé de gélatine, doué d'une vertu émolliente ; c'est le bouillon de grenouilles.

On a préconisé les vertus thérapeutiques de ce bouillon ; on l'a mis au rang des secours les plus efficaces de la médecine. Ne nous étonnons pas des succès qu'il a procurés ; il y a tant d'affections légères, tant de maladies graves, dont les agents émollients sont les vrais remèdes lorsque l'on s'en sert long-temps, lorsqu'on les emploie avec constance ! Tous les accidents morbides qui procèdent d'une irritation ou d'une phlogose seront au moins diminués par l'usage du bouillon de grenouille, si ce moyen est insuffisant pour en détruire la cause.

Dans les toux sèches, convulsives, dans l'hémoptysie, ce bouillon convient pour décider un relâchement salutaire dans les organes respiratoires. Il produit toujours un bien sensible. Pourquoi sa puissance
se borne-t-elle si souvent à modérer seulement les accidents de ces maladies, sans pouvoir les faire cesser
entièrement? Cette réflexion vient surtout à l'esprit
quand on conseille ces bouillons aux personnes qui
ont une phthisie, à celles qu'une fièvre hectique con-
sume. On conçoit qu'il est avantageux de remplir
le corps de ces individus de molécules gélatineuses:
celles-ci relâchent les fibres trop tendues, elles ralentissent les mouvements trop rapides des tissus vivants;
plus ostensiblement elles calment la chaleur, la soif,
l'agitation, etc. On voit ces effets s'opérer; on suit
l'action du remède, on reconnaît le bien qu'il fait;
mais les lésions intérieures subsistent toujours, souvent
leurs progrès sont à peine ralentis.

On fait un grand cas des bouillons de grenouilles
dans les maladies de la peau; on en prend trois à quatre
chaque jour; on en continue l'usage pendant plusieurs semaines. Ce traitement promet du succès lorsque les personnes malades sont d'une complexion
sèche, qu'elles ont le pouls vif et fréquent, que la
peau présente un travail phlegmasique. On recommande aussi ces bouillons aux individus qui ont, comme
on le dit, le sang échauffé, les humeurs âcres, etc. :
on entend toujours par là une disposition organique
acquise, presque pathologique, qui appelle les médicaments émollients, dans laquelle leur influence doit
se montrer favorable.

Nous citerons ici, pour leur appliquer ce que nous venons de dire, le BOUILLON DE TORTUES, *jusculum ex carne testudinum*, le BOUILLON DE VIPÈRES, *jusculum viperinum;* ils contiennent de la gélatine comme le précédent; ils suscitent les mêmes effets organiques, et procurent les mêmes avantages thérapeutiques.

BOUILLON DE LIMAÇONS, *jusculum de limacibus.* On prend vingt limaçons ou escargots, HELIX POMA-TIA, L., que l'on sépare de leur coquille ; on les nettoie, on les écrase, on les met à la chaleur du bain-marie, dans deux livres d'eau, pendant trois heures; puis on passe la décoction, à laquelle on ajoute du sucre candi ou un sirop. Ce bouillon est gélatineux; il a les qualités médicinales des précédents. On en conseille l'usage dans les maladies de la poitrine : il jouit d'une réputation établie sur les succès qu'il a procurés. Il est facile de concevoir que, dans des phlegmasies lentes des organes pulmonaires, l'action adoucissante du bouillon de limaçons a pu quelquefois diminuer l'activité du travail morbide, en arrêter les progrès, et enfin détruire tout-à-fait la maladie.

Le sirop de limaçons est la solution gélatineuse qui nous occupe, épaissie avec du sucre.

CORNE DE CERF RAPÉE, *rasura cornu cervi.* Ce sont les cornes ou les bois du cerf, CERVUS ELAPHUS, L., que l'on a réduits en parcelles à l'aide d'une râpe ou d'un autre instrument. Ces productions animales se composent, comme les os, de gélatine et de sels terreux. Lorsque l'on met bouillir la râpure de corne de cerf dans l'eau, ce liquide s'empare du principe gélatineux de cet ingrédient, et devient une boisson émolliente, adoucissante, que l'on rend agréable en y ajoutant du sucre ou du sirop. Cette décoction s'administre avec succès lorsque les voies digestives sont irritées ou phlogosées; elle a souvent réussi à calmer et même à arrêter des évacuations diarrhéiques, dysentériques.

Lorsque l'on fait long-temps bouillir la corne de cerf, l'eau dissout une grande proportion de gélatine; si alors on fait évaporer la liqueur, après y avoir ajouté du sucre, on obtient une gelée très agréable, dont on se sert pour sustenter les malades dans les consomptions, dans la phthisie, etc.

Lait, *lac*. Le lait est un liquide opaque, blanc, d'une saveur douce, fourni par des organes qui sont propres aux animaux que l'on nomme mammifères. Ce liquide se compose de trois parties distinctes : 1° la crème; 2° la partie caséeuse; 3° le sérum. On emploie ordinairement le lait de vache, celui de chèvre, celui d'ânesse, plus rarement celui de jument, celui de femme.

Le lait est à la fois aliment et médicament : une qualité nutritive est en lui associée à une qualité émolliente. C'est l'exercice simultané de ces deux facultés qui explique les nombreux succès que la thérapeutique retire de l'emploi prolongé du lait, quand elle veut combattre une irritation pathologique, une phlegmasie lente, un état de consomption, des névroses, etc. Quel moyen offre autant d'espoir que celui-ci, lorsque des mouvements organiques trop rapides, ou des excrétions trop fortes, occasionent un amaigrissement inquiétant, et que l'on recherche une influence tempérante, qui réprime cette excitation morbide, qui

ramène les oscillations des fibres et les déperditions
du corps à une mesure plus naturelle, et un corps nutritif qui restaure le système animal ? A quelle substance médicinale oserait-on rapporter autant de succès
que le lait en obtient tous les jours ?

La nature alimentaire du lait est plus prononcée
que sa vertu émolliente; aussi s'occupe-t-on plutôt de
ce liquide dans la diététique que dans la pharmacologie.
Nous renverrons à l'hygiène les détails importants que
comporte l'examen du lait comme corps nutritif; nous
nous contenterons ici de faire remarquer que sa force
émolliente se manifeste dans plusieurs circonstances.
1° On applique le lait sur les tumeurs inflammatoires,
sur les surfaces muqueuses irritées. On le donne en
lavement, pour adoucir la phlogose des intestins,
pour calmer des hémorrhoïdes; en gargarisme, dans
les angines, etc. On met des linges trempés dans le
lait, ou des vessies remplies de ce liquide, sur l'abdomen, sur la poitrine, etc., quand on espère faire pénétrer son action relâchante, adoucissante, jusque sur
les organes contenus dans ces cavités. On arrose les
dartres, les ulcères douloureux avec le lait. 2° Les
personnes d'un estomac faible, débile, éprouvent souvent, quand elles prennent du lait, des accidents qui
attestent que les organes gastriques viennent de perdre
leur énergie, leur vitalité accoutumée; elles ont du
dégoût, des renvois; la langue se charge; elles éprouvent des évacuations alvines. On remonte le ton de
l'estomac à l'aide du quinquina, d'une préparation
martiale, etc., et ces accidents cessent.

L'action émolliente du lait le rendra un secours

utile quand on aura à combattre une phlogose des
voies intestinales. Dans la dysenterie, dans quelques
diarrhées, dans les empoisonnements par des substances âcres, corrosives, le lait est un remède dont
l'efficacité est bien constatée. C'est aussi la puissance
émolliente du lait qui se montre salutaire dans les
phlogoses lentes des organes pulmonaires, dans l'hémoptysie, lorsqu'il y a de la chaleur dans les voies
respiratoires, une toux sèche, etc. C'est encore elle
qui sert à prévenir les irritations spontanées qui se
développent, qui se succèdent si rapidement sur les
diverses parties de la moelle rachidienne, de l'encéphale, des plexus et des cordons nerveux, dans ces
affections si variées et si rebelles, que l'on désigne sous
les noms de spasmes, de vapeurs, de névropathies,
d'hypocondrie, etc.

Quand on fait des applications topiques avec le lait,
on ne craint rien de sa qualité nourrissante, on l'emploie pur; mais il n'en est pas de même lorsqu'on le
donne à l'intérieur. C'était pour diminuer sa qualité
nourrissante, en conservant toutefois sa propriété
émolliente, que les anciens y ajoutaient de l'eau : ce
liquide délaie, étend les principes du lait; il les rend
plus difficiles à saisir par les forces digestives, en même
temps qu'il favorise leur absorption. L'addition de
l'eau fait en quelque manière dominer la vertu médicinale du lait sur sa qualité alimentaire; aussi donne-
t-on ce mélange, que les anciens connaissaient sous le
nom d'hydrogale, *hydrogala*, dans les maladies aiguës,
moins pour nourrir le corps malade, que pour rafraîchir les voies digestives, pour calmer l'éréthisme de la

peau, des organes urinaires, pour modérer l'agitation du sang, l'excitation de l'encéphale, l'ardeur de la surface bronchique, etc. L'hydrogale se compose d'une partie de lait et de deux parties d'eau. Sydenham employait cette boisson dans la petite-vérole.

Petit-lait, *serum lactis*, liquide clair, limpide, d'une couleur jaune verdâtre, d'une saveur douce et agréable, que l'on retire du lait en faisant coaguler la matière caséeuse. Pour obtenir ce liquide, on met deux livres de lait sur le feu, et on y ajoute une cuillerée de vinaigre : aussitôt il se forme au milieu de la liqueur une masse solide que l'on enlève : ce petit-lait est trouble, chargé de particules caséeuses : on le porte de nouveau sur le feu, et on le clarifie avec le blanc d'œuf, puis on le passe à travers un filtre de papier. Ce petit-lait est doux, même fade au goût. Celui qui provient d'une coagulation lente, opérée dans le lait d'une manière spontanée ou par l'action de la presure, est acidule et plus agréable à boire.

Le petit-lait est un composé aqueux, dans lequel se trouvent en dissolution une substance particulière que l'on nomme *sucre de lait,* les acides acétique et butirique, une petite quantité de matière caséeuse que ces acides rendent soluble dans l'eau, les sels qui existaient dans le lait, l'hydrochlorate de potasse, le phosphate de chaux.

Le petit-lait possède une propriété émolliente qui se manifeste dans l'état de santé et dans l'état de maladie. Les personnes auxquelles on administre ce liquide éprouvent souvent des altérations dans la fonction digestive, qui procèdent de l'affaiblissement ma-

tériel et vital des organes chargés de son exercice. Dans
les maladies où le système circulatoire paraît irrité,
comme dans le début des fièvres, des phlegmasies, etc.,
l'usage du petit-lait cause un calme souvent assez prononcé pour qu'on lui ait attribué une faculté sédative.
L'action immédiate des molécules de cette boisson sur
le cœur et sur les petits vaisseaux expliquerait déjà ce
résultat, car le relâchement qu'elle décide dans le tissu
de ces organes doit ralentir leurs mouvements. Mais
de plus, quand cette action arrive au cerveau et au
prolongement rachidien, elle diminue l'excitation morbide de ces centres de vitalité; elle diminue en même
temps l'influence exagérée que les nerfs portaient à
toutes les parties : ce second effet contribue puissam-
ment à faire naître le calme dont nous venons de parler.
C'est dans ces moments de détente, au moins momentanés, que le petit-lait fait couler la sueur, les urines,
qu'il aide l'expectoration, etc.

Le petit-lait est une boisson dont on donne un verre
de deux heures en deux heures, dans les fièvres, dans
la phlegmasie des voies digestives, dans les irritations
des organes urinaires. On le conseille dans les inflammations de l'appareil respiratoire, dans les maladies
de la peau lorsqu'elles ont un caractère inflammatoire, etc. On voit facilement quel avantage on a le
droit d'attendre, dans ces circonstances, de l'usage
d'un moyen médicinal qui porte dans le sang des molécules douées d'une vertu émolliente, dont toutes les
fibres vont sentir l'influence, et qui, en diminuant la
vie cérébrale, tend directement à calmer les principaux accidents morbides.

Il est évident que si l'on ajoute le suc dépuré de plantes amères, des ingrédients toniques, excitants, du vin, une liqueur alcoholique, des sels purgatifs, etc., au petit-lait, il sera impossible d'apercevoir l'action émolliente de ce dernier liquide; elle sera dominée par la puissance plus forte, plus étendue des matériaux que le petit-lait aura reçus des ingrédients dont nous venons de parler.

SOLUTION AQUEUSE DE JAUNE D'ŒUF. On se sert souvent de ce composé, que l'on fait en mélant le jaune d'un œuf bien frais, puis en le délayant avec de l'eau chaude : on sucre ensuite convenablement la liqueur, et on l'aromatise avec l'eau de fleurs d'oranger. Ce composé, que l'on désigne sous le nom de *lait de poule*, à cause de sa couleur, contient de l'albumine et de l'huile, possède à la fois une qualité alimentaire et une vertu émolliente. Comme nourriture, le lait de poule est d'une digestion très facile; on en donne dans un grand nombre de maladies, lorsque l'on juge convenable de nourrir un peu; c'est une des premières choses que l'on permette aux convalescents. La nature onctueuse, la propriété adoucissante de cette liqueur la rend recommandable dans les irritations, dans les phlogoses des organes digestifs, dans les affections des voies pulmonaires, lorsqu'il y a chaleur, toux sèche, etc.

Si l'on mêle le blanc de l'œuf avec le jaune avant d'y ajouter l'eau chaude, on a un lait de poule également beau, également homogène, mais plus riche de principes alibiles.

Nous citerons parmi les productions animales qui

ont une vertu émolliente, 1° le blanc de baleine ou
adipocire, ou cétine, *album ceti*, *sperma ceti*, matière grasse, solide, blanche, douce au toucher, que
l'on trouve entre les membranes du cerveau de diverses espèces de cachalots, surtout du PHYSETER MA-
CROCEPHALUS. On se sert rarement aujourd'hui de cette
substance, qui est presque toujours rance. 2° La colle
de poisson ou ichthyocolle, *ichthyocolla*, membrane
interne de la vessie natatoire de différentes espèces de
poissons, et surtout de l'esturgeon. Cette substance
présente une gélatine presque pure.

SECTION III. *De la médication émolliente.*

Nous allons déterminer l'étendue du pouvoir des
agents émollients, en rassemblant les variations que
leur usage suscite dans l'action naturelle des divers appareils organiques du corps. Nous verrons que le mot
émollient est pour nous une dénomination classique
qui en comprend plusieurs autres, qui les sous-entend
comme des termes qui servent à isoler ou à exprimer
en particulier chacun des effets majeurs que les émollients produisent.

Remarquons d'abord que les médicaments de cette
classe doivent toujours être administrés à une température tiède; lorsqu'on les donne froids ou chauds,
leur influence sur les organes semble modifiée. Dans
le premier cas, le composé médicamenteux, au moment où il touche une surface vivante, fait sur elle
une impression qui décide un resserrement fibrillaire
de son tissu: ce changement, bien qu'il soit passager,

gêne l'exercice de l'action émolliente. La chaleur, si elle est forte, sera de même en opposition avec cette dernière : faites avaler à un individu une boisson émolliente très chaude, le calorique que vous portez dans la cavité gastrique suscite une excitation vive, prompte, que les communications sympathiques de l'estomac propagent au loin : ce n'est qu'après ce premier effet que la vertu émolliente se produit.

Appareil digestif.

Etat physiologique. Lorsque l'on donne à l'intérieur les médicaments émollients, les organes gastriques reçoivent la première atteinte de la puissance qu'ils recèlent. Leur contact avec la surface interne de l'estomac décide à la fois un relâchement du tissu de ce viscère et un affaiblissement de sa vitalité actuelle : ses tuniques s'étendent, elles s'affaissent sur elles-mêmes, elles perdent leur ton, sous l'action d'une substance mucilagineuse, oléagineuse, etc. Sur la plupart des individus, cette agression amène une diminution de l'appétit, une lenteur de la chymification, même la perversion de cette partie importante de la fonction digestive. Les intestins sentent fortement la force relâchante des médicaments émollients. A mesure que leur substance s'avance dans le canal alimentaire, les tuniques intestinales se détendent, leurs fibres musculaires se relâchent. Il y a moins d'action, moins de mouvement dans les intestins grêles : la formation du chyle ne s'exécute plus avec la même promptitude, avec la même perfection. La faculté émolliente se manifeste bien sur les gros intestins : ces derniers tombent dans une sorte d'atonie ; ils laissent les matières fécales s'accumuler dans leur intérieur, sans faire aucun effort pour les expulser. On remarque souvent cette sorte de constipation passive sur les personnes qui font un usage prolongé du bouillon de poulet, de veau, du petit-lait, etc. Plus elles prennent de ces boissons relâchantes, plus elles ont le ventre resserré. Il ne faut pas oublier ici que cet effet a aussi lieu quand ces boissons sont digérées.

L'action des médicaments émollients doit se faire sentir au foie ; l'effet de leur administration doit être de diminuer l'activité de ce viscère, peut-être de modifier, d'adoucir les qualités naturelles de la bile. Nous ne tenterons pas d'estimer le pouvoir des agents de cette classe sur les autres pièces de l'appareil digestif.

Si maintenant nous considérons la substance émolliente dans l'organe gastrique, nous verrons qu'elle peut y avoir un sort bien différent ; les résultats de son emploi dépendent cependant de ce qu'elle éprouve en traversant les voies digestives. 1° Nous savons qu'une substance émolliente est un composé de mucilage, de sucre, de fécule, d'huile fixe, de gélatine, d'albumine ; ces matériaux peuvent, à leur arrivée dans l'estomac, être convertis en chyme, et peu après transformés en sucs réparateurs ; dans ce cas, la substance émolliente est décomposée, elle a perdu sa force agissante en perdant ses matériaux chimiques ; son caractère médicamenteux a disparu, a été anéanti dans l'organe gastrique.

2° Fréquemment une partie seulement de cette sub-

stance est attaquée par les forces digestives ; le reste
échappe à l'opération altératrice de l'estomac, conserve sa nature pharmacologique et ses qualités naturelles en traversant l'intérieur des intestins : des
molécules de cette partie non digérée de la substance
émolliente sont absorbées, et l'on observe sur le système animal des effets qui décèlent leur action sur
les tissus vivants. Ces effets offrent une intensité,
une expression qui se proportionne à la quantité de
principes mucilagineux, amylacés, huileux, etc., qui
ont été épargnés dans les voies digestives. Les agents
émollients peuvent conserver dans l'organe gastrique
la totalité de leurs matériaux chimiques ; et quand
ces agents passent dans les intestins, ils sont encore
des composés de mucilage, de fécule, etc. C'est la
condition la plus favorable au développement de la
puissance émolliente. Les suçoirs absorbants qui garnissent la surface des voies digestives recueillent avec
avidité les molécules de ces composés ; bientôt celles-
ci abordent dans le sang, et sont portées par ce liquide sur tous les points du corps. Suivons avec attention ce malade qui, d'heure en heure, avale une tasse
de bouillon de veau ou de poulet, ou de décoction de
guimauve, de graine de lin, de solution de gomme, etc. ;
des molécules gélatineuses, mucilagineuses, etc., sont
continuellement versées dans le torrent de sa circulation ; son sang en est rempli, toutes ses fibres doivent
en éprouver l'action.

3° Il arrive souvent que les substances émollientes
troublent les mouvements naturels des intestins : leur
contact paraît pénible pour ces organes ; une secousse

a lieu dans l'ensemble du canal alimentaire, et des
évacuations alvines surviennent : tout ce que contiennent actuellement les voies digestives est expulsé
au dehors ; le médicament produit un effet laxatif.
Nous verrons qu'il y a au fond une analogie remarquable entre les médicaments émollients et les médicaments laxatifs. Nous ajouterons qu'il dépend ordinairement du médecin qui ordonne un médicament
émollient, de lui faire produire des évacuations alvines,
ou de décider son absorption. Veut-il obtenir un effet
laxatif, il donnera la matière émolliente concentrée,
épaisse, délayée dans très peu d'eau. Il la fera prendre au contraire dans un véhicule abondant, qui tiendra ses principes écartés, qui les présentera par molécules isolées aux bouches absorbantes, s'il veut que
cette matière pénètre dans le système animal, s'il redoute les évacuations intestinales.

Etats pathologiques. Dans l'irritation gastrique,
lorsque la surface muqueuse de l'estomac est rouge,
très sensible, plus chaude, les médicaments émollients donnent, comme effets sensibles de leur administration, une diminution du sentiment d'ardeur et
de douleur que le malade ressent à l'épigastre ; la soif
se tempère, la langue devient moins rouge, moins
sèche, ainsi que les lèvres. Si l'irritation de la surface
muqueuse gastrique est légère, récente, qu'elle cède
à l'action de la boisson émolliente que l'on prend, il
en résulte le retour de l'appétit, la régularité de la
chymification, etc. On conçoit facilement comment
l'action d'un composé mucilagineux, oléagineux, amylacé, gélatineux, etc., sur une surface actuellement

irritée, devient une action médicinale; elle change
l'état morbide de celle-ci, la ramène à sa condition
physiologique, comme nous voyons que cela a lieu sur
les surfaces extérieures du corps; les malades recherchent dans ce cas, par une sorte de sentiment instinc-
tif, les liquides qui ont la vertu émolliente.

Quand la tunique musculeuse de l'estomac est gonflée, turgescente dans plusieurs points de son étendue, les médicaments émollients ne produisent plus
des effets aussi prononcés, parceque leur opération
médicinale ne suffit pas, quand elle est seule, pour
modifier ce travail phlegmasique, qui continue, qui
fait même des progrès. A peine, dans les cas les plus
heureux, les boissons émollientes parviennent-elles à
affaiblir un peu les accidents qui tourmentent le malade, la cardialgie, la chaleur intérieure, le gonflement
de l'épigastre, les efforts de vomissement, l'anxiété,
l'agitation, etc. : il faut alors des moyens plus actifs,
des applications de sangsues, des bains tièdes, etc.

Lorsqu'il y a un amincissement des tuniques de
l'estomac, que cet organe est dans un état d'oligotrophie, les médicaments émollients relâchent son tissu,
lui enlèvent encore de sa force matérielle; ils augmentent l'inappétence, la lenteur, l'imperfection de
la chymification; on voit ordinairement leur usage
donner lieu à des rapports, à des indigestions; les personnes qui ont l'estomac délicat, peu robuste, ne peuvent faire usage de bouillon de veau, du petit-lait ou
d'une autre boisson émolliente, sans énerver tout-à-
fait ce viscère, sans éteindre l'appétit, sans causer des
pesanteurs après les repas, etc. Si au contraire les

tuniques gastriques sont fortes, bien nourries [1], si l'estomac offre une grande capacité, s'il est robuste, les émollients ne diminuent plus la faim, ne troublent plus la chymification; ils donnent seulement à tous les actes de la fonction digestive plus de mesure, parcequ'ils ramènent ce viscère à une condition d'énergie plus conforme à l'ordre naturel.

La surface gastrique peut être le siége d'ulcérations simples; tous les liquides stimulants font une impression de brûlure, lorsqu'elles arrivent sur les endroits qui sont affectés; les émollients ont une action adoucissante qui plaît au malade: il désire, il recherche les boissons qui ont cette propriété.

Nous trouvons quelquefois les tuniques gastriques converties en un tissu blanc, homogène, épais, peu extensible, très solide, dans lequel on ne découvre plus la tunique musculeuse; cette dégénérescence occupe souvent une grande partie de l'estomac, qui est alors rétréci; elle n'existe fréquemment que du

---

[1] Un homme qui mangeait plus de quatre livres de pain par jour, qui était connu par un grand appétit, succomba à des attaques d'apoplexie; nous trouvâmes son estomac d'une capacité triple de celle que l'on trouve ordinairement; les tuniques de ce viscère étaient très épaisses, mais saines: leur volume frappa l'attention des assistants. Cette polytrophie n'existait plus dans les intestins grêles; les tuniques des gros intestins étaient même assez minces: il y avait constipation. L'estomac, les intestins grêles et les gros intestins sont trois parties du canal alimentaire aussi distinctes en pathologie qu'en physiologie.

côté du pylore. Les médicaments émollients ne peuvent opérer dans ce cas que de bien faibles effets. Il en est de même quand l'estomac est déformé par un squirrhe; les émollients ne produisent point de changements perceptibles. Lorsque ce viscère est le siége d'un cancer, les circonstances ne sont plus les mêmes; il peut y avoir alors des irritations, des végétations, des ulcérations permanentes, qui causent des élancements, des cuissons insupportables, qui donnent le sentiment d'érosion, de déchirement, etc. : il se développe souvent dans les environs des lieux cancéreux, des rougeurs, des éruptions passagères et spontanées, qui provoquent des accès de douleurs, d'abattement, des vomissements, etc. : quand ces lésions existent, une boisson émolliente produit quelquefois un effet sédatif; elle tempère un peu la vivacité des douleurs, elle modère quelques uns des accidents, etc.

Dans les diverses affections que les intestins peuvent éprouver, les émollients produisent aussi des phénomènes particuliers, des effets insolites. Lorsque la membrane muqueuse qui tapisse leur intérieur est rouge, chaude, d'une sensibilité morbide dans plusieurs parties de son étendue, l'usage d'une boisson émolliente éteint la chaleur abdominale, calme les contractions anomales qui se répètent dans la tunique musculeuse des intestins et les coliques qui en sont le produit, ralentit la fréquence des déjections, donne à ces dernières plus de consistance, et leur fait perdre leur fétidité. Quand toutes les tuniques intestinales sont prises d'un travail de phlogose, qu'il y a entérite dans un certain nombre de points ou dans toute l'éten-

due du canal alimentaire , les médicaments émollients
font naître des effets moins sensibles , parcequ'ils peuvent moins sur un état morbide si profond, si bien
établi. Lorsque la maladie a fait des progrès, que les
tissus intestinaux sont gonflés , pénétrés de sang , modifiés dans leur nature intime , les médicaments émollients produisent à peine quelques variations dans la
marche ou dans l'intensité des accidents. Il faut des
moyens plus forts , plus puissants, pour changer la
marche de cette affection.

La tunique musculeuse des intestins devient souvent
mince , délicate; le canal alimentaire paraît mal restauré, dans un état d'oligotrophie. L'usage d'un agent
émollient lui enlève encore une partie de sa force matérielle; il devient moins propre à remplir les actes de
la fonction digestive dont il est chargé. Alors la formation du chyle est une opération difficile : chaque
digestion est accompagnée de gonflement du ventre ,
de pesanteur, de malaise, et se termine ordinairement
par des déjections qui enlèvent la nourriture que le
malade a prise , surtout si , avec cette débilité matérielle , les tissus intestinaux sont animés d'une irritabilité vive, très développée : car quand , au contraire ,
des intestins délicats ont peu de vitalité , les émollients
les jettent dans un état d'inertie qui produit la constipation. S'il y avait la modification opposée de la tunique musculeuse, si cette tunique était plus forte,
plus épaisse, dans un état de polytrophie, l'usage des
médicaments émollients , en diminuant la tension des
tissus intestinaux , en les tenant dans un certain degré
de relâchement , modérerait leur excès de vigueur,

mettrait plus d'ordre et de régularité dans la fonction
digestive : ces agents rendraient le ventre plus libre ,
les selles plus naturelles.

Lorsqu'il y a des ulcérations sur la surface intestinale, les émollients diminuent la chaleur, les coliques,
le malaise, que ces lésions produisent. Si ces ulcérations sont récentes, simples, superficielles, l'usage
continué quelque temps de ces boissons opérera souvent leur cicatrisation dans un temps assez court. Si
les ulcérations intestinales sont anciennes, si elles sont
entourées de tissus épais, endurcis, couverts de végétations, etc. , ces agents produiront, comme effets immédiats de leur administration, une diminution des
coliques et des ardeurs abdominales, ils modéreront la
fréquence des déjections , etc. ; mais ils ne détermineront plus la cicatrisation des endroits ulcérés.

Lorsqu'un ou plusieurs points des intestins sont dans
un état squirrheux, les médicaments émollients ne
signalent pas leur action sur les parties affectées par
des effets nouveaux ou perceptibles : leur pouvoir reste
nul, ou au moins inaperçu. Mais s'il y a cancer avec
ulcérations , ou seulement quand il se développe , autour des tissus squirrheux ou cancéreux , des éruptions,
des boutons, des rougeurs, ces agents montrent plus
de puissance, ils calment les douleurs, la chaleur, les
picotements, les élancements , etc. Les médicaments
émollients laissent la maladie sans la modifier, sans faire
varier ses symptômes, lorsque les intestins sont blancs,
gonflés, mous , que leurs tissus sont convertis en une
substance comme lardacée , etc.

Il est des lésions vitales de l'estomac et des intestins

dans lesquelles les médicaments émollients rendent
quelquefois leur action bien sensible. Quand l'influence
nerveuse est trop forte ou qu'elle est déréglée, l'usage
de ces agents peut rétablir son cours : si cette excitation
nerveuse s'est portée sur l'estomac, les émollients font
cesser les nausées, les vomissements, les douleurs que
l'on ressent dans l'épigastre; si elle se montre sur les
intestins, les agents émollients diminuent les coliques,
les pneumatoses, etc., ils rendent aux actes de la
digestion leur régularité, etc. Quand l'influence nerveuse affaiblie fait tomber l'estomac dans un état d'a-
tonie, les émollients l'augmentent encore, ils éteignent tout-à-fait la faim; il n'y a plus de digestion de
la nourriture que l'on prend, etc.; quand les intestins ne reçoivent plus cette influence avec son énergie accoutumée, un émollient rend la constipation plus
tenace, etc.

Dans l'irritation du foie, les médicaments émollients
modèrent la disposition que cet organe montre à former
de la bile : ils diminuent l'amertume de la bouche, les
rapports amers, ils éloignent les vomissements bilieux, etc. Lorsqu'il y a inflammation d'un point de
ce viscère, les changements que les médicaments émollients peuvent produire sont peu sensibles, parceque
leur opération médicinale n'est point capable de changer l'état actuel de l'organe malade. Si la lésion du foie
est étendue, si elle a provoqué les autres appareils organiques, qu'il y ait fièvre, alors l'emploi d'un émollient
cause des effets plus ostensibles; parcequ'il calme le
trouble fébrile, qu'il diminue la soif, la chaleur du corps,
qu'il rend la peau moins aride, le pouls moins roide, etc.

Quand le foie a perdu son volume naturel, qu'il est oligotrophié, l'usage d'un agent émollient diminue encore son activité, amoindrit encore son influence dans l'exercice des fonctions digestives. Si cet organe est devenu trop volumineux, s'il est dans un état d'hypertrophie, les émollients lui enlèvent une partie de la prépondérance qu'il a prise dans la vie abdominale : leur usage modère l'appétit, empêche les affluences considérables de bile qui sont le résultat de cette disposition anatomique, les tiraillements d'estomac, les rapports amers, etc. Le foie dans un état d'induration locale ou générale, éprouvant la dégénérescence graisseuse, contenant des tubercules, ne fait pas éprouver aux effets des émollients de variations que l'on puisse attribuer à ces états morbides.

Une innervation trop forte, désordonnée, peut presser l'action sécrétoire du foie, mettre cet organe dans un état de turgescence, provoquer une sécrétion exubérante de bile, ou empêcher sa sortie, la faire refluer dans le sang, causer la jaunisse; les émollients auront la faculté d'apaiser cette excitation, cet état de spasme, de faire cesser cette lésion vitale. Dirons-nous que si l'inertie des nerfs avait mis l'organe hépatique dans un état d'atonie, de langueur, les médicaments émollients ajouteraient encore à cette disposition morbide.

Nous ne chercherons pas quels effets nouveaux les lésions pathologiques de la rate, du pancréas, pourraient ajouter à ceux que les émollients ont coutume de produire. Dans la phlogose du péritoine, ils parviennent quelquefois à diminuer la tension du ventre, son exquise sensibilité, à modérer la chaleur, le malaise que le malade ressent dans cette partie.

Appareil circulatoire.

Etat physiologique. Si le corps est actuellement sous l'influence d'un médicament émollient, sa puissance s'aperçoit sur l'appareil circulatoire. Rappelons-nous que le sang recèle alors des molécules mucilagineuses, amylacées, oléagineuses, etc., et nous concevrons que les organes qui servent à la circulation doivent en sentir fortement l'action. Ces molécules pénètrent avec le sang des artères coronaires dans le tissu même du cœur; elles relâchent les fibres de cet organe, elles tendent à affaiblir son énergie. Si ces molécules ont peu de prise sur les canaux artériels, on ne pourra nier du moins qu'elles n'exercent une puissance réelle sur le tissu des petits vaisseaux, dont elles diminuent l'action contractile.

Etats pathologiques. Dans toutes les maladies fébriles, l'usage des médicaments émollients rend les battements du cœur moins vifs, moins précipités, le pouls plus souple, la chaleur animale moins âcre, moins exaltée. Dans ces maladies, le péricarde, la surface externe et les cavités du cœur sont plus rouges, ces parties ont une irritabilité morbide; on conçoit comment les médicaments émollients agissent sur elles. Leur impression sur les nerfs de la surface qui les reçoit se transmet à l'encéphale, à la moelle épinière, et ralentit le cours de l'influence morbide qui découle alors de ces centres de vitalité par les cordons nerveux. Leurs molécules se répandent avec le sang dans tous les tissus, leur action tend à relâcher toutes les fibres, à modérer leur activité : voilà les sources de l'opération comme sédative que font alors sur les organes circulatoires les médicaments qui nous occupent.

Quand le tissu même du cœur est phlogosé, l'usage des médicaments émollients ne change point son état, ne produit point de variations bien appréciables dans les accidents qui sont la suite d'une lésion aussi grave. Répétons encore, que si après tous les genres d'affections mortelles, on examine le cœur avec soin, on reconnaît que ce viscère est très fréquemment altéré ; son aspect extérieur, la couleur de son tissu, sa densité, etc., attestent qu'il partage toutes les lésions qui ont une certaine durée, une certaine intensité ; elles finissent toujours par le provoquer, par le mettre dans une condition morbide.

Lorsqu'un ou les deux ventricules sont épaissis, plus volumineux, dans un état d'hypertrophie, les médicaments émollients modèrent l'impulsion trop forte de cette masse, ils maintiennent ses mouvements dans un calme heureux, ils diminuent même les accidents que cause la violence avec laquelle le sang aborde dans le cerveau et dans les poumons. Si le cœur est plus petit qu'il ne devrait être, si ses parois sont amincies, ou si leur tissu est ramolli, les médicaments émollients affaiblissent encore sa force matérielle ; leur usage rend les battements de cet organe moins sensibles, et le pouls plus faible.

Lorsque l'influence de l'encéphale, de la moelle rachidienne ou des plexus ganglionaires, trop forte ou déréglée, donne aux contractions du cœur et aux pulsations des artères un rhythme morbide, que les mouvements de ces parties sont violents, précipités, inégaux, les médicaments de cette classe réussissent quelquefois à apaiser ce trouble, à faire cesser l'action morbide des organes circulatoires. Ces mêmes agents ajouteraient au contraire à la faiblesse des instruments qui exécutent la circulation, si leur lésion vitale procédait d'une langueur dans l'acte de l'innervation.

Dans les fièvres où le pouls montre beaucoup de vivacité, où la chaleur est ardente, où il existe une grande agitation du sang, il est probable que les canaux artériels et veineux ont leur surface intérieure plus rouge, que cette surface a une sensibilité morbide; alors le pouvoir des médicaments émollients s'aperçoit bien : alors l'administration d'une boisson mucilagineuse, gélatineuse, oléagineuse, etc., est toujours suivie d'un certain degré de calme dans les mouvements circulatoires, et dans les symptômes qui procèdent de leur rapidité; cette boisson modère d'une manière visible la commotion artérielle, la chaleur animale, etc. Nous distinguons l'irritation de la surface interne des vaisseaux sanguins, qui existe dans un grand nombre de maladies fébriles, de la phlogose qui attaque les tissus de ces canaux (artérite, phlébite) : les émollients ont beaucoup moins de prise sur cette dernière lésion; ils ne produisent plus des effets aussi sensibles. Les autres affections des canaux circulatoires ne nous occuperont pas.

Les petits vaisseaux prennent une grande part aux troubles fébriles. Sont-ils alors plus rouges, dans un état morbide? Au moins le fluide sanguin traverse leur intérieur avec une extrême célérité ; il s'opère un dégagement plus actif, plus considérable de calorique. La puissance des agents émollients affaiblit cette activité morbide ; le ralentissement qu'éprouvent les mouvements des capillaires, calme l'ardeur intérieure et profonde que ressent le malade. Brûlé auparavant par la fièvre, il prend pour un refroidissement positif la diminution qu'il sent dans la chaleur fébrile qui le tourmentait, qui l'accablait. Les agents dont il s'est servi ont paru mettre en jeu sur lui une propriété nouvelle qu'il nomme réfrigérante ou tempérante.

Appareil respiratoire.

Etat physiologique. La puissance relâchante des émollients a sans doute quelque influence sur les parties qui servent à exécuter les mouvements mécaniques de cette fonction. Mais ce qui doit surtout nous intéresser, ce sont les changements que peuvent éprouver les organes pulmonaires dans leur disposition vitale, et ce qui peut résulter de ces changements pour l'exercice des phénomènes chimiques qu'exécutent dans tous les instants de la vie les organes dont nous venons de parler. On sait que ces phénomènes n'ont pas toujours une égale énergie : on sait que la consommation d'oxygène ne se fait pas toujours dans la même proportion. Est-il permis de croire que les agents émollients, en affaiblissant la vitalité des poumons, décident une diminution proportionnelle dans l'activité des effets chimiques qui se passent dans leurs cellules ?

Etats pathologiques. Lorsque la fièvre précipite le

cours du sang, qu'elle rend les inspirations et les expirations plus fréquentes, que l'air sort brûlant de la
poitrine, l'observation prouve que les médicaments de
cette classe diminuent la sécheresse, la tension, l'ardeur de la membrane qui recouvre les bronches. Il est
même probable que, par la double influence qu'ils
exercent sur la circulation et sur la respiration, ces
agents diminuent l'énergie avec laquelle l'oxygène régénère le sang veineux, et que par là ils tendent à
faire perdre au fluide qui circule dans les artères le
caractère plus animé, plus stimulant, qu'il acquiert
fréquemment par suite même de la fièvre.

Dans la phlogose de la membrane muqueuse des
bronches (bronchite), les médicaments émollients
calment évidemment la toux, la rendent moins pénible, moins douloureuse, moins sèche : leur usage
prolongé cause un changement notable dans l'état
de cette membrane; ils corrigent son aridité, ils
établissent une expectoration salutaire. Ce sont des
effets analogues que les médicaments émollients produisent dans l'inflammation du tissu pulmonaire (péripneumonie). On les voit alors affaiblir un peu la
douleur que le malade ressent dans la poitrine, modérer en même-temps l'activité morbide de tous les
appareils organiques que la lésion pulmonaire a provoqués : ces effets sont sans doute bien légers, mais
ils sont incontestables. Dans la phlegmasie de la plèvre
(pleurésie), les émollients administrés à l'intérieur, et
appliqués sur la région qui répond à l'endroit phlogosé,
modifient d'une manière sensible la lésion de cette
membrane; ils enlèvent à la douleur son excès de viva-

cité. Comme dans cette maladie il existe un état de fièvre, une boisson émolliente soulage le malade par son influence sur la plèvre, et par celle qu'elle a en même temps sur les autres appareils organiques, le cœur, l'encéphale, le prolongement rachidien, etc.

Nous pouvons bien apprécier l'action que les émollients produiront dans le pneumo-thorax ; il y a alors une douleur aiguë, sèche, d'un caractère que le malade veut exprimer en disant qu'il ressent dans la poitrine quelque chose d'aride, qu'elle tend à se déchirer. Les émollients opéreront un adoucissement, bien qu'il soit très faible, dans l'état de souffrance du malade. Dans l'hydrothorax, lorsqu'il reste un ou plusieurs points de la plèvre atteints de phlogose, les effets des émollients sont encore assez manifestes. On ne les aperçoit plus quand le travail phlegmasique est tout-à-fait éteint.

Dans l'œdème du tissu pulmonaire, les émollients doivent augmenter l'oppression. Ils adoucissent l'irritation des voies aériennes, ils ralentissent la toux, ils facilitent l'expectoration, dans les désorganisations épouvantables des poumons que l'on connaît sous le nom de phthisie.

Dans les lésions vitales de l'appareil respiratoire, les médicaments émollients produisent des effets bien sensibles. Leur action sur l'encéphale, sur les plexus nerveux, amène du calme dans les toux sèches par quintes, dans les oppressions, etc., qui dépendent d'une innervation désordonnée sur les organes pulmonaires. Ils augmenteraient la gêne de la respiration si l'affaiblissement de l'innervation en était la cause.

Appareil cérébral.

État physiologique. L'usage des médicaments émollients diminue la vitalité de l'appareil cérébral : il en résulte aussitôt un décroissement notable dans la sensibilité générale. Le pouvoir de ces agents dépend, 1° de la modification qu'éprouvent aussitôt après l'ingestion d'une substance émolliente les nerfs de la surface gastrique, modification qui se communique aux divers centres anatomiques du système nerveux ; 2° de l'action que les molécules émollientes exercent après leur absorption sur le tissu même de l'encéphale, du prolongement rachidien, et des cordons nerveux. Les impressions nées de l'intérieur du corps, comme celles qui viennent du dehors, semblent avoir moins de prise sur nous, après l'administration des émollients. On a cru remarquer que les personnes qui sont actuellement sous l'influence d'un médicament mucilagineux ont les sens moins vifs, moins subtils. Il est constaté que les substances huileuses diminuent l'énergie, l'activité des facultés intellectuelles ; elles enlèvent à l'imagination sa richesse, aux conceptions leur vigueur : Zimmermann prétendait que le chocolat obscurcissait ses idées. Les émollients agissent aussi sur le développement des passions de l'âme : ces agents les maintiennent plus faibles, plus faciles à dompter : un usage prolongé des substances que nous rangeons dans cette classe rend l'homme paisible, lent, plus difficile à émouvoir ; il faut des secousses fortes pour ébranler son âme ; ses déterminations deviennent plus tardives. C'était cette disposition morale que devait procurer le régime pythagoricien, et ce régime avait une propriété émolliente.

Les effets que nous venons de signaler annoncent une modification de l'appareil cérébral. N'oublions pas que cet appareil préside aux mouvemens de tous les organes du corps, règle le mode d'exercice que suivent toutes les fonctions, et nous concevrons qu'il ne peut s'opérer dans le cerveau et ses annexes aucune mutation, qu'elle ne devienne aussitôt commune à toutes les parties du système animal. Lorsque les émollients déterminent un affaiblissement de la vie cérébrale, ils rendent en même temps moins puissante, moins abondante, l'influence vivifiante que les nerfs répandent partout. Il résulte de cette opération une sorte de calme, de sédation universelle qui s'étend d'une manière sympathique, qui devient surtout sensible lorsqu'il existe actuellement une excitation du cerveau, un état d'agitation, l'insomnie, etc. Ne voit-on pas tous les jours dans ces occasions, l'émulsion, le petit-lait, le bouillon de poulet, etc., produire un effet tempérant, calmant, concilier le sommeil, etc.?

Etats pathologiques. Quand les méninges encéphaliques sont dans un état d'irritation ou de phlogose, les médicaments émollients ont sur elles quelque influence: si ce travail morbide est superficiel, étendu, récent, ces médicaments diminuent sa force, ils calment l'agitation, l'anxiété du malade. Il n'est personne qui n'ait eu occasion de constater l'effet adoucissant, tempérant d'une boisson mucilagineuse, oléagineuse, amilacée, dans les affections fébriles, où l'encéphale est dans un état de surexcitation, où ses enveloppes sont dans une disposition pathologique.

Quand une irritation ou une phlogose existe sur les méninges spinales (myélo-méningite), l'usage des médicaments émollients fait quelquefois baisser un peu la douleur, la gêne que le malade ressent dans un ou plusieurs points de la colonne vertébrale ; ces agents apaisent en même temps les accidents qui se manifestent alors dans d'autres appareils organiques et dans les membres. Mais le plus souvent leur opération médicinale est peu sensible ; la lésion des méninges rachidiennes conserve toute son intensité malgré leur administration.

Une irritation ou une phlogose peut se développer simultanément sur les méninges encéphaliques et sur les méninges rachidiennes (céphalo-myélo-méningite) ; alors on observe à la fois une vive céphalalgie, des élancements dans le cerveau, des pesanteurs, des bouffées de chaleur vers la tête, etc., et une douleur dans la colonne vertébrale avec les accidents, les perturbations que la lésion de la moelle épinière provoque dans les parties, dans les organes qui sont situés devant elle dans le cou, dans la poitrine, dans l'abdomen. (Voyez plus haut, pag. 215, 265 et suiv.) On reconnaît facilement que, dans les affections dont nous parlons ici, les centres anatomiques de l'appareil cérébral, l'encéphale et le prolongement rachidien, sont dans un état bien prononcé d'irritation ; que les nerfs qui en sortent partagent la même lésion ; qu'enfin l'arbre nerveux tout entier est dans une condition morbide. Dans les accès de cette maladie, on ne peut méconnaître l'opération tempérante du bouillon de poulet, de grenouilles, de l'émulsion, des infusions de fleurs de mauve, de guimauve, de la solution légère de gomme arabique, etc. Leur usage prolongé dissipe même la prédisposition que les méninges rachidiennes montrent chez quelques personnes, à se prendre, à se phlogoser. C'est l'expérience qui a conduit les praticiens à prononcer que les boissons mucilagineuses, gélatineuses, etc., étaient fréquemment les antispasmodiques les plus puissants : c'était dans les affections dont nous parlons ici qu'ils signalaient leur utilité.

Nous ne chercherons pas à apprécier les effets que pourraient faire naître les médicaments émollients dans les autres lésions que les méninges cérébrales et spinales peuvent éprouver : leur opération ne provoque rien d'apparent, lorsqu'il existe sur quelque point de ces membranes des ulcérations, des végétations, lorsqu'elles contiennent un amas de sérosité, etc. On n'aperçoit après leur administration, aucune variation dans les accidents que ces lésions provoquent.

L'action des médicaments émollients reste ordinairement inaperçue dans les affections du cerveau et du cervelet. Que peut produire de sensible l'opération de ces médicaments sur les organes dont nous parlons, lorsqu'ils sont actuellement le siége d'un travail inflammatoire, d'abcès, de tubercules, d'ulcérations, d'un épanchement de sang, etc. ? Il en sera de même pour les affections de la moelle épinière ; la puissance des agents qui nous occupent est trop faible pour modifier les altérations pathologiques de ces centres de la vitalité, pour amener un changement perceptible dans l'intensité, dans le nombre des symptômes qui en procèdent, ou pour manifester son influence par quelques phénomènes nouveaux. Dans ces maladies, la puissance émolliente reste occulte, ou au moins elle ne se montre un peu que lorsqu'on l'oppose à celle des médicaments excitants : alors les émollients calment les accidents que les excitants exaspèrent ou même produisent.

Le pouvoir des médicaments émollients ne se montre pas plus clairement dans les névrilémites locales, dans les névralgies ; leur administration semble laisser à la maladie toute sa violence. Dans la névrilémite générale, les effets de ces médicaments s'aperçoivent mieux : l'usage journalier et long-temps continué du lait, du bouillon de poulet, de grenouilles, etc., modère l'irritabilité générale, ramène l'excessive susceptibilité de tous les tissus à une mesure plus naturelle. Un régime émollient peut de même changer la disposition que les plexus nerveux montrent dans beaucoup de cas à s'irriter, à entrer spontanément dans une condition morbide (plecto-neurites), à susciter des oppressions, un sentiment de strangulation, des douleurs d'estomac, une foule d'autres phénomènes nerveux.

Appareil musculaire.

État pathologique. L'usage des substances émollientes débilite les muscles soumis à la volonté ; il rend la faculté contractile moins libre, moins énergique. On remarque que ceux qui prennent pendant long-temps des agents émollients deviennent moins remuants, et moins capables de soutenir un fort exerçice musculaire. L'air lourd, pesant, nonchalant des individus qui se nourrissent d'aliments mucilagineux, farineux, huileux, contraste avec l'agilité, les manières lestes de ceux qui prennent journellement des substances excitantes, qui boivent du vin, du café, etc. Verrons-nous là le produit de l'impression relâchante que font les molécules mucilagineuses, amilacées, gélatineuses, etc., sur les tissus musculaires? ou bien ces effets tiennent-ils à l'affaiblissement de la puissance nerveuse d'où les muscles tirent le principe de leurs mouvements? Ces deux causes ne peuvent-elles point contribuer simultanément à amener les résultats dont nous parlons?

Etats pathologiques. Les boissons chargées de mucilage, de gélatine, de particules oléagineuses, etc., ont une action plus prononcée sur les fibres musculaires lorsque celles-ci sont dans un état d'irritation : cette condition morbide, que les fièvres, qu'un grand nombre de phlegmasies produisent, se décèle par la douleur qui accompagne la pression, la contraction des muscles, par le sentiment de courbature que l'on ressent dans les parties charnues, par les inquiétudes qui agitent les membres, etc.; l'emploi des émollients procure alors du calme, du soulagement.

Appareil urinaire.

Etat pathologique. Les substances émollientes augmentent le cours des urines, lorsqu'on les prend étendues dans une grande quantité d'eau : mais on peut mettre en doute si les principes de ces substances ont contribué à cet effet par une influence particulière sur

les reins. Il est plus probable que l'abondance du liquide urinaire tient à l'eau que l'on a alors portée dans
le corps, qui n'y peut faire qu'un court séjour, et qui
s'écoule par les organes sécréteurs qui nous occupent.

Etats pathologiques. L'action des principes constituants des médicaments émollients, du mucilage,
de l'huile fixe, de la fécule, de la gélatine, sur l'appareil urinaire, n'est plus obscure lorsqu'on l'observe
sur un malade qui a les reins irrités, qui ne rend
qu'une très petite quantité d'une urine rouge et chargée : une boisson émolliente rétablit ordinairement le
cours des urines. L'irritation des reins est un phénomène morbide très fréquent, très ordinaire dans
les fièvres, dans les phlegmasies : on a tous les jours
l'occasion de constater le pouvoir qu'acquièrent alors
sur ces organes les boissons chargées de principes
émollients. Lorsque la membrane muqueuse uréthrale
est phlogosée, les tisanes émollientes rendent l'éjection des urines plus facile ; elles apaisent la chaleur,
la douleur qui accompagnent leur sortie. Mais ce produit ne tient pas seulement à leur puissance médicinale ;
il tient surtout à ce que le liquide urinaire devenant
plus abondant, délaie l'eau, étend les sels que la sécrétion des reins contient, et que par là il prévient l'impression douloureuse que les molécules salines font sur la surface uréthrale quand elles sont rapprochées.

Appareil génital.

Etat physiologique. Tant que les organes qui servent à la reproduction restent dans leur condition physiologique, les médicaments émollients agissent peu

sur eux. Cependant leur action adoucissante rend souvent les désirs vénériens plus modérés et moins fréquents. Leur usage ne paraît pas non plus influer sur la menstruation, tant que le système utérin conserve sa disposition naturelle.

Etats pathologiques. Dès que l'appareil génital éprouve un état d'irritation, les médicaments émollients prennent sur lui une influence plus évidente. Ils modèrent la chaleur que l'on ressent dans les organes reproducteurs, ils rendent l'orgasme vénérien moins véhément. Lorsqu'il y a inflammation de ces organes, l'action des médicaments qui nous occupent s'observe bien, elle montre un caractère sédatif. Dans quelques lésions vitales des organes génitaux, les émollients acquièrent encore un pouvoir bien marqué. Lorsqu'un excès d'innervation leur porte une vitalité exagérée, morbide, qu'il y a des désirs vénériens effrénés, ils tendent à calmer cet état. Ils augmenteraient l'impuissance qui dépendrait d'une débilité de l'influence nerveuse.

Disons enfin que les médicaments émollients ont d'autant plus de prise sur cet appareil, que son développement anatomique est plus considérable, et que sa vie a une prédominance relative plus prononcée. Ainsi l'âge, les habitudes, la condition des individus changeront pour eux le pouvoir des émollients sur les organes génitaux.

Lorsqu'un état d'irritation empêche l'éruption des menstrues, ce que dénotent des douleurs avec pesanteur, avec chaleur dans les lombes, la vivacité, la roideur du pouls, le coloris de la figure, l'usage des

émollients décide souvent l'écoulement du sang, en
opérant une détente, un relâchement des fibres utérines. C'est la disposition morbide où se trouve alors
la matrice, qui donne à ces agents une propriété
emménagogue.

Système cutané.

Etat physiologique. L'influence des émollients sur
la peau tend dans l'état ordinaire à affaiblir son action
exhalante, à diminuer la somme des humeurs qui sortent du corps par cette voie. C'est au moins ce que
voulait prouver Sanctorius par des expériences statiques. Il a toujours vu que le corps devenait plus pesant
à la balance, lorsque l'on faisait usage de substances
mucilagineuses, huileuses, etc.; il en concluait que
ces substances ralentissaient l'exercice de la perspiration cutanée.

Cependant dans les matières médicales on donne
comme moyens propres à favoriser la transpiration,
même à établir la sueur, la plupart des productions
dans lesquelles nous admettons une propriété émolliente. Cette diversité d'opinions dépend de la méthode
que l'on suit dans l'administration des émollients. Sur
un individu en santé, vous obtiendrez toujours une
sueur douce, générale, copieuse, lorsque d'une part
vous donnerez la bourrache, la fleur de coquelicot,
de mauve, etc., en tisane, que celle-ci sera chaude,
et que vous en ferez prendre une grande quantité à
la fois; et que d'autre part l'individu restera au lit,
bien couvert, ou qu'il occupera un appartement
échauffé. Mais dans cette opération la vertu émolliente ne se montre pas: vous avez introduit une

surabondance d'humidité dans le sang ; vous avez en même temps excité, développé la vie cutanée ; cette voie exhalante a attiré l'humidité du sang, et la nature s'en est débarrassé par une forte diaphorèse. Toutes les boissons aqueuses sont également propres à produire cet effet.

Etats pathologiques. Il est des conditions morbides dans lesquelles la puissance des émollients sur le système dermoïde s'aperçoit bien. Dans les troubles fébriles, où la peau est chaude, aride, une boisson douée de la vertu émolliente rétablit sa fonction perspiratoire, elle lui donne plus de souplesse, plus de douceur au toucher. Lorsqu'il existe sur la surface cutanée un travail phlegmasique, lorsque cette surface est rouge, brûlante, sensible, qu'une éruption la recouvre, que l'on y ressent des élancements, etc., les boissons émollientes ont encore sur la surface cutanée un pouvoir que l'on ne peut méconnaître. Est-il nécessaire de dire que les médicaments émollients vicieront davantage les fonctions de la peau, lorsque celle-ci sera molle, mal nourrie, pâle, que sa surface sera comme flétrie, etc. ?

Nutrition.

Etat physiologique. Un usage momentané des médicaments émollients agit trop peu de temps sur le corps vivant, pour que l'on puisse saisir les effets du changement qu'ils opèrent dans l'exercice de la nutrition. Mais lorsque l'on use d'une manière continue de ces médicaments, que leur action devient permanente sur le système animal, elle donne à tous les actes de la vie un nouveau rhythme, et la modification qu'elle cause

dans l'exercice de l'assimilation ne tarde pas ordinairement à s'apercevoir. Le sang devient plus fluide,
moins concrescible; on conseille un emploi journalier
de substances mucilagineuses, émollientes, aux personnes pléthoriques, à celles qui sont tourmentées par
une surabondance d'un sang épais : on dit que les
boissons émollientes sont propres à fluidifier cette
chair coulante. Ces boissons ne produisent pas cet effet
en délayant les principes du sang, en s'unissant à sa partie liquide : le sang est pénétré de la vie; c'est en
changeant son mode actuel de nutrition que l'on peut
opérer une modification dans sa nature intime. C'est
la vertu émolliente qui change la complexion trop
riche du liquide animal qui nous occupe, en ralen-
tissant l'activité de sa fonction nutritive; et non point
la combinaison chimique de la solution aqueuse de fécule, de mucilage, de gélatine, etc., avec ses principes.
Les émollients tendent de même à affaiblir l'exercice
de la nutrition dans les solides organiques, à ralentir
l'énergie avec laquelle les tissus vivants s'approprient
les éléments nourriciers qui abordent en eux. Un emploi trop prolongé, abusif des substances douées de
la vertu émolliente, prive les organes de leur consistance, de leur volume, de leur force matérielle,
produit en eux une détérioration profonde, une modification pathologique.

Ici nous supposons toujours que la matière émolliente a conservé son caractère médicinal, que ses
molécules ont été absorbées et portées dans toutes les
parties du corps. Les effets ne sont plus les mêmes,
lorsque les organes digestifs ont toute leur intégrité

et une grande somme de vigueur, lorsque les matériaux auxquels tient la puissance émolliente sont dénaturés dans l'organe gastrique, et convertis en chyme. Alors la vertu émolliente est anéantie, et, au lieu d'un médicament, on a introduit dans le corps une substance qui lui fournit des principes réparateurs. Il est même des productions émollientes, comme le riz, le gruau, le salep, etc., qui sont très chargées d'éléments alibiles, dont la digestion engendre une grande abondance de chyle, et qui sont plus propres à restaurer l'édifice animal, quand elles subissent une digestion régulière, qu'à l'affaiblir. C'est cette faculté nutritive que l'on a en vue quand on dit de ces substances émollientes, de nature amylacée, qu'elles ont une propriété incrassante, ou qu'elles sont analeptiques.

Etats pathologiques. Un état de surexcitation des organes nuit à l'exercice de leur nutrition. Toutes les fois que le cours du sang est accéléré, que le pouls est vif et fréquent, que la sensibilité est exaltée, qu'enfin il existe un trouble fébrile permanent, la fonction réparatrice ne s'exécute plus que d'une manière imparfaite. Dans cette circonstance, le corps éprouve des pertes considérables, et il ne reçoit qu'une restauration incomplète ou insuffisante. L'usage journalier de médicaments émollients est propre à opérer quelque calme dans le système animal, et par suite à favoriser l'assimilation dans les solides et dans les fluides.

Dans un grand nombre d'affections pathologiques on ne parvient à décider un léger exercice de la nutrition qu'en choisissant des aliments composés des

2. 34

principes chimiques qui jouissent d'une vertu émol
liente, qu'en administrant une nourriture douce, amylacée, mucilagineuse, oléagineuse, gélatineuse, le
lait, etc. En même temps que la matière nourricière
fournit par sa digestion du chyle ou des éléments alibiles, elle exerce sur tout le système animal une influence tempérante qui favorise leur incorporation aux
tissus vivants et au fluide sanguin..

Au contraire, dans les maladies où les actes de la
vie sont languissants, lorsqu'un décroissement de la
puissance nerveuse, ou un affaiblissement matériel
des organes, les prive de leur vitalité normale, les
médicaments émollients dérangent encore davantage,
vicient même tout-à-fait l'acte de l'assimilation. L'emploi prolongé de ces agents accroît évidemment le
désordre qui règne dans l'économie animale : une
bouffissure universelle, tous les signes d'une profonde
détérioration ne tardent pas à se manifester.

Absorption.

Etat physiologique. On ne peut pas saisir les variations qu'un médicament émollient peut amener dans
l'exercice de cette fonction, aussitôt après son administration : ces variations ne deviennent perceptibles
que lorsqu'on en fait un usage prolongé. C'est par les
changements que causent à la longue, dans l'économie
animale, les moyens pharmacologiques dont nous nous
occupons qu'il est permis d'apprécier leur influence
sur les organes qui exécutent l'absorption. Si le corps
devient alors plus pesant à la balance, si une bouffissure universelle se manifeste, si tous les tissus paraissent

gonflés, si la proportion des fluides devient plus forte dans la composition de toutes les parties, ne sera-t-il pas prouvé que la fonction absorbante languit, qu'elle a perdu de son activité, qu'elle laisse séjourner dans le corps des liquides qui devaient être repris et versés dans le sang, d'où ils seraient sortis par les issues sécrétoires et exhalantes. Hippocrate disait, en parlant de substances dans lesquelles nous trouvons une vertu émolliente, qu'elles faisaient acquérir une constitution plus humide, plus lâche. C'est encore le résultat qui suit l'action des émollients sur les absorbants qu'il indique, lorsqu'il prévient que l'usage de ces agents humecte le corps.

Etats pathologiques. Il est bien des maladies dans lesquelles l'absorption a sur quelques surfaces une activité morbide que les médicaments émollients répriment peu à peu. Dans les irritations de la membrane muqueuse de l'estomac et des intestins, les boissons sont à peine introduites dans les voies digestives, qu'elles disparaissent : les bouches inhalantes qui les recouvrent les ont pompées. Ces boissons n'y font qu'un court séjour, et ne parviennent qu'à une petite distance dans l'intérieur des voies digestives : aussi ne calment-elles que pour peu de temps la sécheresse, l'ardeur intérieure que ressent le malade, ainsi que la soif qui le tourmente. La surface cutanée a dans certains cas une force absorbante considérable, qu'elle doit aussi à une activité morbide de ses suçoirs. Les médicaments émollients doivent dans ces occasions diminuer l'avidité des organes de la fonction qui nous occupe.

Lorsque cette fonction montre de l'inertie, lorsque, dans les œdèmes, dans les hydropisies, le tissu cellulaire, les cavités séreuses sont remplis de liquides que les absorbants devraient prendre et enlever, l'emploi des médicaments émollients augmente encore leur inaction, cause un accroissemeut sensible de tous les accidens. Nous supposons ici qu'il n'existe pas une phlegmasie occulte ; car dans ce cas les agents émollients soulagent, décident quelquefois des évacuations salutaires, même alors que l'aspect du malade semble repousser tous les médicaments qui ne sont pas propres à stimuler, à fortifier.

Considérations générales.

Nous venons de tracer le tableau des phénomènes qui constituent la médication émolliente. Celle-ci comprend l'ensemble des changements que nous avons pu saisir dans l'exercice des diverses fonctions de la vie, pendant qu'un médicament de cette quatrième classe agit sur le corps. Cette médication a toujours été comme décomposée en matière médicale. Quand on désigne les productions émollientes sous les titres de substances délayantes, humectantes, tempérantes, rafraîchissantes, diaphorétiques, diurétiques, on ne s'arrête qu'à des attributs isolés de cette médication, on n'indique qu'une partie des mouvements ou des phénomènes organiques qui la composent. La méthode que nous suivons pour étudier l'opération des médicaments émollients l'a en quelque sorte développée à nos yeux; nous avons pu juger de son importance, en examinant les effets organiques qui s'y rapportent, les produits variés qui en émanent, qui en font partie.

Si nous cherchons d'où procèdent tous les effets qui suivent l'administration des médicaments émollients, nous trouverons une double cause. 1° Les molécules mucilagineuses, oléagineuses, gélatineuses, etc., que ces médicaments portent dans le sang, ne peuvent rester inertes, elles font sur toutes les fibres une impression qui les détend, qui semble les rendre plus longues, plus lâches. Il se passe alors dans tou' les tissus une mutation intime qui diminue leur consistance, leur fermeté, leur aptitude au mouvement. Cette action immédiate des émollients affaiblit sensiblement la force matérielle des organes, ell' donne aux fonctions qu'ils exécutent un mode d'exercice plus lent, plus tardif. Les molécules médicanenteuses qui suscitent ces effets sont bientôt expulsées du corps par les issues sécrétoires et exhalantes; mais il est difficile d'en démontrer la présence dans le humeurs excrétées, parceque, n'ayant point un pricipe colorant qui leur appartienne, dépourvues d'odeur, ne jouissant que d'une saveur fade, peu prononcée, elles ne se distinguent pas facilement dans les mélanges dont elles font partie, elles ne signalent pas leur existence dans la sueur, dans les urines, comme les substances toniques, excitantes, etc. On a vu toutefois que la transpiration exhalait une forte odeur d'huile d'olive dans des personnes qui avaient pris beaucoup de ce liquide. 2° Les émollients ont de plus un pouvoir médiat ou indirect sur tous les orgmes, qui sort de l'impression qu'ils portent sur l'encéphale et sur la moelle vertébrale. Ils diminuent toujours l'action de ces centres de vitalité, et par là ils ralentissent le cours de l'influence vivifiante qui en découle sur tous les tissus, sur tous les organes. Le décroissement de la vie de l'appareil cérébral fait aussitôt baisser celle de toutes les parties qui constituent le système animal : chaque organe éprouve un ralentissement dans son activité, un affaiblissement dans son mode ordinaire de vitalité.

Section IV. *Du mélange des émollients avec les médicaments des classes précédentes.*

Mélange des émollients et des toniques.

Nous devons dans l'étude pharmacologique de ces mélanges rechercher d'abord pour quelle proportion se trouvent les ingrédients toniques par rapport aux ingrédients émollients. Nous devons en même temps nous rappeler que la force agissante des premiers a une énergie qui surpasse, qui anéantit facilement celle des seconds. Nous connaissons des composés naturels, le lichen d'Islande, le colombo, etc., dans lesquels il existe un mélange de principes toniques et de principes émollients.

Lorsque, dans un composé pharmaceutique, une petite quantité de substance tonique est mêlée à une grande dose d'une matère émolliente; lorsque l'on met, par exemple, dans une décoction de gruau, de riz, d'orge mondé, dans le lait, dans du salep, etc., quelques grains de cachou ou de quinquina, une ou deux cuillerées d'infusion de petite centaurée, de houblon, de sirop de fumeterre, etc., la partie tonique de ces composés n'agit que sur les voies intestinales. Cette addition peut toutefois causer un résultat important; en fortifiant l'organe gastrique, les principes amers lui donnent plus de prise sur les matériaux amylacés, oléagineux, gélatineux, etc., qui composent les substances émollientes : les premiers peuvent décider l'élaboration digestive de ces dernières, laquelle n'aurait pas eu lieu sans leur concours ; alors ils privent ces substances de leur vertu émolliente. Lorsque celles-ci ne sont point dénaturées dans la cavité gastrique, elles soumettent tous les tissus vivants à une influence relâchante : disséminés dans tout le système, les principes toniques sont trop rares, trop écartés les uns des autres, pour avoir quelque pouvoir; au moins il est devenu insensible.

Prenons maintenant les mélanges pharmaceutiques dans lesquels les ingrédients toniques égaleront ou même surpasseront les ingrédients émollients, nous verrons des effets différents. Ces derniers perdent dans ces réunions leur puissance, leur caractère indépendant : ou ils sont digérés dans les organes gastriques, ou ils servent seulement de correctifs aux substances toniques. Mais on n'aperçoit sur tous les points du système animal que les suites d'une impression corroborante. L'influence propre aux émollients ne se manifeste nulle part.

Les substances émollientes sont précieuses en thérapeutique, alors même qu'elles ne sont qu'un moyen correctif. La surface gastrique et intestinale a une grande susceptibilité; souvent le contact d'un agent tonique est pénible pour elle, il l'irrite ; le médecin ne peut tirer parti des substances amères ou styptiques à cause de cette circonstance. Cependant il voudrait porter leur action sur divers points du corps où il pense qu'elle produirait du bien. Les substances émollientes se présentent alors comme un moyen qui s'interposera entre l'agent tonique et la surface des voies digestives. Ces substances adouciront l'impression immédiate de la matière tonique ; elles favoriseront le séjour de cette matière dans le canal alimentaire, elles assureront l'absorption de ses molécules.

Mélange des émollients et des excitants.

Quand on ajoute à une boisson émolliente quelques gouttes d'eau distillée de fleurs d'oranger, de cannelle, etc., on veut seulement flatter l'organe de l'odorat et celui du goût, on veut rendre la liqueur plus agréable au malade. Ces additions n'ont point d'influence bien marquée sur la vertu émolliente du composé qui les reçoit.

Mêlez à des matières farineuses, oléagineuses, etc., une proportion un peu plus forte d'ingrédients stimulants ; faites entrer dans une décoction de riz, d'orge, de gruau, etc., une petite pincée de fleurs de camomille romaine, une ou deux feuilles d'oranger, du sirop d'absinthe, etc. : ces matières animeront les forces gastriques, détermineront fréquemment la digestion des matériaux qui devaient mettre en jeu une vertu émolliente ; alors celle-ci disparaîtra. Si ces matériaux amylacés, oléagineux, ne sont point réduits en chyme dans l'estomac, les principes excitants sont en trop petite quantité pour pouvoir contrarier leur action après qu'ils seront aborbés ; on n'apercevra sur tous les points du corps que les effets d'une faculté émolliente.

Dans les composés où les excitants, plus abondants, dominent les émollients, ces derniers changent tout-à-fait de condition. Leur présence ne se fait remarquer que sur la surface gastro-intestinale, où ils servent de correctifs aux premiers. Dans ces composés, les molécules mucilagineuses, amylacées, etc., séparent les molécules excitantes ; elles semblent émousser l'aiguillon de ces dernières, et prévenir l'agression vive dont celles-ci menaçaient le tissu de l'estomac et des intestins ; cet adoucissement dans l'impression des médicaments excitants, sur le lieu qui les reçoit est important dans les cas où les voies digestives exigent des ménagements : souvent il décide l'utilité thérapeutique des excitants. Ces heureuses combinaisons se trouvent dans le looch de gomme ammoniaque, de scille, dans des potions expectorantes, etc.

Mélange des émollients et des diffusibles.

On opère rarement ces mélanges. Lorsque l'on ajoute à la tisane de riz, à celle de gruau, de chiendent, de grande consoude, au salep, etc., du vin ou une liqueur alcoholique, on a un composé auquel les considérations que nous venons d'offrir sont tout-à-fait applicables.

SECTION V. *De l'emploi thérapeutique des médi-caments émollients.*

Le médecin qui cherche dans les médicaments de cette classe des agents pour la thérapeutique doit distinguer, 1° les émollients qui sont mucilagineux ; ceux-ci ont une force relâchante très prononcée, ils ne se laissent digérer que difficilement, et lorsqu'ils sont convertis en chyme ils ne fournissent qu'une faible proportion de principes réparateurs. 2° Les émollients oléagineux ; ils agissent avec une grande vigueur contre la tonicité des tissus vivants ; de plus, ils sont d'une digestion lente, difficile, ils conservent avec une sorte d'opiniâtreté leur caractère médicamenteux. 3° Les composés farineux ; ils offrent des émollients plus doux, fréquemment ils sont élaborés par les forces gastriques, et alors il en sort une abondance remarquable de principes propres à restaurer le sang et les organes. 4° Les émollients mucoso-sucrés dont la partie mucilagineuse reste puissance émolliente, même dans le cas où la partie sucrée se transforme en chyle : les substances que nous indiquons ici sont sujettes à provoquer un effet laxatif. 5° Les émollients gélatineux, qui mettent en jeu une force relâchante d'une grande énergie ; souvent ils subissent l'acte de la digestion, alors ils donnent beaucoup de chyle.

En étudiant l'action des substances qui recèlent une vertu émolliente sur l'économie animale, nous avons vu qu'avec ces agents le thérapeutiste peut agir sur la force matérielle et sur la force vitale des

organes, peut remplir bien des indications particulières. 1° On applique directement les émollients sur
des phlegmons, sur des gonflements fluxionnaires, sur
des irritations pathologiques, etc., pour produire une
détente des tissus qui sont compris dans le rayon
qu'occupe le travail inflammatoire, pour dissiper l'exaltation que présentent sur ces points du corps les propriétés vitales; alors les composés émollients prennent
les titres de cataplasmes, de fomentations, d'injections, de collyres, de gargarismes, etc., selon la
destination qu'on leur donne. 2° Quand les voies intestinales sont irritées ou phlogosées, les tisanes et les
lavements faits avec des productions végétales mucilagineuses, huileuses, farineuses, ou des productions
animales gélatineuses, produisent une action bienfaisante dans l'intérieur de l'estomac et des intestins:
leur contact avec les endroits malades amène un relâchement salutaire, cause une amélioration évidente
des accidents morbides. 3° Mais les émollients n'agissent
pas seulement sur le lieu de leur application : leurs
molécules pénètrent dans le sang, se répandent dans
toutes les parties: lorsqu'il y a une agitation pathologique du système artériel, une ardeur interne, un
état fébrile trop intense, etc., ces molécules contri-
buent au calme que l'on obtient de l'emploi des
émollients. 4° Nous devons compter l'action de ces
agents sur l'appareil cérébral dans ces circonstances
pathologiques surtout, où les nerfs prennent tant de
part à l'excitation générale que ressent le corps : un
affaiblissement de la vie du cerveau, qui est actuellement trop forte, trop puissante, déréglée, apaise sou-

dàin le trouble qui existe dans toutes les parties. Il semble qu'une influence sédative se soit répandue dans tout le système. 5° Enfin les émollients suscitent quelquefois un effet laxatif : mais ce n'est point ici que nous devons examiner les avantages que promet cette opération pharmacologique.

Maladies de l'appareil digestif.

Les médicaments émollients sont indiqués dans la stomatite ou inflammation de la bouche. On fait tenir long-temps, dans la cavité buccale, du lait chargé du mucilage de la figue, une décoction épaisse de racine de guimauve, la solution de gomme, etc. Il est utile d'ajouter à ces collutoires une préparation opiacée. On met, avec avantage, un cataplasme émollient au-dessous du menton. Plusieurs tasses par jour de bouillon de veau, de poulet, de petit-lait, etc., des bains sont nécessaires; souvent même il faut faire précéder une ou plusieurs applications de sangsues pour enlever cette opiniâtre affection.

Dans l'inflammation du pharynx ou la pharyngite, les émollients autour du cou et en gargarisme sont très utiles. Ils sont aussi favorables quand il y a amygdalite, quand l'œsophage est irrité ou phlogosé.

Les productions émollientes ne sont point du nombre de celles qui portaient, en matière médicale, le titre de *stomachiques.* Cependant leur emploi procure des succès dans un grand nombre de lésions de l'appareil digestif. On ne peut méconnaître leurs bons effets dans les irritations de la membrane muqueuse de l'estomac, lorsque la langue est rouge, sèche, qu'il y a une soif ardente ; lorsque l'arrivée des aliments, dans la cavité gastrique, cause un sentiment de pesanteur, du malaise, un état d'anxiété, une chaleur pénible si les aliments ont une nature stimulante, etc. Dès qu'il n'existe point de fièvre, quelques jours de l'usage d'une boisson mucilagineuse ou amylacée, comme l'infusion de fleurs de mauve, de guimauve, la décoction de gruau, d'orge mondée, la solution légère de gomme arabique ou d'un léger bouillon de poulet, de grenouilles, du petit-lait, etc., qu'il est important alors de prendre toujours au-dessous de la température tiède, suffisent ordinairement pour calmer tous les accidents et ramener les organes digestifs à leur condition normale ou physiologique. Il est bien des vices de la digestion, des anorexies, du dégoût, des dyspepsies, des rapports, des nausées, des douleurs gastriques ou gastrodynies, etc., qui procèdent de l'échauffement, de l'irritation de l'estomac, et dont une boisson chargée de mucilage, de sucre, de molécules oléagineuses, gélatineuses, etc., est un remède sûr. Ces mêmes moyens sont encore utiles, mais ils n'obtiennent plus un succès aussi prompt, quand la lésion de la surface gastrique coexiste avec une lésion de l'appareil circulatoire, de l'appareil cérébral, etc. ; en un mot, quand un trouble fébrile agite le système animal tout entier.

On retirera des avantages incontestables des boissons émollientes dans l'inflammation des tuniques gastriques (gastrite). On doit avoir soin alors que ces boissons soient peu chargées de principes mucilagineux, amylacés, de gélatine, etc. On doit aussi avoir

soin de n'en donner que de très petites doses à la fois,
et de les répéter souvent. Des topiques formés avec les
mêmes productions émollientes, et appliqués sur l'épigastre ont, dans ce cas, une utilité qu'il ne faut pas
dédaigner. Il est inutile de dire que les médicaments
émollients ne sont, dans le traitement de la gastrite,
que des secours secondaires ; qu'on ne peut les admettre que comme des auxiliaires recommandables des
sangsues et de divers autres remèdes. Si, dans cette
affection, le cœur, l'encéphale, les principaux appareils, ont été provoqués, ont reçu une irritation sympathique, les médicaments émollients, en réprimant leur
activité morbide, en modérant tous les accidents fébriles, multiplient les services qu'ils rendent à la thérapeutique. On sait quelle importance les boissons
mucilagineuses, amylacées, oléagineuses, gélatineuses,
ont dans le traitement des empoisonnements par des
matières caustiques : on en fait prendre de grandes
doses dans les premiers moments pour déterminer des
vomissements et des déjections qui entraînent la matière vénéneuse : on les donne encore plus tard pour
combattre la phlogose, les désordres que celle-ci a
laissés dans les voies digestives.

Lorsqu'il se fait une exhalation sanguine sur la surface interne de l'estomac, et qu'un malade vomit du
sang, on doit recourir aux boissons douées de la
vertu émolliente, surtout si une douleur, un sentiment d'ardeur dans la région épigastrique, appelle
une impression adoucissante, décèle un travail phlegmasique dans l'intérieur de l'estomac. On a souvent
eu recours, dans ces occasions, à la tisane de gruau,

de racine de grande consoude, etc., que l'on sucre
avec le sirop d'oranges, de gomme arabique, etc.

Dans les ulcérations de la surface gastrique, les émollients conviennent pour combattre la phlogose qui
existe ordinairement dans les tissus sur lesquels elles
reposent. Ils peuvent, en dissipant cette phlogose,
décider la cicatrisation des endroits ulcérés : toujours
ils calment l'ardeur, l'anxiété, les accidents, qui accompagnent cette affection.

Dans les squirrhes, dans les cancers d'estomac,
l'emploi des médicaments émollients est toujours favorable, lorsqu'il survient, autour ou sur les lieux de ce
viscère qui sont affectés ou dégénérés, un travail d'irritation, une phlogose, des sortes d'éruptions, etc. : alors
la maladie prend tout-à-coup un caractère cruel, qu'elle
perd quand ces lésions accidentelles disparaissent,
pour le reprendre dès qu'elles se reproduisent : l'impression adoucissante des émollients ne manque jamais
de calmer quelques symptômes fâcheux, de diminuer les
souffrances du malade. Ces agents sont incapables de
travailler à la guérison de la lésion de l'estomac : leur
puissance ne peut absolument rien contre les modifications pathologiques que ce viscère subit alors, contre les végétations, les productions morbides qui se
développent dans ses tissus, qui les envahissent ; mais
les substances émollientes ont au moins la faculté de
procurer des moments de calme. Leur usage ne ralentit
même pas les progrès de la maladie, mais il diminue
les sentiments insupportables de traction, de picotements, de cuissons, de déchirements, etc., qui font
le supplice du malade. C'est surtout quand on fait

succéder un traitement émollient à un traitement sti
mulant, que l'utilité des médicaments qui nous occupent se manifeste bien.

Il est des lésions vitales de l'estomac qui réclament
l'administration des médicaments émollients. Lorsqu'un excès ou une perversion de l'innervation, sur
les tuniques de ce viscère, lui donne une susceptibilité excessive ou trouble ses mouvements naturels, les
émollients à l'intérieur, des topiques formés de substances mucilagineuses, oléagineuses sur l'épigastre,
des bains, etc., sont les moyens qui conviennent pour
faire cesser les spasmes, les vomissements, les douleurs d'estomac qui surviennent alors. Dans les débilités de l'organe gastrique qui dépendent d'un affaiblissement de la puissance des nerfs sur les tissus qui
le composent, il faut bien se garder de recourir aux
agents de cette classe.

Le médecin trouve dans les médicaments émollients
d'importants secours contre les lésions intestinales.
Ils réussissent tous les jours à guérir les diarrhées
qu'entretient une irritation de la membrane muqueuse
des intestins. Si cette irritation est récente, simple,
exempte d'ulcérations; si elle occupe plusieurs zones
de l'intérieur des intestins grêles, l'usage de la décoction blanche, de la solution de gomme arabique sucrée,
l'usage de la tisane de riz, de gruau, de grande consoude, etc., que l'on sucre avec le sirop de guimauve,
d'orgeat, de gomme arabique, ou même avec le sirop
d'oranges, de groseilles, de limons, etc., l'usage du
bouillon de corne de cerf, de poulet, de grenouilles, etc., diminue d'abord l'ardeur intestinale,

la fréquence des déjections ; puis ces boissons, surtout si une diète convenable favorise leur action, amènent peu à peu le rétablissement des intestins dans leur condition physiologique ; à mesure que ce retour s'effectue, les selles deviennent plus rares, elles acquièrent plus de consistance, les coliques diminuent, etc. Les boissons mucilagineuses, amylacées, ont moins de succès lorsque le siége principal de la phlogose existe dans la dernière portion de l'intestin grêle. Des expériences faites sur des animaux vivants ont appris que ces boissons étaient ordinairement absorbées avant d'arriver dans l'iléon. Elles ne peuvent plus alors s'appliquer immédiatement sur les parties malades : ces boissons n'agissent plus que d'une manière sympathique, et par la continuité des tissus intestinaux, ce qui affaiblit leur opération curative. Si l'irritation ou la phlogose, qui entretient la diarrhée, occupe l'intérieur des gros intestins, ces boissons sont encore moins utiles, parcequ'elles ne parviennent pas jusques aux parties affectées : alors il faut injecter par l'anus les médicaments émollients : des lavements composés avec des matières mucilagineuses, la graine de lin, la racine de guimauve, etc., avec le bouillon de veau, de poulet, dans lequel on délaie un jaune d'œuf, avec une solution d'amidon, etc., ont une efficacité bien reconnue. On donne des demi-lavements, même moins, pour que leur poids ne cause pas de tiraillements pénibles, pour qu'ils ne fatiguent pas les gros intestins, qu'ils ne provoquent pas des contractions de ces organes qui les expulseraient aussitôt après leur injection, qui ne permettraient pas de les garder, de les laisser séjourner avec les surfaces malades. Quand la diarrhée est récente, qu'elle dépend d'une simple irritation de la membrane muqueuse des gros intestins, ce traitement, aidé par un régime convenable, par l'usage d'aliments doux, amylacés et mucilagineux, pris en petite quantité, fait cesser en peu de jours le sentiment pénible que l'on éprouve dans la région du colon; les coliques, les déjections, la chaleur du fondement, le ténesme, etc., disparaissent; les gros intestins ont repris leur situation physiologique.

S'il existe des ulcérations sur la membrane muqueuse intestinale, si surtout la phlogose est ancienne, si la membrane dont nous venons de parler est épaissie, altérée, les émollients n'obtiennent plus un succès aussi prompt et aussi complet. Toutefois ils ne cessent jamais de se montrer salutaires : en apaisant la phlogose qui entoure ou qui accompagne ces ulcérations, ils calment tous les accidents qui en procèdent ; ils rendent les déjections moins fréquentes, moins fétides, moins liquides, les coliques moins vives et moins douloureuses, etc. Il n'est même pas rare que, pendant l'usage de ces médicaments, la cicatrisation des ulcérations intestinales ait lieu. Il est bien utile d'ajouter aux boissons émollientes, lorsqu'on les dirige contre les lésions qui nous occupent, une préparation opiacée à petites doses, comme le sirop diacode, l'infusion aqueuse d'opium, le laudanum liquide de Sydenham, et surtout l'acétate de morphine : le succès est plus prompt et plus sûr. Nous voyons journellement arriver dans nos hôpitaux des indigents de tous les âges

avec des dévoiements qui ont pour cause occasionelle
un mauvais régime, des aliments mal choisis, indigestes, irritants, pris en trop grande quantité après
une abstinence forcée, et pour cause prochaine une
irritation de la surface intestinale, souvent avec ulcérations, avec d'autres dégénérescences de la membrane
muqueuse qui la recouvre. L'usage d'une boisson émolliente, mucilagineuse ou amylacée, légèrement opiacée, dont le malade prend de trois heures en trois
heures un petit verre, l'administration d'un ou deux
demi-lavements de même nature, une nourriture également douce, émolliente, prise en petite quantité,
guérissent en peu de temps la plus grande partie de
ces dévoiements; il ne reste que les individus dont
la maladie est trop ancienne, chez qui les lésions intestinales ne sont plus susceptibles d'une guérison
spontanée : car, dans le traitement de ces affections,
les médicaments émollients calment bien l'irritation,
la phlogose, mais leur puissance se borne là; c'est la
nature qui rétablit les tissus affectés dans leur condition naturelle.

Lorsque la diarrhée est un des symptômes d'une
maladie fébrile, lorsque la lésion intestinale est associée à d'autres lésions, lorsque l'irritation, comme
multipliée dans l'économie animale, attaque les principaux appareils organiques, les médicaments émollients multiplient également les services qu'ils rendent.
Ce n'est plus seulement leur action sur les voies digestives qui est favorable; il faut aussi compter l'influence
adoucissante qu'ils exercent sur l'appareil circulatoire,
sur l'appareil respiratoire, sur l'appareil cérébral, etc.

Les médicaments émollients ont une utilité incontestable dans le traitement de la dysenterie ; il existe alors, dans toute l'étendue des voies digestives, des lésions très variées. Sur plusieurs points, il se fait une exhalation sanguine ; sur d'autres, il y a un travail phlegmasique ; divers endroits sont recouverts d'ulcérations, il s'y développe des végétations, etc. On peut facilement concevoir toute l'importance des boissons, des lavements, des topiques mucilagineux, amylacés, gélatineux, dans ces occasions. Leur impression affaiblit la chaleur, la rougeur, le gonflement, la sensibilité morbide des parties lésées ; en diminuant l'irritation ou la phlogose des intestins, ils diminuent les coliques, les déjections, le ténesme, la tension du ventre, etc. Leur puissance n'est pas ordinairement capable de faire cesser la maladie, mais elle concourt incontestablement au succès du traitement. Comme le plus souvent, dans la dysenterie, il y a fièvre, que les autres appareils organiques sont dans un état morbide, dans un état d'irritation, les émollients rendent de nouveaux services en agissant sur eux.

La diarrhée peut tenir à d'autres causes organiques contre lesquelles les médicaments émollients ne conviendront plus. Par exemple, lorsqu'un amincissement des tuniques gastriques, une oligotrophie de l'estomac, empêche les aliments de recevoir dans ce viscère l'élaboration digestive, et qu'ils passent dans la cavité intestinale sans avoir été réduits en chyme, ils font sur les intestins une impression qui les offense, ils sont bientôt expulsés au dehors, et forment la matière des déjections abondantes qui sortent alors du corps.

Si les tuniques des intestins ont éprouvé un affaiblissement matériel, mais qu'elles aient en même temps une trop grande irritabilité, une susceptibilité morbide, la digestion des aliments n'aura plus lieu; il y aura encore, après chaque repas, des selles abondantes qui entraîneront la nourriture. Dans ces cas (lienteries), les émollients n'ont plus de succès; ils augmentent même le désordre de la fonction digestive. Une diarrhée, qui procédera d'un ramollissement des tuniques intestinales, ne cédera pas non plus à l'action des médicaments émollients. Il en sera de même de celle qui sera entretenue par une inertie des intestins, par un défaut d'innervation sur leurs tissus.

Les coliques, les flatuosités, sont des accidents pathologiques qui accompagnent aussi plusieurs sortes de lésions intestinales; on leur opposera avec avantage les émollients lorsqu'ils seront provoqués par une irritation, par une phlogose des tissus intestinaux ou par un désordre de l'innervation qui leur communique une irritabilité excessive.

Les médicaments émollients ne sont point inutiles, même quand les intestins sont le siége d'un cancer ou d'un squirrhe. Très souvent il se développe autour des tissus affectés un travail phlegmasique qui cause une chaleur, des douleurs vives : les boissons mucilagineuses, surtout lorsqu'on y ajoute une préparation opiacée, produisent un calme favorable. Fréquemment les tissus affectés s'ulcèrent, se recouvrent de végétations; ces boissons serviront encore à adoucir les souffrances du malade. On applique aussi les substances émollientes en topiques sur la région de l'abdomen où existe la maladie.

Les émollients sont utiles dans l'irritation du foie qui se borne à produire l'amertume de la bouche, un goût de bile et des vomissements bilieux. On s'en sert dans l'inflammation du tissu de ce viscère ou dans l'hépatite ; le praticien ne trouve alors, dans les émollients employés à l'intérieur et à l'extérieur, qu'une faible ressource : toutefois, ces agents ont leur degré de puissance qu'on ne peut, sans injustice, méconnaître : ce sont des auxiliaires qu'il ne faut pas négliger. Les émollients rendent des services incontestables dans les endurcissements, dans les squirrhes du foie, lorsqu'autour des produits morbides il y a un travail de phlogose. Dans les provocations que le foie reçoit des nerfs, lorsque l'influence exagérée de ces derniers met ce viscère dans un état d'orgasme, donne lieu à une sécrétion exubérante du liquide biliaire, l'administration des émollients ne peut être inutile. Ils pourraient même être conseillés avec avantage lorsque le foie est dans un état d'hypertrophie, que son volume lui donne une prédominance morbide, qu'il fournit trop de bile, etc.

Les médicaments émollients dissipent toujours la jaunisse dès qu'elle est le produit d'une cause morale, de la peur, de la colère, etc. Ces agents ne font cesser celle qui tient à une irritation du foie, à une phlogose de son tissu, que quand ils parviennent à éteindre ces lésions matérielles. Ils ne peuvent rien contre la jaunisse qui procède d'une dégénérescence squirrheuse.

On se sert aussi des émollients dans le traitement de l'inflammation de la rate et du pancréas.

. La phlogose du péritoine requiert l'administration de ces médicaments. Leur usage intérieur et leur application en topiques sont propres à combattre la tension, la sensibilité, la chaleur, le travail, dont cette membrane est le siége. L'opération de ces émollients aide les autres moyens que l'on emploie; ils ont une part incontestable aux succès des méthodes curatives dont ils font partie. Quand la phlogose du péritoine a amené une exhalation morbide, qu'il y a hydropisie de bas-ventre, les émollients ne peuvent être conseillés que dans la supposition où la phlogose ne serait pas éteinte entièrement : autrement ils sont inutiles, leur action émolliente ne peut plus rendre aucun service.

Maladies de l'appareil circulatoire.

. Dans les affections fébriles où les battements vifs, précipités du cœur, la fréquence du pouls, le développement de la chaleur animale, attestent que l'appareil circulatoire est dans un état d'irritation, les boissons émollientes produisent un très grand bien. Comme elles modèrent alors l'agitation du sang, l'ardeur fébrile, l'aridité de la peau, le malaise du malade, on a attribué ces effets à l'exercice d'une vertu tempérante, rafraîchissante, antiphlogistique, etc.

Dans la péricardite, dans la cardite, les boissons mucilagineuses, amylacées, oléagineuses, etc., ne seront pas sans utilité. Elles sont évidemment indiquées lorsque la turgescence artérielle, la roideur du pouls, la coloration, le gonflement, la température de la peau et de tous les tissus, décèlent une phlogose des vaisseaux sanguins. Dans l'hypertrophie du cœur, les médicaments émollients ont un degré d'importance qu'il ne faut pas leur refuser : alors il ne suffit pas de fuir toutes les impressions stimulantes, il faut recher- cher des impressions capables de diminuer l'activité du cœur, lorsque quelque cause physique ou morale vient de provoquer cet organe. Alors l'usage des émollients est souvent nécessaire pour retenir ses contractions, pour empêcher ou modérer les ébranlements qu'elles communiquent par leur violence à toute la machine animale. L'usage journalier des boissons émollientes est de plus propre à prévenir les excitations spontanées du cœur, qui se manifestent alors de temps en temps, et qui donnent lieu à des chaleurs vers la tête, à des rougeurs de la face, à des étourdissements, des bruis- sements d'oreilles, quand l'hypertrophie est du côté gauche, et à des accès de suffocation, d'oppression, à des quintes de toux, au crachement de sang, quand l'hypertrophie existe aussi dans le ventricule droit. L'usage prolongé d'un régime émollient, peut même ramener l'action des organes circulatoires à une mesure si naturelle, et la maintenir si long-temps, que l'on finit par mettre en doute l'existence de lésions que l'on avait bien constatées d'abord. Il est inutile de dire que les boissons émollientes sont contre-indiquées lors- qu'il y a oligotrophie du cœur, ou un ramollissement de ses parois.

Les médicaments émollients obtiennent des succès dans les lésions vitales du cœur, qui dépendent d'un

excès ou de la perversion de l'influence de l'encéphale,
de la moelle épinière ou des nerfs ganglionaires sur ce
viscère. Il est des palpitations de cœur, des irrégularités, des intermittences du pouls, que les émollients,
les bains tièdes, font peu à peu disparaître.

On conseille aussi les médicaments qui nous occupent dans les hémorrhagies, affections dans lesquelles
les vaisseaux capillaires jouent le principal rôle. Lorsqu'il existe du gonflement, de la chaleur, sur la surface par où le sang s'écoule, lorsque l'hémorrhagie
est active, les émollients sont indiqués. C'est l'expérience de leur efficacité, dans cette circonstance, qui
a porté à leur attribuer une vertu astringente. On a
l'habitude de donner de préférence la décoction de
riz, celle de grande consoude, la solution de gomme
arabique, etc.

Maladies de l'appareil respiratoire.

Les émollients sont indiqués dans les irritations des
poumons, qui accompagnent si fréquemment les maladies fébriles ; on les voit alors rafraîchir les voies
aériennes, calmer l'ardeur, la sécheresse que les malades y ressentent, et que l'air échauffé qui en sort
prouve. Dans les phlogoses de la membrane muqueuse
des bronches, les rhumes, les catarrhes pulmonaires, la bronchite, l'utilité des émollients les a
rendus un remède populaire. On conseille, dans le début, des boissons chargées de mucilage, d'amidon, de
gélatine : on les donne chaudes, avec le dessein de porter à la peau, c'est-à-dire d'exciter sa vitalité et d'é-
tablir le phénomène que l'on nomme diaphorèse. On

espère alors que le travail cutané attirera l'irritation morbide de la surface respiratoire, qu'il décidera le rétablissement de cette dernière dans son état naturel. Quand on n'a pas cette intention, on administre encore les substances émollientes pour calmer la toux, pour établir une expectoration salutaire, pour favoriser peu à peu le retour des organes pulmonaires à leur condition physiologique. On se sert, dans ce cas, de boissons mucilagineuses, amylacées, etc., et de préparations de consistance syrupeuse, composées d'huile, de sucre, de gomme, que l'on nomme loochs, juleps, etc. Les avantages que les médicaments émollients procurent alors sont si évidents, qu'on leur a attribué une action particulière sur les poumons, qu'on les a crus dépositaires d'une propriété spéciale que l'on a nommée béchique, pectorale, expectorante, etc. La membrane muqueuse, qui tapisse les bronches, peut éprouver, comme celle des voies intestinales, d'autres altérations pathologiques que l'irritation ou la phlogose. Elle peut devenir molle, épaisse, fournir une sécrétion exubérante de mucosités : les médicaments émollients ne conviennent plus quand cette modification morbide existe.

Dans l'engorgement inflammatoire du tissu pulmonaire, dans la péripneumonie, on recommande les substances émollientes en boissons, en loochs, même en topiques sur la poitrine. On a vu un corps gras, étendu sur le sternum et sur les côtes, rendre la respiration et l'expectoration plus libres. Nous ne voulons pas contester l'utilité de ces remèdes; ils plaisent au malade, ils lui procurent quelque soulagement, ils calment un peu la toux, ils favorisent l'expectoration; mais que peut leur action adoucissante contre la lésion grave dont les poumons sont alors le siége ? Il faut d'autres secours, d'autres impressions, pour débarrasser le tissu mou, lâche des poumons, de la surabondance de sang qui le remplit, qui le distend, qui tend à le convertir en un tissu nouveau, en une masse qui offre l'aspect, la texture, la densité du foie. Dans la péripneumonie, un traitement prompt, brusque, par les saignées, procure des succès, parcequ'il prévient l'engorgement inflammatoire des poumons, qu'il décide une heureuse résolution; mais quand la maladie a fait des progrès, que le sang s'est comme combiné avec le tissu pulmonaire, ce mode de traitement n'est plus aussi sûr. Je vois, avec plaisir, de savants praticiens chercher de nouveaux secours contre cette lésion, et ne se point contenter des médicaments émollients, qui, bornés au rôle d'adoucissants, ne s'opposent pas, le plus ordinairement, à sa marche.

Dans la pleurésie, les médicaments émollients sont aussi recommandés. On les donne encore en boissons, en loochs; les topiques mucilagineux, huileux ou gras, appliqués sur la région de la poitrine qui correspond au point douloureux, procurent un soulagement marqué, surtout quand c'est la plèvre costale qui est affectée. Hippocrate se servait déjà de topiques adoucissants dans le traitement de cette maladie. Comme dans la pleurésie et dans la péripneumonie le cœur a reçu une provocation sympathique, qu'il est dans une condition morbide, les émollients étendent aussi sur lui leur influence adoucissante. Il en sera de même des autres appareils organiques qui seraient dans un état d'excitation morbide.

Lorsqu'à la suite de l'irritation ou de la phlogose de la plèvre, il reste, dans une des cavités pulmonaires, une accumulation de sérosité (hydrothorax) des fausses membranes, etc., on ne peut rien espérer de l'action des substances émollientes; leur usage n'est indiqué que tant que le travail phlegmasique n'est pas entièrement dissipé.

On conseille les émollients lorsqu'il se fait une exhalation sanguine sur quelques points de la surface bronchique, lorsqu'il y a hémoptysie. Leur action adoucissante modère la toux, tend à dissiper la congestion morbide qui s'est fixée sur les organes pulmonaires. C'est lorsqu'il existe un sentiment de pesanteur sur la poitrine, de chaleur dans les organes respiratoires, de l'oppression, etc., que les émollients conviennent contre le crachement de sang. Lorsqu'ils le font cesser, on dit qu'ils ont été astringents.

On tire un parti assez utile des substances émollientes pour combattre les progrès de la phthisie pulmonaire, pour ralentir le travail morbide qui alors désorganise les poumons. L'usage journalier du lait, d'une décoction de gruau, d'orge mondé, de racine de guimauve, d'une infusion de fleurs de coquelicot, de mauve, etc., de la gomme arabique, etc., d'une nourriture douce, amylacée ou mucilagineuse, calme la toux, diminue la fièvre, la sécheresse de la peau, l'amaigrissement de tous les tissus; ces moyens semblent, parfois, suspendre le cours de la maladie; dans quelques cas, on croirait même qu'ils la font rétrograder. C'est surtout quand on oppose un traitement émollient, adoucissant, à un traitement excitant, que le mérite du premier se manifeste bien.

Les médicaments émollients seraient nuisibles si on les administrait dans l'œdème des poumons. Ils ne peuvent rien contre l'emphysème de ces organes.

Maladies de l'appareil cérébral.

Les médicaments émollients sont de bien faibles remèdes lorsqu'on les oppose à l'irritation ou à la phlogose des méninges cérébrales. Ces agents ne se montrent pas plus puissants dans l'inflammation des méninges spinales, dans la myélo-méningite : leur emploi ne fait que rarement cesser les accidents si variés que cette lésion suscite par accès dans toutes les parties du système animal. C'est cependant leur utilité dans les affections qui nous occupent qui a pu faire concéder aux médicaments émollients une vertu antispasmodique, calmante, anodine, etc. On ne peut juger leur action dans la cérébrite, dans la cérébellite, dans la myélite : elle sera également insignifiante dans les autres altérations pathologiques que l'encéphale, la moelle épinière, peuvent subir. A peine ces agents offriront-ils alors le moyen de dissiper quelque accident léger; mais ils ne feront rien contre la cause de la maladie.

Il est des accidents que l'on nomme spasmodiques, qui se manifestent sur les parties qui occupent le cou, la poitrine et l'abdomen, et qui paraissent dus à une irritation morbide qui se développe dans les plexus nerveux du système ganglionnaire. Une jeune personne apprend que son père vient d'éprouver un grand

accident, elle tombe dans des accès de convulsions
qui se reproduisent plusieurs fois par jour. Elle n'a
point de céphalalgie, point de douleurs dans le dos,
mais il lui monte quelque chose du bas-ventre qui
s'élève jusqu'à la gorge ; alors la figure devient rouge,
gonflée, et elle tombe en convulsions. L'usage des
émollients procure quelque bien dans ces affections
que nous nommons plecto-neurites ; mais çe bien vient
lentement ; il est trop souvent si léger, qu'on le méconn-
naît. Dans les névrilémites, lorsque l'enveloppe des
cordons nerveux est dans un état de phlogose, dans
les neurites où la substance même des nerfs est affectée,
les médicaments émollients conviennent aussi. On
conçoit facilement tout ce qu'ils promettent de bien
dans les fièvres, dans les affections fébriles où il
existe une névrilémite générale, où l'irritation des
nerfs donne à tous les tissus un excès de sensibilité, une susceptibilité morbide. Alors toutes les impressions excitantes blessent, offensent les organes,
les impressions adoucissantes seules sont salutaires.
Autant les topiques émollients conviennent, autant
on doit redouter les vésicatoires, les sinapismes, les
épispastiques caustiques, qui irritent les épanouissements nerveux, occasionent les douleurs les plus
vives, font des provocations funestes à l'encéphale,
à la moelle épinière, donnent au trouble fébrile un
caractère alarmant.

Nous devons parler ici des lésions vitales que les divers organes du corps éprouvent, et dont la cause réside toujours, comme nous l'avons dit, dans l'appareil cérébral. 1° Lorsque, par suite d'une modification

morbide d'un point, d'une région de l'encéphale ou de la moelle épinière, modification dont l'essence nous est inconnue, les organes, qui reçoivent leurs nerfs de ce point ou de cette région, ne sont plus vivifiés avec la même énergie, ils tombent dans un état d'inertie, leur action débile, tardive, vicie l'exercice des fonctions qui leur sont confiées. Si l'on opposait à cette sorte de lésion vitale des médicaments émollients, son intensité augmenterait; elle deviendrait plus forte, plus prononcée. 2° Les diverses parties de l'encéphale, les zones nombreuses que présente le prolongement rachidien, peuvent entrer dans un état de surexcitation: la vie plus développée de ces points affectés donne à la puissance nerveuse, qui en part, un excès d'énergie; les organes sur lesquels elle arrive ont une force exagérée, des mouvements trop vifs; l'estomac, les intestins, le cœur, les poumons, etc., offrent souvent ce mode particulier de lésion vitale, dont les émollients sont un remède efficace. Il est bien des troubles de la fonction digestive, de la fonction circulatoire, de la fonction respiratoire, etc., qu'un usage prolongé des médicaments émollients fait sûrement cesser. 3° Lorsqu'il y a phlogose dans un point de l'appareil cérébral, la force nerveuse qui en sort est pervertie; elle provoque les organes vivants qui la reçoivent, elle les livre à une perturbation singulière, elle produit des éréthismes, des spasmes, etc. On voit alors les émollients, s'ils parviennent à dissiper le travail phlegmasique dont une partie de l'encéphale ou de la moelle épinière est le siége, produire un calme manifeste, opérer un effet sédatif.

Nous n'examinons ici à dessein que l'action des médicaments émollients sur l'encéphale et sur la moelle épinière. Mais quand on se sert de ces médicaments pour combattre les lésions vitales des autres organes, il faut encore ne point négliger leur opération sur le tissu même des parties où se manifestent les mouvements morbides ; car cette opération peut être contraire au but du praticien. Il peut exister, avec une excitation vitale d'un organe, une débilité matérielle de ses tissus, qui formera une contre-indication dans l'usage thérapeutique des émollients. Ce sont ces combinaisons pathologiques, ces associations de lésions opposées qui rendent la pratique de la médecine si difficile, et le produit de l'administration des médicaments si incertain.

Dans les maladies que l'on a désignées en pathologie sous les titres assez vagues de maladies nerveuses, vaporeuses, hypochondriaques, hystériques, il est impossible de ne pas voir un état d'irritation qui semble embrasser l'encéphale, le prolongement rachidien et même les cordons nerveux. Ces parties ont alors une vitalité excessive, morbide ; tous les tissus ont un mode insolite de sensibilité, une susceptibilité exagérée : à chaque instant des irritations semblent naître, se développer dans les divers points de l'appareil cérébral, surtout dans les enveloppes de l'encéphale et de la moelle épinière ; à chaque instant de nouveaux symptômes, des phénomènes bizarres viennent se produire ; on les voit se succéder, se multiplier, former un ensemble comme désordonné de mouvements séméiologiques. Un usage prolongé des substances émollientes, du bouillon de poulet, de grenouilles, du lait, de l'infusion de mauve, de coquelicot, du chocolat sans aromates, etc., parviennent à modifier cette complexion; ils ramènent l'appareil cérébral à une disposition plus rapprochée de l'état physiologique; ils dissipent ou au moins ils modèrent les accidents que fomentaient les lésions qui tourmentaient cet appareil.

Mais dans l'hypochondrie, il existe, avec la lésion de l'appareil cérébral, une double lésion des organes digestifs. Ces derniers offrent avec une débilité matérielle de leurs tuniques, avec une oligotrophie bien prononcée, une excessive irritabilité. Quand, à l'aide de médicaments émollients, on est parvenu à détruire cette dernière, il reste un affaiblissement considérable du canal intestinal, et l'exercice de la digestion continue d'être vicié. Bien que ces agents aient rempli leur objet, ils n'ont pas guéri les accidents qui suivaient l'ingestion des aliments, la gastrodynie, les coliques, les pneumatoses, la constipation, l'anxiété, etc. Si nous ajoutons, que fréquemment il y a des zones irritées, phlogosées du canal intestinal, qui sont séparées par une partie saine d'une autre zone dans un état de faiblesse matérielle et vitale, on aura la raison des difficultés que l'on éprouve ordinairement à traiter les affections intestinales, à faire cesser les inappétences, les dégoûts, les diarrhées, les coliques. On sentira pourquoi on se trouve bien de passer d'un traitement émollient à un traitement tonique ou excitant.

Les médicaments émollients sont recherchés dans les affections inflammatoires des organes des sens : on applique en collyre la décoction de racine de guimauve, le mucilage de graine de lin, etc., dans les ophthalmies aiguës. On fait des injections mucilagineuses, huileuses dans l'oreille, lorsqu'il y existe un travail de phlogose, etc.

Maladies de l'appareil musculaire.

Les maladies qui se manifestent dans les masses musculaires, et qui ont leur cause dans l'appareil cérébral, comme les convulsions, les secousses, les roideurs des membres, les états tétaniques, etc., résistent à l'opération des médicaments émollients. Ces agents ont plus d'utilité dans les lésions matérielles, dans l'inflammation du tissu musculaire : administrés en boissons et en topiques, les émollients sont favorables. Les boissons émollientes diminuent les douleurs musculaires, rhumatismales, lorsqu'elles parviennent à établir une forte transpiration.

Maladies de l'appareil urinaire.

Dans la phlogose des reins, dans celle des uretères, de la vessie et du canal de l'urèthre, dans les ulcérations de ces parties, les médicaments émollients rendent des services signalés : on conseille alors un usage abondant de la décoction de graines de lin, de racine de guimauve, de l'émulsion ; on fait prendre fréquemment de l'huile récente d'amandes douces et même de lin tirée sans feu. D'une part les molécules mucilagineuses, oléagineuses de ces agents agissent sur les tissus phlogosés, tendent à éteindre le travail phlegmasique qui les tourmente : d'autre part, la grande quantité d'eau que les boissons émollientes portent dans le sang, fait que les urines sont plus abondantes et moins irritantes.

Les reins et la vessie peuvent éprouver diverses lésions vitales. Si ces organes reçoivent une influence affaiblie, insuffisante des nerfs, ils tombent dans une inertie morbide qui suspend la sécrétion des urines ou les laisse s'accumuler dans la cavité vésicale : les émollients doivent être alors proscrits. Une innervation trop forte et désordonnée peut provoquer ces mêmes organes, altérer, empêcher leur action naturelle, occasioner divers accidents pathologiques. Il est des suppressions d'urine, des rétentions de cette excrétion qui dépendent de l'état pathologique du cerveau ou du prolongement rachidien, et que l'administration des médicaments émollients, des bains, etc., fait cesser.

Les boissons émollientes sont encore salutaires lorsqu'il se forme des graviers dans les reins, pour faciliter leur sortie, et pour adoucir leur impression sur les bassinets des reins, sur les uretères, etc.

Maladies de l'appareil génital.

Les médicaments émollients s'administrent dans l'inflammation des organes de la génération. Le priapisme, la nymphomanie, le satyriasis, sont-ils toujours le produit d'une irritation du tissu même de ces organes ? Ces affections ne tiennent-elles pas souvent à une lésion seulement vitale de l'appareil reproducteur, à une innervation désordonnée de ce dernier, dont la cause serait une irritation du cerveau, de la moelle épinière ou des plexus ganglionaires ? Quoi qu'il en

36.

puisse être, les émulsions, les bouillons de poulet, de
grenouilles, la décoction de guimauve, la solution de
gomme, etc., ont alors une utilité réelle ; ce sont des
auxiliaires recommandables, des bains, des saignées,
du régime, des autres secours diététiques que l'on croit
devoir employer.

Les substances émollientes produisent souvent un
effet emménagogue. La rétention des menstrues peut
tenir à une cause matérielle : il est des femmes sanguines, qui, au moment où les règles doivent paraître
souffrent beaucoup, parceque l'utérus éprouve une
congestion sanguine trop forte ; que son tissu se trouve
gonflé, distendu d'une manière douloureuse. La rétention des menstrues peut aussi dépendre d'une
lésion vitale de la matrice, d'une susceptibilité morbide de ce viscère, qui rend pénible le travail de la
menstruation. Le praticien invoque alors avec succès
la puissance des émollients : il tirera un parti utile de
l'usage du bouillon de veau, de poulet, de l'infusion
de fleurs de mauve, de guimauve, des demi-bains mucilagineux, des fomentations émollientes sur la région
hypogastrique et autour des reins, etc. L'action de
ces moyens facilitera l'éruption des menstrues, et elle
les rendra plus abondantes.

Maladies du système cutané.

L'expérience a consacré l'usage des boissons émollientes dans les phlegmasies cutanées, dans la petite-
vérole, dans la rougeole, dans la scarlatine, etc. Leur
action adoucissante favorise l'éruption, en modérant
le trouble fébrile, en maintenant une certaine sou-

plesse dans le tissu de la peau; ensuite elle tend à
conserver à la maladie un cours régulier, c'est-à-dire
à prévenir la complication toujours fâcheuse de la lésion cutanée avec d'autres lésions que les principaux
appareils sont si sujets alors à éprouver. Dans les maladies éruptives, on doit toujours craindre qu'il ne se
développe une phlegmasie dans les organes digestifs,
circulatoires, pulmonaires, cérébraux; toujours les ter-
minaisons funestes de ces maladies proviennent de ces
phlogoses concomitantes. Nous venons d'avoir à Amiens
une épidémie de scarlatine. Quelques unes se présentè-
rent, dès le début, avec un appareil formidable de symptômes qui partaient de l'encéphale et de la moelle épinière : douleurs insupportables dans la tête, le long
de l'épine, agitation extrême, contractions permanentes des membres, assoupissement par moments,
délire, soubresauts de tendons, tremblement général,
convulsions, états tétaniques; mort le deuxième ou le
troisième jour. Dans ces cas malheureux, les méninges
cérébrales et spinales étaient le siége d'un travail
phlegmasique, d'une sorte d'éruption : après la mort
on trouvait ces méninges rouges, injectées, épaissies,
remplies de sérosité, etc. D'autres fois les accidents
partent de la poitrine, les lésions existent dans les
poumons. Il est rare que sur les malades qui succombent à une maladie éruptive, on ne remarque pas
quelque altération dans la couleur, dans la fermeté,
dans l'aspect du cœur ou de ses dépendances, et des
traces de phlogose dans les organes digestifs. Cette
multiplication de lésions est toujours dangereuse; le
mal est peu sérieux quand c'est l'appareil circula-

toire seulement qui se prend. Tant qu'il n'y a que l'appareil digestif d'attaqué, la maladie reste encore bénigne, etc. ; mais dès que la phlogose a gagné l'appareil cérébral, et qu'il se manifeste des phénomènes nerveux, du délire, de l'agitation, des mouvements convulsifs, du désordre dans les perceptions, etc., le danger est très pressant. Au lieu de suivre ces complications de lésions, les pathologistes ont vu des complications de maladies ; c'était la fièvre inflammatoire, la fièvre bilieuse ou muqueuse, une fièvre adynamique ou ataxique, qui venait se joindre à la petite-vérole, à la rougeole, à la scarlatine, etc.

Les boissons émollientes ont une utilité incontestable dans les dartres, dès qu'il y a phlegmasie du tissu dermoïde, que le malade éprouve dans les endroits de la peau qui sont affectés, des élancements, de la cuisson, des démangeaisons, une ardeur insupportable, etc. L'usage journalier du bouillon de poulet, de grenouilles, du petit-lait, du lait d'ânesse, de chèvre, de la tisane de bourrache, etc., adoucit toujours ces accidents, produit un calme marqué, peut même ramener la peau à sa condition physiologique. Dans les maladies dartreuses, où la peau n'est pas rouge, douloureuse, enflammée, il est encore avantageux de joindre l'usage des émollients à celui des préparations sulfureuses, lorsque le malade a une complexion sanguine, un grand fonds de vigueur : sans cette précaution, il s'élève souvent dans le corps soumis à l'action du soufre un trouble fébrile, un échauffement qui nuit à l'opération thérapeutique de ce remède. Plusieurs verres par jour d'une boisson émolliente préviennent cette commotion artérielle, la contiennent dans des limites qui lui laissent un caractère médicinal.

Maladies du système fibreux.

On donne les boissons de bourrache, de buglose, de coquelicot, dans les rhumatismes, pour déterminer une diaphorèse révulsive, qui puisse enlever l'irritation dont les aponévroses et les tissus fibreux sont le siége : il faut alors prendre ces boissons bien chaudes et au lit. Ce traitement ne réussit pas toujours : il n'est convenable que dans les rhumatismes qui sont aigus, dans lesquels il y a eu provocation des lésions du système fibreux au cœur, etc., et même alors il montre trop souvent peu d'efficacité. Nous dirons ici que l'on confond souvent, sous le nom de douleurs rhumatismales, des douleurs qui procèdent de névrilémites.

Maladies du tissu cellulaire et des glandes lymphatiques.

Il est rare que dans ces maladies on tire un parti favorable des médicaments émollients.

Des fièvres.

Les lésions multiples qui caractérisent les maladies que l'on nomme fièvres appellent toutes l'influence adoucissante des médicaments de cette classe. En parcourant les divers appareils organiques du corps, en étudiant la condition dans laquelle ils sont alors, on reconnaît facilement que l'opération des agents émollients promet de grands avantages : vue sur chacun de ces appareils, cette opération se montre partout salutaire. 1° Sur l'appareil digestif, elle adoucit l'irritation de la surface interne de l'estomac et des intestins ; elle diminue la sécheresse, la rougeur, l'aridité, etc., de cette surface ; elle tend à arrêter les progrès des ulcérations intestinales ; elle calme la soif, le sentiment pénible de chaleur intérieure qui tourmente le malade, etc. 2° Sur l'appareil circulatoire, elle ralentit la rapidité des mouvements du cœur et des artères ; elle tend à affaiblir la rougeur, l'irritation des surfaces ventriculaires et auriculaires, même celle de l'intérieur des canaux artériels ; elle tempère l'exaltation de la température animale, etc. 3° Sur l'appareil respiratoire, elle détend la surface muqueuse bronchique ; elle la rend moins brûlante ; elle donne à la respiration un rhythme plus naturel ; elle tend à empêcher les congestions, les phlogoses qui s'établissent si souvent pendant les fièvres dans le tissu pulmonaire. 4° Sur l'appareil cérébral, l'emploi des émollients est propre à empêcher que l'encéphale, la moelle épinière ou leurs enveloppes ne se prennent, que ces parties ne se phlogosent, lorsque cet accident n'existe pas. Quand les méninges cérébrales et rachidiennes sont actuellement dans un état de phlogose, les médicaments émollients ne sont pas sans utilité, leur action tend à modérer cette lésion ; ils modèrent en même temps la céphalalgie, le délire, l'agitation, l'accablement, qui sont des produits de l'état pathologique de l'appareil cérébral, etc. 5° Sur l'appareil urinaire, les émollients combattent l'éréthisme des reins ; ils font couler les urines, qui en même temps sont moins rouges, moins chargées. 6° Sur le système cutané, ces agents enlèvent à la peau son aridité, l'âcreté de sa chaleur, ils rétablissent sa fonction perspiratoire.

Ainsi, dans le traitement des fièvres, les boissons émollientes semblent réclamées par toutes les lésions qui existent : leur action tend toujours à opérer quelque bien, et elle ne peut jamais produire de mal. Aussi voyons-nous les praticiens prescrire des boissons émollientes dans le début de toutes les maladies fébriles : l'observation a sanctionné cette pratique, et personne ne s'en écarte. Hippocrate employait la tisane d'orge ; ses successeurs ont pu y substituer d'autres préparations, la tisane de chiendent, de fleurs de guimauve, de mauve, de gruau, le petit-lait, la solution de gomme arabique, le bouillon de veau, de poulet, etc. : toujours nous retrouverons dans ces boissons les matériaux chimiques d'un composé émollient, et la propriété qui y est attachée. Ils ont pu y supposer une vertu délayante, rafraîchissante, tempérante, antiphlogistique, etc. ; il est facile de prouver que ce qu'ils entendaient alors appartient à l'opération émolliente.

Mais il faut ici reconnaître que la puissance thérapeutique des émollients est singulièrement restreinte. Tant qu'une fièvre reste légère, qu'elle ne tire son origine que de lésions peu nombreuses et peu étendues, que ces lésions sont bornées aux appareils digestifs et circulatoires, les boissons émollientes suffisent ordinairement. Un très grand nombre de praticiens laissent alors la maladie suivre son cours : confiant dans les ressources de la nature, ils se contentent de modérer les lésions qu'offrent l'estomac, les intestins, le foie, le cœur et les vaisseaux sanguins, d'empêcher, à l'aide d'impressions adoucissantes, qu'ils ne s'en manifestent d'autres. Alors le praticien fait une médecine expectante, il favorise la marche de la maladie, il aide, autant qu'il le peut, la tendance spontanée qu'ont toutes nos parties à reprendre leur état naturel ou physiologique.

Mais trop souvent les médicaments émollients n'offrent qu'une ressource insuffisante ; la gravité des lésions, leur nombre, leur étendue, de nouveaux accidents nés de nouvelles lésions, obligent le médecin à recourir à d'autres moyens plus efficaces et plus puissants. Ainsi, dans la fièvre inflammatoire, l'irritation qui embrasse tout l'appareil circulatoire peut devenir trop forte, alors elle allume des points de phlogose dans divers organes, il faut saigner. Dans la fièvre gastrique, la lésion de l'estomac est fréquemment trop vive pour que les boissons émollientes suffisent ; des sangsues sur l'épigastre procurent un amendement certain, elles arrêtent même le cours de la fièvre quand on les emploie dans le début de la maladie, et que les lésions gastriques n'ont pas fait trop de progrès, qu'elles n'ont pas provoqué d'autres lésions au cerveau ou ailleurs. Les lésions intestinales qui caractérisent la fièvre muqueuse peuvent réclamer le même moyen : les sangsues sur l'abdomen sont utiles ; dans le début de la maladie, elles peuvent la faire avorter [1]. Quand la fièvre a un ca-

---

[1] Le secret de rendre les sangsues efficaces dans le traitement des fièvres, c'est de les employer dans le début de ces maladies. Leur application est suivie d'un succès vraiment étonnant, quand la phlogose n'a point altéré la

ractère ataxique, les émollients sont à peine comptés
dans la masse des remèdes que l'on emploie. Alors les
méninges encéphaliques, les méninges spinales sont en
proie à un travail phlegmasique ; la substance même
de l'encéphale et de la moelle épinière peut être affectée ; les symptômes les plus formidables se succèdent :
l'influence nerveuse est désordonnée, tous les organes
se livrent aux mouvements les plus irréguliers, la vie
est sans cesse menacée. Le médecin doit agir fortement sur la tête et sur la moelle épinière ; des sangsues
aux tempes, derrière les oreilles, ou le long des jugu-
laires, même sur les parties de la colonne vertébrale
où la douleur se fait sentir, produisent les plus heureux effets ; en même temps on tire un parti favorable des sinapismes, des révulsifs appliqués sur les extrémités, même parfois de médicaments stimulants introduits dans les voies alimentaires, etc. Dans la fièvre
adynamique la congestion encéphalique ne cède pas
à l'usage des émollients, il faut l'attaquer avec d'au-

---

texture des parties qu'elle occupe, quand elle n'a encore
produit aucune modification matérielle, ni ulcérations, ni
ramollissements, etc., des tissus affectés : à mesure que
le sang coule, on voit les organes irrités ou phlogosés reprendre leur condition physiologique, et les accidents
morbides s'évanouir. Il ne peut en être de même quand
la maladie a duré quelque temps, quand les tissus organiques sont changés de caractère, de nature, sont endurcis
ou ramollis, etc. ; alors une évacuation de sang ne peut
les ramener à leur état primitif ou naturel : la maladie a
pris son cours ; le temps de la faire avorter est passé.

tres armes : cependant les médicaments qui nous occupent améliorent souvent la situation du malade, lui rendent l'exercice de ses forces, semblent produire sur lui un effet fortifiant.

Nous conclurons que les productions émollientes, données en boissons, en lavements, ou appliquées en topiques, exercent sur l'économie animale une influence capable de diminuer les lésions qui existent dans les fièvres, même de faire cesser celles qui sont légères et récentes. Nous rappellerons que l'emploi des médicaments de cette classe a procuré des guérisons remarquables. Nous ajouterons que ces moyens doux, dont l'action n'est jamais perturbatrice, ont sur les remèdes énergiques, violents, l'avantage de ne point susciter de réflexions tardives et pénibles dans la conscience du médecin. Mais il faudra toujours s'adresser à d'autres puissances thérapeutiques, il faudra reconnaître l'infériorité, la nullité même des remèdes émollients, quand les lésions auxquelles on prétend les opposer occupent un viscère important, sont bien établies, quand elles ont beaucoup de ténacité et d'étendue.

Maladies vénériennes.

Une tisane émolliente est souvent nécessaire dans le traitement des maladies vénériennes. Les préparations mercurielles stimulent toutes les fibres, agitent la masse sanguine, provoquent une secousse fébrile. Il est avantageux de pouvoir apaiser ce grand mouvement par l'influence des médicaments émollients. Il est des individus très irritables qui ne peuvent supporter les médicaments mercuriaux que lorsqu'ils sont associés à des matières mucilagineuses, amylacées, etc. Celles-ci garantissent d'abord la surface gastrique et intestinale d'une impression fâcheuse ; puis elles défendent encore les tissus vivants, en affaiblissant leur sensibilité, en laissant moins de prise sur eux à l'aiguillon des particules mercurielles. Les médicaments émollients sont toujours favorables à ces individus dont l'appareil cérébral trop vivant, les cordons nerveux toujours dans un état voisin de la névrilémite, entretiennent une susceptibilité excessive dans tous les organes. On ne peut même administrer à ces personnes des remèdes excitants qu'en les associant à des médicaments émollients.

~~~~~~

CLASSE. V°.

MÉDICAMENTS ACIDULES OU TEMPÉRANTS.

SECTION I. *Considérations générales sur les médicaments acidules ou tempérants.*

Les médicaments tempérants, *medicamenta temperantia*, du verbe latin *temperare*, tempérer, modérer, régler, ont été ainsi nommés parcequ'ils servent à modérer l'agitation du sang et les mouvements trop rapides du système circulatoire. Ils prennent le nom de rafraîchissants, *refrigerantia*, quand on considère seulement leur influence sur la température du corps; d'antiphlogistiques, *antiphlogistica*, lorsqu'ils sont mis en usage dans le traitement des inflammations. On les appelle acidules, *acidula*, quand on ne s'occupe que du produit de leur contact avec l'organe du goût. On pourrait aussi donner ce titre comme annonçant par son étymologie, ἀκίς, ἀκίδος, pointe, dard, le mode d'action de ces médicaments sur les organes vivants.

Les médicaments de cette classe se distinguent par leur composition chimique, et par les effets qu'ils suscitent dans l'économie animale. Ils contiennent une grande abondance de principes acides. Ces derniers agissent fortement sur les tissus vivants; ils semblent piquer les fibres qui constituent ces tissus; c'est cette agression qui cause les changements que l'on remarque dans l'état et dans les mouvements des organes après l'administration des agents de cette classe : les particules acides qu'ils recèlent sont donc la cause de leur vertu médicinale.

Appliquées sur les parties extérieures du corps, les substances acides avec lesquelles nous composons les médicaments de cette classe décident un resserrement des capillaires qui garnissent leur surface : le sang rentre aussitôt dans les vaisseaux plus profonds, cette surface devient pâle, elle perd sa couleur. Le vinaigre produit toujours cet effet sur les lèvres, sur la membrane muqueuse de la bouche. Si un point de la peau est actuellement rouge, irrité, la puissance des acidules se signale mieux. Mis en contact avec l'endroit qui présente cette disposition pathologique, ils font disparaître la rougeur, la chaleur, etc. Cette application topique est quelquefois dangereuse; au lieu d'éteindre la phlogose, elle peut la faire seulement changer de place, la répercuter sur quelque organe interne. On défend d'appliquer les acides sur les érysipèles, sur les éruptions cutanées qui ont un caractère critique.

Lorsque les molécules des substances acides qui vont nous occuper pénètrent dans le système animal, et qu'elles se répandent dans tous les tissus organiques, elles ont une action analogue à celle que nous venons d'observer. Sur les organes qui conservent leur activité naturelle, le produit de l'impression de ces molécules ne s'apercevra pas : le tissu de ces organes sera légèrement excité; leur action deviendra peut-

être un peu plus libre ; mais ces effets resteront toujours cachés. Les personnes qui sont d'une constitution très irritable, dont les cordons nerveux paraissent
toujours dans un état de surexcitation, dans un léger
degré de névrilémite, assurent éprouver, après l'emploi des acides, de la limonade, du vinaigre, de la
décoction d'oseille, etc., du tremblement, des spasmes, etc. ; ces effets semblent annoncer que les molécules acides tourmentent, chez ces personnes, les méninges, l'encéphale, la moelle épinière et les cordons
nerveux eux-mêmes. Lorsque les organes ont une vitalité exaltée et des mouvements trop rapides, les acidules
suscitent des phénomènes évidents ; les oscillations des
fibres vivantes deviennent tout-à-coup plus lentes ;
l'agitation qui se remarque sur tous les points du corps
se modère visiblement ; mais c'est surtout le ralentissement du jeu du cœur et des petits vaisseaux que
nous devons noter : le pouls perd de sa vivacité et de
sa fréquence, le sang traverse moins vite les canaux
capillaires, la température du corps paraît s'affaiblir.

Quand on prend à la fois ou en peu de temps une
forte dose de substances acides, comme le jus de deux
ou trois citrons à jeun, la crème de tartre, etc., elles
donnent fréquemment lieu à des coliques et à des déjections alvines. Un certain nombre de ces substances
sont placées dans les matières médicales parmi les
corps naturels qui ont une vertu laxative. Nous attri-
buerons ce nouveau produit à l'impression piquante,
aiguillonnante, pénible, que portent sur la surface
intestinale les matières acidules lorsqu'on en avale une
grande quantité. L'impression de ces matières per-

vertit le mouvement péristaltique des intestins, décide des contractions anomales des fibres musculaires
qui entrent dans leur constitution, excite l'action des
cryptes muqueux, des bouches exhalantes, etc. Ne
trouvons-nous pas ici une explication satisfaisante des
tranchées, des évacuations, etc., que cause l'usage
des acidules lorsqu'ils sont concentrés? Les lavements dans lesquels on met une ou deux cuillerées
de vinaigre excitent l'action contractile des gros intestins, et déterminent des déjections alvines.

Le lecteur a déjà pensé sans doute que les titres
sous lesquels nous désignons les médicaments de cette
classe ne sont pas très heureux. Ces agents ne se montrent tempérants que dans le cas où le système animal présente une grande agitation de l'appareil circulatoire à modérer, une élévation de la température
vitale à diminuer : dans l'état ordinaire, et surtout
quand les forces de la vie sont affaiblies, les médicaments que nous réunissons dans cette classe ne mettent
plus en jeu une vertu tempérante. Par le mot *acidule*
on entendra toujours l'espèce de sensation que produisent sur l'organe du goût les substances qui servent à former ces médicaments. Nous aurions voulu
donner à ce titre une autre signification tirée de son
étymologie, annoncer par là le picotement que ces
agents font sur les tissus vivants. Il aurait peut-être
fallu créer un nouveau mot pour désigner les agents
de cette cinquième classe.

SECTION II. *Des substances naturelles qui ont une propriété tempérante.*

A. *Substances végétales tempérantes.*

Ces substances ont une saveur acidule et une faible odeur qui leur est propre. Elles contiennent des acides dont il est important de rappeler ici les propriétés chimiques.

Acide citrique.

Cet acide se retire ordinairement du suc du citron. C'est Schéele qui a démontré que cet acide avait une nature particulière, et qu'il différait de tous les autres : on le rencontre dans presque tous les fruits, mêlé à l'acide malique. Cet acide s'obtient en cristaux qui présentent des prismes rhomboïdaux ; il se dissout dans les trois quarts de son poids d'eau froide. Ce véhicule bouillant se charge d'une proportion beaucoup plus forte de cet acide : il est aussi soluble dans l'alcohol. La dissolution aqueuse d'acide citrique se décompose, même lorsqu'on la garde dans des vaisseaux fermés.

L'acide citrique blesse la surface gustative quand il est concentré. Cet acide agit avec plus de douceur quand il est étendu d'eau. Il est employé sous forme de sel pour composer une boisson acidule que l'on nomme limonade : on le fait dissoudre dans l'eau, on y ajoute du sucre, et, si l'on veut, quelques gouttes d'essence de citron.

Acide malique.

L'acide malique existe, comme son nom l'indique,

dans le suc de la pomme; on le trouve aussi dans les groseilles, les framboises, les prunes, le fruit du berbéris, du sorbier, etc. Cet acide est soluble dans l'alcohol, et surtout dans l'eau, qui en dissout plusieurs fois son poids; cet acide est d'abord sous forme d'extrait coloré en brun jaunâtre : sa dissolution très concentrée ne dépose pas de cristaux. Si l'on abandonne à elle-même de l'eau chargée de cet acide, on y aperçoit bientôt des signes d'une décomposition de cette substance, même quand elle est dans un vase bien bouché. L'acide malique non purifié est peu sapide; il ne fait qu'une faible impression sur l'organe du goût. Mais quand il est purifié, il est blanc, inodore, d'une saveur très forte qui ressemble à celles des acides citrique et tartarique.

M. Donovan avait extrait un acide des baies du sorbier, *sorbus aucuparia*, L. Il l'avait fait connaître en 1815 comme un acide nouveau, qu'il nommait *acide sorbique;* il est aujourd'hui reconnu que cet acide n'est pas autre chose que l'acide malique purifié.

Acide oxalique.

L'acide oxalique est le plus puissant des acides végétaux; il est inaltérable à l'air, soluble dans l'eau et dans l'alcohol; il est volatil et se décompose par une forte chaleur; il a une grande affinité avec la chaux, et fournit un excellent réactif pour reconnaître la présence de cette matière dans les liquides où l'on soupçonne qu'il en existe. On ne trouve l'acide oxalique dans la nature qu'uni avec la chaux ou avec la potasse : il fait une vive impression sur la surface gusta-

37.

tive. On trouve de l'oxalate acide de potasse dans plu -
sieurs espèces d'oseilles, dans les oxalis, etc.

Acide tartarique.

Cet acide est toujours uni, dans les productions
naturelles qui le recèlent, à un peu de potasse ou de
chaux. On trouve dans le raisin, dans le tamarin,
beaucoup de tartrate acide de potasse. Nous parlerons
plus loin de l'acide tartarique concret.

Préparations pharmaceutiques.

On ne fait qu'un petit nombre de préparations
pharmaceutiques avec les substances végétales acidules. Ordinairement on les écrase dans l'eau, ce liquide s'empare de leurs matériaux chimiques ; on le
passe à travers un linge, on y ajoute du sucre, et on
le donne au malade. On tire aussi par expression le
jus de ces substances, on le dépure, et on en met une
certaine proportion dans l'eau avec du sucre : cette
boisson est également chargée de la propriété tempérante. On épaissit, si l'on veut, ce jus dépuré avec le
sucre, on forme un sirop qui porte le nom de la substance dont on s'est servi ; tels sont les sirops de limons, d'oranges, de groseilles, de berbéris, de mûres, etc. Quand la substance médicinale acidule ne
recèle aucun principe volatil, quand elle n'est pas
riche d'un arôme que l'on a intérêt de conserver, on
peut la faire bouillir pendant quelques instants dans
l'eau ; c'est ce qui se pratique pour l'oseille.

Famille des hespéridées.

CITRON. C'est du suc de ce fruit, *succus de fructibus citri medicæ*, que nous devons ici nous occuper. Nous avons noté dans la classe des excitants son écorce extérieure, qui est chargée d'huile volatile. On connaît un grand nombre de variétés de l'arbre qui fournit ce fruit : on les range en deux groupes ; l'un comprend les citronniers qui sont peu épineux et dont les fruits ont une écorce épaisse ; l'autre réunit les limoniers qui portent beaucoup d'épines, qui donnent des fruits plus petits, avec une écorce plus mince, et remplis d'un suc plus acide que celui des premiers.

L'analyse chimique signale dans le suc du citron la présence de l'acide citrique : cet acide y est fort abondant ; c'est de lui qu'émane principalement la vertu médicinale de ce suc. On y trouve aussi une petite proportion de mucilage et d'albumine végétale ; ces matériaux sont plutôt alimentaires que médicinaux dans l'emploi habituel du jus de citron.

Pour administrer ce jus à titre d'agent médicinal on le délaie ordinairement dans l'eau : c'est ce mélange que l'on appelle limonade quand on y ajoute du sucre. On peut écraser, triturer le citron entièrement dépouillé de son écorce dans l'eau froide ; on obtient la boisson la plus agréable que l'on puisse retirer de ce fruit. Souvent on le coupe par tranches, et on verse dessus de l'eau bouillante : cette limonade a perdu en partie l'arôme propre au suc du citron. Avec ce suc dépuré on compose un sirop qui porte le nom de sirop de limons.

Le suc de citron à petites doses excite l'appétit ;
mêlé aux aliments, il les rend plus flatteurs pour le
palais, et il en facilite la digestion. L'observation prouve
que cet acide n'affaiblit pas l'appareil gastrique ; souvent au contraire il sert à rétablir son action. Les personnes qui ont l'estomac échauffé, les voies digestives
irritées, trouvent dans la limonade une boisson bienfaisante, un secours médicinal : elles avaient mauvais
goût à la bouche, une sorte de répugnance pour les
aliments, des digestions pénibles, etc.; elles ont à peine
pris de la limonade pendant trois à quatre jours que
ces accidents se dissipent. Il est des individus qui ne
peuvent pas supporter cette boisson : les digestions se
dérangent toutes les fois qu'ils s'en servent. La limonade fatigue, tourmente l'estomac, lorsqu'il est pris
d'une trop vive irritation, ou qu'une influence nerveuse trop abondante donne à ce viscère une susceptibilité excessive, une irritabilité morbide.

L'eau chargée du suc de citron n'agit pas seulement
sur les voies alimentaires ; les principes acides de
cette boisson sont absorbés et portés dans toutes les
parties du corps. Pendant que ce dernier est dans un
état calme, l'arrivée de ces principes sur les tissus organiques ne se rend pas sensible ; leur impression sur
les fibres qui composent ces tissus ne suscite pas de
phénomènes visibles : seulement les personnes délicates, dont les nerfs sont très irritables, semblent souffrir du contact de ces molécules avec le cerveau et
avec la fibre nerveuse. Mais l'action des acidules donne
un produit plus évident, quand l'économie animale
est dans un état d'excitation soit physiologique, soit

pathologique. Si le corps est échauffé par la température extérieure ou par un violent exercice, ou bien
si un état fébrile agite l'appareil circulatoire, rend le
pouls vif, fréquent, les oscillations des capillaires très
rapides, etc., l'influence tempérante du suc de citron
se manifeste clairement; les molécules acides qu'il
porte dans le système animal semblent, en piquant les
fibres de tous les tissus, réprimer l'excès d'activité de
ces derniers, et ramener brusquement leur jeu à une
mesure plus lente; toujours on voit quelques tasses de
limonade ralentir le pouls, modérer la chaleur animale,
produire en un mot un effet tempérant et réfrigérant.

Lorsque dans le cours des fièvres on conseille l'u-
sage de la limonade, c'est la puissance dont nous venons d'exposer les effets que l'on veut mettre en
action sur le corps malade, c'est cette mutation tempérante que l'on veut opérer en lui. Une tasse de limonade, prise de deux heures en deux heures, tend à
calmer l'agitation du sang, la commotion artérielle,
l'ardeur générale, à corriger l'aridité de la peau : souvent cette boisson fait couler les urines; elle dissipe
même le délire, l'abattement, etc.

On se sert avec succès de la limonade dans les
phlegmasies des voies digestives et dans celles des
voies urinaires. Dans le traitement des premières, il
faut que la liqueur soit douce, que l'acide n'y domine pas, afin que son contact avec la surface douloureuse de l'estomac et des intestins n'offense pas
ces organes. M. Broussais a remarqué que l'acide du
citron était celui que l'estomac supportait le mieux
dans la gastrite. *Phlegmas. chroniq.*, tom. II, p. 254.

On conseille la limonade dans les empoisonnements par des substances âcres et narcotiques. On ne peut pas invoquer la puissance tempérante de cette boisson dans les phlogoses des organes respiratoires, parceque les molécules acides dont elle remplit le sang irritent le tissu de ces organes et excitent la toux. On ordonne la limonade dans l'érysipèle. Si on n'en permet pas l'usage dans la rougeole, c'est qu'il existe dans l'appareil respiratoire une irritation que cette boisson augmenterait.

On trouve dans les matières médicales les témoignages les plus respectables en faveur de la limonade dans les vomissements : cette boisson a calmé des coliques qui étaient habituelles; son usage prolongé a dissipé des jaunisses; sans doute ces accidents dépendaient d'une irritation fixée sur la surface gastrointestinale, ou même sur les méninges rachidiennes.

On a donné les plus grands éloges au suc de citron pour ses vertus antiscorbutiques. L'usage journalier d'une limonade à laquelle on ajoute du vin blanc est alors un secours d'une grande efficacité. On emploie avec avantage le suc du citron pour déterger les gencives des malades.

Orange. C'est aussi du suc de ce fruit, *succus de fructibus citri aurantii,* que nous devons ici nous occuper. Nous avons traité de son écorce dans la classe des excitants. Le suc de l'orange est aqueux, sucré, légèrement acide, très agréable au goût. On distingue toutefois une grande variété dans les qualités sensibles de ce suc. Il est des oranges où on le trouve doux, d'autres où il se distingue par une acidité très intense, par dé l'amertume : le plus ordinairement il est incolore ; on le trouve quelquefois rouge. Ce suc contient toujours un acide, du mucilage, du sucre et un arome très fugace. En le délayant dans l'eau, et en ajoutant du sucre à ce mélange, on a une boisson que l'on nomme *orangeade*. On prépare aussi avec ce suc un sirop.

Le suc de l'orange contient des principes muqueux, sucrés, qui, dans l'organe gastrique, peuvent être digérés, et des principes acides qui exercent sur les tissus vivants une impression médicamenteuse. C'est le produit de cette dernière que nous devons ici constater. Le suc de l'orange excite doucement la vitalité de l'estomac : pris avant le repas ou avec les aliments il augmente l'appétit, et paraît avoir une influence favorable sur la digestion. Il convient surtout aux personnes qui ont les voies alimentaires échauffées ou irritées.

Le suc de l'orange délayé dans l'eau donne une boisson tempérante que l'on administre dans les fièvres aiguës, dans les phlegmasies, etc. Son contact immédiat avec la surface gastro-intestinale, combat la sécheresse de ce conduit, apaise la soif, éteint souvent la phlogose qui menace de s'y développer. Les principes acides après leur absorption tendent, par leur action sur tous les tissus, à modérer l'agitation du sang, à faire baisser la température du corps, à maintenir une transpiration qui soulage le malade, à faire couler les urines, etc. La boisson que l'on fait avec l'orange possède donc, comme la limonade, une vertu tempérante ; mais cette dernière est bien moins développée, bien moins puissante dans le suc de l'orange que dans celui du citron.

Les particules acides que l'orangeade porte dans le sang irritent quelquefois les poumons, provoquent la toux; ce qui empêche que l'on ne se serve de cette boisson dans la phlogose des organes respiratoires.

Les médecins hygiénistes recommandent l'usage des oranges aux personnes d'un tempérament bilieux, pendant les grandes chaleurs.

Famille des groseilliers.

GROSEILLES, *ribium* seu *ribesiorum rubrorum baccæ*. Fruits du RIBES RUBRUM, L., arbrisseau qui croît dans les Alpes, dans les vallées du Jura, dans le nord de l'Europe, et que l'on cultive dans les jardins. Ses fruits sont des baies globuleuses, lisses, et qui deviennent rouges au moment de leur maturité. Il est une variété du groseillier qui porte des fruits d'un blanc jaunâtre; ces derniers sont moins acides que les premiers.

Nous donnerons ici l'analyse de la groseille par M. Bérard. Ce fruit, vert et mûr, donne les principes suivants, et avec des différences quantitatives qui sont curieuses.

	Groseilles vertes...	mûres.
Acide malique.	1,80.	2,41
Acide citrique.	0,12.	0,31
Sucre.	0,52.	6,24
Gomme et gelée végétale.	1,36. . . .	0,78
Matière animale	1,07.	0,86
Matière colorante verte. .	0,03. rouge.	»
Chaux	0,24.	0,29
Ligneux et graines. . . .	8,45.	8,01
Eau.	86,41.	81,10

On n'a pu séparer la matière colorante rouge des

autres principes dans les groseilles mûres. (*Annales de chimie et de physique*, t. XVI, p. 239.)

Lorsqu'on abandonne le suc de groseilles à lui-même, il se sépare en deux parties : au milieu d'un liquide séreux, d'une belle couleur rouge, nage une masse fibreuse. Les acides sont restés dans la partie aqueuse avec la matière colorante. C'est avec le suc dépouillé des principes qui forment cette masse que l'on fabrique le sirop de groseilles ; au contraire, on se sert du jus épais, visqueux, récent, lorsqu'on veut obtenir la gelée de ce fruit. Celle-ci est une composition alimentaire; le sirop de groseilles est plutôt un agent médicinal.

Dans la saison où l'on peut se procurer ces fruits, on en compose des boissons en les écrasant dans l'eau, ou en délayant dans ce véhicule le suc qu'ils contiennent : on y met ensuite fondre la quantité de sucre que l'on veut. Ces liqueurs sont très agréables à boire. Dans tous les temps de l'année on administre le sirop de groseilles dans l'eau; on s'en sert aussi pour édulcorer les tisanes que prennent les malades.

Les groseilles font sur nos organes l'impression qui caractérise tous les acidules. Leur usage semble exciter légèrement l'exercice des fonctions, lorsque le corps est actuellement dans un état de calme : il modère évidemment la rapidité des mouvements organiques, quand il existe au moment où on les prend une agitation pathologique. Les groseilles augmentent l'appétit si l'on en prend modérément avant le repas; même après avoir mangé elles favorisent encore l'opération digestive. Leur suc délayé dans l'eau et

administré dans les fièvres aiguës produit ordinairement un grand bien, il améliore la condition pathologique des divers appareils organiques du corps.
Cette boisson, 1° apaise l'irritation des voies digestives, la soif, l'ardeur intérieure, la fréquence des déjections, les nausées, les vomissements, les dégoûts, etc.;
2° modère la rapidité des contractions du cœur et des
mouvements artériels, la chaleur fébrile, la vivacité
et la fréquence du pouls, la coloration de la figure, etc.;
3° elle ralentit la vitesse de la respiration, elle rafraî-
chit les poumons, etc.; 4° l'eau chargée du suc de la
groseille tend alors à diminuer l'excitation morbide
de l'appareil cérébral, l'excès d'activité de l'innervation, à calmer l'agitation, le malaise, les inquiétudes
du malade, la vivacité des sensations, le délire, l'accablement, etc.; 5° elle dissipe l'aridité de la peau, donne
à cette surface plus de souplesse; 6° elle rétablit la
sécrétion des urines, les rend plus abondantes, moins
rouges, etc. On en recommande l'emploi dans les
phlogoses des organes digestifs et urinaires. Dans les
inflammations des poumons, cette boisson acidule est
sujette à augmenter la toux.

Les médecins hygiénistes prescrivent les groseilles
aux personnes d'une complexion sanguine, à celles
qu'un état de pléthore tourmente.

Famille des urticées.

MURES, *mori baccœ*. Fruits du MORUS NIGRA, L.;
arbre que l'on croit originaire de la Perse, et que l'on
cultive dans les jardins. Son fruit est composé de plusieurs petites baies agrégées sur un même chaton. Ces

baies sont formées par les calices qui persistent, se renflent après la floraison, et se remplissent d'un suc visqueux, d'une couleur rouge noirâtre, d'un goût acidule agréable ; ce suc teint d'un brun foncé la peau et les étoffes. Il paraît contenir beaucoup de mucilage, du sucre et des acides. On fait avec ces fruits un sirop que l'on conserve dans les pharmacies.

Les mûres sont alimentaires, fréquemment leurs matériaux chimiques sont digérés dans la cavité gastrique ; quand on prend à la fois une grande quantité de ces fruits, ils déterminent des évacuations alvines. Les principes acides que recèle la mûre lui donnent une faculté tempérante : délayé dans l'eau, le suc de ce fruit produit les mêmes effets que les autres substances dont nous formons cette classe. Il excite doucement l'action des organes gastriques et des autres appareils organiques, lorsque le corps est dans une disposition saine. Il apaise le mouvement fébrile, dissipe la soif, modère la chaleur, rétablit la fonction exhalante de la peau, la sécrétion des urines, etc., lorsqu'on fait prendre cette boisson dans les fièvres, dans les phlegmasies, etc. On recommande le sirop visqueux, que l'on compose avec les mûres, dans les esquinancies, dans les aphthes, dans la stomatite, etc.

Remarquons que la force tempérante est moins développée, moins puissante dans le fruit qui nous occupe ici que dans le citron, dans la groseille, etc.

Famille des légumineuses.

TAMARIN, *tamarindorum pulpa.* Fruits du TAMARINDUS INDICA, L. Le tamarinier croît dans les Indes orientales, dans l'Arabie, dans l'Égypte : on l'a transporté dans les parties de l'Amérique dont la température est très élevée. Cet arbre porte des gousses divisées en loges, dans lesquelles se trouve une matière pulpeuse qui recouvre les graines. C'est cette pulpe, d'une couleur noirâtre et d'une acidité très prononcée, que l'on emploie en médecine sous la dénomination de tamarin : on nous l'apporte mêlée avec les graines et remplie des filaments qui attachaient ces dernières aux valves du fruit. On reproche au tamarin du commerce de contenir souvent des particules cuivreuses qui proviennent des vases dont on s'est servi pour préparer cette pulpe : on accuse ces principes étrangers de causer les coliques que l'on éprouve quelquefois après l'emploi de cette substance médicinale.

L'analyse chimique des tamarins a été faite par M. Vauquelin. Ce célèbre chimiste y a découvert l'existence des acides citrique, malique et oxalique. 9752 parties de cette matière pulpeuse lui ont fourni :

300 parties de tartrate acide de potasse.	
1152	de sucre.
432	de gomme.
576	de gelée.
864	d'acide citrique.
144	d'acide tartarique.
40	d'acide malique.
2880	d'amidon.
3364	d'eau.

Total, 9752.

Ce travail nous conduit à des réflexions importantes.

Il démontre que les tamarins ne contiennent aucun principe irritant; il fait voir que leur composition chimique est analogue à celle des substances douées d'une propriété tempérante. Il apprend enfin à régler le mélange des autres médicaments avec celui-ci, et à prévenir les décompositions qui peuvent avoir lieu dans ces associations de matières médicinales. Si l'on ajoute, par exemple, le tartrate de potasse ou de soude, ou l'acétate de potasse au tamarin, l'acide citrique, l'acide tartarique de ce dernier produisent de nouvelles combinaisons avec ces composés salins. L'acide tartarique du tamarin peut aussi dénaturer en partie le sulfate et le nitrate de potasse, etc.

Le fruit du tamarinier, que nous regardons ici comme une substance médicinale, fournit une nourriture aux habitants des pays où cet arbre croît. Ils s'en servent comme nous nous servons de nos fruits d'été; les Turcs et les Arabes en font provision lorsqu'ils entreprennent un long voyage à travers des déserts brûlants; les Indiens et les Américains les mangent et les emploient pour se désaltérer: en y ajoutant du sucre et des aromates, ils en composent des gelées qui sont très recherchées et dont ils font une grande consommation. Sonnini dit que l'on voit dans tous les marchés d'Égypte une confiture grossière de tamarin qui y est apportée par les caravanes de l'intérieur de l'Afrique. On nous a apporté depuis quelques années ces fruits confits, ce sont des friandises fort agréables. En ramollissant la matière parenchymateuse que présente le tamarin avec de l'eau chaude, et en la faisant passer à travers un tamis de soie, on purifie la pulpe du commerce. On peut aussi charger l'eau des principes actifs des tamarins : en faisant bouillir deux onces de cette substance dans deux livres du véhicule que nous venons de citer, on obtient une décoction que l'on administre par verres.

Les tamarins ne produisent un effet laxatif bien prononcé que quand on les prend en substance; ils ne donnent pas lieu ordinairement à des évacuations alvines, lorsqu'on les administre en décoction, à moins que celle-ci ne soit très chargée. Il est même nécessaire que l'on avale une forte dose de cette substance pulpeuse, pour qu'elle suscite un trouble sensible dans les organes digestifs et des déjections par le bas. Les principes acides du tamarin font-ils alors sur le tissu des intestins une impression qui met en jeu l'action contractile de leurs fibres musculaires? Est-ce cette agression qui décide l'expulsion des matières contenues dans les voies alimentaires?

Le tamarin exerce une influence générale, que l'on peut facilement constater, quand le système animal est actuellement agité par un mouvement fébrile, qu'il y a fréquence et vivacité du pouls, une chaleur brûlante, une soif ardente, du délire, etc. La décoction de tamarin montre alors une salutaire propriété; elle combat, elle modère ces accidents, comme le font les médicaments tempérants.

On conseille la boisson de tamarin dans le cours des fièvres bilieuses et de celles qui ont un caractère adynamique. On la vanté comme propre à diminuer l'ardeur fébrile, à faire couler les urines, à calmer l'agitation du sang, etc. La thérapeutique s'en est servie

avec succès dans plusieurs genres de phlegmasies ;
cette boisson doit être proscrite lorsque l'inflammation
a son siége dans le système pulmonaire, parceque les
mélécules acides qu'elle contient augmentent la toux.
Les auteurs donnent des éloges à la décoction de tamarin dans les affections scorbutiques. L'action laxative de ces fruits est à peu près nulle dans ces occasions : c'est de l'influence générale de leurs principes
que procèdent les avantages qu'ils procurent à la thérapeutique. La décoction de tamarin étant moins
agréable que la limonade, l'eau avec le sirop de groseilles, etc., on préfère assez généralement aujourd'hui
ces dernières boissons.

On ajoute quelquefois le tamarin aux feuilles de
séné, à la rhubarbe, aux sels neutres dans la composition des décoctions purgatives. Il est probable que
cette substance acidule n'ajoute pas à la puissance de
ces ingrédients ; elle paraît plutôt propre à être un correctif de l'impression irritante qu'ils font sur la surface
intestinale.

Famille des rosacées.

Nous nous contenterons ici de citer :

1° La FRAISE, fruit du FRAGARIA VESCA, L. Ce fruit
est formé par le gynophore de la fleur qui se développe au moment de la formation des graines, et produit alors une pulpe succulente, rouge, parfumée,
d'une saveur délicieuse, au milieu de laquelle se trouvent ces dernières. Les fraises sauvages sont plus aromatiques et plus sucrées que les fraises cultivées : c'est
le seul fruit avec la framboise qui perde de ses qualités
par la culture. Cette production contient les acides

2. 38

malique et citrique , du sucre , du mucilage , un arome
particulier. Par ses principes muqueux et sucrés , la
fraise appartient à la diététique : sa partie acide lui
concède une propriété tempérante. L'emploi des
fraises , dans les maladies fébriles , donnerait lieu aux
effets organiques qu'ont coutume de faire naître les
médicaments de cette classe. Nous ne parlerons pas
du parfum qu'exhalent ces fruits ; il est trop léger ,
trop fugace , pour être une puissance médicinale ; il
n'agit guère que sur l'organe de l'odorat , encore faut-
il une grande masse de fraises pour que son influence
soit sensible : cependant des auteurs affirment que ces
fruits tirent une propriété cordiale de leur qualité
aromatique.

2° La FRAMBOISE , fruit du RUBUS IDÆUS , L. Les graines
de ces fruits sont entourées d'une pulpe aqueuse ;
leur réunion forme une espèce de baie composée ,
d'une couleur rouge , blanche dans une variété du
framboisier , d'une odeur suave , d'un goût exquis. Les
framboises sauvages sont plus aromatiques et plus sucrées que celles de nos jardins. Ce fruit , composé des
acides malique et citrique , de muqueux , de sucre , et
d'un principe aromatique , est placé , dans les ouvrages
d'hygiène , parmi les productions alimentaires , et ,
dans les matières médicales , parmi les substances
douées d'une vertu tempérante. Ce que nous avons dit
de la fraise lui est applicable. On met les framboises
infuser dans le vinaigre , et l'on compose avec ce dernier , chargé du parfum et de la couleur de ces fruits ,
le sirop de vinaigre framboisé.

3° La CERISE , fruit du PRUNUS CERASUS , L. Il existe

une grande variété parmi les cerises, mais leur composition chimique offre toujours des principes acides, du mucilage, du sucre. Quand ces fruits sont digérés, ces derniers matériaux se convertissent en chyle; les principes acides ont une action médicinale qui se manifeste surtout lorsque le corps est actuellement dans un état d'excitation fébrile, lorsqu'il est échauffé par un violent exercice ou par une température chaude.

4° La POMME DE REINETTE, fruit d'une variété du PYRUS MALUS, L. On coupe la pomme en quatre parties, que l'on met bouillir dans l'eau : on obtient une liqueur acidule qui possède une propriété tempérante, et que l'on conseille, lorsque l'on veut calmer l'irritation des voies digestives, celle de l'appareil circulatoire, de l'appareil cérébral, etc. Si on édulcore cette liqueur avec le sucre ou avec un sirop, on a une boisson fort agréable, et qui produit d'une manière très prononcée les effets que nous avons attribués aux médicaments tempérants : administrée dans les fièvres, dans les phlegmasies, elle apaise la soif, la chaleur interne qui tourmente le malade ; elle diminue l'agitation du sang, la sécheresse de la peau, l'accablement du malade, son malaise, etc. ; elle augmente le cours des urines, etc. Floyer conseille la décoction de pommes dans l'asthme. On applique la pulpe de ce fruit sur les yeux, dans l'ophthalmie, comme un topique rafraîchissant et résolutif.

5° Les PRUNEAUX ACIDES. Quand on soumet ces fruits à une ébullition légère et de peu de durée, ils chargent l'eau de molécules acides, en font une liqueur

38.

qui exerce sur le système animal une action tempérante, et que l'on donne avec avantage dans les maladies inflammatoires et bilieuses, dans les phlegmasies
des membranes muqueuses, dans les catarrhes, dans
les dyssenteries, dans les hémorrhagies actives, etc. ;
elle modère la commotion artérielle, la chaleur fébrile.
Cette décoction légère et acidule ne trouble pas l'ordre
des mouvements du canal alimentaire, elle ne suscite
pas d'évacuations alvines, comme celle qui est douce,
épaisse, chargée du principe mucoso-sucré.

Famille des berbéridées.

Disons aussi un mot du fruit du VINETIER ou ÉPINE-
VINETTE, BERBERIS VULGARIS, L., arbrisseau qui croît
dans les haies et sur le bord des bois. Ses baies ovales-
alongées contiennent un suc rouge, d'une saveur très
acide, qui possède la vertu tempérante. On fait avec
ce suc un sirop que l'on conserve dans les pharmacies ;
on en compose aussi des gelées friandes que l'on sert
sur les tables. Les chimistes ont trouvé dans ces fruits
l'acide malique.

Le suc de berbéris étendu dans l'eau, à laquelle on
ajoute une suffisante quantité de sucre, devient une
boisson médicinale que l'on recommande dans les
fièvres inflammatoires, bilieuses, adynamiques, particulièrement quand les voies digestives sont irritées,
et qu'il y a diarrhée, dyssenterie, ou quand l'éjection
des urines se fait avec peine. On conseille aussi cette
boisson dans les maux de gorge, dans les hémorrhagies : on emploie le sirop avec l'eau dans ces mêmes
maladies.

Famille des polygonées.

Oseille, *acetosæ folia*, feuilles du RUMEX ACETOSA, L., plante vivace qui croît spontanément dans les prairies : on la cultive dans les jardins, où elle offre des feuilles plus larges, plus épaisses et moins acides que dans l'état sauvage. On se sert dans plusieurs pays du RUMEX SCUTATUS, L., que l'on connaît sous le nom d'oseille ronde.

Les feuilles de l'oseille fournissent à l'analyse du sur-oxalate de potasse. On cultive cette plante en Suisse et en Souabe, et surtout la petite oseille, *rumex acetosella*, L., pour en extraire ce sel que l'on connaît sous le nom de sel d'oseille. Les feuilles d'oseille contiennent aussi l'acide tartarique, du mucilage et de la fécule dont l'iode décèle la présence : ces feuilles prennent une teinte bleue lorsqu'on les met en contact avec ce réactif. La composition chimique de l'oseille présente une partie alimentaire et une partie pharmacologique. Quand, portée dans nos cuisines, l'oseille vient se mêler à nos aliments, on s'occupe peu en général de son action médicinale ; ce sont ses principes muqueux et amylacés qui deviennent importants. Lorsqu'au contraire on fait avec l'oseille des boissons pour les malades, ces derniers principes sont à peine comptés ; c'est sa puissance médicinale que l'on réclame, c'est à ses matériaux acides que l'on s'attache.

On donne la décoction d'oseille comme une boisson tempérante, rafraîchissante, dans les fièvres inflammatoires, bilieuses, adynamiques. On y ajoute souvent du beurre et du sel marin ; alors cette décoc-

tion prend le titre de bouillon aux herbes. Cette boisson acidule combat l'irritation du canal alimentaire,
calme la soif, etc. En même temps elle favorise la sécrétion urinaire, la perspiration cutanée, elle modère
l'ardeur fébrile, etc. On défend l'usage de l'oseille
quand les organes pulmonaires sont phlogosés, parcequ'elle augmente la toux. Les personnes très irritables
ne peuvent en supporter l'usage, les principes acides
de cette plante agacent leurs nerfs.

On a vu le bouillon d'oseille rétablir la fonction digestive, dont l'exercice était troublé ; on l'a vu d'autres
fois déterminer des déjections alvines. Ces résultats
dépendent toujours de la même impression : c'est la
disposition dissemblable des organes sur lesquels agissent les acides contenus dans l'oseille qui peut expliquer pourquoi cette substance occasione des effets
opposés.

On recommande le suc dépuré d'oseille dans les affections scorbutiques. On voit dans le *Journal de médecine militaire,* 1784 et 1788, des observations qui
prouvent l'efficacité de l'oseille prise en grande abondance contre ces maladies. Ces feuilles deviennent
alors une nourriture médicamenteuse qui à la longue
décide un changement salutaire dans l'état intime du
corps malade.

On applique l'oseille en cataplasme sur les tumeurs,
lorsque l'on veut imprimer plus d'activité au travail
inflammatoire dont elles sont le siége. Souvent ces topiques font naître des petits boutons sur la peau, qu'ils
ont d'abord rubéfiée.

Produits acides végétaux.

VINAIGRE. ACIDE ACÉTIQUE. *Acetum vini, acidum aceticum.* L'acide acétique est l'acide du vinaigre que l'on a purifié : dans ce dernier il est associé à plusieurs autres principes. Cet acide se trouve libre ou uni à la potasse dans un grand nombre de productions végétales. Il existe dans la sueur et dans l'urine de l'homme. Toute liqueur qui est le produit de la fermentation vineuse, le vin, le cidre, le poiré, la bière, peut éprouver une autre fermentation qui la rendra acide : il suffit de la laisser à l'air libre à une température de 10 à 30 degrés, pour qu'il s'y établisse un mouvement intestin qui engendrera l'acide acétique. On obtient aussi cet acide par la distillation du bois : l'acide pyro-ligneux n'est que l'acide acétique étendu d'eau et coloré en jaune par une huile empyreumatique. C'est ordinairement le vinaigre de vin que l'on emploie en médecine : on sait aujourd'hui que les vins les plus forts, les plus alcooliques, sont ceux qui fournissent les meilleurs vinaigres. Le vinaigre est blanc ou rouge, selon la couleur du vin que l'on emploie. Il conserve peu d'alcool, mais il a la matière colorante du vin, un principe muqueux, et du sur-tartrate de potasse et de chaux.

Le bon vinaigre est d'une odeur piquante, suave, d'une saveur très prononcée. Il est volatil sans se décomposer, soluble dans l'eau et dans l'alcool : il attire peu l'humidité de l'air : il forme des sels neutres avec les bases salifiables.

Le vinaigre étendu dans l'eau pour une proportion telle que le liquide n'ait qu'une saveur aigrelette et agréable forme une boisson médicinale qui porte le nom d'oxycrat ; on y ajoute du miel ou du sucre. En donnant au vinaigre à l'aide du miel une consistance sirupeuse on obtient l'oxymel simple : si l'on se sert du sucre, on fait le sirop de vinaigre, qui prend le titre de framboisé quand on a chargé l'acide acétique de la couleur et de l'arome des fruits parfumés du framboisier.

Pris pur, le vinaigre agit fortement sur les tissus de l'estomac et des intestins ; il produit des tiraillements, des douleurs, des crampes, etc. Si l'on répète journellement cette agression, il en résulte bientôt un défaut d'appétit, une perversion de la fonction digestive, un amaigrissement progressif, des lésions organiques variées dans les viscères abdominaux, et surtout dans l'estomac. C'est en changeant la texture naturelle, l'état anatomique des organes digestifs, c'est en altérant les instruments qui doivent travailler à la formation du chyle, que le vinaigre fait maigrir le corps, dissipe l'obésité, lorsque l'on prend plusieurs fois par jour une certaine quantité de ce liquide pur. Mais les effets immédiats du vinaigre sont différents lorsqu'on le prend à petites doses : mêlé à nos aliments, il anime visiblement la vitalité de l'estomac, il augmente l'appétit, il favorise l'opération digestive. On assure même que le vinaigre exerce souvent une double influence sur la digestion : si d'une part il est favorable à l'exercice de cette fonction, en excitant les organes qui doivent l'exécuter ; d'autre part il agit chimiquement sur le corps alimentaire, il dissout en partie la fibrine animale par exemple, et prépare par-là sa conversion en chyme.

Etendu dans un véhicule aqueux, le vinaigre ne porte plus sur l'appareil gastrique qu'une impression douce, propre à favoriser ses mouvements organiques. Les molécules de cet acide, absorbées et répandues dans tout le système, ne sont aussi, pour le tissu de tous les organes, que des stimulants qui éveillent doucement leur vitalité, qui soutiennent leur énergie. Dans l'état calme de la santé, aucune mutation, aucun phénomène ne marque l'action de ces molécules, ne décèle leur marche ; leur opération reste occulte : mais il est bien des cas où elle devient manifeste. Une grande susceptibilité des nerfs donne de l'expression à la puissance des molécules acides sur nos organes : il est des personnes qui ne peuvent faire usage de l'eau vinaigrée, ni du sirop de vinaigre, sans éprouver des spasmes, du malaise, etc. Une agitation causée par la fièvre, par un violent exercice, par une grande chaleur, rend aussi plus saillant l'effet tempérant. Donnez à un individu dont le pouls est vif et fréquent, la peau aride, brûlante, les urines rares, etc., quelques tasses d'oxycrat, vous verrez bientôt un changement, un produit qui vous dévoilera le caractère de la vertu tempérante. Les molécules acides, qui tout à l'heure montraient si peu d'activité, auront plus de prise sur des fibres dont la sensibilité vient de se développer davantage : elles les attaqueront et les ramèneront à un mode d'oscillation plus rapproché de celui qui leur est naturel. Le pouls perdra de sa fréquence et de sa vivacité, la chaleur animale baissera, les sécrétions se rétabliront, etc. Dans cette occasion l'oxycrat diminue l'abattement, il semble ranimer les

forces qui étaient épuisées ; cet effet a fait dire que
cette liqueur était cordiale, alexitère.

L'eau vinaigrée et édulcorée avec le miel ou le
sucre est une boisson que l'on conseille dans la fièvre
inflammatoire, dans la fièvre bilieuse, dans la fièvre
adynamique. Cette boisson convient pour éteindre
l'irritation des voies digestives, pour faire cesser la
soif, etc. En calmant la commotion artérielle, en dissipant l'éréthisme qui se manifeste sur tous les points
du système animal, cette boisson fait couler les urines,
rétablit la perspiration cutanée : ne lui a-t-on pas attribué une vertu diaphorétique et diurétique? Son influence sur le cours du sang peut aussi servir, dans
les fièvres, à suspendre des mouvements pathologiques
qui se dirigeaient vers la tête, à détourner une congestion cérébrale imminente, à prévenir par suite
l'accablement, la chute des forces, en un mot l'adynamie.

On condamne les composés qui contiennent du vinaigre dans les affections inflammatoires des organes
pulmonaires ; lorsque la toux est sèche et nerveuse,
dans l'hémoptysie, etc. On a reconnu que cet acide
offensait les poumons, lorsque leur tissu était irrité ou
phlogosé, lorsque ces organes avaient une susceptibilité morbide, que dans ces circonstances il rendait
la toux plus fréquente, plus forte. D'un autre côté,
on a quelquefois recours à l'oxymel simple pour favoriser l'expectoration à la fin des catarrhes, des péripneumonies, etc. : la même agression que tout à l'heure
nous signalions comme nuisible, se montre alors salutaire ou médicinale.

On recommande l'usage de l'eau vinaigrée dans les empoisonnements par l'opium et par des substances narcotiques. M. Orfila a fait voir le danger d'employer cette boisson peu de temps après l'ingestion de la matière vénéneuse, et pendant qu'elle existait dans les voies alimentaires, parceque alors elle servait à délayer le poison, à aider son absorption : mais en même temps il a prouvé l'utilité de cette boisson après l'expulsion du corps vénéneux, pour combattre les suites de son ingestion, pour calmer les effets de son action sur les organes, en un mot pour diminuer les symptômes de l'empoisonnement.

On se sert de l'eau acidulée avec le vinaigre, comme gargarisme, dans les esquinancies, dans les maladies de la bouche : on fait aspirer la vapeur de cet acide, que l'on verse dans une liqueur chaude sous le nez du malade. On applique ce mélangé sur les surfaces irritées, pour diminuer la chaleur, la douleur : sur la peau, il a fréquemment une action répercussive contre laquelle on recommande de se tenir en garde. On fait des applications de vinaigre sur les surfaces qui fournissent du sang : cet acide crispe les vaisseaux par où l'hémorrhagie s'opère : leurs extrémités se resserrent, et le sang ne sort plus. On approche le vinaigre du nez des personnes qui tombent en faiblesse : les molécules acides qui vont s'appliquer sur la surface pituitaire exercent une impression qui est propre à réveiller le principe de la vie, à rétablir l'exercice de la respiration et de la circulation. On a vanté l'emploi des lavements d'eau vinaigrée dans un grand nombre de maladies; l'impression que cette liqueur fait sur la

surface muqueuse des gros intestins détermine souvent
la formation de glaires que l'on rend avec la matière
du lavement. On répand du vinaigre froid sur le ventre
et sur les cuisses des femmes, dans les pertes utérines
trop abondantes, pour les arrêter; l'impression froide
que fait ce liquide sur la peau décide un resserrement
sympathique des vaisseaux sanguins : alors la vertu du
vinaigre reste à peu près inutile. Il n'en est plus de
même quand on l'injecte étendu d'eau dans l'utérus :
l'impression aiguillonnante de ses particules acides
produit l'oblitération soudaine des bouches qui versent le sang. Enfin, on conseille l'eau et le vinaigre
contre les entorses récentes : on entoure la partie malade de compresses imbibées de ce mélange, auquel
on concède dans ce cas une propriété résolutive.

ACIDE TARTARIQUE, *Acidum tartaricum.* Cet acide
ne se trouve dans la nature que combiné à la chaux ou
à la potasse. C'est du tartrate acide de potasse, ou
crème de tartre, qu'on le retire. On pulvérise cette
substance saline, et on la met sur le feu avec de l'eau ;
lorsque celle-ci est bouillante, on y projette de la
craie en poudre ; il se fait un grand dégagement de
gaz acide carbonique ; il se précipite du tartrate de
chaux, et le tartrate de potasse reste en dissolution.
En versant dans la liqueur de l'hydro-chlorate de
chaux, on décompose ce dernier tartrate, on forme
de nouveau du tartrate de chaux, qui se précipite
avec le premier. On traite ensuite ce dépôt par l'acide
sulfurique, qui s'empare de la base calcaire : l'eau qui
surnage contient l'acide tartarique libre; on la fait
évaporer, et cet acide cristallise. Les cristaux d'acide

tartarique sont irréguliers, comme formés de lames légèrement divergentes. Cet acide n'est point volatil ni déliquescent. Il est très soluble dans l'eau ; il se dissout aussi dans l'alcohol. Sa dissolution aqueuse se décompose par le contact de l'air : lorsque l'acide tartarique est cristallisé, il n'éprouve plus aucune altération.

Cet acide agit fortement sur l'organe du goût ; il a une saveur très vive. L'eau acidulée avec ce principe et édulcorée avec le sucre forme une boisson que l'on connaît sous le nom très impropre de limonade tartarique. J'ai expérimenté qu'un gros et demi d'acide tartarique concret pour deux livres d'eau formait une liqueur très acide ; que cette boisson agaçait l'estomac ; qu'elle n'était pas supportée par ce viscère lorsqu'il se trouvait actuellement échauffé, qu'il avait trop d'irritabilité. Deux scrupules de cet acide pour la même quantité de véhicule donnent une boisson douce, trop faiblement acidule, que l'on ne devrait prescrire que dans les maladies où la surface gastrique demande de grands ménagements. En prescrivant un gros d'acide tartarique cristallisé pour deux livres d'eau, on a une liqueur agréable, dont l'impression est assez forte, et qui possède la vertu tempérante avec toute l'énergie que le thérapeutiste peut désirer. On prépare dans les pharmacies le sirop d'acide tartarique.

La limonade tartarique excite l'appétit sur les personnes qui ont les organes digestifs dans un état sain. Son usage dissipe les accidents qui dépendent de l'irritation de ces organes : on voit fréquemment des dégoûts, des inappétences, des difficultés dans

les digestions, des nausées, des coliques, des flatuosités, même des diarrhées, des vomissements, céder à un emploi prolongé de l'acide tartarique. Nous
avons vu des personnes qui, par suite d'un régime
trop stimulant, de l'usage de vins alcoholiques, avaient
leur estomac dans un état pathologique; appétit nul,
digestions lentes et pénibles; constipation; teint jaunâtre, altéré; amaigrissement sensible; diminution des
forces toujours croissante, etc. L'acide tartarique a été
pour ces malades un remède singulièrement efficace :
deux morceaux de cet acide, de la grosseur d'une petite
noisette, pris le matin à jeun dans deux verres d'eau
avec du sucre, à une heure d'intervalle l'un de l'autre,
ont en peu de temps rappelé l'appétit, rétabli l'intégrité
des digestions, la liberté du ventre, donné un meilleur teint, des forces musculaires et de l'embonpoint,
en un mot, remis ces individus dans un état de santé
très satisfaisant. Lorsque les lésions gastriques ou intestinales sont trop graves pour être détruites par ce
remède, comme les dégénérescences squirrheuses,
cancéreuses, il rend encore quelques services; il diminue souvent la douleur, la chaleur, les rapports, la
fréquence des vomituritions, etc. Mais si l'estomac a
une irritabilité trop vive, s'il existe sur sa surface interne des points de phlogose, des ulcérations, etc.,
il est offensé par le contact de l'acide tartarique; la
boisson dont nous parlons fatigue, tourmente le malade. Il n'est pas rare de voir l'usage de l'acide tartarique produire des coliques, donner lieu à des déjections alvines. Une dame qui était attaquée d'une
myélo-méningite, qui avait l'estomac et les intestins

dans un état d'irritabilité morbide, prit le soir, une demi-heure avant souper, une cuillerée de sirop d'acide tartarique dans de l'eau; elle eut dans la nuit sept à huit évacuations alvines avec des coliques. Le lendemain matin, elle en prit une nouvelle cuillerée, elle alla encore à la selle plusieurs fois.

On emploie la limonade tartarique dans un grand nombre d'autres maladies. Nous nous en servons avec succès dans les fièvres, pour combattre la sécheresse, l'irritation, la phlogose des voies digestives, pour modérer l'excès d'activité de l'appareil circulatoire, pour tempérer l'ardeur fébrile, etc. : elle pourrait aussi servir dans les fièvres ataxiques pour calmer la phlogose des méninges cérébrales et rachidiennes, si cette lésion ne se communiquait à tous les cordons nerveux, si elle ne produisait souvent une névrilémite générale, si elle ne donnait à tous les tissus une sensibilité exagérée, qui fait que les molécules acides les offensent. Lorsque, dans les fièvres, la surface gastrique est vivement irritée, ou lorsqu'une innervation trop abondante lui communique une susceptibilité morbide, il faut rendre la boisson douce, peu chargée d'acide tartarique, pour que son impression ne blesse pas l'estomac.

TARTRATE ACIDE DE POTASSE, CRÈME DE TARTRE, *tartras acidulus potassæ, super-tartras potassii, cremor tartaris*. Cette substance saline existe dans le raisin, dans le tamarin : celle dont on se sert en médecine se recueille dans les tonneaux où l'on a conservé du vin : ce liquide l'a déposée sur les parois; cette matière se nomme alors tartre. On la purifie, et on obtient des cristaux blancs qui portaient le nom

de crème de tartre, et que l'on désigne aujourd'hui
par le titre de tartrate acide de potasse.

Cette substance est peu soluble dans l'eau; soixante
parties de ce véhicule ne dissolvent qu'une partie de
crème de tartre à la température ordinaire : la même
quantité de liquide en prend quatre parties, quand il
est bouillant. Unie au borax pour un cinquième, ou à
l'acide borique pour un dixième, la crème de tartre devient très soluble dans l'eau : on emploie fréquemment ce mélange, que l'on nomme crème de
tartre soluble. L'alcohol n'a aucune action sur la crème
de tartre. On administre cette substance en poudre ou
en solution dans l'eau, que l'on édulcore avec le sucre
ou un sirop.

Devions - nous placer la crème de tartre parmi les
agents tempérants ? Donnée à la dose d'une demi-
once, de six gros ou d'une once, en deux ou trois
heures au plus, cette matière médicinale suscite ordinairement des déjections alvines. Cet effet paraît tenir
à l'impression mordicante que cette substance acide
fait toujours sur la surface interne des intestins, lorsqu'on en prend à la fois une certaine quantité. Cette
impression aiguillonne la tunique musculeuse de ces
organes, elle accélère leur mouvement péristaltique;
tout ce que contient le canal alimentaire est expulsé
au dehors. Cette impression détermine même des coliques, du ténesme, un mouvement hémorrhoïdaire,
dans quelques occasions où la surface intestinale est
irritée, où celle des gros intestins surtout est rouge,
gonflée, trop irritable. Ces déjections alvines ne supposent pas l'existence, dans le tartrate acide de po-

tasse, d'une propriété purgative ; le canal alimentaire n'a qu'une manière de se débarrasser des corps dont le contact le tourmente, qui blessent son tissu : aussi voyons-nous les toniques, les stimulants, les stupéfiants occasioner également des évacuations intestinales, lorsque leur présence offense les organes digestifs. Il n'est donc pas juste de conclure qu'un médicament produit un effet purgatif parceque le malade a été à la selle après son administration. Il y a dans l'action d'un agent cathartique une irritation spéciale des voies digestives ; c'est cette irritation qu'il faut reconnaître, parceque c'est elle qui caractérise l'opération purgative.

Comme la crème de tartre n'est pas soluble dans les sucs gastriques, elle agit plus fortement sur la surface intestinale lorsqu'on l'administre en poudre : alors un ou deux gros de cette substance saline suffisent souvent pour déterminer des coliques et des évacuations alvines. Au reste l'intensité de ces effets est toujours proportionnée à la disposition actuelle des organes digestifs, à leur degré de susceptibilité ; ils sont très prononcés lorsque la surface intestinale est dans un état d'irritation.

A petites doses, la crème de tartre excite les organes gastriques, elle ne trouble plus les digestions : on la mêle souvent avec les amers stomachiques, le quinquina, le colombo, etc. Lorsqu'on l'administre à la dose de douze à quinze grains, en poudre, et qu'on laisse quelques heures d'intervalle entre chaque prise, ou quand, en la rendant soluble à l'aide du borax, on en met de deux gros à une demi-once dans une pinte d'eau, et que le malade en prend seulement un verre de deux heures en deux heures, alors on n'observe plus d'évacuations alvines : les molécules acides de cette substance sont absorbées, elles suscitent tous les effets qui caractérisent l'opération des acidules. On emploie, dans les maladies inflammatoires, la substance qui nous occupe; elle entre dans les traitements antiphlogistiques ; n'est-ce pas reconnaître le caractère tempérant de sa puissance ?

On conseille la crème de tartre en poudre, ou la boisson acide faite avec cette matière, dans le cours des fièvres. Tous les praticiens assurent qu'elle modère l'ardeur fébrile, qu'elle rétablit la sécrétion urinaire quand un état d'éréthisme ou de spasme la suspend, qu'elle rend la peau moins sèche, plus douce, etc. Ces effets thérapeutiques sont le produit de l'action que vont exercer sur tous les appareils organiques les molécules acides que l'absorption a recueillies sur la surface intestinale; l'impression qu'a ressentie cette surface contribue-t-elle à produire ces favorables résultats ? On a cru remarquer que, dans les fièvres adynamiques, un usage un peu abondant de la crème de tartre rendait la langue sèche et rugueuse : c'est qu'alors elle ajoute à l'irritation, à la condition morbide des organes digestifs.

On prétend que l'emploi journalier et long-temps continué de la crème de tartre à petites doses est un moyen efficace dans les jaunisses, dans l'hypochondrie : nous savons qu'un état d'irritation des voies alimentaires occasione souvent un désordre dans le cours de la bile, peut troubler l'exercice des fonctions

digestives. Faut-il rapporter à la vertu tempérante de
la crème de tartre les succès qu'elle a procurés dans
ces occasions ? On la recommande aussi dans les
embarras, dans les engorgements des viscères abdominaux ; ces lésions pathologiques dépendent fréquemment d'une phlogose sourde, occulte : est-ce en combattant le travail phlegmasique que la crème de tartre
devient alors un remède salutaire ?

B. *Substances minérales tempérantes.*

ACIDE BORIQUE, ACIDE BORACIQUE, SEL SÉDATIF DE
HOMBERG, *acidum boracicum, sal sedativus Hom-
bergii.* On retire cette matière du sous - borate de
soude, ou borax du commerce. On décompose ce dernier à l'aide de l'acide sulfurique : l'acide boracique
se précipite sous forme de paillettes micacées, blanches, brillantes : on purifie cet acide avant de s'en
servir comme médicament.

Le titre de sel sédatif qu'a reçu cette substance
paraît venir de ce que souvent elle produit un effet
tempérant : on la met à la dose de dix-huit à trente-six
grains dans une bouteille d'émulsion ou d'une boisson émolliente, etc., dont le malade prend un verre
de temps en temps. On conseille cette substance dans
les fièvres aiguës, pour modérer l'agitation du sang,
la chaleur fébrile, le délire, etc. L'acide boracique a
peu d'activité, au moins à la dose à laquelle on a coutume de l'administrer : son action sédative est peu
prononcée : on s'en sert rarement aujourd'hui.

EAUX MINÉRALES ACIDULES OU GAZEUSES. Nous ne voulons ici que soumettre au lecteur quelques réflexions.

39.

Lorsque l'eau est chargée d'acide carbonique , qu'elle a une saveur aigrelette , elle possède la propriété des agents de cette classe. Prise le matin à la dose de plusieurs verres, elle combat avec efficacité l'irritation , la phlogose des voies alimentaires, et dissipe les accidents que ces lésions fomentaient. Cette eau n'obtient pas un égal succès contre les affections phlegmasiques des autres appareils : peut-être ne conserve-t-elle pas sa propriété tempérante au-delà du canal alimentaire , peut-être cette eau perd-elle son acide carbonique après son absorption. On sait que l'eau surchargée de cet acide , et prise en trop grande quantité, a causé de l'anxiété , du trouble dans la circulation capillaire , une congestion cérébrale , des syncopes , etc.

- Nous irons maintenant plus loin : nous avons souvent vu trois verres d'eau minérale artificielle de Vichy, que les malades prenaient le matin à jeun , et à une demi-heure d'intervalle l'un de l'autre , faire disparaître des inappétences , des dégoûts , des gastrodynies , des dyspepsies , etc. Quand je me représentais la très petite quantité de matières salines que contenaient ces trois verres d'eau minérale, quand je considérais que plusieurs de ces matières étaient à peu près inertes sur les tissus vivants , je me voyais conduit à attribuer ces succès à l'acide carbonique qui , abondant dans le liquide qui nous occupe, exerçait sur l'estomac une impression semblable à celle des médicaments acidules , faisait disparaître l'irritation de ce viscère , et le remettait dans sa condition naturelle.

Administrée à des personnes qui avaient des gastro-

dynies par accès, des rapports aigres, des vomituritions surtout à jeun, des chaleurs et des picotements
dans l'épigastre, un teint jaunâtre, altéré, une maigreur progressive, etc., en un mot une dégénérescence
déjà bien avancée des tissus gastriques, l'eau minérale artificielle gazeuse éloignait d'abord la plupart de
ces accidents, et dans bien des cas les faisait cesser
entièrement, de manière à mettre en doute l'existence
de la lésion que l'on avait d'abord cru reconnaître.
C'est probablement quand ce remède dissipe les rougeurs, les éruptions, le travail phlegmasique, qui se
développent si souvent autour des tissus morbides,
dans les cancers d'estomac, qu'il suspend les accidents
dont nous venons de parler, qu'il masque pendant quelque temps le caractère de la maladie.

SECTION III. *De la médication tempérante.*

Examinons maintenant le pouvoir des médicaments
de cette classe sur chaque fonction en particulier.

Appareil digestif.

État physiologique. Nous trouvons dans la composition chimique des productions végétales tempérantes
deux parties bien distinctes : 1° des principes acides
qui agissent sur les fibres vivantes, qui modifient leur
disposition vitale, leur activité ; 2° des principes mucilagineux, albumineux, sucrés, qui sont susceptibles
d'être élaborés dans la cavité gastrique et transformés
en éléments réparateurs.

L'action des premiers sur le tissu de l'estomac

anime ordinairement sa vitalité; l'appétit augmente,
la digestion devient plus facile; le suc de citron, d'o-
range, le vinaigre, etc., produisent ces effets lorsqu'on les emploie pour corriger la fadeur de certains
aliments, pour flatter le palais. Quand les acides sont
rapprochés, leur impression sur la surface gastro intestinale est trop forte : alors ils suscitent d'autres
phénomènes.

Il n'est pas rare de voir les médicaments de cette
classe donner lieu à des évacuations alvines, lorsque
l'on se sert de composés très acides, et qu'on en prend
beaucoup, comme une décoction très chargée de tamarin, la crème de tartre et l'acide tartarique à haute
dose, le jus de deux ou trois citrons pris le matin à
jeun, etc. Alors la surface interne des intestins est vivement aiguillonnée; il en résulte des coliques et une
prompte expulsion des matières qui se trouvent dans
le canal alimentaire. Nous savons que de l'eau acidulée
et donnée en lavement provoque une sécrétion plus
abondante des cryptes muqueux des gros intestins,
fait rendre beaucoup de glaires par le bas.

Etats pathologiques. Quand la surface gastrique
est actuellement dans un état d'irritation, l'emploi
d'une boisson légèrement acidulée dissipe l'inappétence, le dégoût, les dyspepsies, la soif, le sentiment
d'ardeur que le malade éprouve à l'épigastre, même
les vomissements, s'il en existe : à mesure que cette
boisson efface la lésion gastrique, qu'elle ramène l'estomac à sa condition naturelle, l'appétit renaît, la chymification devient une opération facile, prompte, etc.
Quand les tissus mêmes de l'estomac sont dans un état

de phlogose, quand il existe sur la face interne de ce viscère des ulcérations, des végétations, des endroits qu'un travail phlegmasique rend rouges, gonflés, très sensibles, les acidules, même affaiblis, causent des accidents, un froid pénible à l'épigastre, qui se répand ensuite dans le corps, puis des picotements, des tiraillements, de l'anxiété, un agacement général, qui naissent de l'impression trop vive que les parties acides font sur les tissus malades. Dans les dégénérescences squirrheuses de l'estomac, les acidules déterminent des effets variés; quelquefois ils diminuent les rapports, les vomituritions, ce qui arrive surtout lorsque ces agents trouvent une irritation à combattre autour des tissus dégénérés. Quand l'organe gastrique est en proie à un cancer avancé, quand son intérieur offre des végétations, des ulcérations, les acidules aigrissent le mal; ils ajoutent aux tourments du malade, ils causent des tiraillements douloureux, un sentiment de déchirure, de froid et de chaud, etc. Le diagnostic des lésions de l'estomac peut dans bien des cas s'éclairer des phénomènes que produisent les acides aussitôt après leur administration.

Il est quelques lésions vitales de l'estomac dans lesquelles les acidules font naître des effets particuliers. Lorsqu'une innervation trop forte donne à ce viscère une irritabilité excessive, une susceptibilité morbide, les acidules le tourmentent, provoquent des mouvements irréguliers de ses fibres musculeuses, donnent lieu à une gastrodynie plus ou moins forte. Lorsque l'innervation que reçoit l'estomac est déréglée, qu'elle engendre des tensions, des spasmes, des crampes de cc viscère, les acidules augmentent fréquemment les accidents; d'autres fois ils les font cesser.

L'opération des acidules sur les intestins varie également selon l'espèce de lésions qu'ils présentent. Si leur surface interne est rouge, irritée, l'emploi continué quelques jours d'une boisson acidule, de l'eau chargée de sirop de groseilles, d'oranges, de limons, etc., fait successivement cesser les chaleurs abdominales, les coliques, la diarrhée, etc. S'il se fait sur cette surface une exhalation sanguine, ces boissons la ralentissent, peuvent même la suspendre; si elle est couverte d'ulcérations, de boutons, avec un travail phlegmasique, les boissons très légèrement acidulées apaisent les tranchées, les chaleurs abdominales, l'anxiété du malade; elles rendent les déjéctions moins fréquentes, elles changent souvent leur nature. Une boisson trop acide produit des effets opposés. Quand les lésions morbides existent principalement dans les gros intestins, et que l'on injecte les acidules par l'anus, ils produisent des effets analogues par leur action sur la surface interne des organes; ils apaisent les ténesmes, les cuissons.

Dans les coliques nerveuses ou spasmodiques, les intestins ont une irritabilité morbide due à l'excès d'influence qu'ils reçoivent des nerfs; les acidules offensent alors ces organes. Sur les personnes qui ont l'appareil digestif habituellement d'une grande sensibilité, les acides produisent fréquemment des tranchées.

L'action des acidules sur le foie ne devient guère évidente que lorsqu'il est dans une condition morbide. Une congestion sanguine du tissu de ce viscère four-

nit à ces agents une occasion de manifester leur puissance : ordinairement ils décident alors une sécrétion
abondante de bile, et l'évacuent par les selles. C'est
l'observation qui a fait dire que les acides faisaient couler la bile. Quel changement ces médicaments doivent-
ils produire dans l'action du foie lorsqu'il est dans un
état d'hypertrophie ? Doivent-ils diminuer alors la surabondance de bile que ce viscère fournit ? Suscitent-
ils quelques effets particuliers lorsqu'une portion de
son tissu est squirrheux, quand il éprouve la modification graisseuse ? etc.

Appareil circulatoire.

Etat physiologique. Les molécules acides dont le
sang se remplit après l'emploi des médicaments dont
nous nous occupons pénètrent avec ce fluide dans le
tissu du cœur, et parcourent tous les canaux qui servent à la circulation : en traversant les vaisseaux capillaires, elles attaquent leurs tuniques : aucun point
du système vasculaire n'est à l'abri de leur agression.
Cependant, donnés à des personnes chez qui la circulation du sang s'exécute avec la mesure d'énergie,
d'activité qui lui est habituelle, dont le pouls offre le
rhythme de l'état de santé, les acidules ne produisent
pas de changement appréciable, perceptible, dans
l'exercice de cette fonction. Ces agents n'affaiblissent
pas le pouls, ils n'augmentent ni la force ni la fréquence
des contractions du cœur; le cours du sang conserve,
dans les gros vaisseaux, sa régularité. On fait la même
observation quand on porte son attention sur le système capillaire : les médicaments de cette classe ne

causent pas de modification sensible dans l'action vitale des petits vaisseaux, lorsque ces derniers se meuvent d'une manière régulière, et que leur jeu n'est pas
trop rapide.

Etats pathologiques. Mais si l'appareil circulatoire
a beaucoup d'activité, si le cours du sang est accéléré
par une impulsion pathologique, si le pouls offre à la
fois de la vivacité et de la fréquence, alors la puissance
des agents acidules devient sensible, elle produit des
effets qu'il est important de signaler. L'usage de la limonade, de l'orangeade, de l'oxycrat, de l'eau chargée
de sirop de groseilles, de framboises, etc., ramène les
contractions du cœur à une mesure plus rapprochée
de celle qui appartient à l'état naturel. Ces boissons
ralentissent visiblement le rhythme morbide du pouls;
elles modèrent, elles règlent le cours du fluide sanguin dans les canaux qui le contiennent; elles sont
alors des médicaments tempérants. Tous les observateurs ont constaté cet effet après l'usage des acidules,
tous l'ont consigné dans leurs écrits : il est donc bien
sensible et bien réel.

L'influence de ces moyens médicinaux sur les petits
vaisseaux n'est pas moins remarquable. Lorsque les
oscillations des capillaires se répètent trop fréquemment, lorsque le sang traverse avec trop de rapidité
les innombrables canaux que ces vaisseaux déliés pré-
sen ent dans le tissu des organes et sur toutes les surfaces, il se fait un dégagement considérable de calorique, la température du corps est plus élevée que de
coutume, l'individu a le sentiment d'une ardeur intérieure qui est pénible pour lui; alors les acidules

agissent encore d'une manière évidente : ils calment
ce trouble, cette agitation intestine ; ils font baisser
cette température morbide du corps : on dit qu'ils sont
réfrigérants. On sait combien les malades consumés
par la fièvre sont avides de liqueurs acidulées.

Comment les agents pharmacologiques dont nous
étudions ici le pouvoir parviennent-ils à ralentir le
mouvement des organes circulatoires ? Le péricarde,
les surfaces internes du cœur et des vaisseaux sont
alors rouges, d'une vitalité exaltée : les acidules ont-
ils le pouvoir de dissiper cet état morbide, comme
ils dissipent celui de la peau et des surfaces muqueuses, de substituer la pâleur à l'érythème qui tourmente ces parties ? Le ralentissement du pouls est-il
la suite directe de ce changement d'état des organes
circulatoires ? ou faut-il remonter à l'appareil cérébral, et regarder le calme qui se manifeste dans
le système vasculaire comme le produit du décroissement qu'éprouve l'influence nerveuse au moment
où les acidules dissipent une surexcitation qui occupait l'encéphale et la moelle épinière ? Les effets tempérants et rafraîchissants que produisent les acidules
sont-ils alors des effets secondaires ? Si une cause ou
une lésion pathologique excite sympathiquement l'appareil circulatoire, et que le médicament acidule que
prend le malade ait la puissance d'affaiblir cette cause,
de diminuer cette lésion, il en résultera sans contredit
un ralentissement dans le cours du sang, et une modération dans l'intensité de la chaleur animale.

Appareil respiratoire.

Etat physiologique. Lorsque cette fonction a son mode habituel ou naturel d'exercice , les médicaments de cette classe ne produisent aucun changement appréciable dans les mouvements mécaniques ni dans les phénomènes chimiques de la respiration. Il est des personnes qui ne peuvent prendre de la limonade, du sirop de vinaigre framboisé, sans éprouver une extinction de voix : ces acidules altèrent toujours la condition naturelle de leur larynx.

Etats pathologiques. Lorsque , administrés dans un état d'agitation fébrile, ces agents ralentissent le cours du sang, ne doivent-ils pas en même temps opérer quelque modification dans le produit de cette fonction? Le sang, dont la marche est moins rapide , se remet moins souvent en contact avec l'oxygène de l'air atmosphérique dans les cellules bronchiques ; ne perd-il pas quelque chose de la qualité animée, vivifiante, que la fièvre lui avait donnée? Cet effet physiologique concourt-il à produire le décroissement qu'éprouve alors la température animale? Il est bien connu que les molécules acides irritent le tissu pulmonaire quand un état de phlogose a développé sa sensibilité. Dans les bronchites, les catarrhes aigus, la péripneumonie, la pleurésie, après l'ingestion d'une boisson acide, la toux augmente, il y a de l'oppression, . . le malade éprouve du malaise. Dès que l'état inflammatoire a baissé, et que la susceptibilité morbide du tissu pulmonaire est moins vive , l'impression des molécules acides l'irrite moins ; elle peut même alors favoriser l'expectoration, la rendre plus libre, plus facile.

Appareil cérébral.

Etat physiologique. Tant que l'appareil cérébral conserve sa condition physiologique, il ne paraît pas sensible à l'aiguillon des acidules : aucun phénomène ne vient après leur administration déceler un mouvement, un changement que produirait l'impression de leurs molécules sur l'encéphale, la moelle épinière ou leurs annexes : la sensibilité générale, les facultés intellectuelles, l'exercice des sens, ne subissent alors aucune variation perceptible.

Etats pathologiques. Lorsque les méninges cérébrales et rachidiennes sont rouges, dans un état d'irritation ou même de phlogose, les acidules sont-ils propres à combattre cette lésion ? L'eau chargée du suc de la groseille, du citron, de l'orange, etc., doit-elle tendre à dissiper la rougeur de ces parties, le travail pathologique dont elles sont le siège, comme elle le fait pour la peau et pour les surfaces muqueuses ? Mais un grand obstacle se présente dans ce cas pour leur administration : l'irritation des méninges encéphaliques et surtout rachidiennes ne peut exister sans donner lieu à une innervation plus forte ; tous les tissus vivants acquièrent alors une susceptibilité morbide, et les particules acides les offensent ; le malade semble agacé, tourmenté sur tous les points de son être après l'emploi de ces boissons ; il arrive même souvent qu'il refuse de les prendre. Il n'est pas rare de rencontrer des personnes qui ont ce que l'on appelle une affection spasmodique, vaporeuse, hypochondriaque, etc., ce que nous croyons être une myélo-méningite avec ou sans arachnoïdite, ce qui provient aussi quelquefois d'une plecto-neurite, et qui ne peuvent supporter l'usage des acides.

Dans les diverses lésions qu'éprouve la substance même de l'encéphale et de la moelle épinière, on n'a point observé les effets ou les phénomènes que les acidules peuvent faire naître.

Lorsqu'une exagération de la sensibilité générale, un état douloureux de tous les tissus, porte à penser qu'il y a une névrilémite générale, les acides tourmentent encore les malades : leur usage cause un agacement, une agitation, qui semble l'expression des attaques multipliées de leurs molécules sur le tissu de tous les nerfs.

Appareil musculaire.

Etat physiologique. L'action des molécules acides sur le tissu musculaire ne produit aucun phénomène apparent : l'exercice des actes de la locomotion ne subit aucune variation remarquable.

Etats pathologiques. Un état de phlogose, ou même d'irritation du tissu musculaire, donnerait aux molécules acides plus de prise sur lui : mais alors il faut encore voir l'impression de ces molécules sur les fibriles nerveuses qui s'y répandent, plutôt que sur les fibres musculaires elles-mêmes. Les inquiétudes, l'agitation que ferait naître l'emploi d'une boisson acide, procéderaient ordinairement de l'action des particules acides sur les cordons nerveux.

Appareil urinaire.

Etat physiologique. Les boissons acidules augmentent dans tous les temps le cours des urines, parcequ'elles portent dans le sang un excès d'humidité qui s'écoule par les reins. Les urines sont toujours plus copieuses après l'usage de la limonade, de l'eau de groseilles, du bouillon à l'oseille, etc., à moins qu'il ne survienne une sueur qui attire et enlève l'humidité du sang.

Etats pathologiques. Lorsque les reins sont dans un état d'irritation, que la sécrétion de l'urine est suspendue, c'est la propriété tempérante des agents de cette classe qui rétablit le cours de cette humeur. Cette condition morbide des reins existe souvent dans les fièvres, dans les phlegmasies; l'usage d'une boisson acidule réussit ordinairement à la changer. On sait qu'une saignée, pratiquée dans cette circonstance pour remplir une autre indication, est ordinairement suivie d'un écoulement d'urine. Les anciens avaient bien observé le pouvoir des acidules sur la sécrétion urinaire lorsqu'il y avait éréthisme des reins; pour prouver qu'ils savaient distinguer leur mode d'action de celui des médicamens excitans, qui augmentent aussi le cours des urines, ils nommaient les acidules des diurétiques froids, par opposition aux premiers, qui étaient pour eux des diurétiques chauds.

Appareil génital.

Les médicamens acidules ne produisent pas d'effets sur cet appareil qu'il nous importe ici d'exposer.

Système cutané.

Etat physiologique., L'emploi des acidules dans l'état calme de la santé tend à diminuer l'action des vaisseaux exhalants, à rendre moins forte la transpiration cutanée. C'est l'opinion de Sanctorius.

Etats pathologiques. Si la peau est actuellement irritée, et que sa tension, sa. condition morbide, nuise à l'exercice de sa fonction perspiratoire, les acidules produisent un effet contraire; leur impression rétablit la transpiration d'une manière assez prompte. Un homme est échauffé par la fièvre ou seulement par un violent exercice, sa peau a de l'âcreté au toucher, elle est sèche, le malade y éprouve un sentiment pénible d'ardeur, on lui administre de la limonade, de l'eau chargée du suc de l'orange, de la groseille, etc. : au même moment on voit les pores exhalants s'ouvrir, la peau s'humecter, ou même se couvrir de sueur.

Nutrition.

Etat physiologique. L'exercice occulte de cette fonction ne permet pas de décider si, après l'emploi des médicaments de cette classe, elle éprouve quelque modification Nous nous contenterons de rappeler que l'on recommande les fruits d'été aux individus qui ont un sang épais, d'une consistance trop riche, aux personnes d'un tempérament sanguin, à ceux chez qui il existe une surabondance de ce fluide. On assure que, si les personnes que nous avons ici en vue continuent plusieurs semaines l'usage de ces fruits, leur sang éprouve une profonde modification, il devient à la fois plus fluide et moins abondant.

Etats pathologiques. Lorsqu'une irritation permanente du cœur et des vaisseaux, ou une provocation sympathique de ces organes, précipite leurs mouvements, donne trop de rapidité à la circulation du sang, les pertes du corps sont excessives, et l'incorporation des principes réparateurs au sang et aux tissus vivants est difficile, insuffisante. L'emploi des acidules offre alors un avantage incontestable : ces substances ralentissent le mouvement circulatoire, et favorisent l'assimilation sur tous les points du système animal. Les acidules acquièrent dans cette occasion une grande influence sur la nutrition. Les fruits mûrs, la pêche, les cerises, le raisin, etc., offrent une nourriture très convenable dans les fièvres. On a opposé avec succès ces fruits à certains amaigrissements, avec trouble fébrile, qui ne dépendaient pas de désorganisations de viscères, etc.

On assure que les acides pris purs et concentrés, le vinaigre par exemple, font maigrir d'une manière prompte et bien sensible ; mais il ne faut pas oublier que, dans ce cas, ils altèrent la texture, au moins l'action des organes gastriques, et que c'est le désordre qu'ils introduisent dans l'exercice des fonctions nutritives qui occasione le défaut de réparation ou l'amaigrissement qui se manifeste alors. Les personnes qui, pour diminuer une obésité qui les contrarie, ont la faiblesse de recourir à ce moyen, succombent souvent à des lésions incurables de l'organe gastrique.

Absorption.

On ne connaît pas les variations que l'emploi des acidules détermine dans l'exercice de l'absorption.

Considérations générales.

Nos recherches sur les modifications qu'éprouve l'exercice de chacune des fonctions de la vie après l'usage d'un médicament acidule nous ont démontré : 1° que ces agents changent peu l'état actuel ou les mouvements des organes lorsque ces derniers ont leur mode naturel d'activité. Toutefois ces agents paraissent exciter légèrement le tissu de nos parties : à petites doses ils éveillent l'appétit, ils favorisent la digestion. Hoffmann a dit, en parlant du suc de citron : *Reficit partes flaccidas, et laxiores acore suo corroborat, tonum earum restituens.* L'impression des acidules est vive, passagère, instantanée ; leurs molécules, portées par le sang dans toutes nos parties, semblent, en passant, titiller les fibres des organes ; mais cette agression ne dure pas, et le mouvement qu'elle détermine cesse avec elle. Nous savons que si les principes acides sont plus concentrés, plus puissants, ils irritent les organes digestifs, ils pervertissent leurs fonctions : plusieurs des productions que nous admettons dans cette classe occasionent fréquemment des déjections alvines.

2° Dans une agitation pathologique, lorsque la circulation suit un rhythme accéléré, que le pouls est vif et fréquent, la chaleur animale très développée, les acidules font naître des effets plus apparents. Quelques tasses de limonade, d'orangeade, d'eau de groseilles, de décoction d'oseille, etc., modèrent la rapidité du sang, font baisser la température du corps. Ces effets tempérants et réfrigérants procèdent d'une

débilité, d'un affaiblissement relatif du cœur ou des autres parties. L'influence des acidules ramène les mouvements de ces organes à un rhythme moins précipité,
mais elle ne les fait pas descendre au-dessous du degré
qui leur est naturel : ces organes perdent seulement l'excès d'activité qu'ils avaient reçu, et les acidules paraissent cesser d'agir aussitôt que les tissus vivants sont reve-
nus à leur mesure d'action habituelle, aussitôt que le
calme est rétabli dans l'économie animale. C'est dans
l'appareil nerveux que réside le secret de leur propriété
tempérante. C'est en dissipant une surexcitation de
l'encéphale et de la moelle épinière qui provoquait
toutes les parties vivantes, qu'ils paraissent exercer une
influence tempérante ou sédative, et non point en opérant une mutation dans la condition matérielle de nos
organes.

Section IV. *Du mélange des acidules avec les médicaments des classes précédentes.*

Mélange des acidules et des toniques.

Le rapprochement des acides citrique, malique,
oxalique, avec la matière extractive, le tannin, l'acide
gallique, ne provoque pas de modification notable dans
la nature chimique de ces matériaux, ni de combinaisons nouvelles qui altéreraient, dénatureraient les
qualités, les propriétés des uns et des autres. Aussi on
ajoute fréquemment le suc du citron, de l'orange, celui
de la groseille, le vinaigre, l'acide tartarique, etc.,
aux infusions ou aux décoctions amères : on mêle également la crème de tartre à la poudre de quinquina,

au cachou, etc. Lors de l'administration de ces mélanges, les acides jouent souvent le rôle de correctifs par rapport aux ingrédients toniques. C'est par le même motif qu'il est sage d'administrer une boisson acidule au malade que l'on soumet à l'usage journalier d'un agent tonique, du quinquina, des extraits amers, des substances chargées de tannin et d'acide gallique, d'une préparation martiale, etc.; car le médicament peut échauffer l'estomac, causer de la chaleur, des constrictions douloureuses dans la région épigastrique, etc. : or la boisson acidule vient faire cesser ces légers accidents, et sans rien opposer à l'action médicinale du tonique, elle corrige les suites de son contact immédiat avec les voies digestives.

Le vinaigre est un excipient que l'on emploie quelquefois en pharmacie pour enlever aux substances toniques leurs matériaux médicinaux. Nous citerons le vinaigre de roses rouges.

Mélange des acidules et des excitants.

Lorsque l'on mêle les sucs acides végétaux aux infusions aromatiques, lorsque l'on choisit le sirop de groseilles, de vinaigre framboisé, de limons, d'acide tartarique, etc., pour édulcorer les boissons théiformes que l'on compose avec la sauge, la menthe, l'angélique, la camomille romaine, la feuille d'oranger, etc., la propriété tempérante ou rafraîchissante ne se montre pas : les effets que l'on aperçoit sont tous produits par une impression stimulante. Si l'on prend une dose assez forte de ces boissons, il survient une excitation générale, le pouls est vif, fréquent, la cha-

leur animale plus élevée, etc. Les molécules acides,
loin de contribuer à susciter ces phénomènes, ten-
draient plutôt à les réprimer; on pourrait même faire
servir la force agissante des médicaments de cette
classe à arrêter les progrès de la médication excitante,
ou au moins à tempérer les effets organiques qui la
constituent.

On conseille de mêler les acides végétaux aux sucs
des plantes crucifères, pour modérer l'action trop
vive, trop stimulante de ces derniers. Le principe
âcre, volatil des plantes que nous venons de citer
éprouve-t-il, par le contact des acides, une modification chimique qui adoucit son caractère? ou bien,
après l'administration de ces composés, les molécules
acides, par leur action tempérante, émoussent-elles
l'aiguillon que le principe propre aux crucifères porte
sur les tissus vivants?

On compose avec le vinaigre plusieurs médicaments
excitants : ce liquide est l'excipient du vinaigre scillitique, que l'on épaissit avec le miel, et qui prend alors
le titre d'oxymel scillitique. Quand on donne ce dernier à la fin des catarrhes, des péripneumonies, pour ranimer les forces expultrices des poumons, pour favoriser l'expectoration, les molécules du vinaigre, par leur
action sur le tissu pulmonaire, concourrent avec les principes de la scille à procurer le résultat que l'on attend.

Mélange des acidules avec les diffusibles.

Si l'on n'ajoute à chaque verre de limonade, d'o-
rangeade ou d'eau de groseilles, qu'une cuillerée de
vin ou quelques gouttes d'alcohol seulement, on ne

détruit pas la vertu tempérante ou rafraîchissante des
principes acides. Il est des personnes qui ne peuvent
employer la limonade seule ou pure sans éprouver
bientôt quelque dérangement dans l'exercice de leurs
digestions; cet inconvénient n'a pas lieu quand elles
mêlent un peu de vin à cette boisson acide. Lorsque la dose de vin ou d'alcohol est plus forte, lorsque le suc de citron, par exemple, n'est plus mis
dans le composé que pour l'agrément, comme dans le
punch, alors la vertu diffusible efface toute autre propriété. La commotion artérielle qui se manifeste peu
après l'emploi de cette liqueur, les phénomènes qui
apparaissent du côté du cerveau, tout atteste que la
puissance tempérante est nulle.

Mélange des acidules avec les émollients.

Ce mélange nous offre peu de chose à remarquer.
On se sert souvent du sirop de limons, d'oranges, de
groseilles, de vinaigre framboisé, d'acide tartarique,
pour édulcorer les tisanes de gruau, d'orge mondé,
de ris, de chiendent, de graines de lin, la solution de
gomme, le petit-lait, etc. L'observation prouve que
l'exercice de la vertu émolliente et de la vertu tempérante peut être simultané sans que l'on remarque de
la contrariété, de l'opposition entre ces deux forces
agissantes; mais la faiblesse de ces propriétés empêche
que l'on ne distingue le produit de chacune d'elles.
Lorsque les voies intestinales ont une grande susceptibilité, lorsqu'elles sont phlogosées, on se trouve bien
d'adoucir l'action des acidules en les délayant dans
une liqueur mucilagineuse ou amilacée.

SECTION V. *De l'emploi thérapeutique des médicaments acidules ou tempérants.*

Maladies de l'appareil digestif.

Les boissons acidules offrent un remède efficace contre un grand nombre d'affections qui se rapportent à la fonction digestive : fréquemment ces boissons montrent une vertu stomachique plus évidente, plus sûre que celle des substances toniques et excitantes. Quelques jours de leur emploi dissipent les anorexies, les dyspepsies, les gastrodynies, les diarrhées, les constipations opiniâtres, etc., qui tiennent à une irritation de la surface gastro-intestinale. C'est surtout dans cette occasion que l'on voit la limonade, l'eau de groseilles, les oranges, etc., ouvrir l'appétit, favoriser la chymification, tenir le ventre libre ou arrêter le dévoiement; en un mot faire succéder au désordre qui règne dans l'exercice de la digestion un état de choses qui annonce que les organes qui exécutent cette fonction ont repris leur condition physiologique.

On tire un avantage incontestable de l'usage des acidules dans l'inflammation, dans les ulcérations de la bouche (stomatite), du pharynx (pharyngite) : on les administre alors en boissons et en collutoires ou en gargarismes. Les acidules sont aussi recommandables dans la phlogose de l'œsophage, que l'on méconnaît souvent (œsophagite); en les conseille dans la phlegmasie des tissus gastriques et intestinaux (gastrite, entérite) : alors on rend la boisson aussi douce que l'exige la susceptibilité morbide de l'esto-

mac et des intestins. Le contact des molécules acides
avec les points, les endroits de ces organes qui sont
dans un état de phlogose, ne peut manquer de produire
un résultat salutaire. Il faut ici se rappeler l'opération
répercussive des liqueurs acides, parcequ'elle conduit
à concevoir leur action médicinale sur les organes qui
nous occupent, lorsqu'ils sont phlogosés. N'oublions
pas toutefois l'énergie que montre alors l'absorption dans
les voies alimentaires ; souvent la liqueur médicamenteuse a disparu avant d'être arrivée dans la dernière
partie des intestins grêles : aussi c'est toujours en lavement qu'il faut administrer les substances médicinales
que l'on veut opposer aux lésions des gros intestins.
Lorsque les lésions de l'appareil digestif ont provoqué
les autres appareils, qu'il y a de la fièvre, les boissons
acidules ont une utilité plus générale par leur influence tempérante sur le cœur, les capillaires, l'encéphale, etc.

L'oligotrophie, l'endurcissement, le ramollissement
des tissus gastriques et intestinaux sont des lésions
que les substances acidules ne peuvent modifier. Ces
substances procureront souvent un soulagement momentané aux malades qui porteront un cancer de l'estomac ou des intestins ; elles apaiseront la chaleur brûlante, les tiraillements, les picotements que ces malades
ressentent ; elles éloigneront les rapports, les vomissements, etc. Pour cela, il faut que la liqueur soit très
peu acidule ; car quand elle est trop chargée, ou bien
quand le cancer offre dans l'intérieur de l'organe une
surface ulcérée, couverte de végétations, de granu-
lations d'une sensibilité exquise, les malades ne peu-

vent plus supporter les acidules; ces derniers excitent
un sentiment de déchirure, de tiraillement insupportable; ils causent un froid pénible, etc.

On assure qu'une cuillerée de suc de citron, de sirop
d'acide tartarique, même de vinaigre, a fait cesser des
vomissements, des efforts de vomissements, des spasmes ou des crampes d'estomac. Ces accidents étaient-
ils le produit d'une irritation de la moelle épinière
dans le point qui correspond avec l'estomac? L'impression vive que ressentent les tissus gastriques, lorsqu'ils sont en contact avec des acides purs, se propage
à tout l'appareil cérébral; parvient-elle dans ce cas à
changer le mode morbide de vitalité de la moelle vertébrale, à dissiper la lésion qui occupe un de ses points,
et qui pervertit l'influence que ce dernier porte sur
l'organe gastrique? C'est sans doute un effet analogue
que produit le gaz acide carbonique, lorsqu'à l'aide
d'un autre acide on le dégage dans l'estomac d'un
corps où il est contenu; ce qui a lieu dans l'emploi
de la *potion anti-émétique* de Rivière.

Nous avons déjà dit que l'on pouvait tirer un parti
très utile des boissons acidules dans le traitement de
la diarrhée, de la dysenterie; que ces boissons étaient
propres à combattre les irritations, les phlogoses,
même les ulcérations intestinales qui entretiennent ces
maladies.

Nous dirons en terminant que les acides sont recommandés comme des vermifuges puissants. On conseille le suc du citron, pris concentré, lorsqu'il existe
des vers dans les intestins. L'action des principes acides
sur le corps de ces animaux, aussitôt qu'ils arrivent

jusqu'à eux, est sans doute la cause qui les fait périr, qui décide leur expulsion.

Maladies de l'appareil circulatoire.

Nous savons que les acidules sont indiqués toutes les fois qu'il existe une irritation du cœur et du péricarde, que le pouls est vif, fréquent, qu'il y a un trouble fébrile bien établi. L'usage de la limonade, de l'eau de groseilles, de l'acide tartarique, du bouillon d'oseille, etc., tend à combattre l'état morbide des instruments qui servent à la circulation : toujours ils calment l'agitation du sang, l'ardeur générale, etc. Ces boissons seront aussi des secours, mais d'un ordre bien secondaire, dans le traitement de l'inflammation du cœur (cardite), et du péricarde (péricardite).

Les boissons acidules ne peuvent rendre que de bien faibles services dans l'hypertrophie du cœur ; elles ne sont pas inutiles cependant pour réprimer les exaltations de vitalité et d'action auxquelles l'appareil circulatoire est alors si enclin ou si sujet, et qui amènent tant d'accidens ; des vertiges, des éblouissements, une attaque d'apoplexie, si c'est le ventricule gauche ; de l'oppression, de la toux, le crachement de sang, la congestion ou l'apoplexie pulmonaire, si c'est le ventricule droit. Les autres affections du cœur ou du péricarde ne cèdent pas à l'usage des agents qui nous occupent. Les acidules ne promettent pas d'être plus utiles dans le traitement des lésions vitales du cœur.

Un emploi raisonné des médicaments de cette classe pourra rendre quelque service dans l'irritation des canaux artériels (artérite). Ces médicaments agissent d'une manière bien favorable sur les vaisseaux capillaires, lorsque ces derniers ont une activité morbide, lorsqu'ils forment des congestions sanguines, qu'ils versent le sang par exhalation dans les voies alimentaires, urinaires, etc. On conseille les acidules dans une solution de gomme arabique, une décoction de riz, de racine de grande consoude, de gruau, etc., contre l'hématémèse, la dysenterie, l'hématurie, etc. Si l'on proscrit les acidules dans le traitement de l'hémoptysie, c'est que leurs molécules excitent la toux, et que l'on a un grand intérêt à éviter toutes les secousses mécaniques du tissu pulmonaire : c'est dans cette intention que l'on prescrit alors le repos et le silence.

Maladies de l'appareil respiratoire.

La propriété tempérante, rafraîchissante des boissons acidules conviendrait bien dans le traitement de l'inflammation des organes pulmonaires ; mais leurs tissus, lorsqu'ils sont dans un état de phlogose, ne peuvent supporter l'impression des molécules acides ; celles-ci provoquent une toux qui animerait davantage le travail phlegmasique : aussi les acidules sont-ils proscrits dans le traitement de la pleurésie, de la péripneumonie, de la bronchite. On les défend aux personnes qui ont la poitrine délicate, c'est-à-dire une grande susceptibilité du tissu pulmonaire, parcequ'ils font tousser. Lorsque les organes respiratoires sont exempts d'inflammation, mais que la membrane muqueuse des bronches fournit une sécrétion exubérante de mucosités, les acidules se montrent parfois favorables, en facilitant leur expulsion. L'oxymel simple s'administre souvent dans les catarrhes, dans les toux humides, comme remède expectorant, incisif, etc. L'impression que les molécules acides portent sur les poumons développe dans ce cas leurs forces expultrices.

Maladies de l'appareil cérébral.

On ne compte guère sur les médicaments acidules dans les lésions de l'appareil cérébral. De plus, lorsque quelque point de cet appareil est irrité ou phlogosé, l'innervation trop active donne aux tissus, aux organes, une susceptibilité qui ne souffre plus le contact des molécules acides.

Maladies de l'appareil musculaire.

Les acidules n'offrent pas de remèdes de quelque importance dans les maladies de l'appareil musculaire.

Maladies de l'appareil urinaire.

Il en sera de même dans les maladies de l'appareil urinaire. Les boissons acidules auront alors le mérite des boissons délayantes, humectantes, émollientes.

Maladies de l'appareil génital.

Les boissons acidules conviennent dans les affections inflammatoires de cet appareil, et dans celles qui tiennent à un excès d'innervation ou de vitalité.

Maladies du système cutané.

On conseille les boissons acidules dans les phlegmasies cutanées, dans l'érysipèle, dans la scarlatine, dans la petite-vérole : comme la lésion cutanée pro-

voque ordinairement le cœur, le met dans un état
d'irritation ainsi que les vaisseaux sanguins, l'action
tempérante de ces boissons s'étend alors à tout le
système animal. Si on ne se sert pas des acidules dans
la rougeole, c'est que les poumons sont ordinairement
irrités dans cette maladie, et que l'usage des boissons
acides augmente la toux, qui est alors rebelle et fatigante. On a vu les médicaments acidules administrés
dans les dartres, lorsqu'il y avait une phlogose vive
du tissu cutané, calmer la chaleur, les démangeaisons
que le malade éprouvait sur les endroits de la peau
qui étaient affectés : d'autres fois on a cru remarquer
que les acides donnaient lieu à des picotements plus
pénibles, qu'ils augmentaient l'irritation morbide dans
les lieux où les dartres avaient leur siége.

Des fièvres.

En rassemblant toutes les lésions qu'offre l'état de
fièvre, on voit que les acidules sont réclamés par tous les
appareils organiques; on reconnaît qu'ils rendent alors
de nombreux services. Ils humectent, ils rafraîchissent
les voies digestives; ils éteignent la soif; ils apaisent
le sentiment d'ardeur que le malade ressent dans l'épigastre et dans le reste de l'abdomen ; ils ralentissent
l'activité extrême du cœur et des vaisseaux ; ils tem-
pèrent l'agitation du sang et la chaleur fébrile ; ils
diminuent la fréquence des inspirations, l'excitation
de la surface bronchique; ils font couler les urines ;
ils dissipent l'aridité de la peau, etc., etc. ; aussi l'usage
de la limonade, de l'eau de groseilles, de l'oxycrat,
du bouillon d'oseille, etc., est-il recommandé dans

toutes les fièvres, quel que soit leur caractère. L'opinion unanime des praticiens sur l'utilité des boissons acidules dans ces affections prouve bien que chacun a apprécié l'importance des services qu'elles rendent, et que c'est l'expérience elle-même qui a consacré leur emploi dans les fièvres.

C'est à dessein que nous n'avons pas parlé de l'action des acidules sur l'appareil cérébral. Lorsque, dans les fièvres ataxiques, les méninges encéphaliques et spinales, ou bien la substance même de l'encéphale et de la moelle épinière se trouvent prises d'une irritation ou d'un travail de phlogose, il semble que les boissons qui nous occupent soient propres à combattre cette lésion, à empêcher ses progrès, à diminuer son intensité. L'influence tempérante qu'elles exercent sur le cœur et les vaisseaux, surtout l'impression qu'elles portent sur l'encéphale et ses dépendances, promettent ces avantages. Mais une réflexion m'inquiète : quand l'appareil cérébral est surexcité par un état morbide, tous les tissus ont une susceptibilité excessive ; les cordons nerveux eux-mêmes sont dans un état morbide ; il y a névrilémite générale. Les acidules ne produisent-ils pas alors une agression fâcheuse contre tous les tissus, un mal que l'on méconnaîtrait, que l'on ne verrait pas au milieu du désordre qui règne dans l'économie animale ?

Nous nous plaisons à répéter ici que nous devons à M. le professeur Broussais une nouvelle doctrine sur les fièvres, et par suite un nouveau mode de traitement qui assure à son auteur la reconnaissance des amis de l'humanité. On ne voit plus de fièvres adyna-

miques : on voit plus rarement des fièvres ataxiques ;
les fièvres inflammatoires, bilieuses, muqueuses finissent plus tôt, restent généralement bénignes, n'éprouvent plus ces conversions en fièvres malignes ou putrides, autrefois si communes, depuis que l'on s'occupe
de rechercher les lésions qui existent dans ces maladies ; depuis que l'on suit le développement de ces lésions, que l'on estime leur importance, que l'on combat
par des sangsues celles qui tendent à prendre trop d'é-
tendue ou une fâcheuse prédominance ; depuis que
l'on insiste sur l'usage des boissons acidules ou émollientes, et que l'on proscrit les médicaments toniques,
excitants, irritants, le vin, etc.

Des affections scorbutiques.

On vante les acides végétaux comme un remède salutaire dans le scorbut. Nous pourrions citer ici bien des
faits qui semblent prouver leur efficacité dans les
affections scorbutiques.

~~~~~~

CLASSE VIe.

MÉDICAMENTS NARCOTIQUES.

SECTION I. *Considérations générales sur les médicaments narcotiques.*

Les médicaments narcotiques, *medicamenta narcotica,* du grec ναρκωτικὸς, dérivé de νάρκη, engourdissement, torpeur, assoupissement, sont des agents qui suscitent un mode particulier de médication ; ils paraissent troubler, et bientôt pervertir l'influence que tous les tissus reçoivent de l'encéphale et de la moelle épinière : car c'est principalement sur ces centres de vitalité que se porte leur action : c'est en modifiant l'état actuel de ces parties qu'ils altèrent les sensations, qu'ils donnent des perceptions fausses, qu'ils dérangent l'exercice des actes de la locomotion et des fonctions de la vie , qu'ils provoquent tous les phénomènes qui caractérisent la médication narcotique. On nomme aussi ces médicaments stupéfiants, *medicamenta stupefacientia,* du verbe latin *stupefacere,* stupéfier, étonner, étourdir ; ils prennent le titre de parégoriques , de παρηγορέω , je console , j'adoucis ; de sédatifs , de calmants , *sedativa, sedantia,* quand ils servent à combattre une agitation pathologique, quand ils modèrent le cours trop rapide des humeurs , les mouvements trop vifs des organes. Ils sont anodyns, *anodyna,* de α privatif, et de ὀδύνη, douleur, quand ils affaiblissent ou font cesser la douleur; hypnotiques, *hypnotica, somnifera,* quand ils procurent le sommeil.

Dans l'étude des effets immédiats que suscitent les agents de cette classe, il est important de ne pas perdre de vue les relations intimes qui existent entre le cerveau, la moelle épinière d'une part, et tous les organes du corps de l'autre, par l'intermédiaire des nerfs: car c'est ce lien qui nous fera concevoir la raison d'une foule de phénomènes physiologiques qui suivent l'administration des narcotiques. Comme l'appareil cérébral préside aux mouvements de tous les organes, de ceux surtout qui ont une composition musculaire, on ne s'étonnera pas de voir ces mouvements se dérégler quand cet appareil prend une action nouvelle, quand les médicaments dont nous allons nous occuper le mettent dans une condition insolite.

C'est encore aujourd'hui un sujet de discussion que le caractère de la force agissante des médicaments narcotiques; nous tâcherons de le déterminer, en appréciant, autant que nous le pourrons, l'origine des phénomènes organiques que suscite son exercice. Annoncer que les agents de cette classe portent surtout leur puissance sur le système nerveux, c'est déclarer que leur médication offrira une sorte de désordre, que l'on y rencontrera bien des symptômes inconstants, singuliers.

SECTION II. *Des substances naturelles qui ont une propriété narcotique.*

Nous ne trouvons que dans le règne végétal des substances douées d'une vertu narcotiqne.

Famille naturelle des papavéracées.

PAVOT, TÊTE DE PAVOT, κωδία, *papaveris capitulum,* capsules du PAPAVER SOMNIFERUM, L., plante annuelle, indigène dans le midi de l'Europe, dans l'Orient, et que l'on cultive dans nos provinces pour ses fruits. On distingue deux variétés de cette plante : l'une, que l'on nomme pavot blanc, porte des capsules ovoïdes et des semences blanchâtres; l'autre s'appelle pavot noir, elle fournit des capsules globuleuses et des semences noirâtres. Ce sont les têtes du pavot blanc que l'on emploie en médecine; elles sont beaucoup plus grosses que les autres. On cultive dans les jardins le pavot à fleurs pleines, dont les nuances vives et variées produisent un très bel effet.

Le fruit du pavot offre un phénomène de végétation remarquable: il présente une capsule dont le péricarpe est rempli, comme la tige, les feuilles [1], les pédon-

---

[1] Un riche propriétaire des environs de Versailles, voulut faire servir les feuilles du pavot à la nourriture des moutons: ces animaux les mangèrent avec plaisir après leur dessiccation, mais ils ne tardèrent pas à éprouver des vertiges et des tranchées qui obligèrent d'en suspendre l'usage. (*Journ. de pharmac.,* tom. VII.)

cules, d'un suc propre, lactescent, très amer, un peu
âcre, d'une odeur vireuse, qui jouit de propriétés très
développées, dont l'action produit un désordre très remarquable dans les fonctions cérébrales. Les graines
étaient attachées aux parois des capsules; elles en
ont tiré leurs principes nourriciers, cependant elles
ne recèlent aucune parcelle des matériaux chimiques
du péricarpe, elles ne participent point aux propriétés dont nous venons de parler : elles ont une composition huileuse et une vertu seulement émolliente.
L'huile fixe que l'on extrait de ces graines se mêle
dans le commerce avec l'huile d'olive; on en mange
journellement sans s'en douter. Dès la plus haute
antiquité, ces graines servaient à la nourriture de
l'homme : on en fait, dans nos provinces, des gâteaux et d'autres pâtisseries. On trouve donc dans le
fruit du pavot deux parties bien distinctes : le péricarpe est médicamenteux, les graines sont alimentaires. Lorsque les anciens, Virgile en particulier,
appellent les pavots, *papavera soporifera, lethœa,*
c'est de la première partie de ce fruit qu'ils entendent
parler; ils n'ont au contraire en vue que les graines
quand ils disent *papaver cercale, vescum.*

Si l'on pratique des incisions sur les capsules et sur
les pédoncules des pavots en pleine végétation, il en
découle un suc blanchâtre qui devient brun en séchant
à l'air. M. Vauquelin a examiné ce produit, et il assure
qu'il contenait aussi la morphine, l'acide méconique,
la substance extractive huileuse, etc. (*Annal. de
chimie*, tom. IX, pag. 282.) M. Ricard-Duprat,
pharmacien à Toulouse, vient de nouveau de consta-

ter l'existence de la morphine dans l'extrait de têtes de pavots, qu'il nomme opium indigène.

On fait, avec la capsule sèche du pavot, des infusions ou des décoctions que l'on donne en tisane, en lavement, que l'on emploie en fomentations, etc. On en prépare un extrait qui est d'un brun rougeâtre, d'une saveur moins forte que l'extrait d'opium, et qui ne produit un effet bien prononcé qu'à la dose de 10 à 12 grains, d'après les expériences du docteur Bosquillon. Ces capsules servent à préparer le sirop diacode ou le sirop de pavot blanc : comme ce composé est très visqueux, et qu'il s'altère facilement, on a conseillé de substituer l'opium aux capsules du pavot dans sa confection ; sous le nom de sirop diacode, on se sert ordinairement du sirop d'opium.

Dans tous les composés pharmaceutiques que l'on fait avec les capsules du pavot, il n'entre que le péricarpe ; on rejette les graines dont ce dernier est rempli. Ceci amène une réflexion assez importante, c'est que l'on ne soigne point, comme on devrait le faire, la récolte des fruits du pavot que l'on destine à des usages thérapeutiques. Nous avons vu que ces fruits fournissent deux produits : 1° des semences d'où l'on se propose de tirer de l'huile ; 2° un péricarpe dont on compose des agents médicinaux. C'est ordinairement pour la graine que l'on cultive le pavot ; ce n'est que par accident ou par occasion que l'on tire parti du péricarpe, le plus souvent on le rejette, on le brûle. Or la botanique nous apprend que dans un fruit le péricarpe et les graines ont un développement successif : d'abord la pemière partie se gonfle, se remplit de suc, montre une grande vigueur de végétation ; puis les graines se forment, et à mesure qu'elles parviennent à leur perfection, le péricarpe se dessèche et perd les matériaux chimiques qu'il contenait. Les pharmaciens, qui ne s'intéressent qu'à ce péricarpe, doivent-ils attendre, pour récolter les têtes de pavot, la maturité des semences, comme les cultivateurs, qui ne pensent qu'à celles-ci ou à l'huile qu'elles leur promettent ? Les têtes de pavot que nous trouvons chez ces derniers conviennent-elles pour en tirer des composés pharmacologiques ? Ne devrait-on pas recueillir les capsules dont on veut se servir en médecine pendant qu'elles sont vertes, remplies de sucs propres, et avant la maturité des graines ? Ne devrait-on pas procéder avec soin à leur dessiccation ; en un mot, les choisir quand elles ont leur plus grande efficacité, et employer tous les moyens convenables pour que cette dernière ne subisse aucune altération ? Alors on ne se plaindrait plus de l'inconstance, de l'infidélité de la force agissante des têtes du pavot : toujours également développée, également puissante, la vertu de cette production susciterait constamment les effets organiques que la thérapeutique attendrait d'elle.

Toutefois les capsules du pavot que les agronomes fournissent aux pharmaciens ne sont point dépourvues de vertu. Tous les jours on s'en sert avec succès pour dissiper des concentrations vicieuses de vitalité, pour faire cesser des mouvements organiques désordonnés, pour calmer des coliques, des toux, des douleurs, etc. ; toujours l'infusion et les autres composés pharmaceutiques que l'on retire des têtes de pavot agissent d'une manière visible sur la sensibilité et sur la contractilité musculaire : souvent ils portent à la tête, ils causent de l'assoupissement et tous les phénomènes qui ont coutume d'apparaître lorsqu'il se forme un engorgement cérébral. J'ai vu des enfants offrir de légers symptômes de narcotisme pour avoir pris de la décoction de capsules de pavot.

Chacun connaît les travaux de M. Loiseleur-Deslonchamps sur les préparations que l'on peut faire avec le pavot indigène. Guidé par le désir de rendre cette plante plus utile à la médecine, il s'occupa des moyens qu'il était le plus avantageux d'employer pour se procurer le suc narcotique qu'elle recèle. 1° A l'aide d'incisions pratiquées sur les capsules et les pédoncules, il obtint une matière brune, d'une odeur vireuse, qu'il donna à la même dose que l'extrait aqueux d'opium. 2° En pilant les capsules vertes du pavot, en les soumettant à la presse, il en retira un suc avec lequel il composa, par les procédés ordinaires, un extrait d'une couleur noirâtre, qu'il donna à une dose double de celle de l'opium. 3° En traitant les feuilles et les tiges de la même manière, il vit que le suc propre qui recèle la vertu narcotique était moins abondant dans ces parties que dans les pédoncules et dans les capsules ; il a aussi beaucoup moins d'énergie. 4° M. Loiseleur-Deslonchamps voulut avoir un extrait des capsules du pavot sans leur faire éprouver ni contusion ni expression : il les mettait bouillir dans l'eau, et procédait ensuite à l'évaporation du liquide avec les précautions ordinaires. La matière extractive qui fut le

résultat de cette opération était aussi faible de propriété
narcotique que la composition précédente. 5° Enfin
il voulut essayer de retirer un extrait des capsules
sèches du pavot, en soumettant à une ébullition prolongée celles que l'on rejette après s'être emparé de
leurs graines; mais il reconnut que ce composé était
extrêmement débile. (*Mémoire sur les succédan. de
l'opium, Man. des pl. usuel. indigèn.*, tom. II,
pag. 81.)

M. Loiseleur-Deslonchamps s'est servi de ces diverses compositions dans les maladies où l'usage des
calmants, des narcotiques, est indiqué. Il a obtenu
avec elles quelques succès dans les douleurs de tête,
dans les insomnies, dans les toux nerveuses, dans
les flux dysentériques, dans le choléra, dans des coliques, dans des vomissements, etc. En se repré-
sentant les lésions pathologiques d'où procèdent les
maladies dont nous venons de parler, on voit que les
composés qui en ont été les remèdes ont combattu des
irritations qui existaient dans les voies alimentaires
(les diarrhées, les flux dysentériques le choléra), ont
fait cesser des contractions anomales des fibres musculaires intestinales (les coliques), ont dissipé une disposition morbide de l'appareil cérébral (l'insomnie, les
douleurs de tête), ont arrêté des provocations pathologiques que les poumons, l'estomac, recevaient des nerfs
(les toux nerveuses, les vomissements).

OPIUM, *Opium. Opium thebaicum.* Suc d'une nature chimique particulière que fournissent les capsules
du PAPAVER SOMNIFERUM L. On cultive cette plante,
pour en retirer cette substance, dans la Natolie, dans

la Perse, dans l'Égypte, etc. De vastes campagnes
sont tous les ans recouvertes de pavots destinés à la
récolte de ce suc. La manière de l'obtenir est fort
simple : on pratique vers le soir, avec un instrument
de fer muni de cinq petites lames, cinq incisions pa-
rallèles sur les capsules, avant qu'elles aient atteint
leur entière maturité ; il découle de ces plaies un suc
qui s'épaissit pendant la nuit et que l'on recueille le lendemain matin. On réunit dans un vase tout ce que l'on
a obtenu. On recommence plusieurs fois cette opération : les nouvelles incisions que l'on fait autour de la
capsule fournissent chaque fois un produit que l'on
ajoute au premier. Quand la récolte est terminée et
que les capsules sont épuisées, on pile la plante, on
en exprime le suc, on le fait évaporer, et il paraît
que l'on mêle cet extrait avec l'opium dont nous venons de parler. On humecte le tout avec un peu
d'eau, on le malaxe avec une spatule de bois, et on
en forme des masses arrondies ou des gâteaux aplatis que nous trouvons dans le commerce enveloppés
de feuilles de pavot, et pesant depuis quatre onces
jusqu'à une livre. Lorsqu'il existe un grand nombre
de capsules sur le même individu, et que quelques
unes de ces capsules restent petites, on les coupe et
on les rejette, afin d'augmenter le développement, le
volume des autres, et de pouvoir en tirer une plus
grande quantité d'opium. Cette substance médicinale
doit avoir une consistance molle, ou au moins se laisser
facilement ramollir sous les doigts ; elle a une couleur
noirâtre, une odeur forte, désagréable, que l'on nomme
ôdeur vireuse, une saveur âcre, amère, nauséabonde.

La chaleur du climat paraît avoir une influence réelle sur la formation et sur la vertu du suc propre du pavot. Cette plante en contient beaucoup plus dans les régions où l'on s'occupe de la récolte de l'opium que dans nos contrées. L'action du calorique et de la lumière lui communique aussi dans ces latitudes plus de puissance. L'opium du Levant recèle une vertu narcotique plus développée, plus énergique, que celui qui provient de nos pavots. Il faut toujours une dose double, souvent même plus élevée de ce dernier pour provoquer des effets organiques aussi prononcés, aussi intenses qu'avec l'opium oriental. M. Loiseleur-Deslonchamps a cru remarquer que le suc de nos pavots montrait plus d'énergie quand l'été était très chaud (*ouvrage cité*, pag. 123). On trouve, dans le *Bulletin de pharmacie*, t. II, pag. 224, des essais qui tendent à prouver que l'extrait de pavots cultivés à Naples a une force agissante beaucoup plus étendue que l'extrait de pavots des environs de Paris. M. Olivier dit qu'en Perse l'opium le meilleur et le plus estimé est celui que l'on récolte dans les provinces méridionales. (*Voyage dans l'empire othoman, l'Égypte et la Perse*, tom. III, p. 155.)

L'opium ne sert pas seulement pour des usages thérapeutiques. On sait que les Turcs et les Persans en prennent tous les jours, qu'ils en sont singulièrement avides, parcequ'il leur procure un bien-être délicieux, des sensations agréables ; ils en font une consommation considérable : aussi la récolte de l'opium est-elle dans ces contrées un objet fort important. On assure qu'il s'en débite annuellement vingt mille livres sur la côte occidentale de Sumatra. Il s'em-

ploie tant d'opium dans l'Inde, que, pour le seul
besoin de ce pays, il s'en exporte annuellement six
cent mille livres du Bengale. Le commerce offre fréquemment un opium altéré par la cupidité des marchands : on y mêle les extraits des plantes qui ont
une odeur vireuse, analogue à la sienne : celui de lai-
tue, de glauciet, etc., quelquefois l'extrait des feuilles
du pavot même ; on y ajoute encore la farine de riz,
de l'huile, des substances inertes.

Les chimistes se sont occupés avec un soin tout particulier de l'analyse de l'opium. Nous distinguerons
d'abord les recherches de M. Derosne, qui a signalé
dans ce produit végétal une substance saline particulière, que l'on a nommée sel de Derosne, narcotine;
cette substance est blanche, insipide, inodore, cristallisée, insoluble dans l'eau froide, soluble dans quatre
cents parties d'eau bouillante, et dans vingt-quatre
parties d'alcohol amené aussi au degré d'ébullition.
Cette substance se dissout dans l'éther, dans les huiles
volatiles, dans les acides, et même dans l'huile d'olives
et dans l'huile d'amandes douces, à l'aide de la chaleur; elle n'a point de propriétés alcalines.

En 1804, M. Séguin communiqua à l'Institut un
mémoire dans lequel il annonçait avoir trouvé dans une
dissolution d'opium cinq substances distinctes : 1° une
matière cristalline qu'il co sidère comme un principe
inconnu (morphine) ; 2° un acide nouveau qui jouit
de propriétés particulières (acide méconique) ; 3° une
matière insoluble dans l'eau, soluble dans l'alcohol,
les acides et les alcalis, qu'il appelle principe amer
insoluble de l'opium ; 4° une substance soluble dans

l'eau et dans l'alcohol , qui n'est précipitée par aucun
réactif, et qu'il nomme principe amer soluble de l'opium;
5° de l'acide acétique ; 6° une substance huileuse ;
7° une substance amilacée. Dans cent parties d'opium,
M. Séguin a trouvé quatre parties de matière cristalline et dix d'acide particulier à ce suc narcotique.
(*Voyez la réclamation en faveur de M. Séguin, de la
découv. de la morphine et de l'acide méconiq.. par
M. Vauquelin. Annales de chimie, tom. IX, 1818.*)

Depuis cette époque , M. Sertuerner , pharmacien
à Eimbeck , dans le royaume d'Hanovre , a présenté
un nouveau travail sur l'opium. Cet habile chimiste a
étudié les caractères de la matière saline que contient
cette substance , et il y a reconnu une base alcaline à
laquelle il a imposé le nom de morphine. Il a égale-
lement désigné par le titre d'acide méconique , l'acide
déja découvert dans le suc médicinal du pavot.

Morphine. La morphine est une substance que l'on
précipite par l'ammoniaque d'une dissolution saturée
d'extrait aqueux d'opium. Quand elle est pure , on lui
trouve les propriétés suivantes : elle est solide, incolore, cristallisée , inodore, presque insoluble dans l'eau,
très soluble dans l'éther; l'alcohol la dissout à chaud
et la laisse déposer par le refroidissement : ces dissolutions ont une saveur amère. La morphine se combine avec les acides; elle forme avec eux des sels fort
remarquables.

La morphine agit fortement sur l'économie animale. Trois personnes en prirent chacune un demi-
grain dissous dans un demi-gros d'alcohol , étendu ensuite dans quelques onces d'eau distillée. Une rou-

geur générale, que l'on pouvait même apercevoir dans
leurs yeux, couvrit leur figure, principalement les
joues ; les forces vitales parurent exaltées. Un autre
demi-grain de morphine, pris une demi-heure après,
augmenta considérablement cet état, excita une envie
passagère de vomir et des étourdissements. Un quart
d'heure était à peine écoulé, que les mêmes personnes
avalèrent un troisième demi-grain de morphine : l'effet
en fut subit : elles sentirent une vive douleur dans l'estomac, un affaiblissement et un engourdissement général ;
elles étaient sans cesse menacées d'évanouissement.
Une d'elles tomba dans un état de rêverie, éprouva des
frémissements musculaires dans les extrémités, principalement dans les bras. M. Orfila fit des expériences
avec la morphine : il en fit prendre à des chiens. Il remarqua que la morphine donnée à la dose de douze
grains ne suscitait aucun phénomène sensible, parceque son peu de solubilité empêche son union avec les
sucs gastriques, et retarde son absorption. Il n'en est
pas de même des sels de morphine, qui sont solubles
dans l'eau ; ils agissent avec la même intensité que
l'extrait aqueux d'opium, et déterminent exactement
les mêmes symptômes. Quand on a séparé la morphine et le sel de Derosne de l'extrait aqueux d'opium,
on peut administrer ce dernier à forte dose sans déterminer des symptômes de narcotisme.

Acide méconique. L'acide méconique est sans couleur, d'une saveur acide, très soluble dans l'eau et dans
l'alcohol. Il n'agit pas d'une manière sensible sur le
corps ; M. Sertuerner en prit cinq grains sans en éprouver aucun effet. Ce chimiste pense aussi que les autres

parties constituantes de l'opium ne possèdent aucune des propriétés de la morphine, et que c'est ce dernier principe qui suscite les effets que l'on observe après l'emploi de l'opium. (*Annal. de chimie*, tom. V, p. 21.)

«M. Robiquet a répété les expériences de M. Sertuerner : son travail a ajouté une nouvelle perfection à l'analyse de l'opium. (*Annal. de chimie*, tom. V, p. 275.) On sait aujourd'hui que ce suc épaissi du pavot est formé de méconate acide de morphine, d'une matière extractive, de mucilage, de fécule, de résine, d'huile fixe, de caoutchouc, d'une substance végéto-animale, de débris de fibres végétales, quelquefois d'un peu de sable, et de la matière blanche cristalline ou narcotine que M. Derosne avait nommée sel d'opium, et que M. Robiquet croit avoir séparée du méconate de morphine, auquel elle est associée dans le produit végétal dont nous nous occupons. M. Derosne pense que la morphine n'est qu'une modification de la narcotine; que c'est celle-ci qui devient morphine par suite de l'action des matières que l'on emploie pour la précipiter de la dissolution d'opium.

Narcotine. Quoi qu'il en soit, la narcotine unie aux acides paraît avoir peu d'action sur l'économie animale. M. le docteur Bally a pu en faire prendre à des malades des doses qui me paraissent effrayantes, comme 30 grains, 40 grains, et même plus, et il n'a point obtenu d'effets bien remarquables, il n'a point éprouvé d'accidents. Administrée pure et sans être associée à un acide, la narcotine me paraît avoir beaucoup plus d'empire sur nos organes : elle attaque avec

violence l'encéphale et la moelle épinière ; elle m'a paru
affaiblir : son action tend à interrompre l'influence nécessaire de ces centres de vitalité sur le cœur, les poumons, etc. On voit, par les expériences de M. le professeur Orfila, que la narcotine donnée à des chiens
à la dose de huit à dix grains cause de l'affaiblissement, un état de stupeur, une profonde débilité des
membres, de l'abattement, des mouvements convulsifs, la mort à la fin du deuxième ou du troisième
jour.

Un grain de narcotine, pris le soir, a procuré du
sommeil, comme le faisait un demi-grain d'acétate de
morphine que l'on prenait auparavant, mais le lendemain matin il existait une très violente céphalalgie frontale avec une sorte de stupeur générale. Le
soir, on prit de nouveau deux grains de narcotine ; il y eut encore du sommeil pendant la nuit, et
le matin le malade se plaignait d'un très grand mal
de tête : vers le milieu du jour, il tomba dans un accablement extrême, qui se continua pendant la nuit,
bien qu'il ne prît plus de narcotine. Le matin il était
dans l'état le plus alarmant : décoloration des lèvres
et de la figure, refroidissement de tout le corps, assoupissement d'où il était très facile de tirer le malade ;
alors il causait, s'asseyait sur son lit : les facultés intellectuelles n'étaient nullement troublées, mais il
éprouvait des vertiges et des éblouissements prolon-
gés. La tête était pesante, les pupilles contractées. La
figure n'était pas gonflée, ni les paupières pendantes ;
il n'y avait pas d'hébétude, en un mot le malade
n'était pas dans un état de narcotisme. Pouls faible,

petit, lent. Le malade paraissait ne pas souffrir beaucoup. Il est resté dans cet état jusqu'au jour suivant,
et ne s'est rétabli qu'avec peine.

Je pense que nous connaissons mal tout ce qui tient
à l'opération de la narcotine sur le corps animal. Je suis
porté à croire que ce principe porte une influence mal-
faisante, délétère sur le cerveau et sur la moelle épinière, que cette influence trouble d'abord, qu'elle
arrête même les mouvements, l'action de ces parties,
et que c'est par ce mécanisme qu'elle cause la mort.

Le désaccord qui existe parmi les observateurs au
sujet des propriétés pharmacologiques et vénéneuses
de la narcotine procède de plusieurs causes. 1° L'inconstance de ses effets peut tenir à sa nature chimique ;
cette substance éprouverait dans sa préparation des
modifications qui exalteraient, et qui d'autres fois
diminueraient sa force agissante. 2° La narcotine n'est
pas soluble dans les sucs aqueux ; son inertie peut dépendre de ce qu'elle n'aurait pas été absorbée. 3° Des
circonstances très variées d'organisation peuvent changer l'opération du principe qui nous occupe : des
dispositions dissemblables de l'encéphale et de la
moelle spinale, aideront ou au contraire affaibliront
sa puissance.

On connaît en pharmacie une multitude de préparations dont l'opium fait la base et qui recèlent la vertu
narcotique ; nous noterons ici celles dont on se sert le
plus ordinairement. 1° L'extrait aqueux d'opium ,
extractum opii aquosum, s'obtient en enlevant d'abord
à l'aide de l'eau tous les principes de cette substance
qui sont solubles dans ce véhicule , ensuite on procède

à l'évaporation du liquide ; il reste une matière extractive. On l'administre à la dose d'un quart de grain
jusqu'à un grain , selon l'intensité que l'on veut donner à la puissance narcotique. Cet extrait contient du
méconate de morphine , une petite quantité du sel
d'opium, ou narcotine, qui est entraîné par les autres
matières , le principe colorant , un peu de résine ,
de la gomme et de la fécule. Dans l'opinion que le
sel d'opium a une propriété excitante , une action opposée à celle du sel de morphine , M. Robiquet a proposé , comme remède plus calmant, plus sédatif, l'extrait d'opium, qu'il prive de ce sel ou de narcotine par le
moyen de l'éther.

On distingue un autre extrait d'opium qui se prépare
par la fermentation , *extractum opii fermentatione
paratum.* L'eau , chargée des matériaux de l'opium ,
reçoit une certaine quantité de levûre : on la met à
une douce température ; un mouvement fermentatif
s'établit , la liqueur s'éclaircit , elle a perdu son odeur
vireuse; on fait évaporer jusqu'à ce qu'il reste un extrait. Cette méthode appartient à M. Deyeux.

L'extrait d'opium par digestion , *extractum opii per
longam digestionem paratum* , a joui d'une grande
réputation. Pour faire ce dernier, on tient pendant six
mois , dans une ébullition continuelle , l'eau dans laquelle se trouvent les matériaux de l'opium. Le but
de cette longue opération est de dépouiller cette substance de sa qualité vireuse , de l'empêcher de porter
à la tête , de causer de l'agitation aux malades qui s'en
servent. On veut par ce moyen ne laisser à l'opium
qu'une vertu calmante ou anodyne. En examinant avec

soin le résultat de ce long travail , on voit que l'on ne
fait alors que diminuer la vertu narcotique de l'opium ;
agissant avec moins d'énergie , il n'a plus la même
puissance sur l'appareil cérébral , il ne suscite plus les
mêmes effets. Mais le caractère de sa vertu est resté
le même. On a tenté une foule de procédés qui avaient
pour objet d'améliorer cette substance : tantôt on la
soumettait à une légère terréfaction , tantôt on y mê-
lait des ingrédients qui devaient corriger sa qualité
narcotique. On voulait séparer les effets immédiats ou
physiologiques de l'opium de ses effets thérapeutiques ; on désirait obtenir les derniers sans que les
premiers se fissent sentir.

Le *Codex* indique un extrait sec d'opium , *extrac-*
tum opii siccum , que l'on prépare en suivant la même
méthode que pour former l'extrait de quinquina connu
sous le nom de sel essentiel de Lagaraye.

Ces extraits d'opium entrent dans plusieurs formules
de pilules. Quelques unes de ces compositions tirent
toute leur importance du suc du pavot. Dans l'effet
que produit une pilule de cynoglosse du poids de six
grains , on ne peut guère apercevoir que l'influence
narcotique de ce suc : c'est lui qui concilie le sommeil ,
qui fait cesser la toux, etc. ; les autres matières n'ont
point d'action appréciable à la dose pour laquelle elles
se trouvent dans les six grains dont nous parlons ; peut-
être faut-il excepter les semences de jusquiame.

2° La solution aqueuse d'opium du professeur Chaussier se fait en mettant une once d'opium brut dans neuf
onces d'eau distillée : après que la liqueur est filtrée ,
on y ajoute un peu d'alcohol. On donne six à huit

gouttes à la fois de cette solution dans laquelle se trouve le méconate de morphine et de la narcotine alliée à un peu de matière résinoïde.

3° Le vin d'opium connu sous le nom de laudanum liquide de Sydenham, *vinum de opio compositum*, est composé d'opium, de safran, de cannelle, de clous de girofle que l'on met infuser dans du vin d'Espagne. La dose de cette préparation est de quatre à douze gouttes à la fois. Quand on cherche à évaluer dans cette dose la proportion de chaque ingrédient, on reconnaît qu'il n'y a que l'opium qui puisse mettre en jeu une puissance appréciable, parceque son énergie pharmacologique est tellement étendue, qu'elle est sensible même à de très faibles quantités. L'observation confirme ce calcul : toujours, après l'administration du laudanum liquide, les effets organiques que l'on aperçoit appartiennent à la médication narcotique. Vingt gouttes de ce composé représentent un grain d'opium. Ce médicament contient, selon M. Courdemanche (*Applicat. des nouv. découv. sur l'opium aux préparat. dont il est la base*), le méconate de morphine, la narcotine, la résine, l'arôme, beaucoup de matière colorante, peut-être de la substance végéto-animale.

4° Le vin d'opium préparé par la fermentation, ou les gouttes de l'abbé Rousseau, *vinum opiatum fermentatione paratum*. On fait dissoudre du miel dans l'eau ; quand la fermentation est bien établie dans ce mélange, on y ajoute l'opium ; on laisse le tout fermenter pendant un mois, puis on filtre la liqueur et on laisse évaporer une partie du liquide à l'air libre. Cette composition a beaucoup d'énergie ; sept gouttes

représentent un grain d'opium. Elle contient tout le
sel de morphine du suc du payot ; on doute si la narcotine y reste.

5° L'extrait d'opium préparé avec le vin, ou le laudanum opiatum , *extractum opii vino paratum.* On
le prépare en faisant dissoudre l'opium dans du vin
blanc , à la chaleur du bain-marie , et en procédant
ensuite à l'évaporation du véhicule.

6° La teinture d'opium , *tinctura de extracto opii ,*
se fait de cette manière : on met dissoudre l'extrait
aqueux d'opium dans de l'alcohol affaibli , puis on filtre la liqueur. Vingt-quatre gouttes de cette teinture
équivalent à un grain d'opium.

7° Le sirop d'opium , *sirupus de opio ;* c'est une
solution aqueuse d'extrait d'opium à laquelle on
donne la consistance sirupeuse à l'aide du sucre. Chaque once de ce sirop contient deux grains d'extrait
opiatique. (Voyez le *Codex.*)

On sait qu'avec ces préparations pharmaceutiques
on compose un grand nombre de potions , de juleps ,
de mixtures et autres formules magistrales dans lesquelles la vertu narcotique domine : on administre ces
compositions sous les titres variés d'anodyne , de nervine, d'antispasmodique, de béchique, etc., selon l'espèce de lésion que l'on veut combattre , selon l'espèce
d'effet ou de résultat curatif que l'on désire obtenir.

Le pouvoir de l'opium sur l'économie animale est
trop étendu , trop remarquable pour que la thérapeutique n'ait pas cherché à s'en emparer et à le rendre
utile. Une substance qui modifie d'une manière si singulière l'action naturelle de l'encéphale et de la moelle

épinière, qui produit un changement si prompt dans l'influence habituelle des nerfs sur toutes les parties, promettait, à l'art de guérir, un secours d'une grande puissance. Aussi est-il en pharmacologie peu d'agents dont on se serve plus souvent, et qui répondent plus constamment à la confiance du praticien.

Si à petites doses l'opium offre un secours pharmacologique d'une haute importance, s'il livre au médecin un moyen à l'aide duquel il peut opérer de grandes choses dans l'état de maladie, nous devons dire aussi qu'à fortes doses cette substance devient dangereuse, qu'elle provoque des accidents graves, qu'elle peut occasioner la mort. On trouve dans tous les auteurs des exemples d'empoisonnements qui ont eu lieu avec l'opium. Ce que présente de plus remarquable l'état morbide que produit cette substance, c'est l'engorgement du cerveau. On a créé un mot particulier pour désigner cet état, et narcotisme est le nom que l'on donne à la maladie occasionée par une dose trop élevée d'opium. Les symptômes de cette situation pathologique sont d'abord un engourdissement général avec douleur et pesanteur de tête, des vertiges, des nausées, des vomissements, du délire, des secousses dans les membres; le malade semble d'abord dans une profonde ivresse, ses yeux sont gonflés, languissants; bientôt il y a somnolence, on aperçoit des mouvements convulsifs dans diverses parties du corps; les extrémités inférieures sont par moments paralysées; la pupille est ordinairement dilatée; enfin le malade tombe dans une torpeur profonde, il est comme apoplectique; la respiration devient haute, laborieuse, plaintive par moments ; le pouls , qui d'abord était grand et large , se montre inégal, irrégulier , petit , intermittent ; la mort suit. Il est évident que l'appareil cérébral est le centre , le siége principal de la maladie, que c'est l'encéphale et la moelle épinière qui sont surtout intéressés dans l'action de l'opium ; aussi , à l'ouverture du cadavre des personnes qui ont été victimes du narcotisme , trouve-t-on les vaisseaux cérébraux , ceux de la moelle alongée , et la substance médullaire elle-même , gorgés de sang , etc.

Une jeune fille , âgée de quatre ans , avala le matin à sept heures deux gros de liqueur d'opium de Chaussier au lieu de vin d'ipécacuanha. Une heure après , il y eut de l'agitation , des cris , des convulsions bien prononcées ; ces convulsions se renouvelaient de temps en temps. Je ne vis la malade qu'à onze heures moins un quart , elle était dans un état apoplectique ; elle offrait les symptômes suivants : figure gonflée , d'une couleur violacée ; paupières supérieures tombantes ; yeux entr'ouverts ; langue et lèvres d'un violet foncé ; pléthore capillaire bien prononcée ; tous les muscles dans une paralysie complète ; tête pendante , ainsi que les membres ; déglutition nulle : on ne sentait le pouls que par moments , et il était très petit ; la chaleur animale semblait s'éteindre par degrés, les membres étaient froids : respiration très lente , de temps en temps des soupirs comme il arrive aux enfants qui ont beaucoup pleuré. On ouvre la jugulaire ; il sort un peu de sang très noir ; de loin à loin le cœur reprenait du mouvement, alors le sang coulait davantage. Cet enfant mourut à deux heures sans qu'il se manifestât aucune réaction.

Ce que l'opération de l'opium offre ici de plus remarquable, c'est l'engorgement de l'encéphale, c'est la congestion sanguine, forte, abondante, que cette substance a établie dans la cavité cérébrale. Le gonflement du cerveau, du cervelet, de la moelle alongée, la compression que ces parties éprouvent alors dans le crâne, doit gêner, puis suspendre leur action naturelle : il doit en résulter un décroissement prompt, rapide, et bientôt une extinction de l'influence que ces centres de vitalité exercent sur tout le système animal. Quand cette congestion commence à se former, elle tourmente l'encéphale et provoque les convulsions, l'agitation, des phénomènes d'excitation; quand elle est formée, il y a abolition du sentiment et du mouvement, un état apoplectique, la chaleur décroît, la circulation languit, la respiration s'arrête, la vie s'éteint.

L'ouverture du corps eut lieu le lendemain à dix heures du matin. *Tête.* Après avoir enlevé le crâne, on vit la dure-mère rouge, le sang ruisselait à sa surface. L'arachnoïde était gonflée par une sérosité qui formait comme une couche sur toute la surface du cerveau : mais ce qui parut bien remarquable, ce fut le développement et le nombre des vaisseaux sanguins qui recouvraient cette surface. Ces vaisseaux, plus apparents, plus gros, gorgés de sang, offraient des divisions sans nombre qui étaient elles-mêmes très apparentes, et qui formaient un réseau vasculaire très garni autour des hémisphères cérébraux, s'enfonçant, même dans leurs divisions, et enveloppant également le cervelet et la moelle alongée. Je regrettai qu'on ne pût pas ouvrir la colonne épinière.

La substance corticale avait une couleur plus foncée : les vaisseaux qui pénètrent la substance médull-
laire étaient remplis de sang ; à chaque section , leurs
extrémités versaient ce liquide , et la surface cérébrale
se recouvrait de gouttelettes rouges. On trouva une
cuillerée environ de sérosité dans chaque ventricule.
Le plexus choroïde était très rouge , très ferme, très
apparent.

Il y avait dans la cavité encéphalique une surabondance de sang bien marquée : il en resta , après avoir
enlevé le cerveau et le cervelet , un grand verre à la
base du crâne.

Poitrine. Les poumons avaient une couleur violacée : cette teinte existait aussi sur la plèvre costale.

Abdomen. L'extérieur de l'estomac avait sa couleur naturelle. Sa face interne était pâle , mais saine :
quelques endroits paraissaient jaunâtres. Les intestins
étaient pâles et remplis de gaz. On remarquait sur le
jéjunum des injections capillaires que le fond blanc
du tissu intestinal rendait très apparentes.

Membres. Le tissu musculaire des membres était
peu coloré. On ne sentit nulle part l'odeur de l'opium.

Devrait-on s'attendre , après avoir signalé l'opium
comme une substance vénéneuse , de retrouver dans
le même produit végétal un composé que recherchent
avec avidité les peuples de plusieurs contrées? Personne
n'ignore que les Turcs et les Persans prennent journellement de l'opium , qu'ils parviennent avec cette
substance à se procurer une sorte d'ivresse , pendant laquelle ils paraissent heureux , pendant laquelle
ils éprouvent une extase délicieuse. Ces peuples

se montrent très avides de cette substance, et il existe dans ces pays des lieux publics où l'on vend des préparations opiatiques, où les amateurs se réunissent pour les prendre. Dans ces lieux, que l'on peut comparer à nos cafés, on sert aussi la décoction de têtes de pavot, à laquelle on ajoute un peu de safran et diverses essences : quoique ces têtes de pavot soient cueillies avant la maturité des graines, cependant la liqueur que l'on compose avec elles est peu enivrante; mais elle suffit pour obtenir pendant quelques heures des visions agréables ou un délire gai. On a distribué dans ces cafés un breuvage beaucoup plus fort ; il était fait avec les feuilles et les sommités du chanvre ordinaire [1], auxquelles on ajoutait un peu de noix vomique : l'usage de ce breuvage est sévèrement défendu, parcequ'il jette promptement dans une consomption mortelle, et qu'il éteint les facultés intellectuelles et morales. Pendant que M. Olivier était en Perse, on punissait du dernier supplice ceux qui en

---

[1] Nous sommes porté à croire qu'il y a beaucoup d'exagération dans ce que l'on a dit des effets de cette plante. Nous avons fait prendre la poudre et l'extrait de feuilles du chanvre de notre pays, CANNABIS SATIVA, L., à des doses très élevées, comme 24 grains d'extrait, nous n'avons jamais observé qu'une irritation des voies digestives qui se manifestait, peu après l'ingestion du médicament, par des coliques, des borborygmes, quelquefois des chaleurs dans l'épigastre, rarement des déjections alvines, et une sorte de travail dans la région du front avec des vertiges, des bouffées de chaleur vers la tête, une ivresse passagère, des douleurs dans les genoux.

fournissaient et ceux qui en prenaient. (*Voyage dans l'empire ottoman, etc.*, tom. III, pag. 156.)

C'est une chose bien étonnante dans l'histoire de l'homme que cette passion qu'il a dans toutes les contrées et dans tous les temps pour les choses qui peuvent lui faire éprouver des sensations nouvelles ; il consent même à troubler sa raison, ce don de la Divinité, par l'usage de matières désagréables, même dangereuses, pourvu qu'il obtienne des illusions de bonheur, des rêves agréables.

ACÉTATE DE MORPHINE. *Acetas morphinœ.* On forme ce sel en combinant directement la morphine avec l'acide acétique. On emploie cet acide affaibli, on en met un excès, puis on fait évaporer avec précaution ; quand la liqueur est suffisamment concentrée on la porte à l'étuve pour opérer la dessiccation de la matière saline qu'elle contient.

Cette substance, nouvellement introduite en médecine, s'administre en pilules à la dose d'un quart de grain, d'un demi-grain, d'un grain, selon l'indication que l'on veut remplir. On en compose aussi un sirop qui n'a point l'amertume du sirop diacode et qui fait le même effet. M. Magendie propose pour obtenir le sirop d'acétate de morphine de mettre quatre grains de cette substance saline par livre de sirop de sucre. Je pense que cette proportion est trop faible. J'ai souvent donné une demi-once de sirop d'acétate de morphine sans réussir à calmer les malades, à leur procurer du sommeil, du repos ; la même dose de sirop diacode substituée au premier donnait une bonne nuit. Pour avoir ces deux compositions au même degré de puissance, il faudrait mettre six, peut-être huit grains d'acétate de morphine pour une livre de sirop : huit grains donneraient un quart de grain d'acétate de morphine par demi-once. J'ordonne habituellement le soir un quart de grain, même un demi-grain à la fois d'acétate de morphine en une pilule, avec la conserve de roses, lorsque je veux apaiser une toux, une irritation, etc.

Les effets de l'acétate de morphine sur l'économie animale ne me paraissent pas différer au fond de ceux de l'opium. Que l'on compare l'opération de ces deux agents sur l'appareil cérébral, on trouve les mêmes phénomènes, ce qui suppose la même impression, la même modification organique. L'appareil circulatoire fournit aussi des symptômes semblables. L'acétate de morphine tourmente peut-être les organes digestifs moins que l'opium.

Administré à la dose d'un sixième de grain, d'un quart de grain, même d'un demi-grain, l'acétate de morphine occasione un calme, une détente, qui dispose au sommeil, qui le rend profond. Dans les cas où quelque cause légère trouble le repos, une toux, une irritation, un excès de sensibilité, ce moyen tranquillise les nerfs, dissipe l'agitation intérieure, etc. Lorsqu'on en prend une dose plus élevée, il survient des étourdissements, un frémissement général, des accès de tremblements, de malaise, des nausées, des vomissements, etc. Une femme prend par erreur deux pilules qui contenaient chacune un grain d'acétate de morphine, à trois heures de distance l'une de l'autre : elle éprouva après la dernière une grande pesanteur de tête, un accablement, des vomissements, des nausées qui par moments devenaient très pénibles, de la douleur dans la partie supérieure de l'encéphale, de la somnolence avec des réveils en sursaut, des secousses convulsives dans les membres, des accès de tremblement : elle ne put dormir de toute la nuit, bien qu'elle en eût un besoin extrême. D'abord elle resta pendant quelque temps pâle avec un refroidissement sensible, puis elle eut une grande chaleur qui se termina par des sueurs.

M. le docteur Bally vient de faire connaître un travail intéressant sur l'acétate de morphine. Ce praticien a étudié l'opération physiologique de cette substance et ses qualités thérapeutiques. Il l'a vue produire des nausées, des vomissements, des douleurs épigastriques, une constipation suivie de diarrhée, diminuer dans quelques cas la force et la dureté du pouls, faire naître sur la peau un prurit incommode, rendre l'éjection des urines plus difficile, donner même lieu à une paralysie de la vessie, porter surtout son action sur l'encéphale, et déterminer une irritation de cet organe ou une congestion sanguine de son tissu, causer des vertiges, des rêves effrayants, des éblouissements, un affaiblissement de la vue et des autres sens, une grande faiblesse musculaire, des hallucinations, etc. (*Revue médicale*, février 1824.) M. Chevallier, pharmacien, s'est courageusement soumis à l'action de l'acétate de morphine pour en observer les effets. Il en a pris pendant quatre jours successifs, en commençant par un quart de grain jusqu'à un grain. A la dose d'un demi-grain, l'acétate de morphine causa une demi-heure après son ingestion un violent mal de tête, de l'irritation à la gorge, une soif ardente, des coliques et des tiraillements d'estomac; pupilles dilatées; pouls élevé et fort; respiration gênée avec des douleurs vives dans la poitrine, dans l'abdomen et le long de l'épine; sommeil pénible, entrecoupé de réveils en sursauts; à la suite du sommeil courbature, douleur dans les bras, sur lesquels il existait une éruption de boutons rougeâtres disposés par plaques; anéantissement des facultés intellectuelles; urines ternes, chargées de matières muqueuses. A la dose d'un grain, violent mal de tête vingt minutes après son ingestion, vive irritation à la gorge, des spasmes, des nausées, soif ardente, pouls élevé, respiration gênée, douleur assez vive à chaque inspiration, sommeil long et assez calme: réveil avec céphalalgie, fatigue, dégoût, anxiété, abattement général, vue troublée et confuse; bras couverts de boutons rougeâtres ainsi que la partie inférieure des cuisses. (*Même recueil.*) En comparant les phénomènes recueillis par M. Bally, et ceux qu'a offerts M. Chevallier, on voit qu'ils ne sont d'accord que pour les effets qui partent de l'encéphale, des organes digestifs et de la peau, parcequ'ils ont une cause directe : ceux qui sortent de l'appareil circulatoire, de l'appareil respiratoire, et qui ont pour la plupart une origine sympathique, ne sont pas si constants; ils manquent, ils changent même souvent.

Les effets de l'acétate de morphine varient de plus selon les lésions pathologiques que ce médicament rencontre. Je donne de deux à quatre grains par jour de cette substance à une femme atteinte d'une affec-

tion de l'utérus qui donne lieu à des tiraillements , ou
à un sentiment de déchirement, de chaleur, dans
l'hypogastre , dans les lombes. L'acétate de morphine
calme les douleurs tout en paraissant offenser l'encéphale et l'organe gastrique. Aussitôt après l'ingestion de ce médicament , il se fait un grand mouvement dans le bas-ventre ; il y a des rapports désagréables ; bientôt la malade tombe dans un état de somnolence avec des rêvasseries continuelles ; elle croit
tomber du ciel ; elle est, dit-elle , dans une sorte
d'ivresse ; elle éprouve des vertiges ; elle a des hallucinations ; elle est accablée d'envies de vomir ; elle
a de temps en temps des vomissements ; son cerveau
et son estomac sont troublés par l'opération de ce remède, mais les douleurs sont singulièrement apaisées.
La faculté anodyne ou calmante de cette substance
paraît tenir au changement qu'elle produit dans la
partie malade ; la perturbation qu'elle détermine en
même temps dans le cerveau peut y avoir une grande
part.

On a voulu voir dans l'opération de l'opium sur le
corps vivant deux forces contradictoires , l'une stimulante, l'autre stupéfiante ; c'est à l'exercice de la première que l'on rapportait les effets qui montraient un
caractère d'excitation, comme le pouls plein , fort ,
la coloration de la figure , les mouvements convulsifs,
les vomissements , etc. On regardait le sommeil , l'accablement, l'engourdissement, la non perception de
la douleur, comme les effets de la vertu stupéfiante.
Lorsque les chimistes ont annoncé que l'opium recélait un principe (la morphine) , qui possédait toute la

puissance du suc du pavot, qui calmait comme lui,
qui jouissait de sa vertu sédative, anodyne, etc., et
un autre principe (la narcotine), qui était doué de
propriétés différentes, on a aussitôt pensé que la chimie venait de mettre à découvert le secret des effets
variés, bizarres, contradictoires que produit l'opium.
Mais nous venons de voir que la morphine, selon la
dose à laquelle on s'en sert, et selon la position actuelle des malades, faisait naître tous les effets que
l'on a coutume de produire avec le suc de pavot, des
effets sédatifs seuls, des effets sédatifs mêlés à des effets en apparence d'excitation, et ces derniers seulement sans les autres. Nous dirons d'abord que l'on
prend ici l'apparence pour la réalité; car les vertiges,
le gonflement des yeux, la couleur rouge de la face, le
pouls plein, la sueur, etc., qui apparaissent pendant
l'action de l'opium, ne sont point les symptômes d'une
excitation des parties vivantes où ces phénomènes se
montrent. Nous dirons de plus que le sel de Derones ou
la narcotine n'a point une propriété stimulante; elle
nous a paru attaquer l'encéphale et la moelle épinière
d'une manière qui lui est propre, mais ce n'est point
une simple excitation qu'elle fait éprouver à ces parties.

La morphine n'est donc point un principe de l'opium
qui posséderait sa force calmante, sa vertu stupéfiante.
La thérapeutique n'y trouvera point un agent à l'aide
duquel elle puisse toujours arrêter un mouvement
désordonné, suspendre une sensation pénible, faire
cesser une traction douloureuse, etc. Comme l'opium,
la morphine change la condition actuelle de l'encéphale et de la moelle épinière. Le changement de con-

dition qu'elle fait éprouver à l'appareil cérébral peut causer un relâchement salutaire dans les tissus malades, ralentir les mouvements, les tiraillements morbides qui engendraient la douleur. Mais ce changement donnera en même temps lieu à des vertiges, à des engourdissements, à des secousses convulsives, à des vomissements, etc., et il n'est pas possible de séparer ces derniers accidents de la diminution de la douleur; ce sont des produits liés, inséparables d'une même opération organique.

On a aussi employé le sulfate et même l'hydro-chlorate de morphine. Ces sels s'administrent à la même dose que l'acétate, ils ont la même propriété et provoquent les mêmes effets. Le sulfate de morphine cristallise mieux; ce sel a plus de stabilité que l'acétate.

SECTION III. *De la médication narcotique.*

On aurait beaucoup éclairci l'étude des effets de l'opium si l'on pouvait toujours distinguer les phénomènes qui dépendent des modifications directes que cette substance fait éprouver aux organes, des phénomènes qui, se manifestant encore dans ces mêmes organes, ont cependant une origine sympathique, et procèdent de l'action que l'opium exerce sur le cerveau et sur la moelle épinière, de l'altération que subit l'influence nerveuse qui anime le cœur, l'estomac, etc. Ces derniers effets sont singulièrement inconstants : c'est leur instabilité qui met si peu d'accord parmi les observateurs qui ont étudié l'opération de l'opium.

Appareil digestif.

Etat physiologique. Les préparations opiacées agissent sur les organes digestifs de deux manières; 1° elles font sur la surface gastro-intestinale une impression qui modifie directement l'état actuel de ces organes; 2° leur action sur les nerfs de la surface gastrique se transmet à l'encéphale et à la moelle épinière, cette action change la disposition, la condition actuelle de ces centres de vitalité : elle paraît diminuer d'abord, elle trouble bientôt l'influence que les nerfs répandent dans toutes les parties de l'appareil digestif; 3° ces préparations à hautes doses provoquent l'engorgement de l'encéphale, y établissent une congestion sanguine; alors le cours de l'innervation qui vivifiait les organes digestifs est ralenti ou même suspendu; ces organes tombent dans l'inaction, dans la stupeur.

L'opium pris à une dose élevée donne lieu à des effets marqués sur l'appareil digestif : 1° il anéantit ordinairement le besoin de manger, il dissipe la faim; 2° si l'on en prend au milieu d'un repas, ou immédiatement après avoir mangé, il semble éteindre les forces digestives; les aliments restent dans la cavité gastrique, sans éprouver l'acte de la chymification; souvent on les rejette plusieurs heures après leur ingestion, avec leurs qualités naturelles et dans un état de crudité; 3° enfin, si une heure ou deux après avoir mangé on avale une préparation opiatique, le travail digestif est brusquement suspendu; la matière alimentaire est expulsée quelque temps après, avec le degré d'élaboration qu'elle avait reçu au moment où la substance stupéfiante est venu arrêter l'exercice de la fonction qui devait en tirer des matériaux pour la nutrition.

Il est très ordinaire pendant l'usage de l'opium d'éprouver de l'inappétence, même du dégoût pour la nourriture, des rapports désagréables, des nausées, une chymification imparfaite. Sydenham, qui a fait un fréquent emploi de cette substance médicinale, qui a eu l'occasion d'en bien juger l'action, dit qu'elle corrompt les digestions, qu'elle affaiblit les fonctions naturelles. Donné en lavement, l'opium exerce sur la chymification la même influence que quand on le fait prendre par le haut; son contact avec les gros intestins altère la vitalité de tout le canal alimentaire. On a vu souvent un lavement opiacé, administré peu de temps après le repas, troubler l'exercice de la digestion, faire rejeter par le vomissement tout ce que l'on avait pris.

L'opium paraît engourdir les organes digestifs, il diminue leur sensibilité; si l'on veut, après l'ingestion de cette substance, provoquer le vomissement, il faut administrer des doses doubles ou triples de tartrate d'antimoine et de potasse. L'état de constipation que cause ordinairement l'usage d'un composé opiatique ne décèle-t-il pas aussi la stupeur, l'inertie qu'éprouvent alors les gros intestins? la contractilité habituelle de ces organes est affaiblie, puisqu'ils souffrent le séjour des matières qui, à mesure qu'elles se formaient, excitaient elles-mêmes les efforts organiques nécessaires pour leur expulsion.

L'opium produit la sécheresse de la bouche et de la gorge; il excite la soif, même le vomissement.

Le vomissement dépend fréquemment de l'impression que l'opium porte sur les organes digestifs , mais il est plus souvent encore un produit sympathique, il part du cerveau ou de la moelle épinière , il accompagne les vertiges , les éblouissements, la céphalalgie ; il vient par accès, il augmente l'anxiété du malade ; il est le produit de la modification morbide que l'opium fait subir à l'appareil cérébral. Quant à la soif, il est remarquable qu'elle est toujours excitée ou augmentée par l'opium , pendant que ce suc végétal détruit la faim, qui est un désir, je dirais presque congénère du premier. Est-ce l'irritation superficielle de la membrane muqueuse qui peut expliquer le premier effet, pendant que l'action de l'opium sur les tuniques musculeuses et sur la sensibilité du canal digestif rendrait compte du second?

États pathologiques. Une préparation opiacée produit un picotement désagréable sur la langue , lorsque celle-ci est échauffée : introduite dans un estomac dont la membrane muqueuse est rouge, irritée, elle cause de la soif, des vomissements, de la chaleur, du malaise, si l'irritation est vive et forte : quand l'irritation est plus faible , quand elle est bornée à quelques points de la surface gastrique , l'opium apaise souvent les douleurs, les tiraillements, les ardeurs que le malade ressent dans l'épigastre.

Sur les personnes qui ont un estomac délicat, formé de tuniques amincies, oligotrophiées, l'opium à petites doses éteint la faim, il empêche la chymification des aliments, il cause souvent des évacuations alvines qui emportent ces derniers. Les individus dont l'estomac est robuste, muni de tuniques épaisses, bien nourries, continuent de digérer avec facilité la nourriture qu'ils prennent, tant qu'ils font un usage modéré des composés opiatiques : souvent même il semble que ces derniers rendent les digestions plus libres, plus faciles, en diminuant un peu l'énergie exagérée de l'organe gastrique.

L'opium irrite par son action immédiate les ulcérations de la surface gastrique, et provoque des vomissements. Quand un ou plusieurs points de l'estomac sont devenus squirrheux, l'opium ne fait point naître de phénomènes particuliers qui puissent déceler cette lésion : il exerce sur les parties saines de ce viscère son action ordinaire. S'il y a un cancer d'estomac sans ulcérations de la surface gastrique, cette substance diminue le plus souvent l'ardeur épigastrique, les picotements, les tiraillements que ressent le malade, etc. Lorsque la masse cancéreuse présente à l'intérieur de l'organe gastrique une surface ulcérée, couverte de végétations qui ont une sensibilité excessive, l'opium fait sur elle une impression douloureuse, il ne soulage plus, il n'est plus calmant; il provoque même, si la dose est forte, des vomissements très pénibles, des accès de souffrances pendant lesquels le malade est menacé de syncopes, décoloré, il éprouve un refroidissement, etc.

Les lésions vitales de l'estomac reçoivent de l'opium des modifications importantes. Si l'innervation devenue languissante jette ce viscère dans un état d'inertie, d'atonie, l'usage de l'opium ajoute encore à sa condition morbide; l'appétit était peu exigeant, cette

43.

substance l'éteint tout-à-fait ; la chymification était irrégulière, imparfaite, son exercice devient encore plus difficile. Si au contraire la puissance des nerfs sur l'organe gastrique est trop active, si les tuniques de cet organe, douées d'une susceptibilité exagérée, s'irritent à l'abord des aliments, si ces derniers provoquent une contraction fixe, une tension de l'estomac, qui arrête ses mouvements, qui gêne son action, l'opium, en ramenant ce viscère à une condition plus naturelle, rétablit l'exercice de la digestion stomacale, dissipe la pesanteur, la tension épigastrique que l'on ressentait après le repas, fait l'office d'un remède stomachique. Quand l'influence désordonnée de l'encéphale, de la moelle épinière, des plexus nerveux sur l'estomac, cause des vomissements spasmodiques, des battements épigastriques, des crampes, etc., l'opium réussit souvent à les calmer ; son action sur les nerfs de la surface gastrique se transmet aux centres dont nous venons de parler, et corrige leur état morbide.

Il existe souvent à la fois une irritabilité trop développée des tuniques gastriques, et une débilité matérielle de ces mêmes parties. Dans ces circonstances, les combinaisons pharmaceutiques où il y a des substances toniques et de l'opium, comme la thériaque, augmentent l'appétit, favorisent les digestions ; les principes opiacés ramènent l'estomac à un mode de vitalité plus favorable à l'exercice de ses fonctions, et les principes toniques fortifient ses tissus, les corroborent.

L'action de l'opium est également intéressante à

suivre sur les intestins. Quand leur surface muqueuse
est prise d'une vive irritation, l'usage des préparations
opiacées semble l'offenser; on les voit fréquemment
produire une grande chaleur intérieure, des coliques, augmenter les accidents morbides. Mais la membrane muqueuse intestinale offre-t-elle seulement
des irritations partielles et légères, l'opium parvient
ordinairement à les éteindre; cette substance dissipe les coliques, arrête les déjections alvines, etc.
Si les tissus intestinaux sont phlogosés, si le péritoine est affecté, qu'il y ait une grande sensibilité
de l'abdomen, l'opium ne calme plus les douleurs,
le malaise que ressentent les malades; il produit
une somnolence fatigante, il excite des vomissements,
il détermine une congestion cérébrale; l'inflammation
du bas-ventre ne se manifeste plus par les accidents
qui lui sont propres, mais elle continue de faire des
progrès sourds. Lorsque les tissus intestinaux sont le
siége d'ulcérations, que celles-ci sont peu nombreuses,
peu vives, qu'elles ne sont point associées à des désorganisations trop étendues, l'opium commence par
apaiser, et bientôt après il efface la phlogose qui les
accompagne; son emploi calme d'abord les symptômes
que ces lésions fomentent; il amène souvent la cicatrisation de ces ulcérations; il rend aux intestins leur condition naturelle.

Une affection cancéreuse qui attaque un ou plusieurs points des intestins, excite des picotements,
des sentiments de déchirure, de brûlure, etc., dans
l'abdomen; il survient des accidents variés selon la
position, l'étendue de la lésion; il se développe de

temps en temps un travail d'irritation, une sorte d'éruption, de boutons, etc., autour des tissus cancéreux,
qui explique les redoublements de douleurs, la multiplicité d'accidents que l'on remarque de loin à loin
dans ces affections. L'opium ne fait rien contre cette
maladie, mais il calme souvent les souffrances du malade, il lui procure un soulagement momentané.

Dans l'oligotrophie des intestins, l'opium et ses préparations, en affaiblissant la force que ces organes tiennent de la vie, les rendront inhabiles à toutes les sortes
de fonctions qu'ils remplissent ; l'exercice de la digestion
sera vicié dans toutes ses parties : l'opium pourra produire alors des pneumatoses, la constipation, etc.

Les lésions vitales des intestins méritent notre attention. Si ces organes ne reçoivent plus la puissance nerveuse avec la même intensité, si leur vitalité est affaiblie, l'action de l'opium ajoute encore à leur atonie :
son usage trouble davantage la fonction digestive, produit tous les accidents de l'indigestion ; l'inertie des
gros intestins amène alors une constipation opiniâtre.
Lorsque l'innervation augmentée donne aux tissus
intestinaux une irritabilité excessive, l'opium favorise
la digestion, il semble la rendre plus régulière, il
suspend les accidents qui accompagnaient son exercice. Dans les spasmes, les tranchées, etc., qui procèdent d'une innervation déréglée, l'opium a un effet
calmant, salutaire : son opération arrête les mouvements morbides des intestins, elle suspend les provocations qu'ils reçoivent des nerfs. Nous connaissons
mal le pouvoir de l'opium sur les autres parties de l'appareil digestif.

Nous ferons remarquer en terminant que si l'action de l'opium sur les organes digestifs suscite des effets différents, lorsqu'un état de maladie a changé leur forme ou leur mode de vitalité, cette substance continue toujours de faire subir à l'encéphale la même modification. Si alors les phénomènes qui viennent de l'appareil digestif varient, on les retrouve semblables du côté de la tête; ce sont toujours des vertiges, un engourdissement général, de l'assoupissement, des rêvasseries, des visions, des secousses convulsives, etc., que l'on observe après l'administration de l'opium.

Appareil circulatoire.

Etat physiologique. Les uns veulent que l'opium stimule le cœur et rende le pouls plus fréquent; les autres soutiennent qu'il affaiblit la vitalité de ce viscère, qu'il diminue la vitesse de ses contractions; ceux-ci pensent que ce suc narcotique donne lieu à des pulsations artérielles larges et pleines; ceux-là les ont toujours vues devenir plus petites, plus serrées pendant l'action de l'opium. Cette opposition de sentiments, sur un fait facile à constater, ne prouve-t-elle pas que la substance médicinale qui nous occupe a, sur l'appareil circulatoire, une action composée, variable, qu'elle peut modifier directement l'état actuel du cœur, qu'elle peut seulement faire varier l'influence nerveuse qui le vivifie, enfin que l'examen du pouls après son administration n'est pas un moyen sûr pour dévoiler le caractère de la propriété qu'elle met en jeu sur l'économie animale.

Il est un point remarquable dans cette discussion; tout le monde est d'accord sur l'irrégularité, sur l'iné-

galité des pulsations après l'emploi de l'opium. La
même instabilité se remarque dans l'état du pouls après
l'usage de la belladone, de la jusquiame, du stramonium, etc. ; on le trouve successivement et à peu de
distance, petit ou large, serré ou plein, toujours irrégulier, inégal, en un mot multiforme. S'il était donc
convenu que les phénomènes suscités par l'opium dans
l'exercice de la circulation du sang, dussent manifester
le caractère de sa puissance médicinale, on devrait
conclure que celle-ci n'est pas excitante, qu'elle n'est
pas non plus débilitante, mais qu'elle est perturbatrice : elle ne cause au fond, ni une excitation de l'appareil circulatoire, ni un affaiblissement franc et simple de sa vitalité ; mais elle cause un désordre marqué
de son action naturelle et de ses mouvements.

Les phénomènes qu'offre après l'administration de
l'opium la fonction circulatoire, procèdent pour la
plupart des variations que subit l'influence des nerfs
qui vivifient les instruments de cette fonction. C'est
l'opération de cette substance sur l'encéphale, sur la
moelle épinière, peut-être sur les divisions du nerf
grand-sympathique, qu'il serait ici nécessaire de constater. Qu'après l'administration de l'opium, l'influence des nerfs sur le cœur s'affaiblisse, qu'elle se
trouble et devienne alternativement plus forte et plus
débile, qu'elle agisse sur ce viscère d'une manière déréglée, comme par jets irréguliers, etc., et vous avez
la raison d'un grand nombre des phénomènes que
l'appareil circulatoire fournit alors. L'existence d'une
congestion cérébrale, qu'elle soit provoquée par cette
substance ou par une autre cause, est toujours accom-

pagnée d'une lenteur du pouls, qui prouve l'inertie, le décroissement de l'innervation.

‹ Nous avons vu que la plénitude du pouls, la dilatation de l'artère était un des effets de l'opium : nous pensons toujours avec Wirtensohn que c'est dans le système capillaire qu'il faut chercher la raison de ce symptôme de la médication narcotique. La physiologie nous apprend que le sang versé par les artères dans les vaisseaux capillaires n'est plus soumis qu'à l'action contractile de ces derniers. Quand la puissance de l'opium s'est étendue à tout le système animal, et qu'elle a frappé ces vaisseaux de stupeur, ils n'ont plus leurs mouvements accoutumés; leur tissu relâché laisse le sang séjourner dans leur intérieur, ce fluide remplit même des faisceaux vasculaires qui sont ordinairement vides dans l'état naturel. Le système capillaire présente bientôt un développement, un gonflement remarquable, mais le sang qui le remplit n'a qu'un cours lent, tardif. Cependant celui qui y aborde sans cesse par les artères rencontre un obstacle à son avancement, il semble refluer sur lui-même, et gonfler, dilater les canaux artériels, dont la force rétractile est peut-être elle-même affaiblie. Cette pléthore capillaire, en nous rendant raison de la plénitude que l'on trouve au pouls pendant l'action de l'opium, nous découvre en même temps la source de plusieurs autres phénomènes que cette substance produit, comme le gonflement de la figure et surtout des yeux, une diaphorèse passive, une démangeaison à la peau, la dilatation des tissus érectiles, du mamelon chez les femmes; on trouve les Turcs morts sur le champ de bataille, après avoir pris de l'opium, dans un état d'érection. En sentant le pouls plus plein, les anciens disaient que l'opium raréfiait le sang, qu'il faisait occuper plus de volume à ce liquide. Est-ce la lenteur avec laquelle le sang traverse les vaisseaux capillaires, est-ce la diminution d'activité de ces derniers qui produit l'abaissement très sensible que l'on observe fréquemment dans la température animale, pendant que le corps est sous l'influence de l'opium?

Etats pathologiques. Quand une simple irritation du cœur précipite les contractions de ce viscère, les rend plus vives, plus fortes, donne au pouls une grande fréquence, l'emploi de l'opium augmente le trouble que l'on remarque dans la circulation, il cause des variations répétées, successives dans la mesure du pouls, etc. Cet effet est encore plus marqué dans la cardite, dans la péricardite, dans l'artérite; l'opium ne produit plus un effet sédatif, il ajoute au désordre que l'on remarque dans les mouvements artériels et dans les battements du cœur. Il est une chose remarquable dans l'opération que produit alors l'opium, c'est la facilité avec laquelle se forme la congestion cérébrale : une dose même modérée de cette substance porte le sang au cerveau, cause la pesanteur de tête, de l'accablement, la somnolence avec réveils convulsifs, etc.

Dans l'hypertrophie du ventricule gauche du cœur, l'opium a aussi une grande tendance à provoquer un engorgement encéphalique; il n'est pas rare de voir quelques gouttes de laudanum liquide de Sydenham, déterminer un embarras du cerveau avec des rêvasseries pénibles, pesanteur de tête, gonflement de la figure, surdité passagère, etc. Dans les autres lésions matérielles du cœur, le suc narcotique du pavot ne produit pas de phénomènes constants, bien que son emploi occasione toujours quelque changement dans l'ordre actuel des mouvements circulatoires.

Les lésions vitales du cœur rendent la puissance de l'opium assez évidente. Si le pouls est faible, parceque l'influence nerveuse qui vivifie le cœur a perdu de son énergie, la substance médicinale qui nous occupe ajoute encore à sa faiblesse. Si, au contraire, l'innervation trop active donne au pouls une trop grande force, l'emploi de l'opium le ramène à un rhythme plus naturel. Quand une irritation des enveloppes de la moelle spinale ou de sa substance elle-même, développée spontanément ou bien provoquée par la phlogose d'un autre organe ou d'une autre surface, donne à l'influence des nerfs sur le cœur un caractère morbide, que les mouvements de ce viscère deviennent irréguliers, désordonnés, l'opium peut éteindre cette irritation pathologique, il peut aussi l'exaspérer, etc. L'observation clinique prouve qu'il est des pouls faibles que l'opium rend plus forts, des pouls lents auxquels il donne plus de fréquence, des pouls forts qu'il affaiblit, des pouls auxquels il fait perdre leur irrégularité, leur inégalité, etc. Tous ces effets sont moins le produit d'une modification que le cœur éprouverait dans sa condition matérielle que d'une modification que l'opium opère dans l'état actuel de l'encéphale et surtout de la moelle épinière, et, par suite, dans le mode d'influence que ces centres de vitalité exercent sur le cœur.

Appareil respiratoire.

Etat physiologique. La partie mécanique et la partie chimique de cette fonction paraissent également modifiées par la puissance de l'opium : son usage rend plus difficile la dilatation de la poitrine ; on voit qu'une influence stupéfiante a énervé la vitalité des muscles qui l'exécutent. Tous les médecins conviennent que cette substance ralentit la respiration ; si, dans un temps donné, il se fait moins d'inspirations et d'expirations, il pénétrera donc une plus faible proportion d'oxygène dans les divisions bronchiques.....

Mais les phénomènes chimiques de cette fonction n'ont-ils pas eux-mêmes moins d'activité ? L'opium agit sur les poumons ; souvent il sert à diminuer une irritabilité morbide de ces organes ; il calme des toux nerveuses, convulsives, etc. Si cette substance affaiblit la vitalité des poumons, ne nuit-elle pas à l'exercice de l'opération qui convertit le sang veineux en sang artériel ? Ce fluide paraît moins animé, moins vivifiant après l'emploi de l'opium : son abord dans les tissus vivants semble n'être plus pour eux le stimulant qui entretenait leur action, leurs mouvements. L'altération des phénomènes chimiques de la respiration n'est plus douteuse, dès que l'opium a déterminé une congestion sanguine du cerveau : le sang des personnes qui sont mortes empoisonnées par l'opium est d'un noir foncé, même dans le ventricule gauche.

Etats pathologiques. Dans les irritations de la membrane muqueuse pulmonaire, on voit souvent l'opium diminuer la tension, la sécheresse de cette membrane, rétablir l'exhalation qui humecte sa surface, la sécrétion des cryptes muqueuses qui la recouvrent, changer le caractère sec, pénible de la toux, la rendre plus humide, etc. Dans la péripneumonie, l'opium a quelquefois paru étendre l'engorgement inflammatoire du tissu pulmonaire, alors il augmente l'oppression, il arrête l'expectoration, etc. Dans la pleurésie, il ne soulage que rarement; toujours il cache les progrès de la maladie, il rend moins prononcés les accidents qui doivent la manifester. Dans la phthisie, l'opium apaise la toux, donne du repos, procure des moments de calme aux malades : il rend les poumons moins sensibles à la présence des tubercules, des productions morbides qui se développent dans leur tissu ; la provocation de la toux devient moins fréquente.

Dans les lésions vitales des poumons, l'opium produit des effets souvent très apparents. Lorsque l'innervation troublée met les organes qui exécutent les phénomènes mécaniques de la fonction respiratoire dans un état de contraction fixe, et qu'il en résulte de l'oppression, de la dyspnée, une toux spasmodique, des suffocations, etc., le suc du pavot corrige souvent d'une manière prompte, merveilleuse, ce que l'action nerveuse a d'irrégulier, d'anomal ; il rétablit en un instant la liberté des mouvements respiratoires, le jeu naturel des poumons.

Appareil cérébral.

Etat physiologique. C'est ici surtout qu'il est important de déterminer la dose de substance médicinale que l'on emploie, parceque chaque degré de force que l'on ajoute à l'action de cette substance suscite des effets nouveaux, donne lieu à un autre ordre de phénomènes.

1° Si l'on donne l'opium à très petites doses, comme un sixième, un quart de grain de son extrait, six à dix gouttes de laudanum, deux à quatre gros de sirop diacode, ou de sirop d'acétate de morphine, le cerveau ressent par sympathie l'impression que ces composés font sur les nerfs de la surface gastrique; on éprouve un affaiblissement léger, presque insensible, un calme qui porte au repos, qui concilie un sommeil doux, agréable. L'opium diminue la force accoutumée des impressions extérieures, et le sommeil vient alors par le même mécanisme que celui que provoque l'inaction, une douce température, la tranquillité morale. Cet effet est surtout sensible lorsqu'il existe actuellement un état d'agitation, de trouble dans l'économie animale : l'opium modère, dissipe cette irritation intérieure; le malade se trouve heureux et content; il entre dans une situation nouvelle, pleine de douceur pour lui, parcequ'elle contraste avec le malaise, avec les souffrances qu'il éprouvait. Combien de personnes redemandent avec instance le calmant qui les a soulagées, qui leur a fait passer une nuit tranquille ! Souvent le malade ne dort pas, mais il éprouve une sorte d'insouciance, de vague dans ses idées; ses pensées habituelles, ses inquiétudes s'éloignent; il est dans une extase agréable. Quelquefois c'est le lendemain seulement, ou même la nuit suivante qu'il goûte un bon sommeil, c'est seulement alors que l'opium se montre hypnotique.

2° Une dose plus forte des composés narcotiques, comme un grain d'extrait d'opium, quinze à vingt gouttes de laudanum liquide de Sydenham, une once de sirop diacode, un demi-grain ou un grain d'acétate de morphine, agit d'une manière plus énergique sur l'encéphale, lui fait éprouver une modification toute particulière qui donne lieu à d'importants résultats. Il y a céphalalgie avec un embarras du cerveau; de petites douleurs le long de la colonne vertébrale; les organes des sens sont comme frappés de stupeur; la vue est troublée; l'ouïe moins subtile; le goût, l'odorat, le toucher obtus; les impressions extérieures ont moins de prise sur les organes : en même temps les facultés intellectuelles s'anéantissent; il survient des vertiges, un état bien remarquable de somnolence, d'abattement, d'agitation mêlée d'engourdissement, une situation que le malade trouve extraordinaire et qu'il compare à l'ivresse. L'exercice des perceptions n'est plus libre : si un travail morbide sur quelque point du corps cause de la douleur, on ne la sent plus, ou elle est devenue très supportable : si cette douleur est vive, forte, elle continue d'exciter le cerveau; elle trouble le sommeil; elle donne lieu à de l'agitation, à des rêvasseries, à des visions, à une anxiété singulière. Cependant il n'y a point encore de congestion cérébrale, il n'existe pas de pesanteur de tête, de gonflement de la figure, en un mot les phénomènes qui décèlent une trop grande réplétion des vaisseaux cérébraux.

3° Quand on prend l'opium à fortes doses, il peut produire une congestion sanguine de l'encéphale. Cet effet est un des phénomènes les plus remarquables de l'opération de l'opium ; il consiste dans une accumulation du sang dans les vaisseaux cérébraux. L'arrivée de ce liquide en plus grande quantité dans l'organe encéphalique cause d'abord de la céphalalgie, des vertiges, des hallucinations, des bruissements d'oreilles, des éblouissements, des accès de vomissements, un état de somnolence avec des réveils convulsifs, des tremblements, etc. ; mais si le sang continue de se porter à la tête, s'il gonfle les divisions vasculaires que contient le cerveau, le cervelet, le mésocéphale, s'il produit une intumescence de ces parties, si les vaisseaux qui recouvrent leur surface offrent aussi une dilatation notable, il se manifeste de nouveaux phénomènes. Resserré par le crâne, l'encéphale éprouve une compression de son tissu qui gêne ses mouvements, qui suspend l'action vivifiante qu'il exerce sur tout le système animal. Alors surviennent la pesanteur de tête, l'accablement, la débilité musculaire ; alors se remarquent une immobilité singulière des traits de la face, un air d'hébétude ; les paupières sont tombantes ; la figure est gonflée ; les membres ne se contractent qu'avec peine ; les sensations sont obtuses : ces effets sont toujours en rapport avec la force de la congestion du cerveau ; ils peuvent être portés jusqu'à la perte du sentiment et du mouvement, jusqu'à un état apoplectique.

Cette congestion narcotique ne se forme pas toujours avec une égale facilité : il est des cas où de fortes doses d'opium ne la déterminent pas ; il en est d'autres où elle se manifeste après l'ingestion d'une quan-

tité très modérée de ce suc végétal. Elle n'a quelquefois
qu'une durée de quelques instants, de quelques heures au plus. On la voit dans d'autres occasions persis-
ter pendant une journée et au-delà. La congestion
cérébrale a par elle-même une influence marquée sur
les autres appareils organiques : pendant qu'elle existe
le pouls est lent, plein ; la respiration a une marche
plus tardive ; l'estomac est provoqué, des vomissements alternent avec une sorte de stupeur, les fonctions digestives sont suspendues ; les gros intestins
sont dans un état d'inertie qui produit la constipation, la figure est pâle, etc.

Dans l'étude des effets de l'opium on attache beaucoup trop d'importance au sommeil. Ce phénomène
dépend sans doute de l'action de la substance narcotique sur le cerveau : mais la cause physiologique
qui le fait naître est si obscure ! On le voit tous les
jours avoir lieu par des raisons opposées : il faut
si peu de chose pour le troubler, pour l'éloigner !
Tantôt calme et tantôt fatigant, il n'a pas constamment la même qualité. Tous les jours le sommeil manque à la médication narcotique sans qu'elle cesse
d'avoir lieu : il ne lui est pas plus essentiel que les vertiges et les autres phénomènes de cette médication,
qui partent également du cerveau, et qui tiennent à
l'exercice de la faculté de l'opium sur cet organe.

La propriété anodyne de l'opium, ou la faculté qu'a
cette substance de calmer ou de faire cesser la douleur, procède de plusieurs causes. Un malade sentira
moins la tension, les tiraillements, l'ardeur qu'il éprouvait dans une partie, si par de petites doses d'opium

vous faites tomber la vitalité morbide de cette partie,
si vous affaiblissez les oscillations désordonnées des fibres qui la constituent. Il arrive souvent que la personne qui ne perçoit plus la douleur pour laquelle
on a administré l'opium se plaigne de vomissements,
de nausées continuelles, ses organes digestifs sont
offensés ; elle a de la céphalalgie, des éblouissements,
des visions de corps blancs qui voltigent devant ses
yeux, des bruissements dans les oreilles ; elle éprouve
une sorte d'engourdissement général, des secousses
involontaires dans les membres inférieurs surtout,
des fourmillements dans ces mêmes parties, etc. Il est
évident que l'encéphale éprouve alors une modification organique, qu'il change de condition par l'opération de l'opium : sans doute c'est ce changement de
condition qui diminue son aptitude à recevoir les sensations, qui émousse ces dernières. Toutefois le malade conserve sa raison ; il n'est point assoupi, ni accablé ; il n'y a point d'engorgement cérébral. Lorsque
l'opium détermine une congestion sanguine du cerveau, il n'y a plus de douleur, parcequ'elle ne
peut plus être perçue. Si les nerfs en rapportent encore le sentiment à l'organe cérébral, ce dernier n'est
plus capable de le recueillir. Il n'y a plus de douleur
par l'absence de la faculté de percevoir. Cet état d'oppression de l'encéphale donne lieu à des phénomènes
remarquables ; il y a trouble dans les idées, accablement, somnolence, pesanteur de tête, gonflement
de la figure et des yeux, hébétude, etc. [1].

---

[1] Une femme avait une arachnoïdite qui alternait avec

Chacun sait que les Orientaux prennent de l'opium pour se procurer une extase délicieuse. On lit toujours avec étonnement ce que les voyageurs nous racontent à ce sujet. Que l'on recherche l'effet des liqueurs vineuses et alcoholiques, il suffit de se rappeler que ces boissons nous rendent plus vivants, qu'elles multiplient nos sensations et leur donnent plus de vivacité, pour concevoir qu'elles doivent avoir beaucoup d'attrait pour nous ; mais que l'on trouve du plaisir à se servir de l'opium, qui trouble la vitalité de tout le système animal, qui cause un engourdissement général, voilà un fait qui serait étonnant, si nous ne savions que cette substance agit fortement sur le cerveau, qu'elle déter-

---

un érysipèle de la face : elle se soulageait des violentes céphalalgies qu'elle éprouvait, en laissant pendre sa tête hors de son lit, en déterminant par cette position un engorgement du cerveau. Un homme ressentait de vives douleurs dans l'épigastre, la plus légère pression donnait lieu à des souffrances prolongées, il avait un cancer d'estomac. Deux jours avant sa mort, on s'étonna de ne plus l'entendre se plaindre, il disait ne plus souffrir, on pressait son épigastre, sans qu'il s'y opposât. A l'ouverture du cadavre on trouva un engorgement sanguin très marqué de l'encéphale, avec des points de ramollissement de la substance cérébrale dans les deux hémisphères ; tous les vaisseaux cérébraux étaient gonflés et distendus. On voit très fréquemment dans les fièvres, à un état d'agitation, de malaise, de délire violent, de convulsions, succéder un état de calme, de repos, parceque l'encéphale vient de recevoir une surabondance de sang, d'éprouver un engorgement de son tissu.

44.

mine un afflux du sang dans cette partie, et qu'il s'opère alors des mouvements singuliers dans l'organe des perceptions ; car c'est de là que provient le charme que des peuples entiers trouvent dans l'emploi de l'opium ; c'est pendant que le sang se porte à la tête, que le Turc et le Persan deviennent joyeux, qu'ils sentent leurs forces augmentées, qu'ils éprouvent des désirs vénériens ; c'est à cette même époque qu'ils sont très irascibles, et qu'ils marchent au combat en désespérés, etc. Mais ce temps d'excitation est passager ; si une congestion sanguine se forme dans le cerveau, il survient une sorte de torpeur. Le Turc ou le Persan, soumis à l'action de l'opium, reste immobile ; il paraît dans un assoupissement profond : cependant une surabondance de sang occupe son encéphale, et c'est de cette cause que procèdent les sensations agréables, les songes voluptueux, les visions délicieuses qui viennent l'enchanter. Alors que tous les actes de la vie extérieure sont anéantis, alors qu'on mettrait en doute son existence, il jouit d'un bonheur inexprimable.

Sans doute il sera toujours impossible de reconnaître quelle modification physique ou vitale éprouve cet organe au moment où ces effets ont lieu, où ces sensations intérieures et secrètes sont perçues. Mais il est remarquable que des situations pathologiques de l'appareil encéphalique ont donné des produits semblables. On a vu des personnes qui étaient tombées en syncope, d'autres qui avaient une affection comateuse, se plaindre amèrement de ce qu'on les arrachait d'un état qui les faisait jouir d'un bonheur ineffable, qui leur procurait des jouissances inexprimables.

Sur nous, l'action de l'opium ne produit rien d'agréable ; ceux qui, pour étudier les effets physiologiques de cette substance, se sont soumis à sa puissance (je suis de ce nombre), n'ont senti qu'un accablement moral, une nullité physique, un engourdissement général, une insouciance, puis des vertiges ; des nausées, des vomissements, le besoin de dormir: ils n'ont rien éprouvé qui pût les dédommager de ce que ces symptômes ont de fâcheux. La thérapeutique seulement rencontre des occasions où l'opium donne lieu à un état de bonheur : c'est lorsqu'il sert à combattre une insomnie fatigante, un malaise qui dure depuis quelque temps, une douleur permanente, lorsqu'il fait cesser une toux pénible, une oppression, lorsqu'il éloigne des soucis, de cruelles inquiétudes, etc. Alors un peu d'opium fait souvent passer le malade dans une situation délicieuse ; il était agité, il devient tranquille, ses douleurs ont cessé, il est heureux, et exprime son bonheur de la manière la plus énergique. C'est dans ce cas encore que l'opium a paru à quelques praticiens, et surtout à Sydenham, se conduire comme un puissant cordial, parcequ'il réparait les forces en modérant un trouble morbide qui les énervait : mais ces effets n'appartiennent pas à l'action physiologique de l'opium ; il faut une condition pathologique pour les amener ; ces effets se rapportent aux effets thérapeutiques.

États pathologiques. L'opium, administré à petites doses dans la phlogose locale des méninges encéphaliques (hémicranie ou migraine), modère fréquemment l'excitation morbide que le cerveau reçoit alors de ses enveloppes; cette substance produit, dans ce cas, comme effets immédiats, un calme marqué; quelquefois même elle fait disparaître tout-à-fait la céphalalgie. Quand l'action de l'opium ne parvient pas à détruire la lésion des méninges, elle donne lieu à un malaise singulier, à un état de somnolence sans sommeil, à des vomissements, etc. L'inflammation des méninges encéphaliques est-elle plus vive, plus étendue (arachnoïdite), l'opium réussira quelquefois à apaiser momentanément l'appareil menaçant de symptômes que cette lésion produit; mais le plus souvent son usage sera suivi d'un résultat opposé. Si on l'a donné à une dose assez forte, il provoquera un accablement avec agitation, réveils en sursaut, hallucinations; le malade sera assoupi sans pouvoir dormir; il croira voir des animaux marcher sur son lit, des fantômes paraître et se retirer; il éprouvera des secousses dans les membres, etc. Lorsque cette substance parvient à établir un engorgement cérébral, tous les symptômes d'excitation, de réaction disparaissent; l'innervation affaiblie, suspendue, amène un calme trompeur, sans avoir rien enlevé à la lésion de l'encéphale.

Dans l'inflammation d'un point du cerveau, l'opium causera aussi un engourdissement, un accablement du malade, avec des vertiges, des éblouissements, avec un état d'anxiété, d'agitation sourde, de délire, avec des mouvements convulsifs: l'opium peut alors hâter la formation d'une congestion cérébrale, jeter le malade dans l'assoupissement, dans le coma, etc. Quand il y a hémorrhagie cérébrale ou apoplexie, l'opium, en portant le sang à la tête, augmenterait la compression du cerveau et les accidents qui en sont le produit.

Des foyers de suppuration, des ulcérations, des tubercules, un ramollissement partiel de la substance cérébrale, sont des conditions organiques qui produisent d'importantes variations dans les effets de l'opium. Son administration décide alors dans les sensations, dans les perceptions, dans les mouvements musculaires, dans les facultés morales, des phénomènes qui tiennent à l'état actuel du cerveau, qui peuvent être pour le médecin des signes séméiotiques propres à éclairer le diagnostic.

La lésion d'un organe ou d'une surface qui cause de la douleur maintient le cerveau dans une sorte d'excitation qui le rend bien plus sensible à l'action de l'opium. C'est alors que l'on voit des doses même modérées de cette substance donner lieu à du délire, à des vertiges, à des éblouissements, à diverses sortes de visions, à des mouvements involontaires des jambes et des bras, à des sentiments bizarres dans ces extrémités, etc., etc.

Quand la phlogose des méninges rachidiennes est locale (myélo-méningite locale), l'opium réussit quelquefois à la diminuer, même à la faire cesser : alors il dissipe les accidents, les spasmes qui s'étaient établis dans le cou, la poitrine, ou le bas-ventre, selon la région du prolongement rachidien que cette phlogose occupait. La phlogose plus étendue, plus générale des méninges rachidiennes (myélo-méningite générale) ne cède point ainsi à l'action du suc du pavot ; son usage ne soulage pas le malade, il ajoute souvent à l'intensité de quelques uns des accidents qui existent; il peut favoriser un engorgement cérébral qui produira l'abattement, un repos insidieux, un état de somnolence, etc.

Nous connaissons mal les effets de l'opium dans l'inflammation de la moelle épinière (myélite). Quand une irritation se développe spontanément dans les plexus du nerf trisplanchnique (plecto-neurite), ce qui a lieu souvent dans les hystéries, les hypochondries, les maladies spasmodiques ou nerveuses, etc., l'opium donné à petites doses calme souvent les mouvements désordonnés qui se montrent dans les divers organes de la poitrine et du bas-ventre, et qui sont entretenus par les anomalies qu'éprouve alors l'influence des nerfs ganglionaires. D'autres fois il provoque des accidents variés, des accès de tremblement, d'anxiété, etc.; il semble occasioner des pneumatoses, des frémissements dans l'abdomen, etc.

Lorsque le névrilème ou l'enveloppe des cordons nerveux est dans un état d'irritation, même de phlogose (névrilémites locales ou générales), il en résulte un mode morbide de sensibilité pour les tissus, pour les parties où ils se distribuent. On ne peut toucher ni presser la peau, les muscles, aucune partie du corps, sans causer de la douleur; toutes les impressions extérieures blessent. Un usage modéré, mais journalier, continué, de l'opium change souvent cette disposition des nerfs, affaiblit leur excès de sensibilité, ramène la faculté de sentir à une mesure plus naturelle.

L'encéphale et la moelle épinière peuvent tomber dans un état d'inertie, perdre leur activité naturelle;

alors le cours de l'innervation que ces parties répandent sur tout le système animal est affaibli; tous les tissus, tous les organes paraissent moins vivants; ils offrent l'espèce de lésion vitale que l'on nomme *atonie, asthénie;* dans ce cas, l'opium ajoute encore à la stupeur générale, à la débilité de toutes les pièces du corps vivant. Un état opposé existe souvent : l'encéphale et la moelle épinière éprouvent une excitation morbide, une irritation; alors ils provoquent par le moyen des nerfs les autres organes; ils suscitent des tensions, des mouvements désordonnés, que l'on nomme *spasmes, affections nerveuses,* etc. : l'opium réussit souvent à rappeler l'appareil cérébral à un mode d'influence plus naturel, et à diminuer, même à faire cesser les lésions vitales dont nous venons de parler.

Appareil musculaire.

Etat physiologique. Après une dose un peu élevée de narcotique, l'organe cérébral reçoit une impression qui trouble les mouvements musculaires; on remarque des lassitudes, des secousses convulsives dans les membres, de la roideur qui alterne avec une profonde débilité musculaire, un abattement. Après avoir pris de l'opium, et pendant que la congestion cérébrale s'établit, les Orientaux gesticulent de la manière la plus bizarre, au rapport des voyageurs. Ces phénomènes pathologiques ne prouvent pas que le tissu musculaire soit stimulé par les molécules opiacées; ils annoncent seulement que le cours de l'influence nerveuse est perverti, et que ce n'est plus que par des saccades suivies d'une interruption totale que la vie découle de l'appareil cérébral dans les muscles. S'il s'établit une congestion sanguine dans le cerveau, si la tête devient pesante, la puissance musculaire baisse d'abord ; l'individu médicamenté est dominé par une nonchalance qu'il ne peut vaincre ; ses forces musculaires semblent s'anéantir ; ses membres sont dans une sorte d'abandon, de paralysie commençante qu'une congestion cérébrale, quand elle est poussée trop loin, rend même absolue.

Etats pathologiques. Dans les lésions qui appartiennent au tissu même des muscles, l'opium ne cause pas d'effets particuliers qui soient le produit de l'état morbide de ces organes. Dans les lésions vitales des muscles, quand l'action musculaire est affaiblie ou désordonnée, c'est sur l'appareil cérébral qu'il faut étudier l'action de l'opium, parceque c'est là que se trouve la source des mouvements morbides qu'exécute l'appareil musculaire (convulsions), de ses contractions fixes (contracture des membres, tétanos), ou de son immobilité (paralysie).

Appareil urinaire.

Etat physiologique. L'opium ne fait naître aucun changement notable dans l'état et dans les fonctions des reins ; mais les observations de M. le docteur Bally prouvent que les préparations opiacées diminuent la vitalité de la vessie, qu'elles peuvent amener la paralysie de cet organe, qu'au moins leur usage cause très souvent une gêne dans l'éjection de ce liquide : cette gêne a toujours lieu après l'emploi de la belladone. Nous l'avons remarqué quelquefois sur les personnes qui prenaient l'opium ou l'acétate de morphine.

Etats pathologiques. L'opium calme les douleurs, quand un calcul irrite les bassinets des reins ou les uretères : cette substance facilite la sortie des concrétions qui se forment dans les urines.

Appareil reproducteur.

Etat physiologique. L'opium n'excite point directement les organes de la génération ; le gonflement du pénis que son usage produit, assure-t-on, a un caractère passif, il tient au trouble de la circulation, à l'accumulation du sang dans les tissus érectiles. L'opium, affaiblissant la puissance des nerfs qui vivifient ces organes, paraît plus propre à amener l'anaphrodisie.

Etats pathologiques. Quand une irritation du tissu de l'utérus empêche l'écoulement menstruel, l'opium calme les douleurs et facilite la sortie du sang. Une lésion vitale de l'utérus, un excès de sensibilité de cet organe peut produire la rétention des menstrues ; on dit alors qu'un spasme de la matrice cause cet accident : les préparations opiacées, en diminuant l'innervation trop forte, décident encore l'éruption des règles. C'est toujours en combattant un état morbide de l'utérus que l'opium semble acquérir une propriété emménagogue.

Système cutané.

Etat physiologique. L'opium à petites doses ne cause pas de variation bien constatée dans l'action ex-

halante de la peau. Quand on l'administre à une dose
plus forte, on observe souvent un effet sudorifique qui
semble tenir à la réplétion des vaisseaux capillaires cutanés. On ressent en même temps des démangeaisons
assez fortes sur la peau; elle se recouvre dans plusieurs endroits d'une éruption de petits boutons.

Etats pathologiques. Lorsque des endroits de la
surface cutanée sont phlogosés, lorsque cette surface
est couverte d'ulcérations, de pustules rouges, etc., l'administration de l'opium apaise les picotements, l'ardeur
douloureuse, la tension que le malade y ressent.

Nutrition et absorption.

Etat physiologique. Nous savons déjà que l'opium
trouble l'exercice de la digestion, qu'il nuit à la confection du chyle. De plus, l'usage de cette substance
modifie l'influence nerveuse sur tous les tissus, et cet
effet n'est pas toujours favorable à l'action nutritive dans
le sang et dans les tissus vivants : aussi les individus qui
ont besoin, pour calmer une douleur ou pour une
autre cause, de se servir journellement d'opium, de-
viennent-ils fréquemment pâles, mous, faibles; leur
corps offre les signes d'une restauration insuffisante.
Cette altération dans la nutrition est plus remarquable quand on prend l'opium à une dose assez forte
pour décider un engorgement cérébral : il y a suspension ou même perversion de la fonction assimilatrice
pendant que l'encéphale est sous le poids d'une congestion sanguine, et le corps ne tarde pas à offrir les
signes de la cachexie. Les Orientaux qui abusent de
ce suc végétal sont secs, décharnés; on est frappé de

la pâleur de leur figure, de leur air triste, de leur abattement. Rappelons-nous que les personnes qui éprouvent une fausse attaque d'apoplexie, chez qui il s'est
formé momentanément une forte congestion sanguine
au cerveau, maigrissent en peu de temps d'une manière extrêmement remarquable.

L'opium paraît diminuer l'activité de l'absorption.

Etats pathologiques. Il est des cas pathologiques où
le suc du pavot donne à la nutrition plus d'activité.
Les personnes qui ont un pouls vif et fréquent, une
susceptibilité morbide, qui sont constamment dans un
état de surexcitation, éprouvent souvent après l'usage
de l'opium un calme favorable à l'exercice de la nutrition. Lorsqu'il n'existe point chez eux de désorganisations trop fortes, l'opium, pris tous les jours à petites
doses, peut rétablir l'exercice de l'assimilation, arrêter
les progrès de l'amaigrissement, ramener l'économie
tout entière vers un meilleur état.

Nous connaissons mal les variations que l'opium fait
éprouver à l'exercice de l'absorption dans les diverses
conditions morbides que le corps éprouve.

Considérations générales.

Les nombreux effets que les narcotiques suscitent
dans l'économie animale reconnaissent quatre sources. 1° Leur opération sur les voies alimentaires modifie l'état actuel des organes digestifs, donne à leurs
tissus un autre mode de vitalité, trouble souvent l'ordre
de leurs mouvements et l'exercice de leurs fonctions.
2° L'impression de l'opium sur les nerfs de la surface
gastro-intestinale se transmet à l'encéphale et à la

moelle épinière, et cause dans l'influence nerveuse une variation qui se manifeste sur tous les points du système animal. 3° Les molécules de l'opium sont absorbées et se répandent à l'aide du sang dans tous les tissus ; ce qui le prouve, c'est qu'on a reconnu l'odeur vireuse de l'opium dans l'urine et dans la sueur de ceux qui en avaient avalé. Le lait en reçoit les principes, en possède les qualités. J'ai vu un enfant rester pendant plusieurs heures dans un état de narcotisme après avoir sucé le lait d'une nourrice qui, peu de temps auparavant, avait pris une forte dose de laudanum liquide de Sydenham pour calmer une crampe très vive d'estomac [1]. 4° Lorsque la congestion cérébrale s'établit après l'administration de l'opium, elle produit de nombreux résultats, comme nous l'avons vu plus haut.

C'est ici qu'il convient de remarquer que l'opium semble agir d'une manière différente, mettre en jeu une puissance dissemblable, susciter d'autres effets, lorsqu'on le prend à des doses inégales. A chaque augmentation dans la quantité, non seulement les mêmes phénomènes prennent plus d'expression, mais il s'en développe de nouveaux, et la médication ne présente plus la même physionomie. A mesure que la dose de ce suc narcotique devient plus forte, il semble

---

[1] M. Laennec a vu chez un homme mort de pleuropéripneumonie, à la suite d'un empoisonnement par l'opium, un épanchement séreux dans la poitrine, qui exhalait une odeur vireuse, aigrelette. (*De l'Auscult. méd.* tom. I, pag. 334.)

que son pouvoir pénètre plus profondément, qu'il atteint des parties qu'une dose plus faible respectait, qu'il met en mouvement des endroits de l'encéphale et de la moelle épinière qu'il n'avait pas jusque là la faculté d'ébranler. Ce n'est point seulement la quantité de matière opiacée qu'un malade prend à la fois, qu'il faut considérer ; il convient aussi de suivre la succession des doses : après trois, quatre, cinq jours de l'usage de l'opium, il apparaît des phénomènes qu'une seule prise ne provoque pas ; la même chose a lieu pour la belladone, la jusquiame, etc. Il s'élève dans le corps soumis à l'influence journalière prolongée de ces productions, comme des accès, des révolutions très remarquables : pendant plusieurs heures une foule de symptômes, d'accidents se succèdent ; anxiété, délire, mouvements convulsifs, éclats de rire, gaieté folle, visions, loquacité, assoupissement, somnolence, etc., etc. Ce désordre, ou l'état de l'encéphale qui lui donne naissance, cesse et se reproduit de temps en temps : il ne suit pas nécessairement l'administration de l'opium ; souvent il ne paraît pas, bien que l'on augmente la dose de cette substance.

Il est digne de remarque que les personnes d'un tempérament sanguin, celles qui ont une disposition pléthorique, sont plus sensibles à la vertu des agents narcotiques que les individus d'une complexion lymphatique ou nerveuse. Des doses modérées d'opium suscitent sur les premières de l'assoupissement, de l'accablement, une sorte d'ivresse. Il semble que la réplétion des vaisseaux sanguins et l'abondance du sang rendent plus saillants les accidents qui provien-

nent du trouble de la circulation, favorisent l'afflux
du sang vers le cerveau. Les plus faibles quantités
d'opium suffisent quelquefois pour occasioner des
signes de narcotisme à des femmes sanguines, à des
enfants.

Nous ne devons pas ici passer sous silence les suites
funestes de l'usage des narcotiques lorsqu'on en prend
une dose trop considérable. Le désordre que ces agents
occasionent dans l'appareil cérébral est tel, que ce
dernier ne se rétablit jamais dans l'état où il était
avant cet événement. Il arrive alors ce que l'on
observe tous les jours après une attaque même légère
d'apoplexie : l'individu frappé par cette maladie ne
recouvre plus la plénitude de ses facultés physiques et
morales ; heureux encore s'il ne tombe dans une sorte
d'idiotisme, s'il échappe à la paralysie. La substance
narcotique, en portant le sang à la tête, en décidant
une congestion de ce fluide dans le cerveau, détruit-
elle la texture naturelle de la matière cérébrale ? L'engorgement momentané des vaisseaux de l'encéphale
détermine-t-il une exhalation plus considérable à sa surface, un épanchement séreux dans ses cavités ? Reste-
t-il une lésion organique, grave, profonde, après
l'action d'un agent stupéfiant ? Toujours est-il vrai que
fréquemment on observe une déplorable nullité après
un empoisonnement avec l'opium, avec la belladone,
avec la jusquiame ou avec le stramonium. Les enfants
à qui de coupables domestiques donnent tous les soirs
de la décoction de capsules de pavot ou du sirop diacode, pour les faire dormir, ont une intelligence tardive ; souvent même celle-ci ne se développe pas

comme celle des autres enfants de la même famille, au milieu desquels ils paraissent étrangers.

On a voulu trouver de l'analogie entre l'action de l'opium et celle des liqueurs vineuses et alcoholiques ; ces deux sortes d'agents pharmacologiques ne se ressem- -blent dans leur opération que par un seul point, c'est qu'ils peuvent également occasioner un afflux du sang vers le cerveau ; avant d'arriver à ce terme leur action n'offrait aucune analogie. Cette particularité appartient à toutes les lésions du cerveau ; dans le début, chacune d'elles offre un caractère qui lui est propre, se manifeste par un ensemble de symptômes différents : si on les étudie alors, on reconnaît facilement leur dissemblance ; mais elles finissent ordinairement par amener une congestion sanguine de l'encéphale ; à cette époque tous les symptômes qui servaient à distinguer les lésions encéphaliques les unes des autres ont disparu : elles présentent toutes le même tableau ; c'est toujours la perte du sentiment et du mouvement, un état apoplectique [1].

---

[1] M. Samuel Hahnemann a rassemblé, dans un ouvrage qui a pour titre *Fragmenta de virib. medicament. positivis*, 1805, à l'article *Opium*, tous les effets physiologiques, tous les phénomènes que produit cette substance ; mais il les a recueillis sans distinguer la disposition actuelle, le sexe, l'âge, etc., des individus qui les présentaient. De même, l'auteur ne tient pas toujours note des doses : il n'a point attaché chaque série de changements organiques à une quantité déterminée de substance médicinale ; de sorte que l'on retrouve, parmi les attributs de

la médication narcotique, les symptômes pernicieux du narcotisme. A côté d'effets que la thérapeutique sait rendre salutaires se montrent des signes d'un danger imminent, d'un trouble qui annonce la mort. Toutefois nous allons offrir un certain nombre de ces phénomènes ; nous les rapprocherons en suivant l'ordre des fonctions.

Appareil digestif. Anorexia, ventriculi debilitas, salivatio, sitis inter frigus, distensionis abdominis maximè ventriculi sensus; alvi excretiones restrictæ; sensus in molimine ad alvum deponendam quasi via ad rectum præcluderetur; abdomen tumidum; flatulentia; nausea, vomituritio longa; calor cum siti.

Appareil circulatoire. Pulsus lentus, pulsus fortior, pulsus tardior, pulsus magnus, pulsus vehemens, celer, durus; pulsus quatuordecim ictibus lentior; pulsus triginta ictibus aucta; pulsus frequens, debilior naturali; hemorrhagia narium; venæ in facie tumidæ.

Appareil respiratoire. Respiratio lenta, gravis, alta, stertorosa, inordinata; respiratio crebra, angusta, maximè noctu; respiratio difficilis, impedita; respiratio brevis; stertorosa, per semiminutum identidem cessans; asphyxia.

Appareil cérébral. Sensibilitas minuitur; morositas; taciturnitas, adiaphora, indolentia; inattentio rerum externarum; languor, infirmitas et collapsus virium; vis voluntatis minimo abigenda nutu; tranquillitas mentis; alacritas animi; insomnia anxia; insomnia, hilaria; insensibilitas, vertigo, circumgirationis sensus; pupillæ dilatabiliores; capitis obnubilatio; stupor dormituriens; coma vigilans; somnus insomniis plenus; incubus; oculi aperti, pupillis sursùm retortis; animus stupidus, erga objecta indifferens; desiderium veneris; oculi fixi, stupidi, languidi, emorientis instar; animi deliquium;

memoria penitùs amissa; mentis perturbatio; virium lapsus; scintillæ in visu; aurium susurrus; visiones terrificæ; sui non conscius; stupiditas; periculi impavidus; temeraria ferocitas; hallucinatio quasi in aere suspensus esset, aut volitaret et omnia circumverterentur; hallucinatio quasi oculos quater majores habeat, quasi corpus suum monstrosæ sit magnitudinis; formicatio in omnibus membris.

APPAREIL LOCOMOTEUR. Irritabilitas imminuta; motus tardus, vacillans; omnium laborum impos; progredi non potest, nisi difficulter et titubanter; agitatio brachii alterutra convulsiva; stupor in pede narcoticus; linguæ titubatio; post evigilationem linguæ motus impeditus; paralysis, convulsiones cum facie lividâ; singultus convulsivus; motus convulsivi; crurum debilitas.

APPAREIL GÉNITAL. Inter somnum priapismus: è somno expergefacto impotentia virilis; menstruatio aucta.

APPAREIL URINAIRE. Sensus in mingendi molimine, quasi via ad urethram præcluderetur.

SYSTÈME CUTANÉ. Sudor universalis, sudor largus, profusus; cutis sicca, calida pruritus.

ÉTAT DU CORPS. Corpus gelidum, rigidum, frigiditas extremitatum; calor diminuitur; facies pallida, collapsa; color luridus; hydropicus corporis status; facies rubra, tumida; habitus corporis pallidus, lividusque; etc., etc.

FIN DU TOME SECOND.

TABLE DES MATIÈRES

DU SECOND VOLUME.

CLASSE DES MÉDICAMENTS EXCITANTS.

SUITE DES SUBSTANCES VÉGÉTALES EXCITANTES.

CLASSE IIIᵉ.

CLASSE VIᵉ.

TABLE 721

FIN DE LA TABLE DES MATIÈRES.

www.ingramcontent.com/pod-product-compliance
Lightning Source LLC
Chambersburg PA
CBHW031540210326
41599CB00015B/1958